T. Schiergens

BASICS Chirurgie

W0083634

Tobias Schiergens
unter Mitarbeit von Herrn Dr. Michael J. Gerstorfer

BASICS
Chirurgie

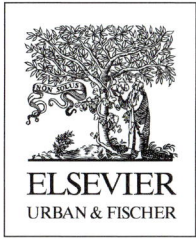

ELSEVIER
URBAN & FISCHER

URBAN & FISCHER München

Zuschriften und Kritik bitte an:
Elsevier GmbH, Urban & Fischer Verlag, Lektorat Medizinstudium, Hackerbrücke 6, 80335 München
medizinstudium@elsevier.de

Wichtiger Hinweis für den Benutzer

Die Erkenntnisse in der Medizin unterliegen laufendem Wandel durch Forschung und klinische Erfahrungen. Herausgeber und Autoren dieses Werkes haben große Sorgfalt darauf verwendet, dass die in diesem Werk gemachten therapeutischen Angaben (insbesondere hinsichtlich Indikation, Dosierung und unerwünschter Wirkungen) dem derzeitigen Wissensstand entsprechen. Das entbindet den Nutzer dieses Werkes aber nicht von der Verpflichtung, anhand der Beipackzettel zu verschreibender Präparate zu überprüfen, ob die dort gemachten Angaben von denen in diesem Buch abweichen, und seine Verordnung in eigener Verantwortung zu treffen.

Bibliografische Information der Deutschen Nationalbibliothek

Die Deutsche Nationalbibliothek verzeichnet diese Publikation in der Deutschen Nationalbibliografie; detaillierte bibliografische Daten sind im Internet unter http://dnb.ddb.de abrufbar.

Alle Rechte vorbehalten
1. Auflage 2009
© Elsevier GmbH, München
Der Urban & Fischer Verlag ist ein Imprint der Elsevier GmbH.

09 10 11 12 13   5 4 3 2 1

Für Copyright in Bezug auf das verwendete Bildmaterial siehe Abbildungsnachweis.
Der Verlag hat sich bemüht, sämtliche Rechteinhaber von Abbildungen zu ermitteln. Sollte dem Verlag gegenüber dennoch der Nachweis der Rechtsinhaberschaft geführt werden, wird das branchenübliche Honorar gezahlt.

Das Werk einschließlich aller seiner Teile ist urheberrechtlich geschützt. Jede Verwertung außerhalb der engen Grenzen des Urheberrechtsgesetzes ist ohne Zustimmung des Verlages unzulässig und strafbar. Das gilt insbesondere für Vervielfältigungen, Übersetzungen, Mikroverfilmungen und die Einspeicherung und Verarbeitung in elektronischen Systemen.

Programmleitung: Dr. Dorothea Hennessen
Planung: Christina Nußbaum
Lektorat: Uta Lux
Redaktion + Register: Maria Ronniger, Text + Design, Augsburg, www.textplusdesign.de
Herstellung: Andrea Mogwitz, Elisabeth Märtz
Satz: Kösel, Krugzell
Druck und Bindung: L.E.G.O. S.p.A., Lavis, Italien
Umschlaggestaltung: SpieszDesign, Neu-Ulm
Titelfotografie: © DigitalVision/GettyImages, München

Printed in Italy
ISBN 978-3-437-42516-5

Aktuelle Informationen finden Sie im Internet unter **www.elsevier.de** und **www.elsevier.com**

Vorwort

Liebe Leserinnen und Leser,

die Lektüre des Vorworts war das, was ich nach Kauf eines Buchs entweder bleiben ließ oder was mich dazu brachte, das Buch erst einmal für ein paar Tage ungelesen beiseite zu legen. Damit es Ihnen nicht so geht, möchte ich es daher nutzen, um Ihnen ein paar praktische Dinge zu diesen BASICS mitzuteilen.

Ein studentenfreundlicher Zugang zu einem derartig großen Fachgebiet wie der Chirurgie gestaltet sich aufgrund der zahlreichen Symptome, Krankheitsbilder und Subspezialitäten naturgemäß recht schwierig. Die übersichtliche und knappe Einführung in ein Fachgebiet in der BASICS-Reihe dürfte inzwischen den meisten Medizinstudierenden bekannt sein. Zahlreiche Illustrationen und ein prägnantes Doppelseitenkonzept sollen den Einstieg erleichtern, allerdings auch brauchbares Wissen vermitteln. Letzteres ist durchaus in Gefahr, zu kurz zu kommen, lässt man ein Fach wie die Chirurgie auf das Format der BASICS zusammenschrumpfen. Ich habe daher versucht, die wichtigen und für Studenten relevanten Themen herauszusuchen und diese auch mit möglichst viel Substanz darzustellen. Dabei werden grundsätzliche Aspekte wichtiger chirurgischer Krankheitsbilder angesprochen und bei häufigen Erkrankungen wird auch ins Detail gegangen. Mein Anspruch war es, mit diesen BASICS die uns Studierenden häufig gestellten Fragen beantworten zu können, aber auch für die Klinik praktisches, brauchbares Wissen wie das Verhalten im OP zu vermitteln.

Die BASICS ersetzen kein umfangreiches Standardlehrbuch, jedoch kann gerade das Durcharbeiten dieses Skripts einen Einstieg sowie eine umfangreiche und solide Übersicht bieten und der Vorbereitung auf chirurgische Praktika, Seminare oder Famulaturen dienen. Fundierte Anatomiekenntnisse erleichtern dabei nicht nur das Lernen und Verständnis vieler chirurgischer Krankheitsbilder, sondern sie helfen auch, die eine oder andere Blamage am Operationstisch zu vermeiden. Denn nicht selten kommt man sich im OP als Student vor wie in einer Anatomieprüfung. Es ist also sicher kein Nachteil, die kurze Einführung in die Anatomie in den jeweiligen Kapiteln mithilfe eines Anatomiebuchs zu vertiefen.

Schwerpunkt dieses Buchs sind die Allgemein- und Viszeralchirurgie. Entsprechend der neuen Facharztausbildung ist der Bereich Unfallchirurgie in den BASICS Orthopädie und Traumatologie behandelt, sodass auf sie hier nicht im Speziellen eingegangen wird.

Mein besonderer Dank gilt Herrn Dr. Michael Gerstorfer, Kreisklinik Altötting, der mir fachliche und persönliche Hilfe bei der Korrektur des Manuskripts war. Ich bin ihm für sein Engagement sehr dankbar. Er hat mir immer wieder praktische Abweichungen des Klinikalltags von unserem Lehrbuchwissen verdeutlicht und mir zu neuen Denkweisen verholfen. Ich danke ihm und der Kreisklinik Altötting außerdem für die freundliche Unterstützung bei der Anfertigung einiger Abbildungen.

Für die engagierte Korrektur der Kapitel ihrer Fachgebiete und das Überlassen von Bildmaterial danke ich sehr herzlich Frau Dr. Brigitte Rack, Klinik für Frauenheilkunde und Geburtshilfe, LMU München, Herrn Prof. Dr. Maximilian Stehr, Kinderchirurgische Klinik, Dr. von Haunersches Kinderspital, LMU München, und Herrn Prof. Dr. Michael Schmoeckel, Herzchirurgische Klinik, LMU München.

Mein großer Dank gilt ebenfalls den Mitarbeiterinnen des Verlags Elsevier, Urban & Fischer, Uta Lux und Christina Nußbaum, für ihre liebenswerte und beständige Unterstützung und Zusammenarbeit.

Ich danke meiner Familie, Katharina Domdey, Tobias Klingenstein, Thomas Gehrke, Thomas Kohl und Mathias Orban für ihre Unterstützung jeglicher Art bei der Entstehung des Manuskripts und entschuldige mich für meine häufige Abwesenheit.

Ich freue mich auf Ihre Anregungen, Wünsche, Kritik und Verbesserungsvorschläge.

München, im Frühjahr 2009
Tobias Schiergens

Dr. med. Michael Johann Gerstorfer

Herr Dr. Gerstorfer promovierte an der Universität München an der herzchirurgischen Klinik und Poliklinik unter Prof. Dr. med. Reichart. Von 2004 bis 2009 erhielt er seine Ausbildung zum Facharzt für Chirurgie an der chirurgischen bzw. unfallchirurgischen Abteilung des Klinikums Altötting unter Prof. Dr. Roder und Dr. Wambach. Seit 2009 ist er in der chirurgischen Klinik der Universität Regensburg tätig.

Von 2006 an war er zusätzlich als Lehrkraft in diversen Institutionen tätig. Derzeit unterrichtet er an der Berufsfachschule für Rettungsassistenten des Bayerischen Roten Kreuzes in Burghausen sowie an der Krankenpflegeschule der Kreiskliniken Altötting und der Berufsfachpflege für Fachschwestern OP und Anästhesie.

Zusätzlich ist Herr Dr. Gerstorfer aktiver Notarzt und Kreisfeuerwehrarzt des Landkreises Altötting.

Seit 2002 ist Herr Dr. Michael Gerstorfer freier Mitarbeiter beim Verlag Elsevier Urban & Fischer und unter anderem Autor der mediscript-Examenskommentare in den Fächern „Akute Notfälle" und „Anamnese und Krankenuntersuchung".

Zudem hat er die Crashkurse „Physiologie" und „Gynäkologie" und die Fälle „Anatomie" und „Chirurgie" sowie das Buch „Schockraummanagement" im Elsevier-Verlag veröffentlicht.

Inhalt

Abkürzungsverzeichnis

A., Aa.	Arteria, Arteriae
AAA	abdominales Aortenaneurysma
Abb.	Abbildung
ACI	Arteria carotis interna
ACT	activated coagulation time
ACTH	adrenocorticotropes Hormon
ACVB	aortokoronarer Venenbypass
AF	Atemfrequenz
AFP	α-Fetoprotein
AGS	adrenogenitales Syndrom
AICD	automatischer implantierbarer Kardioverter-Defibrillator
AIS	abbreviated injury scale
AK	Antikörper
ALG	Antilymphozytenglobulin
AP	alkalische Phosphatase; Angina pectoris
APA	Arteria-poplitea-Aneurysma
APOLT	auxiliäre partielle orthotope Lebertransplantation
ARDS	acute respiratory distress syndrome
ASA	American Society of Anesthesiologists
ASD	Vorhofseptumdefekt
ATG	Antithymozytenglobulin
ATLS	advanced trauma life support
AVK	arterielle Verschlusskrankheit
AZ	Allgemeinzustand
BET	brusterhaltende Therapie
BGA	Blutgasanalyse
BRCA	Breast-cancer-Gen
BSG	Blutkörperchensenkungsgeschwindigkeit
BtM	Betäubungsmittel
BTS	Blalock-Taussig-Shunt
bzw.	beziehungsweise
C2-Abusus	Alkoholmissbrauch, Alkoholsucht
CA	Karzinom
ca.	zirka (ungefähr)
CARS	compensatory anti-inflammatory response syndrome
CCC	cholangiozelluläres Karzinom
CEA	carcino-embryonales Antigen
CED	chronisch entzündliche Darmerkrankung
CHRPE	kongenitale Hypertrophie des retinalen Pigmentepithels
CK	Creatinkinase
CK-MB	Creatinkinase Myokardtyp
CLIS	Carcinoma lobulare in situ
CMV	Zytomegalievirus
COPD	chronic obstructive pulmonary disease
CRP	C-reaktives Protein
CRT	kardiale Resynchronisationstherapie
CT	Computertomogramm
CTS	Karpaltunnelsyndrom
CU	Colitis ulcerosa

D.	Ductus
d. h.	das heißt
DCIS	duktales Carcinoma in situ
DD	Differenzialdiagnose
DHEA	Dehydroepiandrosteron
DI	distaler Insuffizienzpunkt
DIC	disseminierte intravasale Gerinnung
DIEP	deep inferior epigastric perforator
DLTX	Doppellungentransplantation
DM	Diabetes mellitus
DSA	digitale Subtraktionsangiografie
ECMO	extrakorporale Membranoxygenierung
EGF	epidermal growth factor
EK	Erythrozytenkonzentrate
EKG	Elektrokardiogramm
EKZ	extrakorporale Zirkulation
EMG	Elektromyogramm
EPT	endoskopische Papillotomie
ERCP	endoskopische retrograde Cholangio-Pankreatikografie
etc.	et cetera
EVAR	endovascular aortic repair
evtl.	eventuell
ext.	exterior
EZ	Ernährungszustand
FAP	familiäre adenomatöse Polypose
FDG-PET	Positronenemissionstomografie mit Fluorodesoxyglukose
FISH	Fluoreszenz-in-situ-Hybridisierung
FKJ	Feinnadel-Katheter-Jejunostomie
FNH	fokalnoduläre Hyperplasie
FNP	Feinnadelpunktion
franz.	französisch
fT_3	freies Trijodthyronin
fT_4	freies Thyroxin
GCS	Glasgow Coma Scale
GERD	gastroösophageale Refluxerkrankung
ggf.	gegebenenfalls
GI	gastrointestinal
GLDH	Glutamatdehydrogenase
Gl., Gll.	Glandula, Glandulae
GnRH	Gonadotropin-releasing-Hormon
GPT	Glutamat-Pyruvat-Transaminase
gr.	griechisch
GRP	gastrin-releasing peptide
Hb	Hämoglobin
HBV	Hepatitis-B-Virus
HCC	hepatozelluläres Karzinom
HCV	Hepatitis-C-Virus
HIT	heparininduzierte Thrombozytopenie
HIV	humanes Immundefizienzvirus
Hk	Hämatokrit

Abkürzungsverzeichnis

HLA	human leukocyte antigen
HLM	Herz-Lungen-Maschine
HLTX	Herz-Lungen-Transplantation
HNO	Hals-Nase-Ohren-
HNPCC	hereditäres kolorektales Karzinom ohne Polypose
H.p.	Helicobacter pylori
HPV	humanes Papilloma-Virus
HSV	Herpes-simplex-Virus
HTX	Herztransplantation
HU	high urgency
HWI	Harnwegsinfekt
HWS	Halswirbelsäule
HWZ	Halbwertszeit
HZV	Herzzeitvolumen
i.d.R.	in der Regel
i.v.	intravenös
IABP	intraaortale Ballongegenpulsation
ICR	Interkostalraum
IE	Internationale Einheit
IGF-I	insulin-like growth factor I
IL	Interleukin
inf.	inferior
INR	International Normalized Ratio
int.	interior
ISS	injury severity score
ISTA	Aortenisthmusstenose
ital.	italienisch
JÜR	Jahres-Überlebensrate (z.B. 5-JÜR)
kg	Kilogramm
KG	Körpergewicht
KHK	koronare Herzerkrankung
lat.	lateinisch
LCA	left coronary artery
LDH	Laktatdehydrogenase
Lig.	Ligamentum
LIMA	left internal mammary artery
LITT	laserinduzierte Thermotherapie
Lj.	Lebensjahr
LK	Lymphknoten
Lsg.	Lösung
LTX	Lungentransplantation
LWS	Lendenwirbelsäule
M.	Morbus; Musculus
MC	Morbus Crohn
MCH	mean corpuscular haemoglobin
MCHC	mean corpuscular haemoglobin concentration
MCU	Miktionszysturethrografie
MCV	mean corpuscular volume
MDP	Doppelkontrastuntersuchung des Magens
MELD	model of end stage liver disease

MEN	multiple endokrine Neoplasie
mgl.	möglich
MHC	major histocompatibility complex
MIBG	Metajodobenzylguanidin
MIC	minimalinvasive Chirurgie
MIDCAB	minimal invasive direct coronary artery bypass
MIVAT	minimalinvasive videoassistierte Thyreoidea-chirurgie
MMF	Mykophenolat Mofetil
MÖF	Mitralklappenöffnungsfläche
MRC	Magnetresonanz-Cholangiografie
MRCP	Magnetresonanz-Cholangiopankreatikografie
MRM	modifizierte radikale Mastektomie
MRSA	Methicillin-resistenter Staphylococcus aureus
MRT	Magnetresonanztomogramm
n.	nach
N., Nn.	Nervus, Nervi
NEC	nekrotisierende Enterokolitis
NLG	Nervenleitgeschwindigkeit
NMH	niedermolekulare Heparine
NN	Nebennieren
NNM	Nebennierenmark
NNR	Nebennierenrinde
NOMI	nicht okklusive mesenteriale Ischämie
NSAR	nichtsteroidale Antirheumatika
NSCLC	non-small cell lung cancer
NSE	neuronspezifische Enolase
NTX	Nierentransplantation
NYHA	New York Heart Association
o.	oder
o.g.	oben genannt
ÖGD	Ösophago-Gastro-Duodenoskopie
OÖS	oberer Ösophagussphinkter
OP	Operation
OPCAB	off pump coronary artery bypass
P.	Pneumocystis
PAI	perkutane Alkoholinjektion
PAP	perioperative Antibiotikaprophylaxe
pAVK	periphere arterielle Verschlusskrankheit
PCI	perkutane Koronarintervention
PCR	Polymerasekettenreaktion
PDA	Periduralanästhesie; persistierender Ductus arteriosus
PDGF	platelet-derived growth factor
PDK	Periduralkatheter
PEEP	positiv-endexspiratorischer Druck
PEG	perkutane endoskopische Gastrostomie
PET	Positronenemissionstomografie
PFA	perkutane Intimamembranfensterung
PI	proximaler Insuffizienzpunkt
PiCCO	pulse contour cardiac output
PME	partielle mesorektale Exzision
POM	primär obstruktiver Megaureter

PPI	Protonenpumpeninhibitor		TEM	transanale endoskopische Mikrochirurgie
PRIND	prolongiertes ischämisches neurologisches Defizit		TEP	total extraperitoneale Plastik
			TERPT	transanal endorectal pull through
Proc.	Processus		TG	Thyreoglobulin
PSC	primär sklerosierende Cholangitis		TGA	Transposition der großen Arterien
PTA	perkutane transluminale Angioplastie		TGF-β	transforming growth factor β
PTC	perkutane transhepatische Cholangiografie		tgl.	täglich
PTCA	perkutane transluminale Koronarangioplastie		TIA	transitorische ischämische Attacke
PTCD	perkutane transhepatische Cholangiodrainage		TIPS	transjugulärer intrahepatischer portosystemischer Shunt
PTH	Parathormon			
PTT	partielle Thromboplastinzeit		TK	Thrombozytenkonzentrate
			TME	totale mesorektale Exzision
R.	Ramus		TNF	Tumornekrosefaktor
RAAS	Renin-Angiotensin-Aldosteron-System		TOF	Fallot-Tetralogie
RCA	right coronary artery		TPO	Thyreoperoxidase
RCX	Ramus circumflexus		TRAK	TSH-Rezeptor-stimulierende Autoantikörper
RFA	Radiofrequenzablation		TRALI	transfusion-related acute lung injury
RIVA	Ramus interventricularis anterior		TRAM	transversaler Rectus-abdominis-Lappen
RR	Blutdruck		TSH	Thyreoidea-stimulierendes Hormon
rt-PA	rekombinanter Tissue-Plasminogen-Aktivator		Tub.	Tuberculum
			TVT	tiefe Venenthrombose
S.	Seite			
s.a.	siehe auch		u.	und
s.o.	siehe oben		u.a.	unter anderem
s.S.	siehe Seite		UAST	Ureterabgangsstenose
s.u.	siehe unten		UCN	Ureterozystoneostomie
SCLC	small cell lung cancer		UFH	unfraktionierte Heparine
S-GAP	superior gluteal artery perforator		UICC	Union Internationale Contre le Cancer
sin.	sinister/sinistra		UÖS	unterer Ösophagussphinkter
SIRS	systemic inflammatory response syndrome			
SLE	systemischer Lupus erythematodes		V., Vv.	Vena, Venae
SLTX	Einzellungentransplantation		v.a.	vor allem
SPECT	Einzelphotonen-Emissions-Tomografie		VHF	Vorhofflimmern
SSL	Steinschnittlage		VKOF	verbrannte Körperoberfläche
SSW	Schwangerschaftswoche		VSD	Ventrikelseptumdefekt
sup.	superior		VUR	vesikoureterorenaler Reflux
T_3	Trijodthyronin		WHO	World Health Organization
T_4	Thyroxin			
TAA	thorakales Aortenaneurysma		z.B.	zum Beispiel
Tab.	Tabelle		Z.n.	Zustand nach
TACE	transarterielle Chemoembolisation		z.T.	zum Teil
TAPP	transabdominale präperitoneale Plastik		ZNS	Zentralnervensystem
TAPVC	totale Lungenvenenfehlmündung		ZVD	zentraler Venendruck
Tc-MAG 3	Technetium-Mercaptoacetyltriglycin		ZVK	zentraler Venenkatheter
TEA	Thrombendarteriektomie		γ GT	γ Glutamyltransferase

Grundlagen

A Allgemeiner Teil

Präoperative Diagnostik

Patientenaufnahme

Prinzipiell ist zwischen Notfallaufnahme und geplanter (ambulanter oder stationärer) Aufnahme eines vorgemerkten Patienten zu unterscheiden. Bereits bei der Patientenaufnahme kann eine rasche Entscheidung über die **Dringlichkeit** eines operativen Eingriffs notwendig werden (❙ Tab. 1).
Die vollständige chirurgische Diagnostik beginnt mit **Anamnese** und **körperlicher Untersuchung** und setzt sich dann in **laborchemischen** (Blut, Urin, Sputum, Liquor, Punktat), **bildgebenden** und **apparativen Untersuchungen** fort.
Dem Chirurgen kommt neben der endgültigen **Diagnosestellung** die Aufgabe zu, gemeinsam mit dem behandelnden Anästhesisten das **Risikoprofil** des Patienten zu erstellen und die **Operabilität** zu prüfen.

Anamnese

Sie ist die Grundlage für eine vertrauensvolle Arzt-Patienten-Beziehung. Diese ist wesentlich für einen möglichst reichen Informationsfluss. Wichtig sind ein systematisches Vorgehen und die vollständige und nachvollziehbare Dokumentation. Im Vorfeld sollte man sich bereits mit **Vorbefunden** und dem **Einweisungsgrund** vertraut gemacht haben. An die bereits vorliegenden Befunde kann angeknüpft werden, man darf ihnen allerdings auch nicht blind vertrauen.
Wegweisend sind die **Leitsymptome** des Patienten, d.h. die aktuellen, charakteristischen Beschwerden, die für die Diagnosestellung bestimmend sind. Dazu gehören Schmerzen (z.B. rechtsseitiger Oberbauchschmerz bei akuter Cholezystitis), Blutungen, Schwellungen, funktionelle Beschwerden oder Befindlichkeitsstörungen.
Voroperationen müssen erfragt werden, v.a. wenn sie im potenziellen Operationsgebiet liegen. In diesem Fall sollte der OP-Bericht der Voroperation angefordert werden. Wichtig sind auch das Ergebnis, Besonderheiten und Komplikationen des damaligen Eingriffs.
Die Anamnese setzt sich in Fragen nach **Medikamenten, Allergien** sowie der **Sozial- und Familienanamnese** fort. Für alle chirurgischen Fächer ist die Erhebung der **Risikoanamnese** von großer Wichtigkeit: Das Erfragen eines aktuellen Infekts, Gewichtsverlust, Blutungsdiathesen oder stattgehabter Thrombosen, Nikotinabusus, C2-Abusus und kardiopulmonaler Belastbarkeit („Wie viele Treppen/Stockwerke können Sie steigen, ohne außer Atem zu kommen?" → NYHA-Stadien der Herzinsuffizienz s. S. 66). Den anästhesiologischen Fragestellungen widmet sich der behandelnde Anästhesist.

Körperliche Untersuchung

Die körperliche Untersuchung hat bei angenehmer Raumtemperatur und guten Lichtverhältnissen stattzufinden. Prinzipiell wird nach dem Schema **Inspektion, Palpation, Perkussion** und **Auskultation** vorgegangen. Daran schließt sich das **Messen** mittels Instrumenten an (RR, Temperatur, Körper-

Eingriff	Beispiel	Vorbereitungszeit/Maßnahmen
Elektiv	Cholezystolithiasis	**Wochen bis Monate (beliebig)**/ Diagnosesicherung, Abwägung von Alternativen, Risikominderung
Geplant, bedingt dringlich	Malignome	**Tage**/Diagnosesicherung, Überbrückungstherapie
Dringlich, organerhaltend	Ileus, inkarzerierte Hernie	**Stunden**/Diagnosesicherung, Labor, stabilisierende Vorbereitungen
Vital, Notfall- bzw. Soforteingriff	freie Milzruptur, perforiertes Aneurysma	**Minuten**/Blutgruppe, Kreuzblut, Blutkonserven

❙ Tab. 1: Dringlichkeit operativer Eingriffe.

gewicht, Umfangsmessungen etc.). Die körperliche Untersuchung wird insbesondere bei Notfallpatienten leitsymptombezogen durchgeführt (z.B. Auskultation bei Dyspnoe wegen Verdacht auf Pneumothorax).
Die Untersuchung beginnt bereits beim ersten Kontakt mit dem Patienten. Anhand des **ersten Eindrucks** lässt sich ein Überblick über den **Allgemein-** (AZ) und **Ernährungszustand** (EZ) gewinnen.
Eventuell vorhandene **Narben** (typische operative Zugänge: ❙ Abb. 1, 2) bestätigen und ergänzen die erhobene Anamnese und geben aufgrund ihrer Lage wichtige Hinweise auf voroperierte Organe:

▶ **Kocher-Kragenschnitt:** Schilddrüse
▶ **Mediane Längssternotomie:** Thoraxeingriffe: Herz, Aorta, Lunge, Mediastinum
▶ **Patey:** modifizierte radikale Mastektomie
▶ **Periareolärschnitt:** Probebiopsie der Mamma
▶ **Laterale Thorakotomie:** Lunge, Ösophagus, transthorakale Herzmassage

❙ Abb. 1: Beispiele gebräuchlicher Schnittführungen (Zugänge) und resultierender Operationsnarben am Stamm. [5]

▸ **Quere Oberbauchlaparotomie:** Leber, Pankreas, aorto-bifemoraler Bypass
▸ **Rippenbogenrandschnitt rechts:** Gallenblase, -wege
▸ **Rippenbogenrandschnitt links:** Magen, Milz
▸ **Mediane Laparotomie:** akutes Abdomen
– Oberbauch: Magen, Duodenum, Pankreas
– Unterbauch: Uterus, Adnexe, Harnblase, Ileum
▸ **Paramedianschnitt:**
– Oberbauch rechts: Magen, Duodenum, Pankreas
– Transrektal rechts: Pyloromyotomie, Duodenalatresie, Duodenalstenose
– Pararektal: Appendix, Hemikolektomie, Invagination
▸ **Wechselschnitt Unterbauch:** Appendix
▸ **Inguinalschnitt:** Leisten- und Schenkelhernie
▸ **Pfannenstielschnitt:** Uterus, Ovar, Eileiter
▸ **Inguinaler Längsschnitt:** Femoralhernie, A. und V. femoralis

Labordiagnostik und apparative Untersuchungen

Zweiterkrankungen können den Patienten neben dem eingriffsspezifischen Risiko gefährden. Daher werden präoperativ Basisuntersuchungen durchgeführt.

Labor
▸ **Blutbild** (Hb, Hk, Erythrozyten, MCH, MCV, MCHC, Leukozyten)
▸ **Gerinnung** (Thrombozyten, INR, PTT)
▸ **Elektrolyte** (Na, K, Ca)
▸ **Harnstoff, Kreatinin**

Bei speziellen Fragestellungen:
▸ Laktat
▸ LDH
▸ Albumin
▸ Bilirubin, γ-GT, GOT, GPT, Lipase
▸ CK/CK-MB
▸ TSH
▸ Blutgruppe

Das Spektrum der Laborparameter und die Indikation zu deren Bestimmung variieren von Eingriff zu Eingriff und von Klinik zu Klinik.

Apparative Untersuchungen
Ab einem Patientenalter von 45 Jahren bei Männern und 55 Jahren bei Frauen sollte ein **EKG** und ab 65 Jahren eine **Röntgen-Thorax-Aufnahme** angefertigt werden.
Bei Auffälligkeiten, die sich aus Anamnese sowie körperlicher und apparativer Untersuchung ergeben, sind in Abhängigkeit von Alter und AZ des Patienten erweiterte diagnostische Maßnahmen erforderlich. Dazu gehören z. B. weitere Laborparameter (fT_3, fT_4, Troponin, weitere Gerinnungsparameter, Hormon- oder Antikörperbestimmungen etc.), **bildgebende Verfahren** (z. B. Szintigrafie) oder **Funktionstests** der Lunge

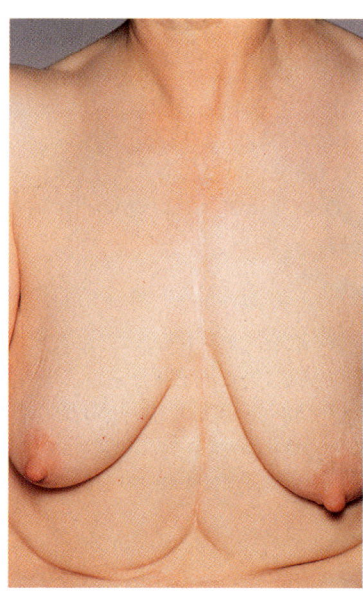

■ Abb. 2: Mediane Thorakotomienarbe nach Herzoperation. [34]

(z. B. Spirometrie), des Herzens (z. B. Echokardiografie) oder der Leber (z. B. Aminopyrin-Atemtest). Für spezielle Fragestellungen sind des Weiteren **Konsile anderer Fachrichtungen** nötig (z. B. HNO-Konsil zur Diagnostik des N. laryngeus recurrens vor Schilddrüsen-OP).
Nach Erhebung und Auswertung aller Befunde wird die **Diagnose** gestellt und dem Patienten mitgeteilt. Anschließend wird mit ihm die **Therapiestrategie** besprochen. Dies mündet in der Aufklärung und Vorbereitung des Patienten auf den Eingriff.
Je nach Inhalt und Bedeutung der Diagnose (z. B. die lebensbedrohliche Diagnose einer Krebserkrankung) sollte ihre Übermittlung durch ein Team von Experten (z. B. zusammen mit Psychologen) geschehen.

Zusammenfassung
✖ Operative Eingriffe lassen sich nach ihrer Dringlichkeit einteilen.
✖ Anamnese und körperliche Untersuchung stellen unabdingbare Elemente präoperativer Diagnostik dar. Sie dienen auch dem Erfassen von Begleiterkrankungen, die für das Risikoprofil des Patienten von Bedeutung sind.
✖ Durch Kenntnis der wichtigen Schnittführungen können sich Narben operativen Eingriffen zuordnen lassen.
✖ Labordiagnostik, apparative Untersuchungen und bildgebende Verfahren ergänzen und bestätigen Anamnese und körperliche Untersuchung. Sie dienen ferner der Operationsplanung.

Präoperatives Management

Indikation

Liegen alle diagnostischen Ergebnisse vor, kann nach Erhärtung der Verdachtsdiagnose die Indikation zur Operation gestellt werden, d. h. der Krankheitszustand des Patienten rechtfertigt oder erfordert einen operativen Eingriff. Bedacht werden müssen:

▶ Möglichkeiten konservativer Alternativen
▶ Das **Stadium** und der **Schweregrad** der Erkrankung (z. B. das Staging bei malignen Erkrankungen)
▶ Der erwartete **Spontanverlauf** ohne chirurgische Therapie
▶ Das **Risikospektrum** der geplanten Intervention
▶ Die individuellen **Wünsche** und der **Allgemeinzustand** des Patienten
▶ **Ressourcen** und **Infrastruktur** der medizinischen Einrichtung

> Keine Operation ohne Indikation!

Bei der Wahl der operativen Maßnahme müssen **Nutzen** und **Risiko** für das Wohl des Patienten sorgfältig gegeneinander abgewogen werden. Dies gilt auch für die Entscheidung, ob die OP **stationär** oder **ambulant** durchgeführt wird. Im Falle eines größeren Eingriffs eine Zweitmeinung (second opinion) einzuholen, ist dem Patienten in Deutschland gesetzlich eingeräumt und übliche Praxis.
Neben der Dringlichkeit operativer Eingriffe (s. S. 2) lassen sich diese außerdem hinsichtlich des **Therapieziels** einteilen:

▶ **Präventiver** Ansatz: Ziel ist das Verhindern bedrohlicher Krankheitsentwicklungen
▶ **Kurativer** Ansatz: Ziel ist die Heilung
▶ **Palliativer** Ansatz: Ziel ist die Verbesserung der Lebensqualität durch Linderung krankheitsbedingter Symptome

Beurteilung der Operabilität

Hier fließen die Ergebnisse aller diagnostischen Maßnahmen ein. Liegen **Kontraindikationen** vor, kann der entsprechende Eingriff nicht vorgenommen werden.
Mit der Indikationsstellung ist die **lokale Operabilität** gegeben. Die Feststellung der **allgemeinen Operabilität** ist ebenfalls Voraussetzung und so müssen neben AZ und EZ des Patienten eventuelle Begleiterkrankungen erkannt und behandelt bzw. optimal eingestellt werden. Ihnen kann zur Minimierung des perioperativen Risikos in besonderer Weise Rechnung getragen werden (Monitoring, Intensivüberwachung etc.). Dabei spielen die sog. Volkskrankheiten wie kardiovaskuläre (z. B. KHK), pulmonale (z. B. COPD) und metabolische (z. B. DM) Erkrankungen eine herausragende Rolle. Neben diesen chronischen Krankheitsbildern gibt es **Risikofaktoren** wie Nikotin- und C2-Abusus oder bestehende Immunsuppression.
Anhaltspunkte für die Entscheidung über die Operabilität des Patienten bieten Risikostratifizierungsscores wie z. B. die ASA-Kriterien (American Society of Anesthesiologists).

Aufklärung und Dokumentation

Da ein operativer Eingriff den Tatbestand der Körperverletzung erfüllt, sind das Einholen und die Dokumentation der **Einwilligung** des Patienten notwendig, nachdem dieser ausreichend und verständlich **aufgeklärt** worden ist (informed consent). Ist der Patient nicht einsichts- und urteilsfähig, entscheidet der gesetzliche Vertreter. In Notfallsituationen handelt der Arzt gemäß dem mutmaßlichen Willen des Patienten. Kinder und Jugendliche bis zum 14. Lebensjahr gelten als nicht einwilligungsfähig. Zwischen dem 14. und 18. Lebensjahr dürfen Jugendliche einwilligen, sofern sie entsprechend ihrer psychosozialen Reife die Aufklärung verstanden haben und die Bedeutung und Tragweite des Eingriffs abschätzen können. Gemäß der Lebensrettungspflicht darf der Arzt bei lebensrettenden Eingriffen über den Willen der Eltern hinweg entscheiden (z. B. bei Bluttransfusionen bei Kindern von Zeugen Jehovas).
Die Aufklärung hat sowohl die **allgemeinen Gefahren** eines operativen Eingriffs (Infektions-, Blutungs- und Thromboembolierisiko) als auch die **eingriffsspezifischen** und für die Lebensführung des Patienten bedeutsamen **Risiken** zu beinhalten. Der Arzt muss den vorliegenden Befund adäquat erklären und Indikation, Durchführung, Alternativen und Prognose des Eingriffs beschreiben. Ist eine intraoperative Erweiterung des Eingriffs möglich, muss auch über diese aufgeklärt und die Einwilligung des Patienten eingeholt werden (z. B. intraoperatives Umsteigen von endoskopischer auf offene Methode). Auch über eine eventuelle finanzielle Eigenbeteiligung muss der Patient Bescheid wissen.
Die Patientenaufklärung ist **rechtzeitig** (prinzipiell 24 Stunden vor der OP) durchzuführen, sodass der Betroffene sich frei entscheiden und den Eingriff ablehnen kann. Der Patient hat das Recht, auf die Operation zu verzichten. Idealerweise erfolgt die Aufklärung zeitlich gestaffelt (sog. Stufenaufklärung, z. B. Informationsmaterial im Vorfeld). Der Arzt muss sich vergewissern, dass der Patient den Inhalt verstanden hat. Prinzipiell gilt: Je dringlicher der Eingriff, desto geringer der Umfang der Aufklärung und umgekehrt.
Unabdingbar ist die **sorgfältige Dokumentation** des Aufklärungsgesprächs. Diese erfolgt meist mithilfe eines standardi-

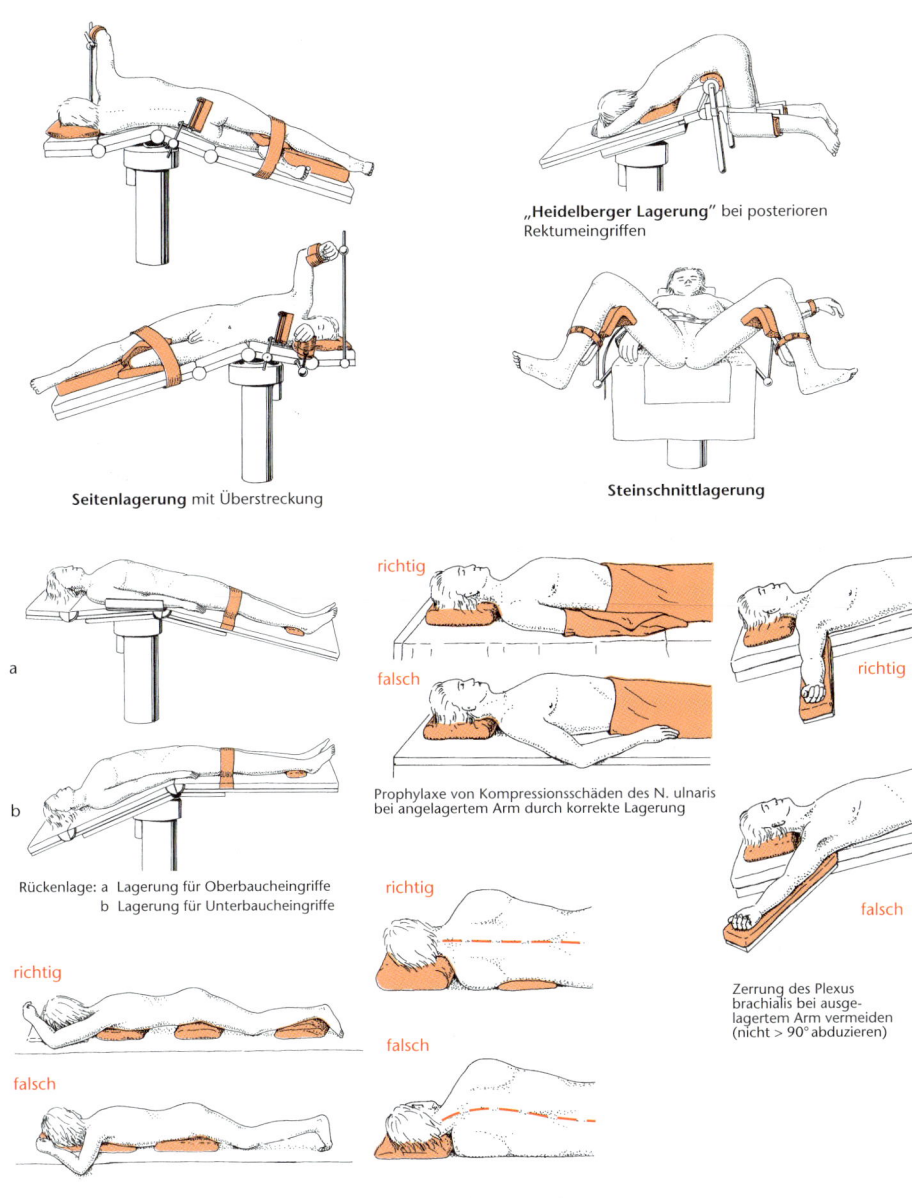

„Heidelberger Lagerung" bei posterioren Rektumeingriffen

Seitenlagerung mit Überstreckung

Steinschnittlagerung

a

b

Rückenlage: a Lagerung für Oberbaucheingriffe
b Lagerung für Unterbaucheingriffe

richtig

falsch

Prophylaxe von Kompressionsschäden des N. ulnaris bei angelagertem Arm durch korrekte Lagerung

richtig

falsch

Zerrung des Plexus brachialis bei ausgelagertem Arm vermeiden (nicht > 90° abduzieren)

richtig

falsch

Bauchlage: Bauch und Füße dürfen nicht aufliegen, N. ulnaris durch korrekte Armlagerung schonen

richtig

falsch

Bei Seitenlagerung Kopf ausreichend unterstützen

Abb. 1: Operationslagerung. [39]

Haarschneidemaschine erfolgen. Gegebenenfalls wird der Nagellack entfernt (Verfälschung bei der Pulsoxymetrie) und der Schmuck abgelegt.

Bei Operationen an Kolon und Rektum wird am Vortag eine **orthograde Darmspülung** mit einer Koloskopielösung vorgenommen (nicht bei Fast-track-Patienten, s. S. 18).

Der Patient muss im Falle eines elektiven Eingriffs **nüchtern** sein. Er darf zwei Stunden vor der OP keine klaren Flüssigkeiten und sechs Stunden keine feste Nahrung zu sich nehmen. Bei Säuglingen muss das letzte Stillen mindestens vier Stunden zurückliegen. Nüchternheit heißt auch: kein Rauchen, keine Bonbons, keine Kaugummis! Bei größeren Operationen sollte ein **Blasenkatheter** gelegt werden. Die Prämedikation wird von anästhesiologischer Seite durchgeführt. Der Patient erhält spezielle Unterwäsche, ein OP-Hemd und eine Haube. Im OP wird er an Überwachungsmonitore angeschlossen und der Anästhesieeinleitung zugeführt. Anschließend wird er **gelagert** (**Abb. 1) und das OP-Gebiet **desinfiziert**. Nach dem Trocknen des Desinfektionsmittels wird der Patient mit sterilen Tüchern **abgedeckt,** das OP-Feld wird dabei ausgespart. Gegebenenfalls werden Projektionen anatomischer oder pathologischer Strukturen oder die geplante Schnittführung mit einem sterilen Stift auf die Haut gezeichnet.

sierten Aufklärungsformulars. Gerade wenn der Patient ausdrücklich auf ein Aufklärungsgespräch verzichtet, muss dies dokumentiert sein.

Vorbereitende Maßnahmen

Ist das Operationsfeld behaart, muss kurz vor der OP eine **schonende Haarentfernung** z. B. mit einer speziellen

Zusammenfassung

✖ Rechtfertigt oder erfordert der Krankheitszustand des Patienten einen operativen Eingriff, besteht Operationsindikation.

✖ Die Indikation beinhaltet die Operationsentscheidung, das Operationsverfahren und den Operationszeitpunkt.

✖ Bei der Beurteilung der Operabilität spielen Nebenerkrankungen und Risikofaktoren des Patienten eine entscheidende Rolle.

✖ Jeder operative Eingriff erfüllt grundsätzlich den Tatbestand der Körperverletzung. Ein Eingriff ist nur dann rechtmäßig, wenn er nicht gegen die guten Sitten verstößt, indiziert ist, lege artis durchgeführt wird, wenn der Patient ausreichend aufgeklärt ist und in den Eingriff eingewilligt hat.

Thrombose- und Antibiotikaprophylaxe

Thromboseprophylaxe

Definition

Unter einer Thrombose versteht man die intravitale, intravasale Gerinnung von Blutbestandteilen mit Verlegung der Strombahn.

Pathogenese

Beim Gesunden sind thrombogen und antithrombogen wirkende Faktoren in einem ständigen dynamischen Gleichgewicht. Jeder chirurgische Eingriff bedingt in Abhängigkeit seines Ausmaßes die Aktivierung der thrombozytären und plasmatischen Blutgerinnung. Endothel und fibrinolytisches System sind dabei ebenfalls beteiligt.

Die für die Thromboseentstehung verantwortlichen Faktoren sind in der **Virchow-Trias** beschrieben:

▶ Veränderte **Gefäßwand** (Endothelalteration; z.B. Läsion bei OP)
▶ Veränderter **Blutstrom** (z.B. venöse Stase, Immobilisierung bei OP)

▶ Veränderte **Blutzusammensetzung** (dispositionelle Risikofaktoren, s. u.).

Verlegungen der Strombahn können auftreten als:

▶ **Arterielle Thrombosen**
▶ **Thrombosen der oberflächlichen Venen:** Thrombophlebitis
▶ **Thrombosen der tiefen Venen:** Sie sind von hoher klinischer Relevanz, insbesondere Thrombosen der tiefen Bein- und Beckenvenen, aber auch der Pfortader und Mesenterialvenen. Sie gehören zu den häufigsten perioperativen Komplikationen. Löst sich ein solcher Thrombus, kann er in die Lungenstrombahn gespült werden und hier zur Verlegung des Gefäßlumens führen (Lungenembolie).

Risikofaktoren

Es lassen sich **dispositionelle** und **expositionelle** Risikofaktoren (▌ Tab. 1) für eine venöse Thrombose unterscheiden, die gemeinsam das Thrombose-

risiko bestimmen. Daher ist eine Thromboseprophylaxe sowohl bei ambulanter als auch bei stationärer chirurgischer Behandlung wesentlich. Für deren Indikationsstellung wird das Thromboserisiko klinisch der Einfachheit halber in niedrig, mittel und hoch eingeteilt (▌ Tab. 2).

Prophylaxe

Die Prophylaxe wird physikalisch und medikamentös durchgeführt.

Zu den **physikalischen Maßnahmen** zählen solche, die den venösen Rückstrom verbessern: frühzeitige Mobilisierung, graduierte Kompressionsstrümpfe oder -verbände und Krankengymnastik (aktiv und passiv, „Muskelpumpe"). Sie sind bei Patienten mit niedrigem Risiko ausreichend.

Bei der **medikamentösen Prophylaxe** werden unfraktionierte Heparine (UFH), niedermolekulare (fraktionierte) Heparine (NMH), Danaparoid, Fondaparinux und Thrombininhibitoren eingesetzt (▌ Tab. 3). Thrombozytenaggregationshemmer sind nicht geeignet, da sie das perioperative Blutungsrisiko erhöhen. Vitamin-K-Antagonisten (Cumarine) werden in Europa lediglich zur Langzeitprophylaxe eingesetzt (Ziel-INR: 2,0 – 3,0).

Heparin wirkt über die Bildung eines **Heparin-Antithrombin-III-Komplexes** hemmend auf Thrombin (▌ Abb. 1). Außerdem werden die Faktoren XII, XI, X und IX inhibiert. Nur UFH lassen sich mittels **Protamin** antagonisieren. Nebenwirkungen und Komplikationen können Blutungen, Haarausfall, Urtikaria, Bronchospasmus, Quincke-Ödem, Wund- und Frakturheilungsstörungen und bei längerer Applikation Osteoporose sein. Außerdem besteht die Gefahr einer **heparininduzierten Thrombozytopenie (HIT)**. Hier werden zwei Formen unterschieden:

▶ **HIT I:** nicht immunologisch vermittelter, kurzfristiger, reversibler Abfall der Thrombozytenzahl meist innerhalb der ersten vier Tage (≥ 100 000). Eine Therapie ist nicht notwendig.
▶ **HIT II:** klinisch relevanter und gefährlicher: immunologisch (Antikörper ge-

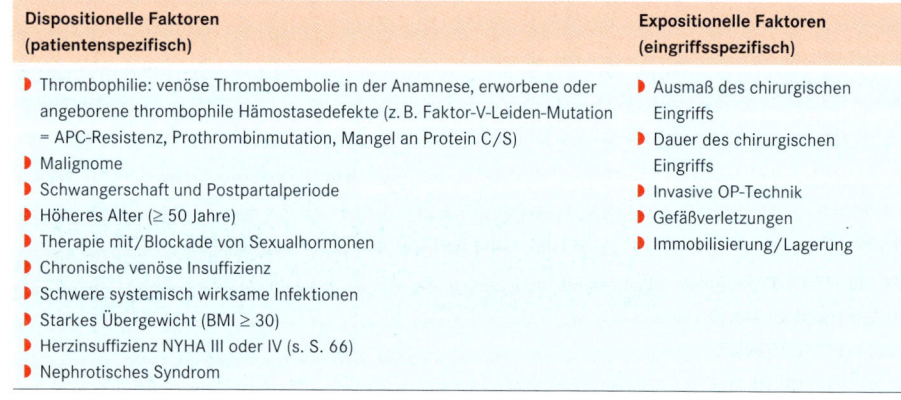

Dispositionelle Faktoren (patientenspezifisch)	Expositionelle Faktoren (eingriffsspezifisch)
▶ Thrombophilie: venöse Thromboembolie in der Anamnese, erworbene oder angeborene thrombophile Hämostasedefekte (z. B. Faktor-V-Leiden-Mutation = APC-Resistenz, Prothrombinmutation, Mangel an Protein C/S)	▶ Ausmaß des chirurgischen Eingriffs
▶ Malignome	▶ Dauer des chirurgischen Eingriffs
▶ Schwangerschaft und Postpartalperiode	▶ Invasive OP-Technik
▶ Höheres Alter (≥ 50 Jahre)	▶ Gefäßverletzungen
▶ Therapie mit/Blockade von Sexualhormonen	▶ Immobilisierung/Lagerung
▶ Chronische venöse Insuffizienz	
▶ Schwere systemisch wirksame Infektionen	
▶ Starkes Übergewicht (BMI ≥ 30)	
▶ Herzinsuffizienz NYHA III oder IV (s. S. 66)	
▶ Nephrotisches Syndrom	

▌ Tab. 1: Dispositionelle und expositionelle Risikofaktoren. Modif. nach [31]

Niedriges Risiko	▶ Kleinere oder mittlere operative Eingriffe mit geringer Traumatisierung ▶ Verletzungen ohne oder mit geringem Weichteilschaden ▶ kein zusätzliches bzw. nur geringes dispositionelles Risiko
Mittleres Risiko	▶ Länger dauernde Operationen ▶ Gelenkübergreifende Immobilisation der unteren Extremität im Hartverband ▶ Niedriges operations- bzw. verletzungsbedingtes Thromboembolierisiko und zusätzlich dispositionelles Thromboembolierisiko
Hohes Risiko	▶ Größere Eingriffe in der Bauch- und Beckenregion bei malignen Tumoren oder entzündlichen Erkrankungen ▶ Polytrauma, schwerere Verletzungen der Wirbelsäule, des Beckens und/oder der unteren Extremität ▶ Größere Eingriffe an Wirbelsäule, Becken, Hüft- und Kniegelenk ▶ Größere operative Eingriffe in den Körperhöhlen der Brust-, Bauch- und/oder Beckenregion ▶ Mittleres operations- bzw. verletzungsbedingtes Risiko und zusätzliches dispositionelles Risiko ▶ Patienten mit Thrombosen oder Lungenembolien in der Eigenanamnese

▌ Tab. 2: Einteilung der Risikogruppen für eine Thrombose. [31]

Unfraktionierte Heparine	Patienten mit mittlerem Risiko; 2 – 3 × 5000 IE pro Tag oder 2 × 7000 IE pro Tag jeweils subkutan; durch Protamin antagonisierbar
Niedermolekulare Heparine	Patienten aller Risikokategorien; unterschiedliche präparatspezifische Wirksamkeiten sind zu beachten; einmal täglich 2500 IE subkutan; Vorteile gegenüber UFH: ↑ Bioverfügbarkeit, ↑ HWZ, ↓ Nebenwirkungen, ↓ HIT-Risiko; nicht durch Protamin antagonisierbar
Danaparoid	Inhibiert nahezu spezifisch Faktor Xa; nicht durch Protamin antagonisierbar
Fondaparinux	Inhibiert spezifisch Faktor Xa; für Patienten mit hohem Risiko; wird postoperativ täglich subkutan verabreicht; nicht durch Protamin antagonisierbar.
Thrombininhibitoren	Zum Beispiel Hirudin oder rekombinante Hirudine; sie hemmen Thrombin ohne Bindung an Antithrombin III (daher ist die Wirkung unabhängig vom Antithrombin-III-Plasmaspiegel); nicht durch Protamin antagonisierbar

■ Tab. 3: Wirkstoffe zur Thromboseprophylaxe.

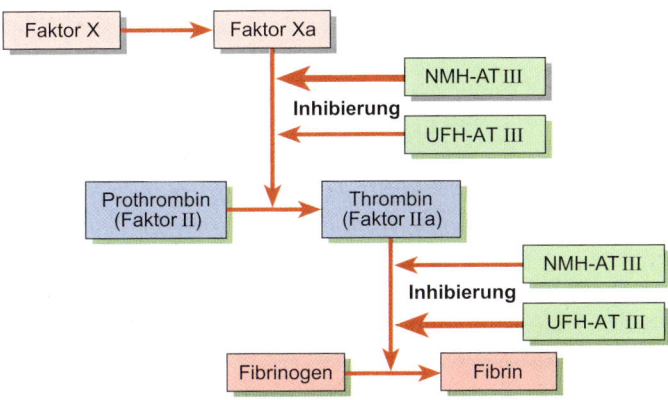

■ Abb. 1: Angriffspunkte von Heparin. [5]

gen den Komplex aus Heparin und Plättchenfaktor 4) vermittelter Abfall der Thrombozytenzahl nach ca. fünf Tagen, nach Sensibilisierung auch unmittelbar nach Verabreichung; nach großen chirurgischen Eingriffen, häufiger bei Frauen. Der Bildung von Thrombozytenaggregaten folgen Thrombosen und Thromboembolien, Lungenembolie, Myokardinfarkt und andere Ischämien durch Gefäßverlegungen (white clot syndrome, Letalität 20 – 30%). Zur Sicherung der Diagnose können entsprechende Antikörper nachgewiesen werden.

> Heparin ist bereits bei Verdacht auf eine HIT II abzusetzen und durch Hirudine (z. B. Lepirudin, Refludan®) oder Danaparoid (Orgaran®) zu ersetzen.

Antibiotikaprophylaxe

Präoperativ verabreichte Antibiotika dienen der Vermeidung operationsbedingter Infektionen, die durch Erreger verursacht werden können, die sich entweder bereits im OP-Gebiet befinden oder intra- bzw. postoperativ eindringen (perioperative Antibiotikaprophylaxe, PAP). Allerdings ist eine PAP nicht bei jedem Eingriff indiziert. Beispiele für ihre Anwendung sind die Chirurgie des Magen-Darm-Trakts (Magen, Gallenwege, kolorektale Chirurgie etc.), gynäkologische Operationen (z. B. Hysterektomie) sowie Herz- und Gefäßchirurgie. Ein erhöhtes Risiko für eine postoperative Infektion besteht prinzipiell bei immunsupprimierten Patienten, bei Implantationen von Gefäß- und Gelenkprothesen, bei bestehender Endokarditis und bei hoher Keimbelastung im OP-Gebiet (z. B. bei Eröffnung des Dickdarms).

> Die Gabe eines Antibiotikums ist kein Ersatz für sorgfältige Basishygiene, gute OP-Technik und strenge Asepsis.

Die Wahl des Antibiotikums richtet sich nach seiner Verträglichkeit, seiner Pharmakokinetik und dem vermuteten Keim-spektrum, das wiederum vom OP-Gebiet und von der jeweiligen Klinik bzw. Abteilung abhängt (Resistenzen). Es handelt sich im Allgemeinen um ein Präparat mit „schmalem" Wirkspektrum, das S. aureus und anaerobe Bakterien wie normale Enterobacteriaceae (z. B. E. coli) erfasst. Dazu gehören z. B. **Cephalosporine** der ersten und zweiten Generation wie Cefazolin und Cefuroxim oder Kombinationen aus **Aminopenicillin und Lactamaseinhibitor** wie Amoxicillin/Clavulansäure oder Ampicillin/Sulbactam (bei Mischbesiedlung mit **Anaerobiern** auch in Kombination mit **Metronidazol**). Bei Penicillin- oder Cephalosporinallergie kann auch Clindamycin eingesetzt werden.

Intraoperativ sollen hohe Serumspiegel erreicht werden, was verlangt, dass die Gabe **kurz vor OP-Beginn** (z. B. bei der Anästhesieeinleitung) als Kurzinfusion i. v. erfolgt. So können auch hohe interstitielle Spiegel erreicht werden. Prinzipiell wird das Antibiotikum einmalig appliziert. Dauert der Eingriff länger und/oder ist der Blutverlust hoch, so wird eine zweite Dosis verabreicht.

> Eine prophylaktische Antibiotikagabe über mehr als 24 Stunden wird nicht empfohlen. Komplikationen sind Selektion, Resistenzentwicklung und Nebenwirkungen!

Zusammenfassung

✖ Thromboembolien gehören zu den häufigsten perioperativen Komplikationen.

✖ Risikofaktoren lassen sich in dispositionell und expositionell einteilen.

✖ Die Ursachen einer Thrombose lassen sich mit der Virchow-Trias beschreiben.

✖ Zur Thromboseprophylaxe werden physikalische und medikamentöse Maßnahmen ergriffen. Bei Letzteren stehen die niedermolekularen Heparine im Vordergrund.

✖ Eine Antibiotikaprophylaxe dient der Risikominderung postoperativer Infektionen.

Verhalten im OP

Einschleusen

Der Zugang zum Operationstrakt erfolgt über eine Schleuse, um einer Verschleppung von Erregern in den Operationstrakt vorzubeugen. Alle Mitarbeiter müssen sich einschleusen und Bereichskleidung anlegen. Die Personalschleuse ist in einen reinen und einen unreinen Bereich unterteilt. Im unreinen Teil wird sich bis auf die Unterwäsche entkleidet, im reinen Teil nach einer **hygienischen Händedesinfektion** die passende OP-Kleidung samt OP-Schuhen, Haube und Gesichtsmaske (Mundschutz) angelegt. Alle **Haare** müssen **bedeckt** sein. Bei OPs, bei denen die Möglichkeit von Blut- oder Sekretspritzern besteht, muss eine **Schutzbrille** oder ein Gesichtsschutz mit Schutzschild getragen werden.

Waschraum

Jeder steril tätige Mitarbeiter schließt in einem Vorraum nach einem Waschvorgang eine chirurgische Händedesinfektion an. Sie dient der Reduzierung der residenten Hautflora. Wasserhähne, Seifen- oder Desinfektionsspender sind mit Sensoren oder speziellen Griffen ausgestattet, die eine Bedienung mit dem Ellenbogen oder Fuß ermöglichen.

Waschen
Hände und Unterarme werden zunächst mit Seifenlösung gewaschen und vor dem ersten Eingriff die Fingernägel gereinigt. Das Wasser soll dabei über die Ellenbogen ablaufen (Abb. 1). Das Schrubben der Haut mit Bürsten führt

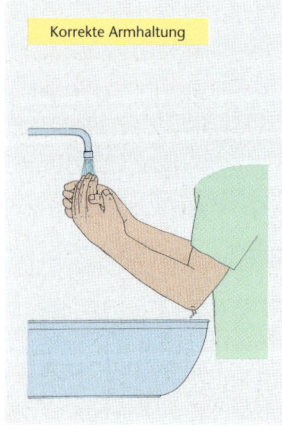

Korrekte Armhaltung

 Abb. 1: Korrekte Armhaltung beim Waschvorgang. [50]

zu Mikroverletzungen und wird daher unterlassen.

Chirurgische Händedesinfektion
Nach dem Abtrocknen mit einem sterilen Tuch oder einem Einmal-Handtuch erfolgt die chirurgische Händedesinfektion (Abb. 2). Dabei wird der Spender mit den Ellenbogen oder dem Fuß betätigt (a). Hände dabei immer über Ellenbogenniveau und vom Körper weg halten. Je nach Desinfektionsmittel werden Hände und Unterarme drei bis fünf Minuten lang mit mehreren Portionen eingerieben, zunächst Hände bis unterhalb der Ellenbogen (b), dann Hände und unteres Drittel der Unterarme (Handschuhbereich, c) und zuletzt nur noch Hände samt Handgelenken (d). Die Hände sind nun keimarm, nicht aber steril (e).

OP-Saal

Mithilfe der Türautomatik betritt man in der oben beschriebenen Haltung den OP, stellt sich beim ersten Mal mit **Namen und Funktion** (z. B. Famulus) vor. Außerdem ist es sinnvoll, vor dem ersten OP-Besuch seine Handschuhgröße (z. B. 8) zu wissen, da ein guter Sitz an den Fingerkuppen das Tasten von Strukturen verbessert.

Anschließend werden mithilfe eines OP-Pflegers (meist Intrumentierschwester/-pfleger) sterile OP-Kleidung (Kittel) und Handschuhe angelegt (Abb. 3):
Der Kittel wird vom OP-Pfleger/von der OP-Schwester angereicht (a), man schlüpft in die Ärmel (b, c) und lässt den Kittel hinten zubinden. Dann werden die sterilen Handschuhe angezogen: Zunächst der rechte Handschuh, der ggf. mit der linken Hand von innen (keine Kontamination der sterilen Außenseite!) gefasst wird (d, e). Danach der linke Handschuh, dessen Außenrand man mit der rechten Hand (beides steril) fasst (f, g). Gegebenenfalls wird ein zweites Paar angezogen. Danach bindet man den Kittel vorne, indem man den Knoten der zwei Bändchen löst, eins jemandem zum Halten gibt (h), sich um die eigene Achse dreht und dann die Bändchen vorne-seitlich verknotet (i). Die Hände werden dann zwi-

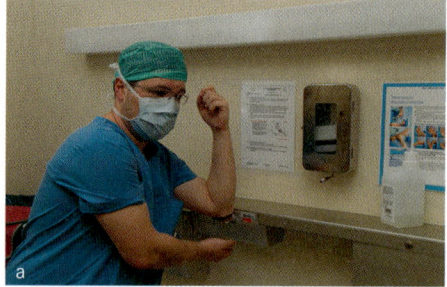
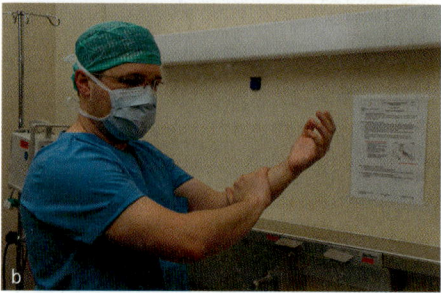
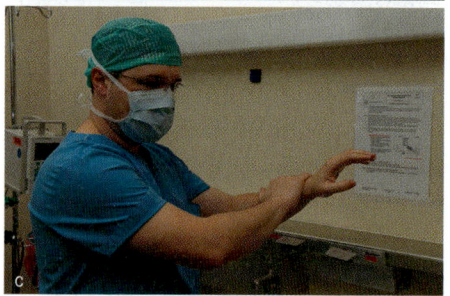
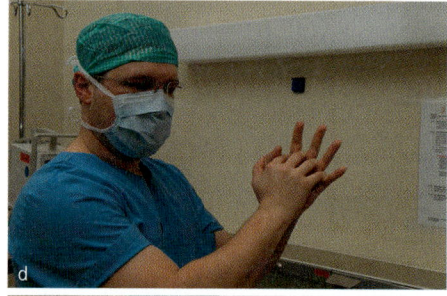
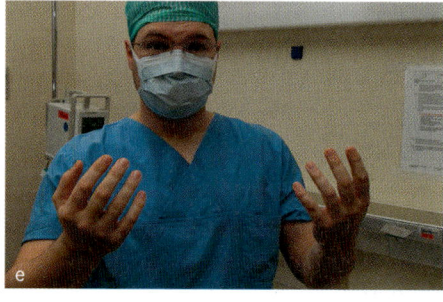

 Abb. 2: Chirurgische Händedesinfektion. [53]

schen Brust und Bauchnabel (Abb. 4a) oder am OP-Tisch (Abb. 4b) abgelegt.

 Achten Sie darauf, weder die eigene sterile Kleidung und Handschuhe noch andere sterile Gegenstände zu kontaminieren.
 Bei Kontamination, Beschädigung

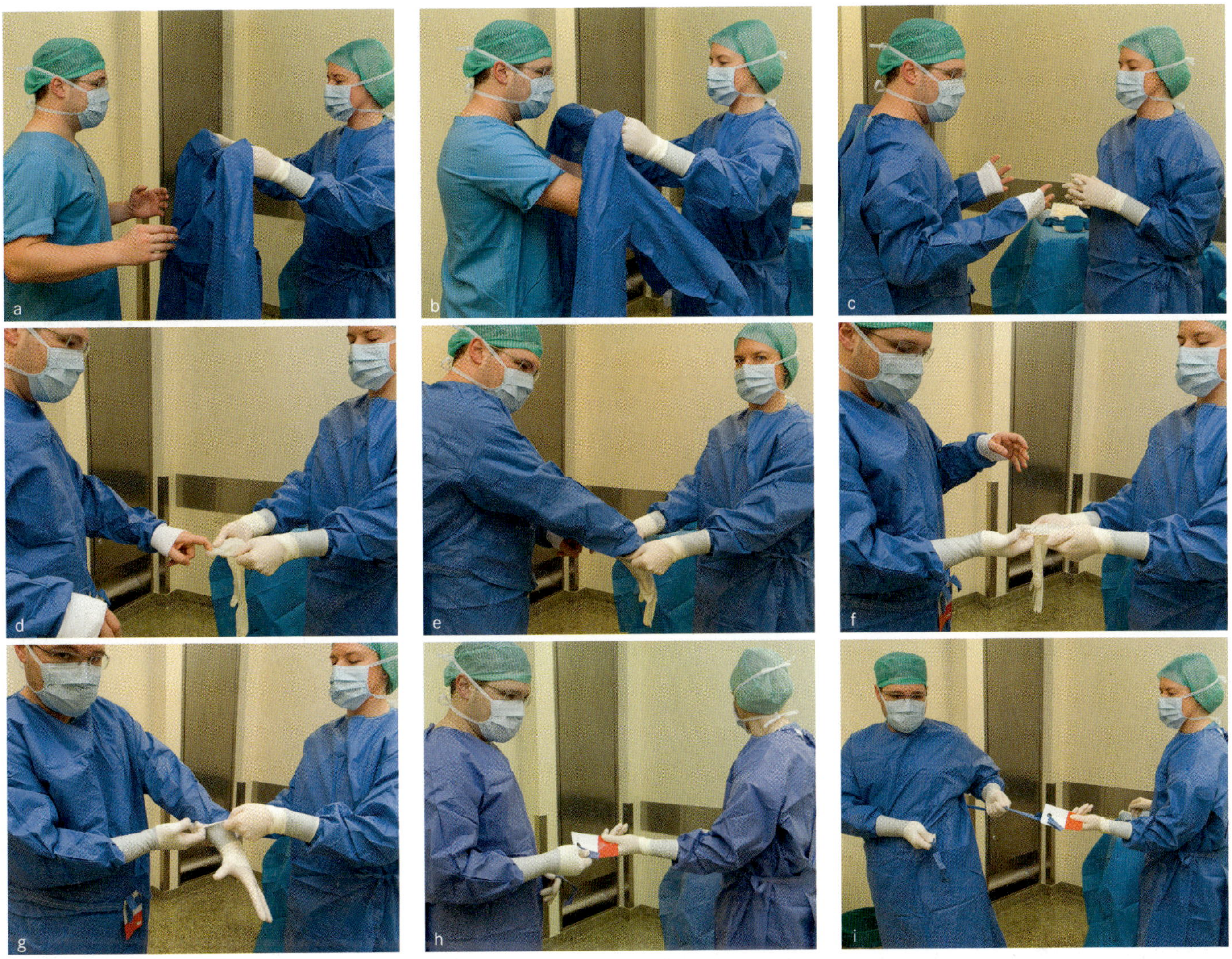

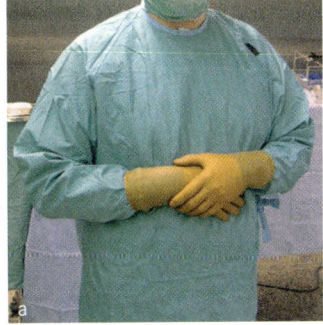

Abb. 3: Anziehen von sterilem OP-Kittel und Handschuhen. [53]

oder nach 120 Minuten sind die Handschuhe zu wechseln.

▶ Ist ein steriler Bereich (Kleidung, Handschuhe, Abdeckung etc.) kontaminiert worden, sofort Bescheid geben und immer auf die OP-Schwester hören! Ein Klassiker ist das Kontaminieren der sterilen OP-Leuchten-Griffe mit der unsterilen Kopfhaube. Niemand ist einem böse, und wenn doch, ist es dessen Problem, denn der Schutz des Patienten ist das Wichtigste.

▶ Assistiert man als Studierender am OP-Tisch (z. B. Haken halten), sollte man zunächst nur auf Aufforderung des Operateurs oder Assistenten handeln (z. B. Umsetzen eines scharfen Hakens etc.). Gegen Mitdenken und eine gewisse Selbstständigkeit hat aber sicher niemand etwas einzuwenden (Einstellen der OP-Leuchten etc.).

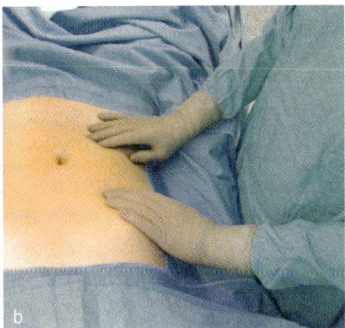

Abb. 4: Korrekte Position der Hände: Zwischen Brust und Bauchnabel (a) oder am sterilen OP-Tisch (b). [22]

Zusammenfassung

✖ Beim Einschleusen in den OP wird die Alltagskleidung abgelegt und nach einer hygienischen Händedesinfektion Bereichskleidung angelegt.

✖ Anschließend werden Hände und Unterarme gewaschen und chirurgisch desinfiziert.

✖ Nicht vergessen, sich den Mitarbeitern mit Namen und Funktion vorzustellen!

✖ Fehler, insbesondere die Sterilität betreffend, sofort offen und ehrlich zugeben.

Instrumentarium und chirurgische Technik I

Durchtrennen und Präparieren

Skalpell

Das Skalpell (▌Abb. 1a) ist das traditionelle Schneideinstrument aus dem Anatomiekurs. Einmalklingen werden mittels Pinzette in das Skalpell eingesetzt. Es werden verschiedene Klingenformen und -größen unterschieden. Ihnen gemeinsam ist die **scharfe Durchtrennung** des Gewebes. Das Hautskalpell sollte aus Kontaminationsgründen nicht mehr für tiefere Gewebsschichten verwendet werden.

Schere

Die Schere (▌Abb. 1b–d) dient der **kontrollierten Durchtrennung** des Gewebes, nicht aber der Haut (Quetschungen der Wundränder), sowie der **Präparation.** Anhand der zur Dissektion notwendigen Kraft lässt sich eine Aussage über die **Gewebsqualität** treffen. Durch Spreizen ihrer Branchen kann die Schere zur **stumpfen Auseinanderdrängung** von Gewebe verwendet werden. Auch unter den chirurgischen Scheren gibt es verschiedene Formen und Größen: Präparationsscheren, Gefäßscheren (▌Abb. 1d), Mikro- und Federscheren (▌Abb. 1c), Rippenscheren (▌Abb. 1i), Faden- und Ligaturscheren etc. In die Griffe der Schere gehören Daumen und Ringfinger, der Zeigefinger stabilisiert das Scharnier (▌Abb. 2).

Scharfer Löffel

Der scharfe Löffel (▌Abb. 1h) dient zum Abtragen von Nekrosen im Weichteilgewebe (→ Débridement).

Diathermie

Die Anwendung von Hochfrequenzstrom führt durch Denaturierung der Proteine ebenfalls zur Gewebsdurchtrennung. Auch zur **Elektrokoagulation** (Verschluss kleinerer Blutgefäße) wird sie angewendet.

▶ **Monopolar:** Der Strom fließt über ein Messer durch den Patienten zu einer auf ihn aufgeklebten Elektrode.
▶ **Bipolar:** Der Strom fließt von einem Pinzettenarm/einer Scherenschneide durch das Gewebe in den/die andere –

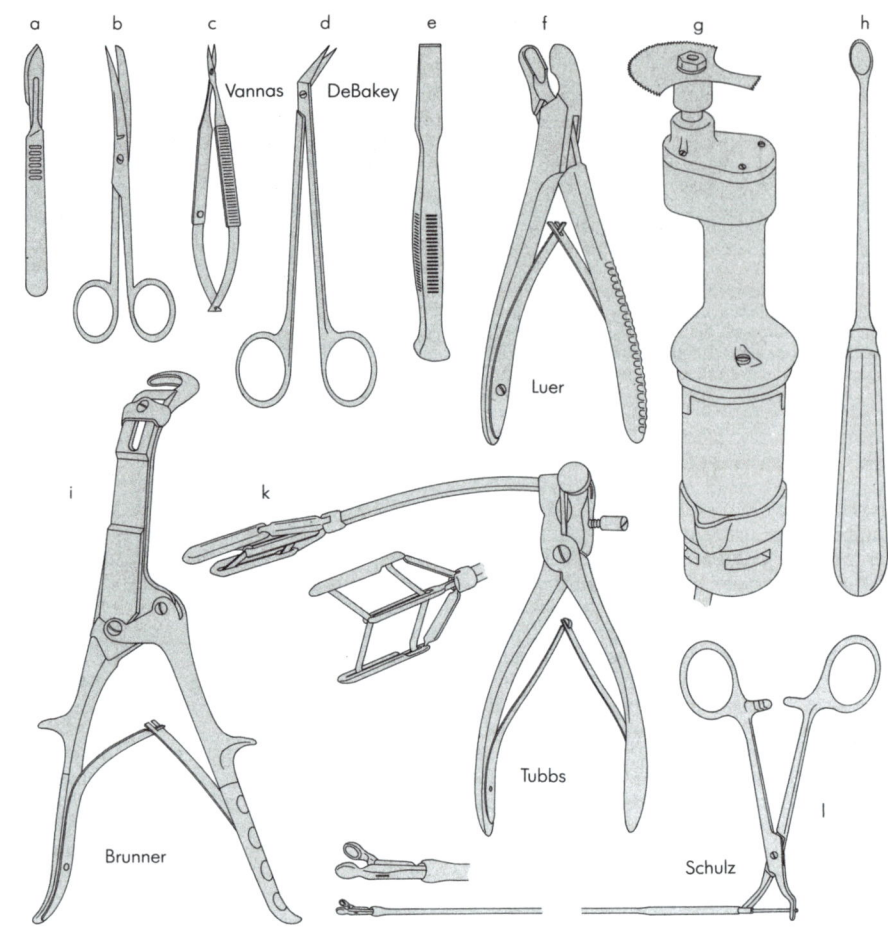

▌Abb. 1: Instrumente zum Durchtrennen und Präparieren von Gewebe. [5]

Durchtrennung und Koagulation in einem.

Ultraschall

Bei speziellen Eingriffen v. a. an parenchymatösen Organen (z. B. Leberresektion) kommt die **Gewebsdurchtrennung mittels Ultraschall** (ca. 20 MHz) zum Einsatz (Ultraschalldissektion). Insbesondere weiches Gewebe wird zerstört, während kanalikuläre Strukturen wie Gefäße oder Gallengänge intakt bleiben.

Laser

Auch mittels kontinuierlichen oder gepulsten Lasers (gebündelte elektromagnetische Wellen) ist eine kontrollierte Durchtrennung von Gewebe durch dessen Verdampfung möglich.

Meißel, Luer, Säge

Meißel, Luer und Säge (▌Abb. 1e – g) dienen der Durchtrennung oder dem Absetzen festen Gewebes wie Knochen, z. B. bei der Resektion von Gelenkflä-

chen oder bei der Transplantatgewinnung aus dem Beckenkamm. Von den verschiedenen Sägen ist hier beispielhaft eine oszillierende Säge abgebildet. Zum Abtragen von Knochen- und Knorpel-

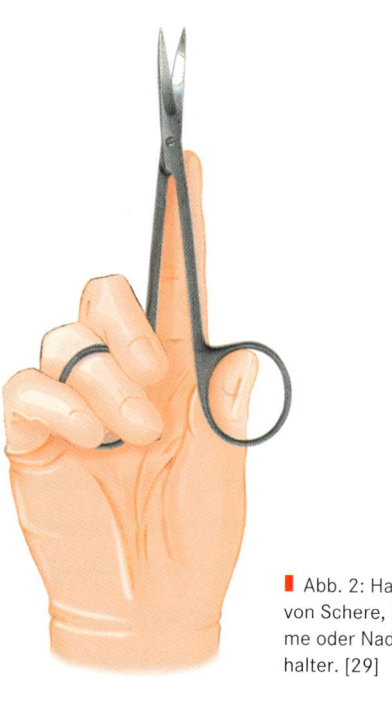

▌Abb. 2: Halten von Schere, Klemme oder Nadelhalter. [29]

vorsprüngen (z. B. Osteophyten) wird die Luer-Zange (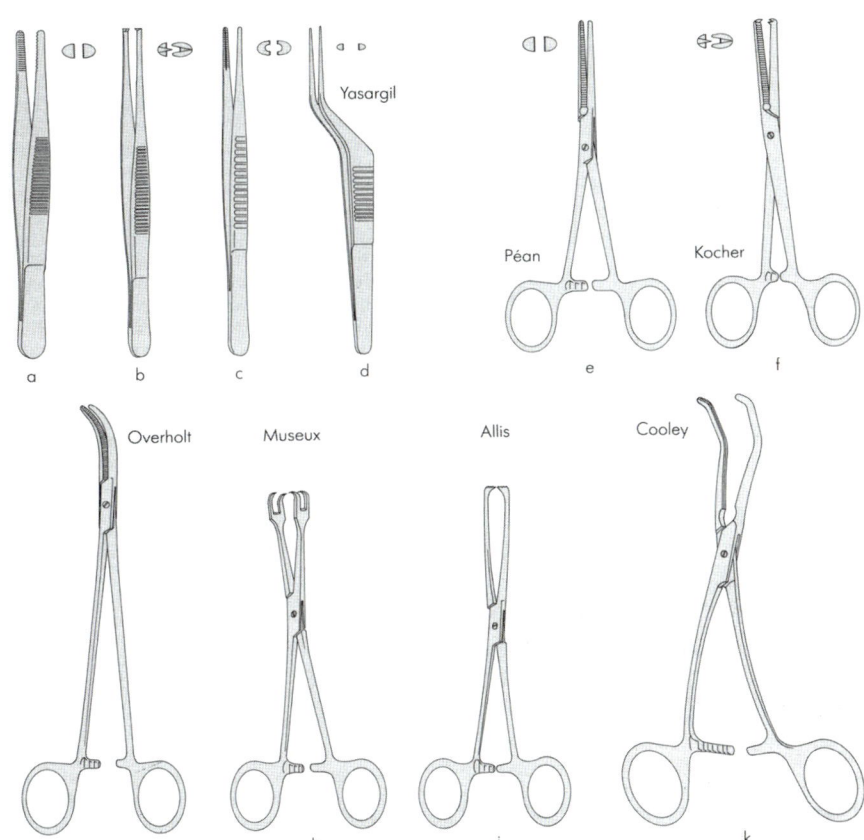 Abb. 1f) verwendet.

Spreizer

Stenosen der Mitralklappe lassen sich durch Spreizer (■ Abb. 1k) nach dem Prinzip von Tubbs aufsprengen.

Biopsiezange

Es existieren, je nach Bedarf, zahlreiche Modelle zur Entnahme von Gewebsproben aus der Tiefe (s. z. B. ■ Abb. 1l).

Fassen und Halten

Pinzette

Man unterscheidet anatomische (atraumatische, ■ Abb. 3a, c) und chirurgische Pinzetten (■ Abb. 3b), außerdem abgewinkelte Pinzetten für das Arbeiten in der Tiefe schmaler Hohlräume (■ Abb. 3d). Anatomische Pinzetten haben glatte oder geriffelte Endflächen, mit denen man empfindliche Gewebe (z. B. Blutgefäße) hält. Chirurgische Pinzetten haben an ihrem Ende Zähne, mit denen man das gewünschte Gewebe zu fassen bekommt. Ein Zahn durchbohrt dabei das Gewebe, das durch Schließen der Pinzette und das Ineinandergreifen der anderen Zähne fixiert wird. Neben ihrer Funktion zum Fassen kann die Pinzette außerdem als Leitschiene für Durchtrennungen dienen, um umliegendes Gewebe zu schützen. Zudem können damit Hohlräume sondiert werden.

Zange

Hier gibt es **Repositions- und Knochenhaltezangen** zur temporären Fixierung von Knochen im Rahmen der Osteosynthese sowie **Hohlmeißel- und Knochensplitterzangen** zum Abtragen von Knochen oder Knorpel.

Klemme

Klemmen sind Zangen mit einem Schließ- bzw. Einrastemechanismus an den Griffen (Sperrklinke). Nach dem Einrasten müssen sie also nicht mehr festgehalten werden. Presst man die Griffe nach dem Einrasten zusammen, lassen sie sich in einem leichten Winkel wieder auseinanderführen. Klemmen sind vielseitig einsetzbar, z. B. zum Fassen und Zusammenhalten von Gefäßen und Darm bei Ligaturen und Nähten. Die Klemme wird gehalten wie die Schere (■ Abb. 2). In ■ Abbildung 3 sind die Péan-Klemme (e, nur geriffelte Branchen → Blutgefäße), die Kocher-Klemme (f, mit Widerhaken → z. B. Faszien) und die für größere Tiefen geeignete gebogene Overholt-Klemme (g) dargestellt. Für spezielle Aufgaben gibt es die verschiedensten Modelle (■ Abb. 3, h–k, s. Bildunterschrift).

Haken

Mit Haken lassen sich Gewebe auseinanderhalten. Sie dienen im Wesentlichen einem ausreichenden Zugang zum Operationsgebiet. Einige Haken lassen sich arretieren, andere müssen gehalten werden. Zu starker Zug schädigt das Gewebe, sodass es möglichst oft entlastet werden sollte. ■ Abbildung 4 zeigt eine Auswahl an Wundhaken, -sperren und -spreizern.

■ Abb. 3: Instrumente zum Fassen von Gewebe: a)–g) siehe Text, h) Museux zum Fassen harten Tumorgewebes z. B. der Mamma, i) Allis für die Darmwand, k) Cooley für Blutgefäße. [5]

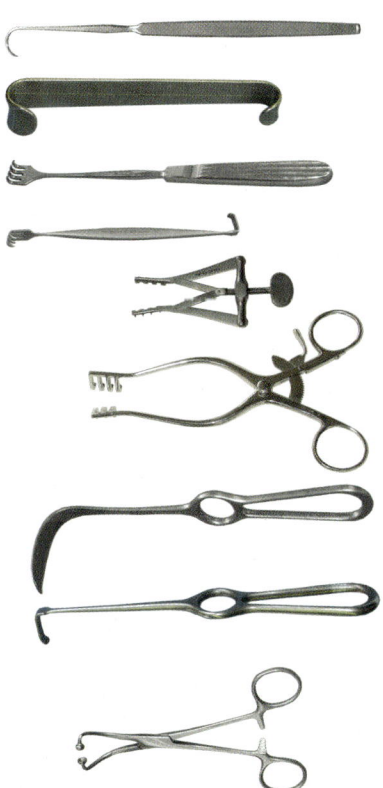

■ Abb. 4: Haken, von oben nach unten: Wundhäkchen, Roux-Haken, scharfer Volkmann-Wundhaken, kombinierter Wundhaken Senn-Miller (scharfes und stumpfes Ende), kleiner und mittlerer arretierbarer Wundspreizer, Mikulicz-Haken, Langenbeck-Haken, Tuchklemme. [29]

Instrumentarium und chirurgische Technik II

Blutstillung

Blutgefäße können **temporär** mittels **Klemmen** (s. S. 10) verschlossen werden.

Der Unterbindung kleiner Gefäße dienen **Umstechungsnaht** oder **Koagulation** (Diathermie, s. S. 10), der Unterbindung mittelgroßer Gefäße dienen **Gefäßclips** (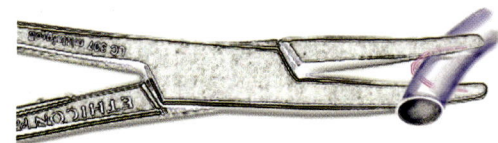 Abb. 5; aus Titan oder resorbierbar) und **Ligaturen**: Eine Ligatur ist die Knotung um die Klemmenspitze (Abb. 6). Dabei kann das Gefäß vor dem Knoten zur Verankerung des Fadens durchstochen werden **(Durchstechungsligatur)** oder das umgebende Fett-Bindegewebe ohne Stichperforation des Gefäßes miterfasst werden **(Umstechungsligatur)**.

Flächenhafte Blutungen aus parenchymatösen Organen können durch Aufsprühen von **Fibrinkleber, Infrarotkoagulation** (Koagulation des Gewebes durch Hitze) oder **Schutzgaskoagulation** mittels **Argon-Beamer** gestillt werden.

Im Wundbereich spielen **Tupfer, Kompressen** und **Tücher** eine Rolle. Spezielle Kompressionstamponaden werden beispielsweise bei einer Leberruptur perihepatisch für zwei bis drei Tage eingelegt.

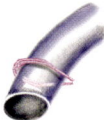
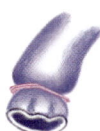

 Abb. 5: Clippen eines Gefäßes. [29]

Rekonstruieren und Wiedervereinigen

Neben Klammergeräten für Gefäßclips gibt es spezielle **Hautklammergeräte,** mit denen der Hautschnitt am Ende des operativen Eingriffs alternativ zur Hautnaht (s. S. 14) wieder verschlossen werden kann.

Klammernahtgeräte (Stapler) dienen dem Verschluss durch Einbringen ganzer Klammermagazine. Ihr Prinzip entspricht dem der Papierklammergeräte für den Bürobedarf. Mit **linearen Staplern** (s. a. S. 56) können mehrere parallele Klammernahtreihen gesetzt werden. Die Geräte besitzen Schneidevorrichtungen für den Raum zwischen den Reihen. Mit **zirkulären Staplern** (Abb. 7) kann der Chirurg End-zu-End-Anastomosen z. B. des Darms (Abb. 8) anlegen. Resektionen und Anastomosen werden so auch in schwer erreichbaren Regionen ermöglicht.

Drainage

Die Anlage einer Drainage (Schlauchsystem) dient dem **Ableiten einer Flüssigkeitsansammlung** wie Wundsekret, Blut oder Eiter aus OP-Wunden oder Körperhöhlen. Ziele sind die Entlastung und die Prävention bzw. Therapie einer Infektion. Die Drainage kann aktiv (Saugdrainage) oder passiv sein. Die Größe des eingelegten Schlauchs wird in Charrière beziffert (1 Charr. = $\frac{1}{3}$ mm).

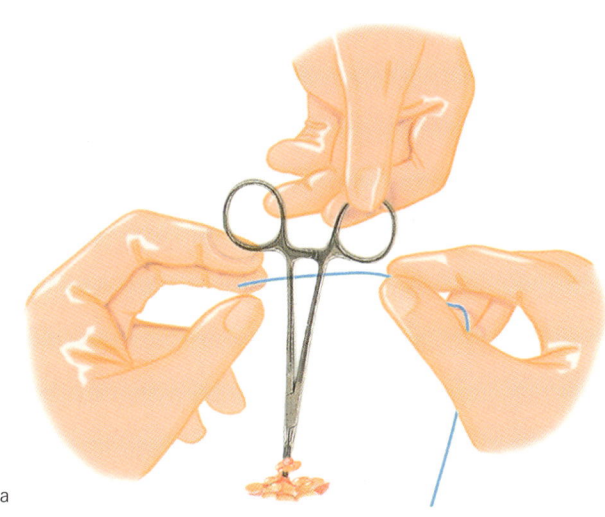

a

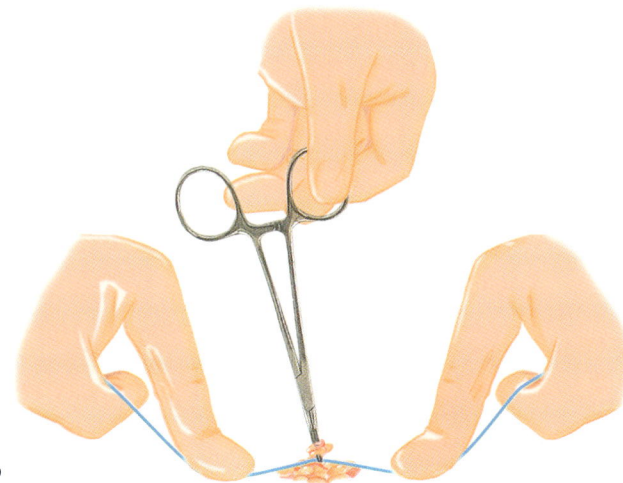

b

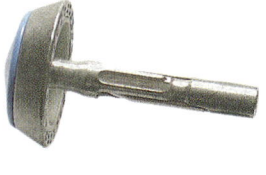
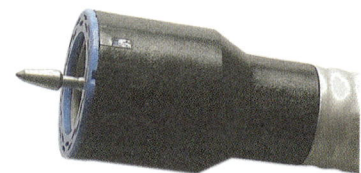

Abb. 6: Ligatur: a) Führen des Fadens hinter die Klemme, b) Unterbinden des Gefäßes durch Umschlingen und Knoten. [29]

Abb. 7: Zirkulärer Stapler. [29]

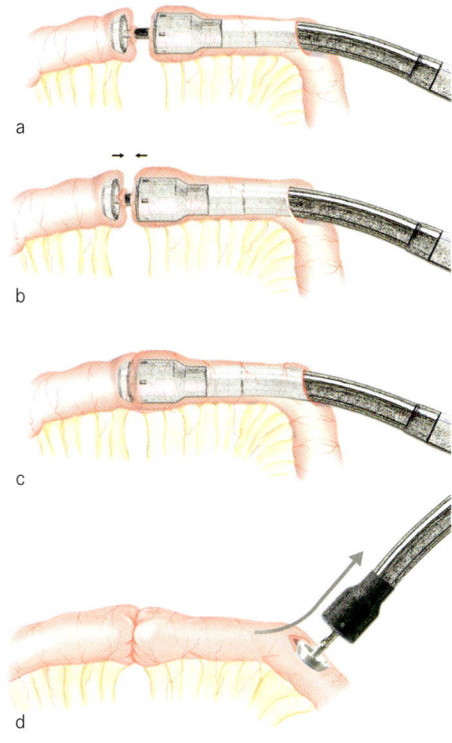

Abb. 8: a) Einführen des Ambosses und Fixieren des Darmendes am Amboss, b) Aufstecken des Ambosses auf den Stapler, c) Annäherung der Darmenden und Auslösen des Staplers, d) Zurückziehen des Staplers. [29]

▶ **Redondrainage** zur postoperativen Ableitung des Wundsekrets
▶ **Peritoneale Drainage** (z. B. Robinson-Drainage)
▶ **Thoraxdrainge** (Bülau, Monaldi, s. S. 50) bei Pneumothorax, Pleuraerguss und Hämatothorax

Chirurgische Grundbegriffe

Eröffnen
▶ **Inzision:** Einschnitt in ein Gewebe/Organ
▶ **Punktion:** Einstich einer Hohlnadel in einen präformierten (Gefäß, Hohlorgan, Gelenk, Liquorraum etc.) oder pathologischen (Abszess) Hohlraum zur Diagnostik (Gewinnen und Untersuchen von Flüssigkeit oder Gewebe, z. B. Lumbalpunktion) und Therapie (z. B. intraartikuläre **Injektion** von Glukokortikoiden)
▶ Die Endung „-tomie" (*gr.* für „schneiden") beschreibt die **Eröffnung** einer Körperhöhle bzw. eines Organs oder das **Durchtrennen** einer Struktur.
– **Laparotomie:** Eröffnung der Bauchhöhle

– **Thorakotomie:** Eröffnung des Thorax
– **Enterotomie:** Eröffnung eines Darmanteils
– **Arteriotomie:** Eröffnung einer Arterie
– **Achillo(teno)tomie:** Durchtrennung der Achillessehne

Entfernen von Gewebe
▶ **Amputation:** Abtrennung eines endständigen Körper- oder Organabschnitts (traumatisch, operativ, krankhaft spontan), z. B. Rektumamputation
▶ **Resektion:** operative Teilentfernung eines Organs, z. B. Leberteilresektion
– **En-bloc-Resektion:** einzeitige Entfernung z. B. eines Tumors in einem Stück, d. h. zusammenhängender Gewebsbereiche
▶ **Ektomie:** Entfernung eines Organs („Herausschneiden"). Welches Organ entfernt wird, steht vorne an:
– Cholezystektomie: Entfernung der Gallenblase
– Splenektomie: Entfernung der Milz
– Adrenalektomie: Entfernung einer Nebenniere
▶ **Ablation:** operative Abtragung, z. B. Ablatio mammae (Synonym: Mammaamputation, Mastektomie)
▶ **Exstirpation:** Entfernung eines umschriebenen Gewebsteils bzw. Gebildes, oft wird von „Tumorexstirpation" gesprochen. Der Defekt bleibt der Spontanheilung überlassen. Der Begriff wird auch synonym für Ektomie verwendet („Uterusexstirpation").
▶ **Exzision:** Herausschneiden eines Gewebsteils, z. B. Probeexzision, Wundexzision
▶ **Enukleation:** Ausschälen eines abgekapselten Gebildes ohne Entfernung des benachbarten Gewebes: Fremdkörper, Tumor (z. B. Myom)
▶ **Exhairese:** Herausziehen einer meist länglichen Struktur, z. B. einer Vene oder eines Nervs

Zusammenführen von Gewebe
▶ **Anastomose:** angeborene oder erworbene **(operativ angelegte)** Verbindung zweier Hohlorganlumina (Gefäße, Darm etc.). Dabei wird die Anastomose nach den verbundenen Strukturen/Organen und der Art der Anastomose

benannt. Vor allem bei Anastomosen des Magen-Darm-Trakts und bei dessen Ausleitung auf die Körperoberfläche (= Stoma) wird die Endung „-stomie" angehängt.
– End-zu-End-Anastomose, z. B. End-zu-End-Ileodeszendostomie (also End-zu-End-Anastomose zwischen Ileum und Colon descendens)
– Seit-zu-Seit-Anastomose, z. B. Seit-zu-Seit-Pankreatikojejunostomie
– End-zu-Seit-Anastomose, z. B. End-zu-Seit-Ileotransversostomie
– Kolostomie (Kolostoma): Ausleitung des Kolons auf die Körperoberfläche.
▶ **Bypass:** Umgehungsanastomose, z. B. um ein Hindernis
▶ **Shunt:** Nebenschluss: Nebenweg zur Überbrückung eines Gefäßabschnitts (~ Bypass) oder zur atypischen Verbindung zweier Gefäßsysteme (z. B. portosystemischer Shunt)
▶ **Reposition:** Rückverlagerung eines Organs bzw. Organteils in seine natürlich anatomische Lage, z. B. Knochenenden nach Frakturen, Darmanteile bei Hernie
▶ **Osteosynthese:** Vereinigung reponierter Knochenfragmente, z. B. mittels Schrauben oder Platten
▶ **Rekonstruktion:** Wiederherstellung zur Verbesserung von Funktion oder Kosmetik, z. B. onkoplastische Rekonstruktion nach Ablatio mammae

Einbringen von Gewebe bzw. Material
▶ **(Re-)Implantation:** (Wieder-)Einbringen eines Implantats, meist körperfremden Materials, z. B. Herzschrittmacher, Hüftprothese
▶ **Replantation:** operative Wiedervereinigung eines abgerissenen Körperteils mit dem Körper
▶ **Transplantation:** Einbringen von Zellen, Gewebe oder Organe an eine andere Stelle desselben oder in einen anderen Organismus
▶ **Instillation:** tropfenweises Einbringen einer Flüssigkeit

Nahttechniken

Nahtmaterial

Fadenmaterial
Resorbierbares Fadenmaterial
▶ PGS (Polyglykolsäure, Vicryl®, Dexon®): Ligaturen, Umstechungen, Magen-Darm-Nähte, Fasziennähte, Muskel- und Subkutannähte
▶ PDS® (Polydioxanon): Bandnähte in der Unfallchirurgie

Nicht resorbierbares Fadenmaterial
▶ **Kunststoff** (Polypropylen, Polyester, Polyamid): monofil (Prolene®, Miralene®, Ethilon®: Hautnaht) oder polyfil (geflochten/gedreht; Mersilene®, Ethibond®)
▶ **Draht:** Drahtzerklagen: Verschluss einer Sternotomie, Zuggurtungsosteosynthese bei Olekranon-/Patellafraktur

Fadenstärke
Die gebräuchlichste Nomenklatur ist die **USP-Bezeichnung** (U. S. Pharmacopeia). Dabei wird der Standardfaden mit der Stärke 1 beziffert. 12-0 bezeichnet den dünnsten Faden, der Durchmesser nimmt bis 2-0 stetig zu, bei 0 wird die Bezeichnung mit zunehmender Stärke von 1 bis 6 fortgeführt, sodass ein Faden der Stärke 6 den größten Durchmesser aufweist.
Beispiele:

▶ Faszien: 1-0 (z. B. PDS®)
▶ Haut (Rumpf): 3-0 (z. B. Ethilon®)
▶ Haut (Gesicht): 5-0 (z. B. Prolene®)
▶ Gefäße: 5-0 bis 9-0 (z. B. Prolene®)

Nadeln
Nadeln (▌ Abb. 1) lassen sich in zwei Kategorien unterteilen:

▶ **Atraumatisch:** Das Fadenmaterial ist im Nadelschaft versenkt (angeschweißt, öhrlos). Am Ansatz des Fadens entsteht keine Kante.
▶ **Traumatisch:** Die Nadel hat ein Nadelöhr/Federöhr, in das der Faden eingefädelt/eingespannt werden muss (wird heute nur noch selten verwendet).

Nadelhalter
Der Nadelhalter ist ähnlich einer Klemme mit einer Sperrklinke versehen und

▌ Abb. 1: Chirurgische Nadeln. [39]

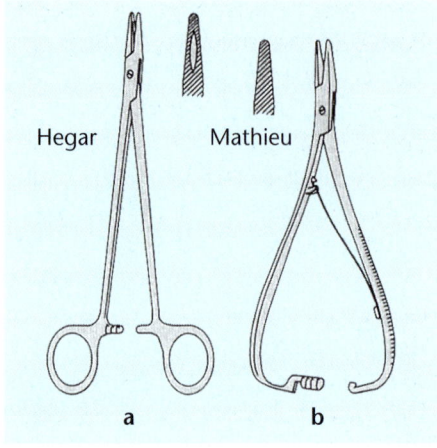

▌ Abb. 2: Nadelhalter a) Hegar, b) Mathieu. Modif. nach [5]

dient nach Einspannen der Nadel durch Pro- und Supination um die Längsachse deren Führung während der Naht. Es existieren zwei Grundtypen (Hegar, Mathieu), die sich in Form und Art des Arretiermechanismus unterscheiden (▌ Abb. 2). Die Nadel wird im hinteren Viertel in den Nadelhalter eingespannt.

Nahttechnik

Allgemeines
▶ Nadel senkrecht einstechen und der Krümmung entsprechend drehen (nicht schieben, nicht reißen).
▶ Wenn möglich, auf sich zu stechen.
▶ Ein- und Ausstich auf gleicher Höhe zum Hautniveau.
▶ Bei langen Wunden zur groben Adaptation die erste Naht in die Wundmitte, ggf. weitere Wundabschnitte auf diese Weise „halbieren".
▶ Bei gebogenen oder gezackten Wunden zunächst Naht der Scheitel bzw. Ecken.

Subkutannaht
Der Wundverschluss erfolgt außer bei oberflächlichen Wunden immer schichtweise, d. h. vor der Hautnaht ist eine stufenfreie Wundrandadaptation erforderlich, die durch Subkutannähte erfolgt (Adaptation des Unterhautfettgewebes). Für sie werden i. d. R. resorbierbare

Fadenmaterialien (z. B. Vicryl®) verwendet.

Hautnaht
▶ **Einzelknopfnaht** (▌ Abb. 3a): Einstich auf der gegenüberliegenden Seite ca. 0,5 cm vom Wundrand entfernt, Herausdrehen der Nadel aus der Wunde, erneutes Einspannen in den Nadelhalter, Einstich gegenüber auf gleicher Höhe in der Wunde, Ausstich auf meiner Seite ca. 0,5 cm vom Wundrand entfernt; Durchziehen des Fadens und Instrumentenknotens (s. u.). Abschneiden bei ca. 1 cm Länge. Die nächste Einzelknopfnaht erfolgt mit ca. 1 – 1,5 cm Abstand.
▶ **Donati-Rückstichnaht** (▌ Abb. 3b): Einstich auf der gegenüberliegenden Seite ca. 1 cm vom Wundrand entfernt, Herausdrehen der Nadel aus der Wunde, erneutes Einspannen in den Nadelhalter, Einstich gegenüber auf gleicher Höhe in der Wunde, Ausstich auf meiner Seite ca. 1 cm vom Wundrand entfernt; Durchziehen des Fadens, erneutes Einspannen in den Nadelhalter (andersherum), Rückstich: Einstich und Ausstich (transkutan) ca. 0,5 cm vom Wundrand entfernt, wobei beim Rückstich **nur das Korium** erfasst wird.
▶ **Allgöwer-Rückstichnaht** (▌ Abb. 3c): analog zur Donati-Rückstichnaht, wobei der Vorstich transkutan und der Rückstich intrakutan erfolgen.

❱ Fortlaufende überwendliche Naht (❚ Abb. 3d)
❱ Fortlaufende Intrakutannaht (❚ Abb. 3e): Einstich ca.
1 cm von der Ecke der Wundinzision entfernt, Ausstich parallel zum Wundverlauf im Wundwinkel; anschließend Adaptation gegenüberliegender Punkte des Koriums ohne Unterbrechung bis zum Ende der Wunde; Einstich im Wundwinkel und Ausstich ca. 1 cm vom Wundwinkel entfernt; Verknoten der Fadenenden oder jedes Fadenendes mit sich selbst.

Instrumentenknoten

❱ Den Nadelhalter zwischen die Fadenenden positionieren und seine Spitze auf den langen Faden legen (❚ Abb. 4a).
❱ Den Faden linksherum (von vorne nach hinten) zweimal über das Instrument wickeln (❚ Abb. 4b; der Übersichtlichkeit wegen ist er in der Abbildung einmal gewickelt).
❱ Das kurze Fadenende mit dem Nadelhalter greifen (❚ Abb. 4c).
❱ Das kurze Fadenende mit dem Nadelhalter durch die Schlaufe hindurch zu sich ziehen, das lange Fadenende mit der linken Hand von sich weg ziehen (❚ Abb. 4d). Der erste Halbknoten ist vollendet.
❱ Der Knoten wird durch einen gegenläufigen Halbknoten verriegelt (❚ Abb. 4e–h).

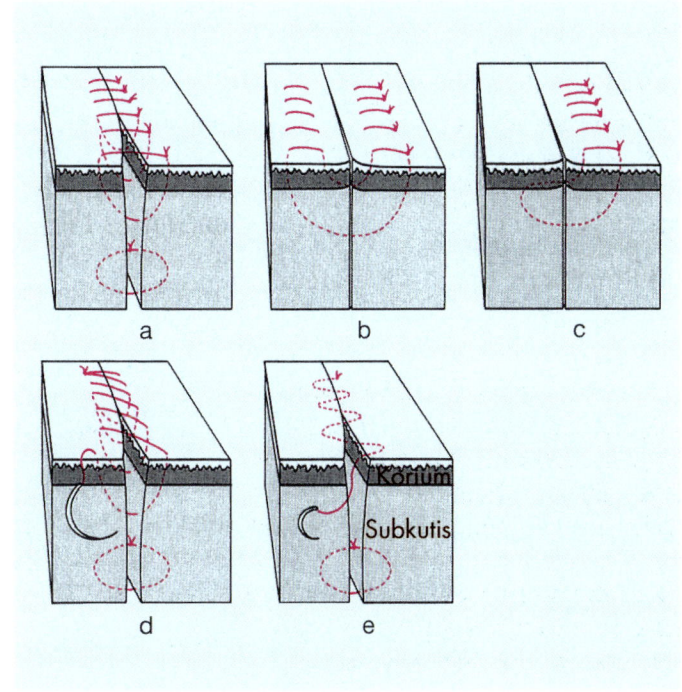

❚ Abb. 3: Die wichtigsten Nahtformen der Haut. [5]

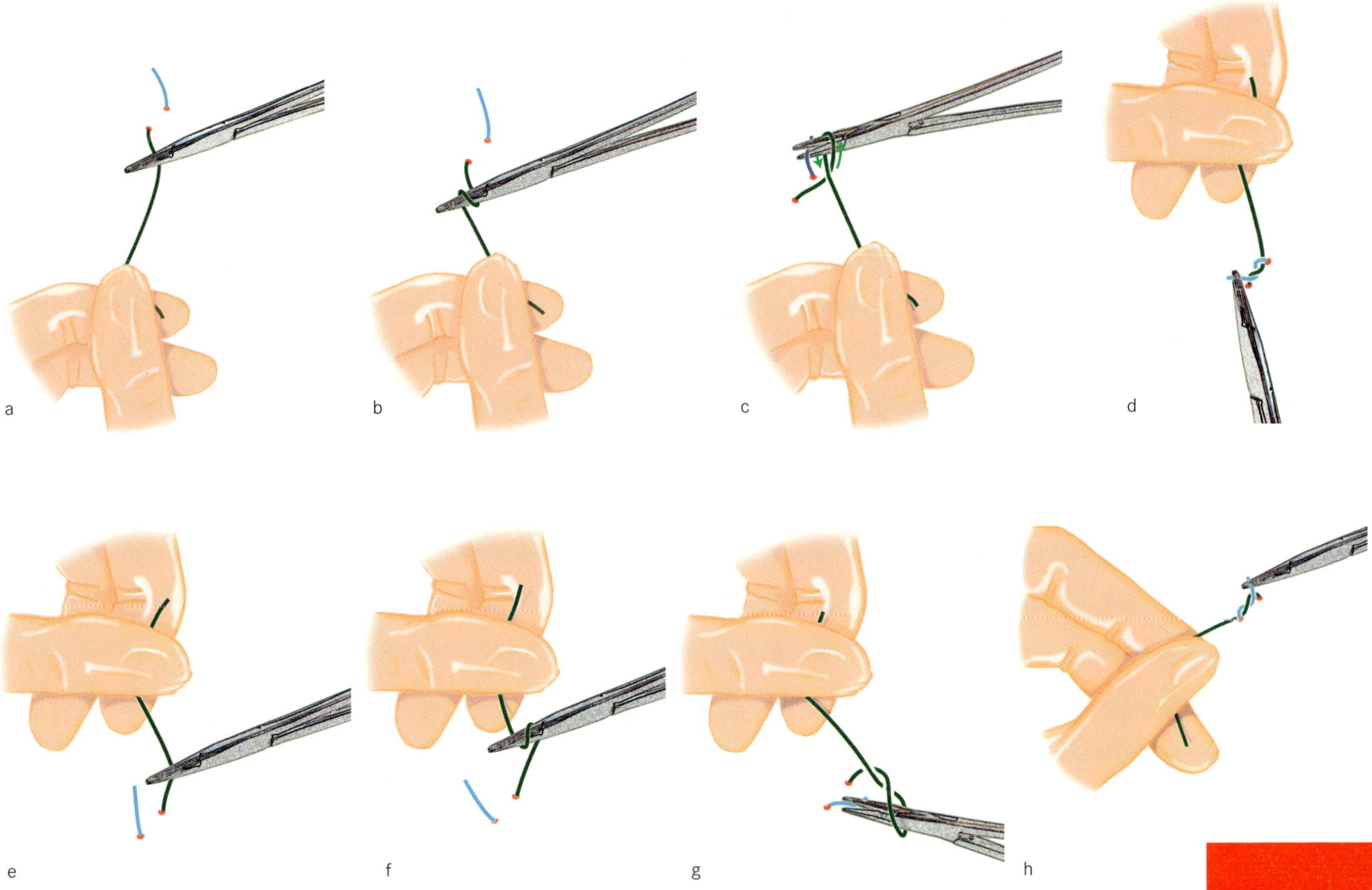

❚ Abb. 4: Instrumentenknoten. [29]

Knotentechniken

Abb. 1: Überkreuzter Knoten: Zweihandtechnik. [57]

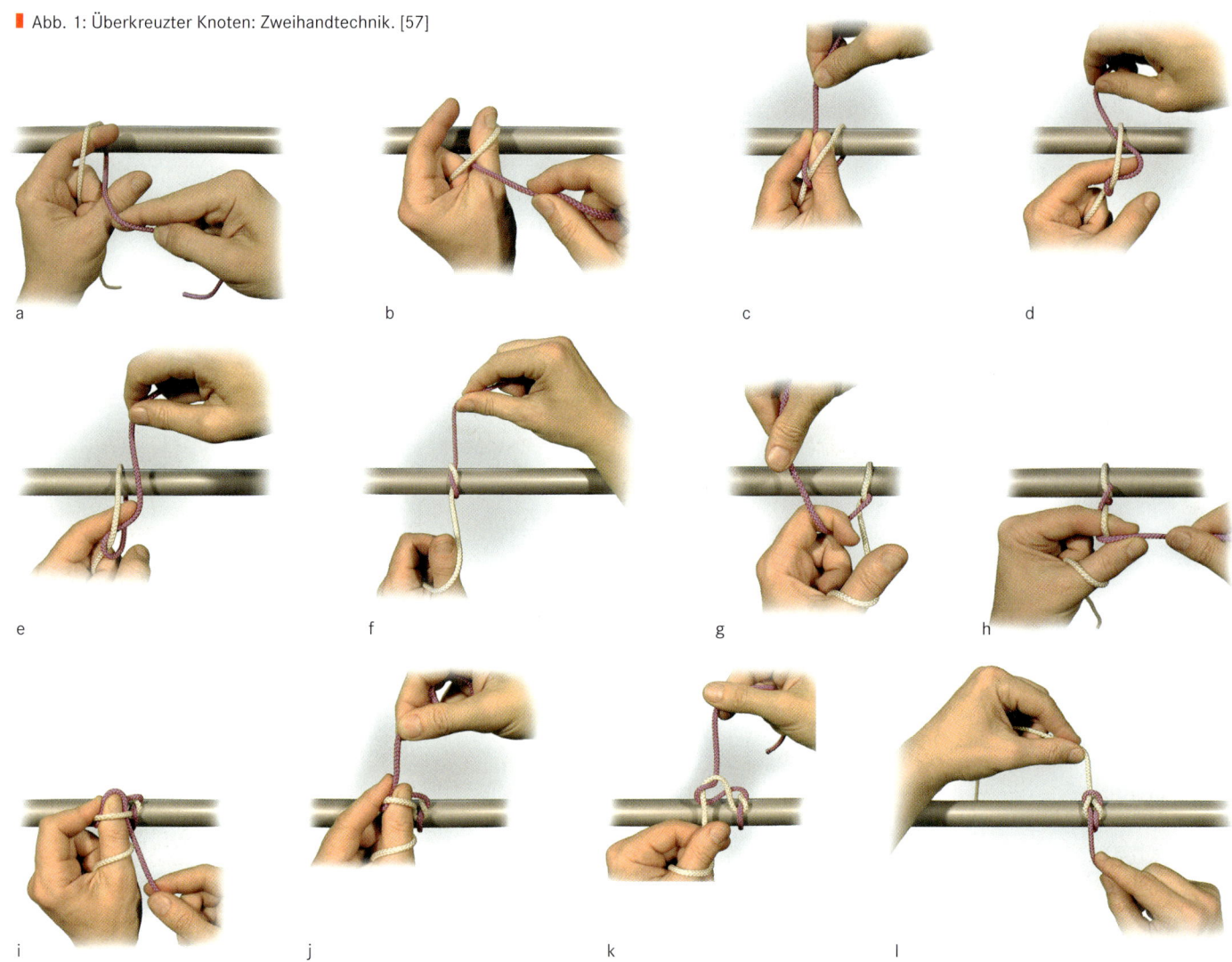

Die auf dieser Doppelseite dargestellten Knoten sind die in der Chirurgie gebräuchlichsten. Es empfiehlt sich das mehrmalige Üben des Knüpfens mit idealerweise zweifarbigen Schnüren (z. B. Schnürsenkeln).

Überkreuzter Knoten: Zweihandtechnik

Erster Knoten

▶ Abb. 1a: Der Zeigefinger der linken Hand hebt den aus der Hohlhand kommenden weißen Faden an. Über den linken Daumen (zwischen linkem Daumen und Zeigefinger) wird das violette Fadenende gelegt.

▶ Abb. 1b: Der linke Daumen wird nach links unter dem aus der linken Hohlhand kommenden weißen Faden hindurchgeführt und nimmt diesen auf. Der linke Daumen hat so eine Schlaufe gebildet und der linke Zeigefinger ist frei geworden.

▶ Abb. 1c: Die rechte Hand zieht den violetten Faden nach oben und Daumen und Zeigefinger der linken Hand greifen ihn.

▶ Abb. 1d: Daumen und Zeigefinger der linken Hand führen nun den gegriffenen violetten Faden durch die vom linken Daumen offen gehaltene Schlaufe (unter dem weißen Faden hindurch).

▶ Abb. 1e: Das violette Ende wird von der rechten Hand gegriffen und vollständig durch die Schlaufe gezogen (unter dem weißen Faden hervorgezogen).

▶ Abb. 1f: Vollendung des ersten Knotens durch senkrechten Zug (violettes Ende von mir weg, weißes zu mir).

Zweiter Knoten

▶ Abb. 1 g: Anschließend wird der linke Daumen rechts um bzw. hinter den aus der Hohlhand kommenden weißen Faden geführt, umschlingt diesen und

zieht ihn nach unten. Gleichzeitig greift sich der linke Zeigefinger von unten wie ein Haken den violetten Faden, der von der rechten Hand nach oben gehalten wird.

▶ Abb. 1h: Der linke Zeigefinger schlüpft nun unter dem weißen Faden nach rechts, wo ihm und dem linken Daumen von der rechten Hand das violette Fadenende zum Greifen überlassen wird.

▶ Abb. 1i: Linker Zeigefinger und Daumen führen das gegriffene violette Fadenende nach links durch die Schlaufe.

▶ Abb. 1j: Die rechte Hand greift sich das violette Ende.

▶ Abb. 1k: Der linke Daumen wird unter dem violetten und weißen Ende hervorgezogen.

▶ Abb. 1l: Vollendung des zweiten Knotens durch senkrechten Zug (weißes Ende von mir weg, violettes zu mir).

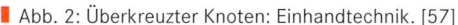
Abb. 2: Überkreuzter Knoten: Einhandtechnik. [57]

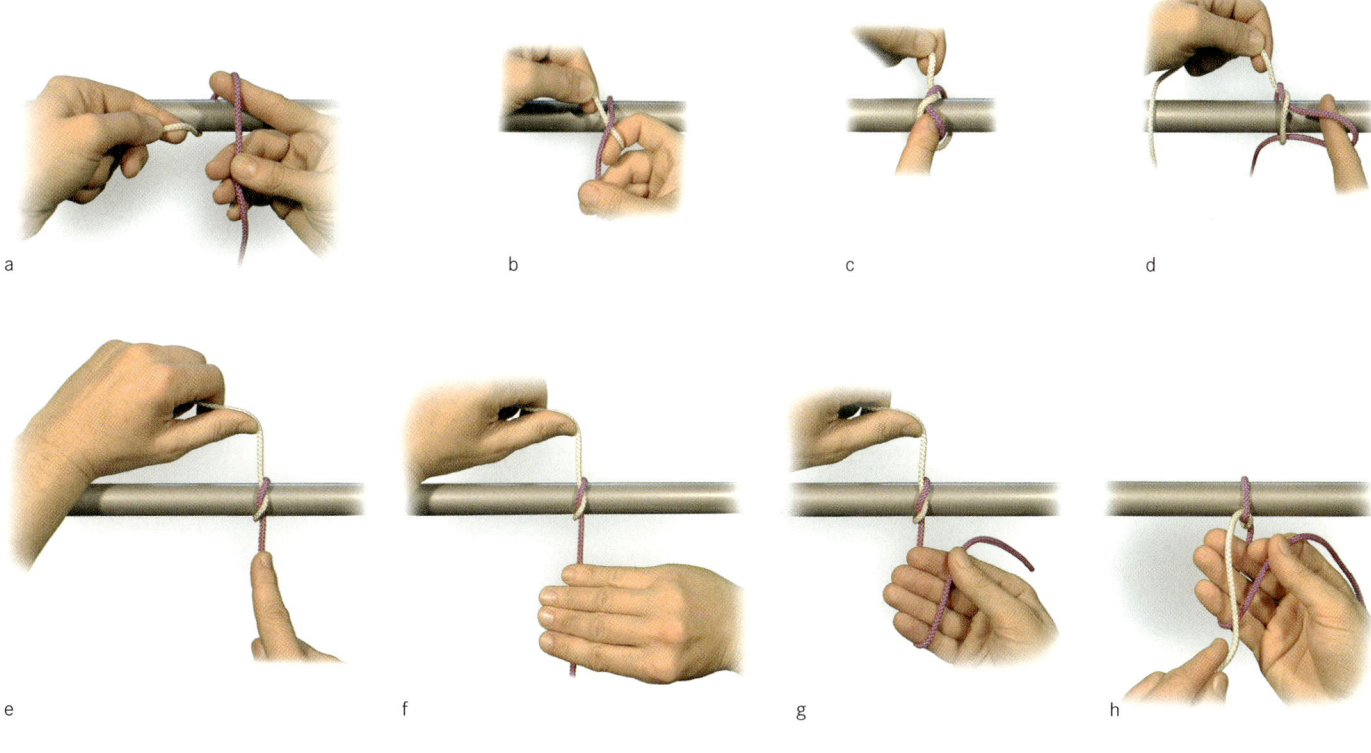

a   b   c   d

e   f   g   h

i   j   k   l

Überkreuzter Knoten: Einhandtechnik

Erster Knoten

▶ Abb. 2a: Das violette Fadenende wird zwischen rechtem Daumen und Mittelfinger gehalten und über den rechten Zeigefinger geführt.

▶ Abb. 2b: Der rechte Zeigefinger greift das weiße Fadenende von oben wie ein Haken und zieht es unter dem violetten Faden nach rechts.

▶ Abb. 2c: Der rechte Zeigefinger nimmt durch seine Streckung und das Einwärtsdrehen der rechten Hand den violetten Faden auf seine Fingerspitze auf und schiebt ihn nach rechts durch die weiße Schlaufe.

▶ Abb. 2d: Vollständiges Ziehen des violetten Fadens durch die Schlaufe.

▶ Abb. 2e: Vollendung des ersten Knotens durch senkrechten Zug (weißes Ende von mir weg, violettes zu mir).

Zweiter Knoten

▶ Abb. 2f: Die rechte Hand greift nun um. Das violette Ende wird zwischen rechtem Daumen und Zeigefinger gehalten.

▶ Abb. 2g: Wenden der rechten Hand, sodass die Handfläche zu mir zeigt.

▶ Abb. 2h: Die linke Hand legt das weiße Fadenende auf die volare Fläche des rechten Mittel-, Ring- und Kleinfingers.

▶ Abb. 2i: Der weiße Faden wird vom rechten Mittelfinger wie ein Haken gegriffen und unter dem violetten Faden nach rechts geführt.

▶ Abb. 2j: Dadurch nimmt der rechte Mittelfinger mit seiner Fingerspitze den

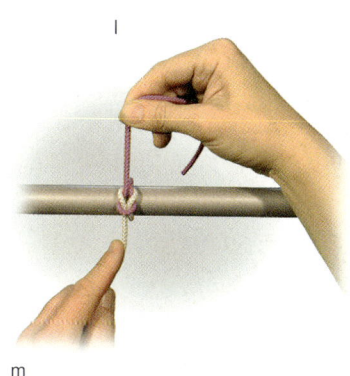

m

violetten Faden auf und fasst ihn zusammen mit dem rechten Ringfinger.

▶ Abb. 2k. Rechter Mittel- und Ringfinger führen nun den violetten Faden nach rechts durch die Schlaufe (unter dem weißen Faden hindurch).

▶ Abb. 2l: Vollständiges Durchziehen des violetten Fadens durch die Schlaufe.

▶ Abb. 2m: Vollendung des zweiten Knotens durch senkrechten Zug (violettes Ende von mir weg, weißes zu mir).

Minimalinvasive und Fast-track-Chirurgie

Minimalinvasive Chirurgie (MIC)

Bei dieser „Schlüsselloch"-Chirurgie werden nach kurzen Hautinzisionen (Millimeter bis wenige Zentimeter) **Trokare** (s. u.) in die jeweiligen Körperhöhlen vorgeschoben. Beispiele sind:

- Bauchhöhle: Laparoskopie
- Pleurahöhle: Thorakoskopie
- Gelenkspalt: Arthroskopie

Interstitielle Endoskopien (in nicht präformierten Hohlräumen) finden v. a. in der extraperitonealen Reparation von Leistenhernien (s. S. 142) und der retroperitoneoskopischen Adrenalektomie (s. S. 46) Anwendung. Derartige Verfahren werden auch bei der Schilddrüsen- und Varizenchirurgie angewendet.

Laparoskopie

Nach Insufflation (*lat.* für „Einblasen") der Peritonealhöhle mit drei bis fünf Litern CO_2 (Pneumoperitoneum) wird der erste Trokar (= zentraler Dorn mit äußerer Hülse = Tubus) scharf eingebracht. Der Trokar wird nun unter Belassung des Tubus zurückgezogen und die Optik eingeführt (■ Abb. 1b). Das Bild erscheint auf dem Monitor. Die weiteren Trokare können jetzt unter optischer Kontrolle gestochen werden

(■ Abb. 1a). Unter den Instrumenten, die eingeführt werden können, gibt es Scheren, Zangen, Nadelhalter, Knotenschieber, Clip-Applikatoren (z. B. für Gefäßclips), Klammernahtgeräte und solche für spezielle Anwendungen wie Elektrokoagulation, Ultraschallskalpell, Saug-Spül-Einrichtung etc. Beispiele der vielen chirurgischen Techniken sind die Schlingenligatur nach Roeder (■ Abb. 2) und die Clip-Applikation (■ Abb. 3). Für die Naht wurden spezielle Techniken entwickelt, z. B. die Endo-Naht, bei der entweder extra- oder intrakorporal geknotet wird.

Kontraindikationen für eine Laparoskopie sind akute Peritonitis, Ileus, großflächige Verwachsungen, Gerinnungsstörungen und schwere Herz-Kreislauf-Erkrankungen.

Vorteile, Nachteile und Komplikationen sind in ■ Tab. 1 zusammengetragen.

Diagnostische Laparoskopie

Eine diagnostische Laparoskopie ist indiziert, wenn mittels nicht invasiver Verfahren die Diagnostik unzureichend ist, z. B. bei Tumoren des Gastrointestinaltrakts (**Staging,** Klärung der Operabilität). Es besteht die Möglichkeit der Biopsieentnahme. Außerdem ist es möglich, in einem Eingriff die Therapie anzuschließen, z. B. kann bei diagnostischer Laparoskopie aufgrund unklarer Bauchschmerzen im Falle einer Appendizitis (DD: gynäkologische Erkrankung) eine Appendektomie durchgeführt werden.

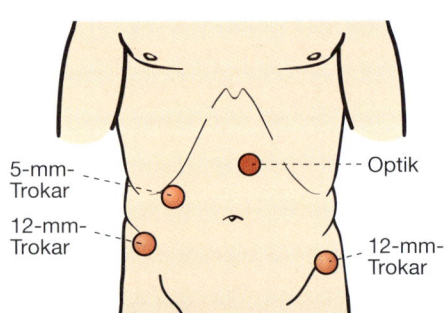

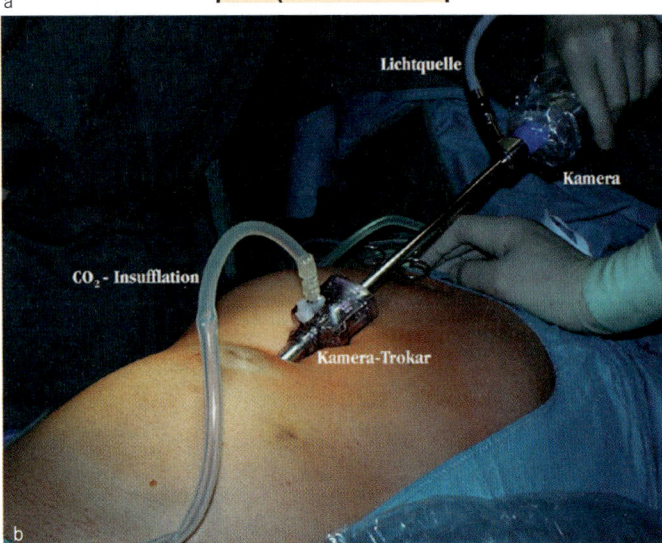

■ Abb. 1: Laparoskopische Linkskolonresektion: a) Trokarpositionen, b) Anordnung des Kameratrokars. [5]

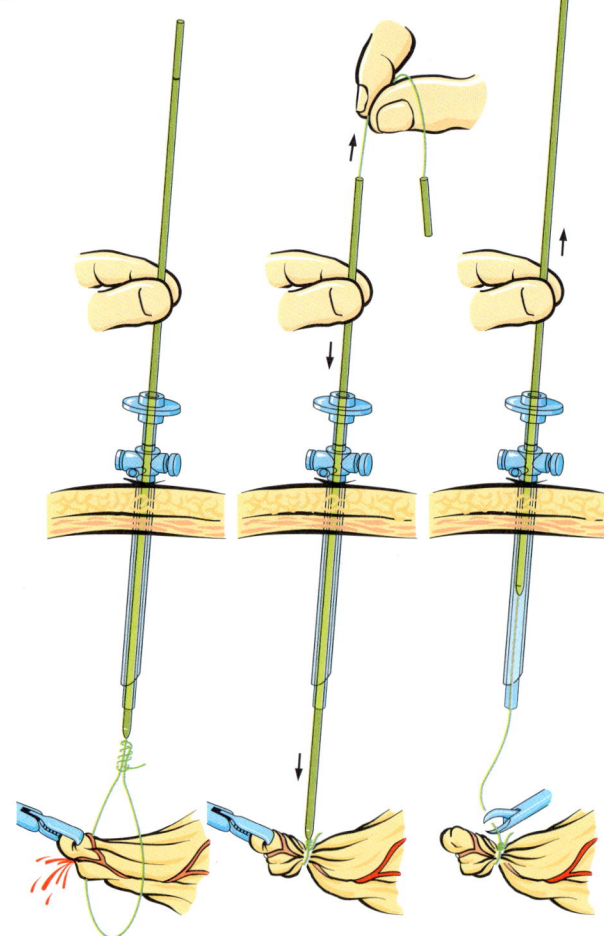

■ Abb. 2: Schlingenligatur nach Roeder: Verknotung durch Tieferschieben des vorgefertigten Knotens. [51]

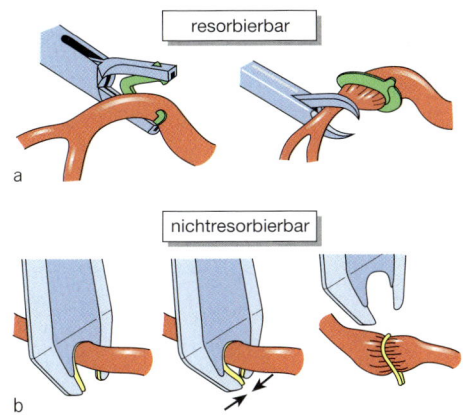

a

resorbierbar

nichtresorbierbar

b

Abb. 3: Resorbierbare (a) und nicht resorbierbare Clips (b) für die Unterbindung von Gefäßen und anderen Strukturen. [51]

Vorteile	Nachteile	Komplikationen
▶ ↓ Trauma, Schmerz → Frühmobilisation mgl.	▶ Palpation und Inspektion nur eingeschränkt möglich (kein räumliches Sehen)	▶ Verletzung durch Trokare (z. B. Darmschlingen) mit Umsteigen auf offene OP
▶ ↓ Analgetikabedarf	▶ ↑ Technische Anforderungen (Naht, Blutstillung)	▶ Pneumothorax
▶ ↓ Thrombose- und Embolierate	▶ ↑ OP-Dauer	▶ Emphysem (Mediastinum, Haut)
▶ ↓ Krankenhausverweildauer	▶ ↓ HZV durch Gefäßkompression (Pneumoperitoneum)	▶ Postoperative Schulterschmerzen (Reizung des N. phrenicus)
▶ ↓ Infektionsrisiko	▶ Bergen von Gewebe aufwendiger bzw. Erweiterungsschnitt nötig	▶ Trokarhernien (Inkarzeration)
▶ ↓ postoperative gastrointestinale Atonie	▶ ↑ Technischer Aufwand u. Kosten	
▶ Vergrößerungseffekt durch Optik und Monitor (↑ Detailerkennung)		
▶ ↑ kosmetisches Ergebnis		

Tab. 1: Vorteile, Nachteile und Komplikationen der Laparoskopie.

Therapeutische Laparoskopie

Die speziellen Verfahren sind in Teil B bei den jeweiligen Eingriffen dargestellt.

Videoassistierte thorakoskopische Operation (VATS)

Bei der videoassistierten thorakoskopischen Operation (VATS) ist es bei freiem Pleuraspalt und nach Anlegen eines Pneumothorax möglich, Pleurahöhle, intrathorakale Strukturen und die Lungenoberfläche zu inspizieren, Biopsien zu entnehmen und therapeutisch tätig zu sein. So können Lungenteilresektionen, Bullektomien (Entfernung großer Emphysemblasen) und sogar Lobektomien durchgeführt werden.

Fast-track-Chirurgie

Dieses aus der Kolonchirurgie stammende „Schnellspur-Konzept" ist eine multimodale Therapiekonzeption. Es hat die **Vermeidung postoperativer Komplikationen,** eine **rasche Rekonvaleszenz** und die möglichst **frühzeitige Rehabilitation** des operativen Traumas und der Patientenautonomie zum Ziel. Hierzu zählt vor allem die **frühe postoperative Patientenmobilisation.** Die Patienten werden früher entlassen und sind früher belastbarer.

Probleme nach kolorektaler Resektion sind intraoperative Hypothermie, parenterale Flüssigkeitsbelastung, Postaggressionsstoffwechsel (s. S. 22), Schmerzen, Immobilisation, gastrointestinale Atonie, Übelkeit und Erbrechen.

Das neue Konzept (Anästhesie, Physiotherapie etc.) soll diese Komplikationen verringern:

▶ Mildere präoperative Vorbereitung des Darms (keine Darmspülung)
▶ Orale Zufuhr klarer Flüssigkeiten bis zwei Stunden vor dem Eingriff
▶ Optimierte Narkose und effektive Schmerztherapie: rückenmarksnahe Anästhesieverfahren (Periduralkatheter) für frühe Mobilisation und verminderten Schmerz (↓ Analgetikabedarf, Besserung von Darmtätigkeit, Übelkeit etc.)
▶ Atraumatische chirurgische Technik (z. B. MIC, ▌ Tab. 1).

▶ Optimiertes Volumenmanagement
▶ Oraler Kostaufbau und Mobilisierung am OP-Tag
▶ Frühe Physiotherapie (ab OP-Tag)

Zwar ist diese Methode prinzipiell für alle bauchchirurgischen Eingriffe geeignet und ihre Prinzipien können auch auf andere Operationen übertragen werden (z. B. Prostata-OP), sie findet allerdings vor allem bei Divertikulitis, Kolon- und Rektumtumoren, chronisch entzündlichen Darmerkrankungen sowie in der Pankreaschirurgie Anwendung.

Zusammenfassung

✖ Vorteile des minimalinvasiven Operierens sind geringere Traumatisierung, kürzere Krankenhausverweildauer und ein besseres kosmetisches Ergebnis.

✖ Nachteile bzw. Komplikationen sind die erhöhten technischen Anforderungen, das aufwendigere Bergen von Geweben und die Gefahr der Verletzung durch Trokare und Gasinsufflation.

✖ Viele minimalinvasive Verfahren wie die laparoskopische Cholezystektomie haben die offenen abgelöst und werden standardmäßig durchgeführt.

✖ Minimalinvasive Eingriffe können nicht nur in präformierten Körperhöhlen, sondern auch interstitiell wie etwa in der Hernienchirurgie durchgeführt werden.

✖ Das Fast-track-Prinzip bei bauchchirurgischen Eingriffen zielt auf rasche Rekonvaleszenz und frühzeitige Rehabilitation ab. Die Patienten werden früher entlassen und sind früher belastbarer.

Volumen- und Hämotherapie

Volumentherapie

Pathophysiologie

Perioperativ kommt es zu Flüssigkeits- und Elektrolytverlusten bzw. -verschiebungen (▌ Tab. 1). Verursacht werden sie durch die Erkrankung (z. B. Ileus, Trauma), die OP, die Narkose, Pharmaka (z. B. Diuretika) und Begleiterkrankungen (z. B. Niereninsuffizienz). Besonders das Herz-Kreislauf-System ist davon beeinträchtigt.

Auch Veränderungen im **Säure-Basen-Haushalt** sind Folgen des operativen Eingriffs, nicht zuletzt aufgrund des **Postaggressionsstoffwechsels** (s. S. 22). Der Bedarf an Flüssigkeit und Elektrolyten ergibt sich zum einem aus dem **Erhaltungsbedarf,** zum anderen aus den **perioperativen Verlusten** und kann bis auf mehrere Liter ansteigen. Ziel ist die Aufrechterhaltung eines ausreichenden **Intravasalvolumens** und der erforderlichen **Elektrolyt- und Glukosekonzentrationen.** Zielparameter und Anhaltspunkte sind Klinik (Ödeme, stehende Hautfalten, Schleimhäute etc.), Blutdruck, Herzzeitvolumen (HZV, minimalinvasiv oder mittels Pulmonaliskatheter), O_2-Sättigung, Hb, Elektrolyte, Laktat und Diurese.

Kristalloide und kolloidale Lösungen

Die perioperative Volumentherapie bzw. -substitution erfolgt durch intravenöse Gabe kristalloider und kolloidaler Lösungen. Die infundierte Flüssigkeitsmenge wird bis auf einige Ausnahmen großzügig gehandhabt.

▶ **Kristalloide Lösungen:** Elektrolyt- und niedermolekulare Kohlenhydratlösungen (meist Glukose). Sie diffundieren frei durch Membranen und wirken nicht allergen. Sie unterscheiden sich durch ihre Osmolalität und ihren Elektrolytgehalt. Beispiele: Ringer-Laktat-Lsg. (Vollelektrolyt-Lsg.), isotone NaCl-Lsg. etc.

▶ **Kolloidale Lösungen:** Sie enthalten hochmolekulare Substanzen, sind daher aufgrund ihres kolloidosmotischen Drucks nicht kapillarpermeabel und verbleiben so länger intravasal. Zu den künstlichen Kolloiden gehören:

– **HAES** (Hydroxyethylstärke): Plasmaexpander, d. h. der kolloidosmotische Druck ist größer als der des Plasmas; Verbesserung der Mikrozirkulation bei großen Eingriffen und Sepsis

– **Dextrane:** in Deutschland perioperativ selten und nur bei speziellen Indikationen eingesetzt (z. B. nach mikrochirurgischen Rekonstruktionen)

– **Gelatine:** Plasmaersatzmittel, d. h. der kolloidosmotische Druck ist dem des Plasmas gleich; Nachteile: Wirkdauer geringer, anaphylaktische Reaktionen häufiger als bei HAES und Dextranen

> Neben vielen Diskussionen und Meinungen ist weder für kristalloide noch für kolloidale Lösungen bis jetzt ein evidenzbasierter Vorteil gegenüber der jeweils anderen Lösung beschrieben.

Hämotherapie

Unter „Hämotherapie" wird die Transfusion von Blut bzw. Blutbestandteilen verstanden. Die eventuelle perioperative Notwendigkeit ist Inhalt des „informed consent", insbesondere die sich aus ihr ergebenden Risiken. Die Vollbluttransfusion ist obsolet. Die gezielte Therapie erfolgt **individuell angepasst** mit einzelnen Blutkomponenten.

Blutbestandteile

Die Indikationen müssen prinzipiell eng gestellt werden. Blut bzw. Blutbestandteile sind **verschreibungspflichtige Arzneimittel.** Das prinzipielle Vorgehen bei akutem Blutverlust ist in ▌ Tab. 2 zusammengefasst.

Erythrozytenkonzentrate (EK) bei akutem Blutverlust

Ziel ist die Wiederherstellung bzw. Aufrechterhaltung einer ausreichenden O_2-**Transportkapazität.** Da wesentlich größere Erythrozyten- als Volumenverluste toleriert werden, gilt zunächst:

> Volumenersatz vor Erythrozytenersatz.

Normovolämie hat also zunächst Priorität, bis zu einem Hk von 30 % ist die Volumensubstitution i. d. R. ausreichend. Für die meisten Patienten mit normaler kardiopulmonaler Funktion gilt in Normovolämie und ohne Zeichen einer hypoxischen Organschädigung ein Hk von 20 % als unterer Grenzwert für die Notwendigkeit einer EK-Transfusion. Prinzipiell gilt außerdem:

> Unterhalb eines Hb von 6 g/dl transfundieren, nicht oberhalb eines Hb von 10 g/dl transfundieren.

Bei Patienten mit kardiovaskulären Begleiterkrankungen oder solchen mit Sepsis/Multiorganversagen gilt eine Grenze von 30 % Hk. Bei einem Hk von ≤ 15 % besteht **absolute**

Präoperativ	Intraoperativ	Postoperativ
▶ Erbrechen	▶ Verdunstung im OP-Gebiet	▶ Blutungen/Wundsekret
▶ Diarrhö	▶ Blutungen	▶ Erbrechen
▶ Flüssigkeitskarenz	▶ Verlust von Magensaft über Sonde	▶ Diarrhö
▶ Verschiebung in das Interstitium (z. B. bei Ileus, Sepsis)	▶ Stressantwort (inflammatorisch/ endokrin) führt zu Verschiebungen in das Interstitium	▶ Endokrin bedingter Elektrolytverlust durch Urinausscheidung (K, Mg)
		▶ Fieber
		▶ Exzessives Schwitzen

▶ Exsudation bei chronischen Entzündungen (z. B. des Darms; Menge oft unterschätzt!)
▶ Gallen-, Pankreas-, Darmfisteln
▶ Verbrennungen
▶ Nahrungskarenz

▌ Tab. 1: Ursachen perioperativer Flüssigkeits- und Elektrolytverluste bzw. -verschiebungen.

Indikation	Ersatz	Zielparameter
Bis 20% des Blutvolumens (ca. 1–1,5 l beim Erwachsenen)	Kristalloide/ künstliche Kolloide	Zirkulierendes Volumen
Hk ≤ 20% bzw. 30% (siehe Text)	EK	O_2-Transportkapazität
Plasmatisch bedingte Gerinnungsstörung	GFP	Gerinnungsfunktion
Thrombozytopenie ≤ 50/nl	TK	Gerinnungsfunktion

▌ Tab. 2: Strategie bei akutem Blutverlust.

Indikation. Es gilt die Faustregel, dass nach der Transfusion eines EK-Beutels ein Hb-Anstieg von etwa 1 g/dl zu erwarten ist.

Thrombozytenkonzentrate (TK)

Ziel ist die Wiederherstellung bzw. Aufrechterhaltung der **Gerinnungsfunktion** des Bluts. Eine Thrombozytopenie von ≤ **50/nl** stellt bei einer Blutung eine zwingende Indikation zur TK-Transfusion dar. Allerdings ist für einige chirurgische Eingriffe eine höhere Thrombozytenzahl notwendig, sodass TKs auch ohne bestehende Blutung appliziert werden. Auch bei TKs sollte auf ABO-/Rhesus-Kompatibilität geachtet werden.

Gefrorenes Frischplasma (GFP)

Es enthält alle Plasmaproteine, also alle Gerinnungsfaktoren, Fibrinolyseenzyme und deren Inhibitoren. Indikation besteht bei **komplexen Hämostasestörungen** wie der disseminierten intravasalen Gerinnung (DIC). GFP sollte so dosiert werden, dass sich eine Gerinnungsfaktorenaktivität von ≥ **35%** einstellt.

Vorgehen

Die für die Transfusion mit Blutbestandteilen wichtigsten Systeme sind das **ABO-** und das **Rhesus-System** (Alloantigene auf der Erythrozytenoberfläche).

> Eine Bluttransfusion muss ABO- und rhesuskompatibel durchgeführt werden.

Im Vorfeld der Transfusion werden eine **Blutgruppenbestimmung,** ein **Antikörpersuchtest** (indirekter Coombs-Test, AK gegen Blutgruppenmerkmale) und die **Kreuzprobe** durchgeführt. Letztere ist eine serologische Verträglichkeitsprüfung bzw. Probetransfusion in vitro und darf nicht älter als drei Tage sein (**Major-Test:** Empfängerserum/Spendererythrozyten; **Minor-Test:** Spenderserum/Empfängererythrozyten). Die Blutabnahme darf nur von einem Arzt vorgenommen werden.

Im **Notfall** können deplasmatisierte Erythrozytensedimente der Gruppe 0 Rhesusfaktor negativ ohne Berücksichtigung der Empfängerblutgruppe transfundiert werden („Universalspender"). Die Bezeichnung des „Universalempfängers" für die Blutgruppe AB ist irreführend (AK im Spenderplasma!).

Ablauf der Transfusion:

▶ Abgleich der Konservenbegleitschein- und Etikettdaten (Blutgruppe, Verfallsdatum etc.)
▶ Bestätigung der Empfängeridentität (Name und Geburtsdatum)
▶ **Bedside-Test** (▌ Abb. 1): ABO-Testung (ggf. auch Rhesus) des Empfängers mit einer Testkarte durch den transfundierenden Arzt
▶ Einleitung der Transfusion durch einen Arzt: großlumiger venöser Zugang, durch den sonst **nur** NaCl gelaufen ist; zunächst Überwachung durch den Arzt, später durch das Pflegepersonal
▶ Aufbewahrung des (fast leeren) Transfusionsbeutels für 24 Stunden

Risiken und Komplikationen

Verwechslungen von Patienten oder Blutkonserven sind häufiger als falsch bestimmte Blutgruppen, daher ist **äußerste Vorsicht und Sorgfalt** geboten.

▶ **Hämolytische Transfusionsreaktion** (Soforttyp): am häufigsten verursacht durch Major-Inkompatibilität (s. o.) der ABO-Antigene

→ intra- (meist IgM-AK) und extravasale (meist IgG-AK) Hämolyse. Die Symptome setzen unmittelbar nach Transfusionsbeginn ein: Brennen und Kribbeln entlang der Vene, Schüttelfrost, Kaltschweiß, Fieber, Hypotonie und Schock mit Gefahr des akuten Nierenversagens und DIC: bereits bei Verdacht **sofortiger Transfusionsstopp,** Schocktherapie (Volumengabe ggf. mit Adrenalin), Behandlung der metabolischen Azidose, Diuresesteigerung (Furosemid, i. v.), Glukokortikoide (i. v., hoch dosiert), ggf. Austauschtransfusionen. Neben dem Soforttyp sind verzögerte Reaktionen durch irreguläre IgG-AK nach drei bis fünf Tagen, allergische Reaktionen und febrile, nichthämolytische Reaktionen möglich.

▶ **Graft versus host:** Aktivierung von Spender-T-Lymphozyten in immunsupprimierten Empfängern (z. B. bei Leukämie); Prophylaxe durch Bestrahlung der Blutkomponenten
▶ **Transfusion-related acute lung injury** (TRALI): AK-bedingte Aktivierung von Granulozyten führt zu Lungenödem.
▶ **Übertragung von Mikroorganismen:** Bakterien und Parasiten (extrem selten) oder **Viren:** HBV, HCV, HIV. Ursachen sind trotz sensitiver Tests nicht diagnostizierte Virämien des Spenders bzw. die „diagnostische Lücke" einer Virusinfektion.

Sonderformen

▶ **Massivtransfusion:** Ersatz des gesamten Blutvolumens innerhalb von drei bis vier Stunden bzw. des zweifachen innerhalb von 24 Stunden
▶ **Autologe Transfusion:** präoperative **Eigenblutspende** bei elektiven Eingriffen, **maschinelle Autotransfusion** (cell saver): Intraoperativ abgesaugtes Wundblut wird als gewaschene Erythrozytensuspension retransfundiert.

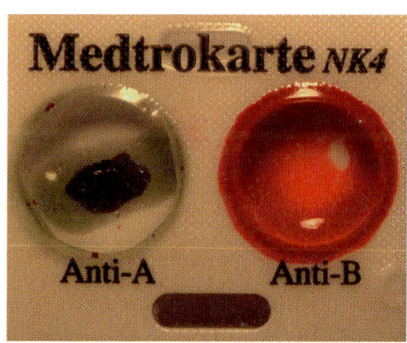

▌ Abb. 1: ABO-Reaktionen eines Patienten mit Blutgruppe A im Bedside-Test. [9]

Zusammenfassung

✖ Perioperativ treten Flüssigkeits- und Elektrolytverluste bzw. -verschiebungen auf. Hinzu kommt der Verlust von Blut und Blutbestandteilen.

✖ Die Therapie von Volumendefiziten erfolgt intravenös mit kristalloiden und kolloidalen Lösungen. Ist die O_2-Transportkapazität und damit die Gewebsoxygenierung durch akuten Blutverlust gefährdet, kommen Erythrozytenkonzentrate zum Einsatz.

✖ Die Transfusion von Blutkomponenten muss mit größter Sorgfalt durchgeführt werden. Der Bedside-Test ist obligat.

Schmerz- und Ernährungstherapie

Postoperative Schmerztherapie

> Schmerz ist eine unangenehme Sinnes- und Gefühlserfahrung, die mit einer bestehenden oder potenziellen Gewebsschädigung verbunden ist oder mit derartigen Begriffen umschrieben wird.

Nozizeption hingegen bezeichnet die Aktivität von Neuronengruppen, die zu Schmerz führen kann.

Die konsequente Therapie postoperativer und posttraumatischer Schmerzen, d. h. akuter nozizeptiver Schmerzen, ist essenziell für das Wohlbefinden und die Genesung des Patienten, da das Schmerzniveau den Eindruck des Patienten von seinem Krankheits- und Heilungsverlauf entscheidend beeinflusst. Eine ausreichende Schmerztherapie ist außerdem Voraussetzung für Mobilisation und Physiotherapie. Andererseits haben (postoperative) Schmerzen bestimmter Art **diagnostische Warnfunktion** (z. B. zweizeitige Milzruptur nach Trauma, Wundinfektion). Nicht nur deshalb sollten Intensität, Qualität, Dauer, Frequenz, Lokalisation und beeinflussende Faktoren erfragt werden.

Das aktuelle Schmerzlevel des Patienten sollte perioperativ regelmäßig auf entsprechenden **Skalen** evaluiert und dokumentiert werden (z. B. visuelle Analogskala, Rating-Skala).

Folgen un- bzw. unterbehandelter postoperativer Schmerzen sind psychische und emotionale Belastung (Angst), Steigerung des Skelettmuskeltonus, Abnahme der lokalen Durchblutung (→ Wundheilungsstörungen), Übelkeit und Erbrechen, Hemmung von Miktion und Peristaltik, Immunsuppression und je nach Lokalisation weitere Komplika-

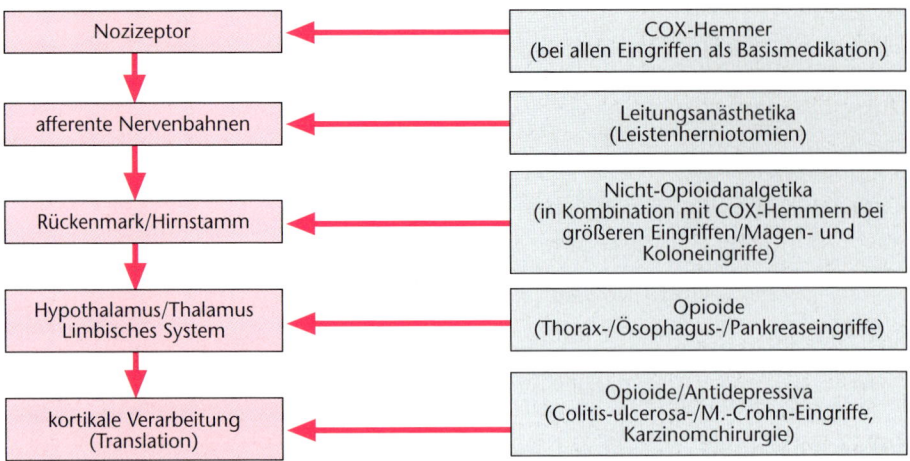

Abb. 2: Schmerzbahn und Ansatzpunkte der (Ko-)Analgetika mit klinischen Beispielen. [3]

tionen – z. B. verminderte pulmonale Compliance mit Atelektasen, Sekretretention.

Nicht medikamentöse Basismaßnahmen

Zu den nicht medikamentösen Basismaßnahmen zählen die adäquate Aufklärung und Betreuung, Ruhigstellung, Kühlung, Lagerung, Lymphdrainage, Entspannungsübungen, ggf. TENS (transkutane elektrische Nervenstimulation).

Konventionelle systemische Schmerztherapie

Die konventionelle systemische Schmerztherapie (s. a. Abb. 2) wird als Kombinationstherapie (Nicht-Opioid + Opioid) durchgeführt, entsprechend der Stufe III des WHO-Stufen-Schemas, das für tumorbedingte Schmerzen konzipiert wurde (s. Lehrbücher der Anästhesie). Allerdings wird bei **akuten postoperativen** Schmerzen entgegen dem WHO-Schema mit der Kombination Nicht-Opioid + Opioid begonnen (**„umgekehrtes WHO-Stufen-Schema"**). Die parenterale Gabe erfolgt sowohl nach

festem Zeitplan (Nicht-Opioid) als auch **nach Bedarf** (Opioid). Dabei sind Kontraindikationen und Nebenwirkungen zu beachten (**Opioide:** Atemdepression, Obstipation, Übelkeit/Erbrechen; **NSAR:** eingeschränkte Nierenfunktion etc.).

▶ **Nicht opioide Analgetika:** NSAR, Paracetamol, Metamizol, Flupirtin
▶ **Niederpotente Opioide** (nicht BtM-rezeptpflichtig): Tramadol, Tilidin, Dihydrocodein
▶ **Hochpotente Opioide** (BtM-rezeptpflichtig): Morphin, Oxycodon, Piritramid, Fentanyl, Buprenorphin, Pethidin. Sie führen bei kurzzeitigem Einsatz im Rahmen postoperativer Schmerzzustände **nicht** zur Abhängigkeit!
▶ **Koanalgetika und Adjuvanzien:** Antidepressiva, Neuroleptika, Glukokortikoide, Muskelrelaxanzien, Antikonvulsiva

Patientenkontrollierte Analgesie (PCA)

Opioide werden vom Patienten **nach Bedarf** parenteral über eine prozessorgesteuerte Infusionspumpe appliziert (Abb. 1). Dies ist intravenös, subkutan und epidural möglich. Zusätzlich besteht die Möglichkeit, eine **Basalrate** kontinuierlich zu verabreichen. Die Sicherung dieses Systems erfolgt über programmierbare Parameter wie Sperrzeit (wiederholte Dosen erst wieder nach einer bestimmten Zeit möglich), Bolusdosis und Maximaldosis/Zeit. Vorteile sind die individuelle Bedarfsan-

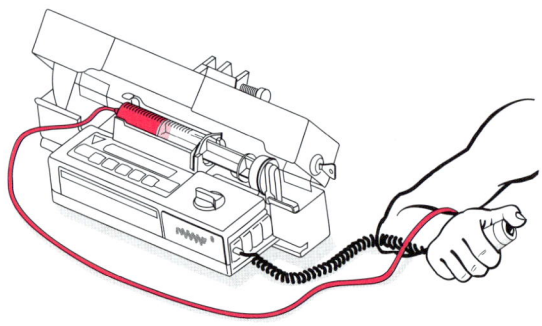

Abb. 1: Prinzip der patientenkontrollierten Analgesie. [5]

passung, stabile Plasmaspiegel, hohe Akzeptanz und die Entlastung des Pflegepersonals. Nachteile sind Atem- und Kreislaufdepression, Verständnisprobleme und die Gefahr fehlerhafter Programmierung. Die PCA kommt zum Einsatz, wenn ein hoher postoperativer systemischer Analgetikabedarf über längere Zeit erwartet wird.

Regionalanästhesie

▶ **Periduralanästhesie (PDA):** Appliziert werden hierbei Lokalanästhetika und Opioide (Fentanyl) auf entsprechender Segmenthöhe. Vorteile sind die regional begrenzte, bessere Analgesie bei geringeren systemischen Nebenwirkungen und die Sympathikolyse. Komplikationen sind Hämatom- und Abszessbildung. Die PDA kommt bei größeren Eingriffen unterhalb des Schultergürtels zum Einsatz.

> Eine zusätzlich zur periduralen Opioidgabe durchgeführte parenterale Applikation von Opioiden, Sedativ-Hypnotika oder Neuroleptika kann zu Atemdepression führen und sollte unterlassen werden.

▶ **Periphere Leitungsblockaden:** Plexus brachialis (axillär, interskalenär), Plexus femoralis (3-in-1-Block)

Ernährungstherapie

Postaggressionsstoffwechsel

Ein operativer Eingriff oder ein Trauma (auch Sepsis, Verbrennungen) führt durch Ausschüttung von inflammatorischen Zytokinen und Hormonen (Katecholamine, Glukokortikoide, hypothalamo-hypophysäre Hormone) zu einer Stoffwechselveränderung im Sinne einer **hypermetabolisch-katabolen Stoffwechsellage.** Energieumsatz und O_2-Verbrauch sind erhöht, es kommt zu peripherer Insulinresistenz und negativer Stickstoffbilanz. Glukoseaufnahme, Glykolyse, Glykogenolyse, Glukoneogenese, Lipolyse und Proteolyse sind gesteigert ($\rightarrow$ Hyperglykämie, Hyperinsulinämie, Ketoazidose). **Postoperative** enterale oder parenterale Alimentation zielt darauf ab, dieser **Katabolie** entgegenzuwirken. Verhindert werden kann sie dadurch nicht.

Enterale Ernährung

Die normale orale Ernährung sollte möglichst frühzeitig nach der OP beginnen. Ist dies nicht möglich, z.B. bei Ösophagusresektion, Polytrauma, Tumoren etc., sollte eine **enterale Sondenernährung** durchgeführt werden, da dadurch über den physiologischen Weg Komplikationen wie Postaggressionsstoffwechsel, Mukosaatrophie sowie Insuffizienz der Schleimhautbarriere des GI-Trakts entgegengewirkt werden kann. Das Risiko für septische Komplikationen und Multiorganversagen wird verringert. ▌ Abbildung 3 zeigt die verschiedenen Sondenwege. Bei der Sondenkost lassen sich hoch- und niedermolekulare Diäten unterscheiden. Für die **nährstoffdefinierte** hochmolekulare Diät (Standardnahrung) ist die Verdauungskapazität des gesamten GI-Trakts erforderlich. Sie ist daher nur bei gastraler Sondenlage möglich (▌ Abb. 3: 1 u. 3). Niedermolekulare **chemisch definierte** Diäten (Oligopeptiddiät) stellen als vorverdaute Nährstoffe die Kost jejunaler Sonden dar (▌ Abb. 3: 2 u. 4).

Parenterale Ernährung

Die Indikation zur parenteralen, also peripher- oder zentralvenösen Ernährung, besteht, wenn eine Nahrungsaufnahme (oral oder enteral) über mehr als sieben Tage nicht möglich ist (Kurzdarmsyndrom, chronisch entzündliche Darm-

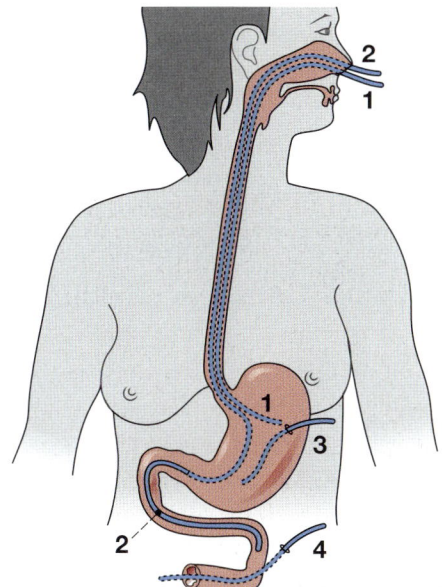

▌ Abb. 3: Enterale Sondenernährung: 1 = transnasale gastrale Sonde: kurzfristig postoperativ; 2 = nasojejunale Sonde; 3 = perkutane endoskopische Gastrostomie (PEG): längerfristig postoperativ; 4 = Feinnadel-Katheter-Jejunostomie (FKJ): längerfristig nach abdominalchirurgischem Eingriff. [5]

erkrankungen etc.). Dieser unphysiologische Ernährungsweg bringt Nachteile mit sich, z.B. Mukosaatrophie, Verlust der Barrierefunktion der Schleimhaut (Endotoxintranslokation), Fehlen des First-pass-Effekts in der Leber, Komplikationen eines langfristigen venösen Zugangs (z.B. Infektion) und hohe Kosten.

Zusammenfassung

✖ Eine adäquate Schmerztherapie ist ein Muss: Ein Patient mit Schmerzen hat immer recht!

✖ Bestandteile der Schmerztherapie sind Patienteninformation und -aufklärung, regelmäßige Evaluation und Dokumentation.

✖ Prinzip der konventionellen systemischen Schmerztherapie ist die Kombination aus Basismedikation (Nicht-Opioid) und Bedarfsmedikation (Opioid). PCA und Regionalverfahren sind bei größeren operativen Eingriffen mit hoher postoperativer Schmerzintensität der konventionellen Methode überlegen.

✖ Postoperative enterale und parenterale Ernährungsstrategien wirken dem katabolen Postaggressionsstoffwechsel entgegen.

✖ Parenterale Ernährung ist nur dann indiziert, wenn orale und enterale Ernährung nicht möglich sind.

Die Wunde

Eine Wunde ist eine umschriebene Gewebszerstörung bzw. -schädigung.

Ätiologie

▶ **Mechanisch, offen:**
- **Iatrogene Wunde:** Inzision, Punktion, Amputation etc.
- **Schnittwunde:** glatter Wundrand (OP-Wunde, Schnittverletzung etc.)
- **Stichwunde:** dünner Kanal mit glattrandiger Öffnung; Verletzungs- und Infektionsgefahr tiefer Strukturen; Exploration erforderlich; Sonderform: **Pfählungsverletzung:** Eindringen eines pfahlartigen Gegenstands in den Körper
- **Schürfwunde:** epidermale Verletzung durch Schleiftrauma; gründliche Wundreinigung erforderlich; Sonderform: **Décollement/Ablederung:** tangentiale Quetschung mit Ablösen des subkutanen Fettgewebes von der Faszie
- **Risswunde:** unregelmäßiger, zerfetzter Wundrand; Infektions- und Nekrosegefahr; Sonderform: **Kratzwunde:** oberflächlich
- **Platzwunde:** Riss-/Quetschwunde durch stumpfe direkte Gewalteinwirkung; oft unregelmäßiger Wundrand, blutig imbibiert (durchtränkt); Wundreinigung, ggf. Wundrandbegradigung und Naht
- **Bisswunde:** Débridement, offene Wundversorgung obligat; hohe Infektionsgefahr (z. B. Tollwut), daher Antibiotikatherapie, Tetanusschutz und engmaschige Kontrolle; hohes Infektionsrisiko bei Biss durch Mensch, Katze und Fuchs
- **Amputation:** Abtrennung eines Körperteils
- **Schusswunde**

▶ **Mechanisch, geschlossen:**
- **Prellung:** stumpfe Gewalteinwirkung senkrecht zur Körperoberfläche
- **Quetschung:** stumpfe bilaterale Gewalteinwirkung

▶ **Thermisch:**
- **Verbrennung**
- **Erfrierung**

▶ **Chemisch:** Säuren → Koagulationsnekrosen; Laugen → Kolliquationsnekrosen

▶ **Aktinisch:** Gewebsschaden durch (ionisierende) Strahlung

▶ **Elektrischer Strom**

▶ **Chronische Wunden:** Sie heilen auch nach wochenlanger adäquater Therapie nicht ab, sind immer bakteriell besiedelt und durch lokale Ischämie gekennzeichnet (ischämisches, venöses, diabetisches Ulkus). Granulationsgewebe fehlt (s. u.), stattdessen finden sich Nekrosen und Fibrinbeläge. Wichtig ist die konsequente Therapie von Wunde und Grunderkrankung (z. B. DM).

Wundheilung

▶ **Regeneration:** Restitutio ad integrum; gewebsspezifischer Ersatz: vollständig möglich bei Epithelien, bei parenchymatösen Organen nur eingeschränkt

▶ **Reparation:** Defektheilung und Narbenbildung (Ersatzgewebe)

Wundheilungsformen

▶ **Primäre Wundheilung** (▮ Abb. 1a): unkomplizierter Heilungsvorgang sauberer, nicht infizierter Wunden mit glatten, adaptierten Rändern und guter Gewebsdurchblutung. Sie ist meist innerhalb weniger Tage unter Ausbildung einer minimalen Narbe abgeschlossen. Beispiele sind Wundheilungen nach OP oder Verletzung mit einem sauberen scharfkantigen Gegenstand. Ziel der **chirurgischen Wundausschneidung** mit Anfrischung der Wundränder bei kontaminierten, nekrotischen oder zerklüfteten Wunden ist die Adaptation durchbluteter Wundränder und damit eine primäre Wundheilung. Diese Methode kommt nur innerhalb von **sechs bis acht Stunden** nach Verletzung infrage, später offene Wundbehandlung.

a. Heilung per primam

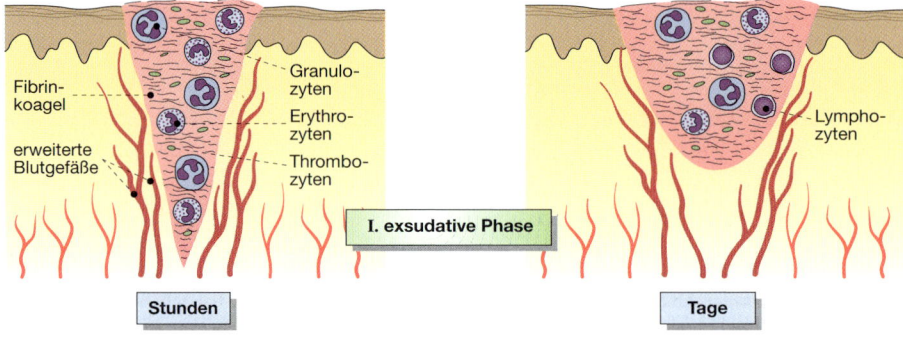

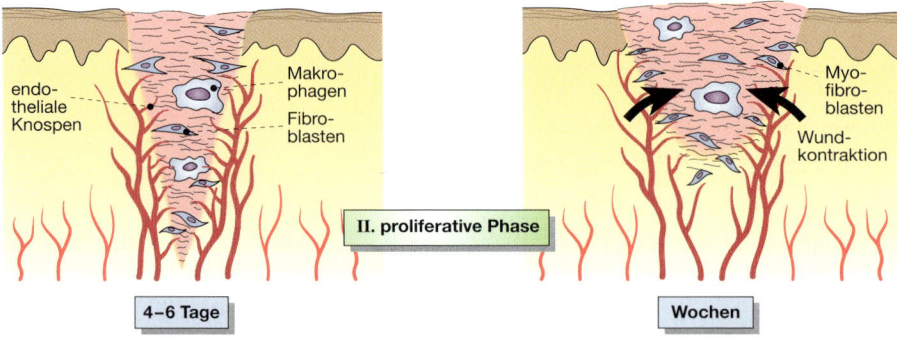

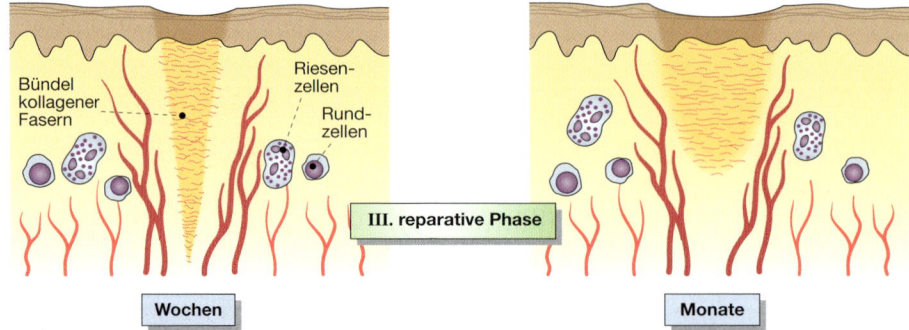

b. Heilung per secundam

▮ Abb. 1: Darstellung der drei Phasen bei primärer und sekundärer Wundheilung. [5]

▶ **Sekundäre Wundheilung** (▮ Abb. 1b): gestörter Heilungsvorgang bei großem Gewebsdefekt und entzündlichem Verlauf (lokale und systemische Faktoren, s. u.). Das Zusammenziehen der Wunde nach sekundärer Wundrandadaptation resultiert in der Bildung von **Narbengewebe.**

Wundheilungsphasen

Es werden drei Phasen der Wundheilung unterschieden (▮ Abb. 1):

▶ **Exsudative Phase** (drei bis vier Tage): Die Wunde füllt sich mit Blut, die bei Hämostase entstehenden Koagel stellen die erste Matrix dar. Thrombozytäre Wachstumsfaktoren (PDGF, IGF-I, EGF, TGF-β) stimulieren die Einwanderung von Granulozyten und Gewebsmakrophagen, die Detritus und Keime phagozytieren **(Entzündungsreaktion).**
▶ **Proliferative Phase** (einige Tage): Kapillareinsprossung, Fibroblasten- und Endothelzellproliferation lassen eine faserarme, zell- und gefäßreiche Matrix entstehen (= **Granulationsgewebe**). Myofibroblasten führen zur Wundkontraktion – besonders ausgeprägt bei sekundärer Wundheilung. Vom Wundrand aus proliferierende und migrierende Keratinozyten sorgen für die (Re-)**Epithelialisierung.**
▶ **Reparative Phase** (einige Wochen): Die Epithelialisierung wird abgeschlossen. Die mechanische Belastbarkeit nimmt mit dem Gehalt und der Vernetzung von Kollagenfasern zu. Das Gewebe wird zell- und gefäßärmer **(Remodeling).**

Chirurgische Wundversorgung

Ziel ist die primäre Wundversorgung: Frische – **nicht älter als acht Stunden** –, saubere Wunden können primär verschlossen werden.

▶ **Wundanästhesie:** je nach Größe Lokal-, Leitungs- oder Allgemeinanästhesie
▶ **Blutstillung**
▶ **Wundvorbereitung:** Waschen/Spülen mit NaCl- oder Ringer-Lsg., bei verschmutzten Wunden Antiseptikum (z. B. Octenisept®), anschließend Hautdesinfektion
▶ **Wundausschneidung** (s. o.): nach

Friedrich (▮ Abb. 2) oder zurückhaltender (z. B. in Gesicht oder an den Händen) durch gewebeschonende Säuberung und Glättung der Wundränder; nekrotisches Gewebe wird chirurgisch entfernt **(Débridement)** und so die Voraussetzung für eine primäre Wundheilung geschaffen
▶ **Wundverschluss:** spannungsfrei, durch Naht, Klammern (nicht im Gesicht) oder nahtlos (Steristrips, Gewebekleber); infizierte Wunden oder solche, die älter als acht Stunden sind, dürfen nicht primär verschlossen werden – Wundversorgung erfolgt dann offen, d. h. mittels Verband (feuchte Kompressen oder Gaze)
▶ **Verband:** steriler Schutzverband
▶ **Tetanusprophylaxe:** siehe Seite 28
▶ Gegebenenfalls **Antibiotikaprophylaxe** (s. S. 26)

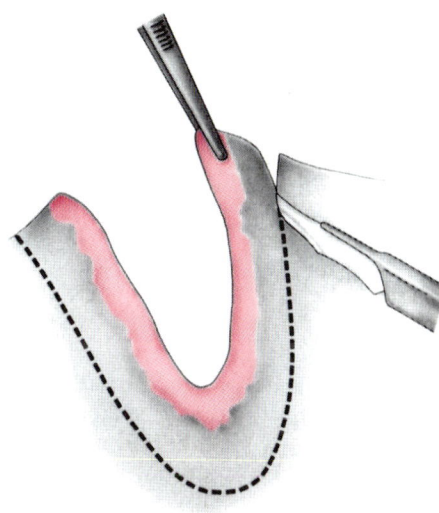

▮ Abb. 2: Wundausschneidung en bloc nach Friedrich. [5]

Offene Wundversorgung ist bei infizierten, fremdkörperhaltigen und klaffenden Wunden sowie bei Stich- und Bissverletzungen angezeigt. Nach Wundreinigung und Débridement wird die Wunde mit einem feuchten Verband abgedeckt.

Wundheilungsstörungen

Lokale und **systemische** Faktoren beeinflussen die Wundheilung. Zu Ersteren gehören Art und Größe der Wunde, Kontamination (Klassifizierung s. S. 26), lokale Durchblutung und die Qualität des umliegenden Gewebes. Systemische Faktoren sind Alter, EZ, Begleiterkrankungen (DM, Urämie etc.) und Medikamente (z. B. Glukokortikoide, Antikoagulanzien, Zytostatika). **Komplikationen** während der Wundheilung:

▶ **Hämatom/Serom:** Die Wunde gerät durch Blut- u. Lymphaustritt unter Spannung (Gefahr sekundärer Infektionen).
▶ **Wunddehiszenz** (Wundruptur): Die Wunde platzt auf. Ursachen: fehlerhafte(r) Naht/Knoten, Serom-/Hämatombildung, Infektion, systemische Faktoren (z. B. DM).
▶ **Wundinfektion:** siehe Seite 26
▶ **Narbenhypertrophie/Keloidbildung:** Narbenbildung über das Hautniveau hinaus kann durch Schnittführung entlang den **Langer-Spaltlinien** verhindert werden. Greift die Narbenbildung auf benachbarte gesunde Haut über, spricht man von einem **Keloid** (Kollagensynthesestörung, ↑ Rezidivquote bei chirurgischer Intervention).

Zusammenfassung

✖ Ursache und Art einer Wunde sind entscheidend für Risiken wie Infektion und Heilungsstörungen (→ adäquate Wundbehandlung).

✖ Die drei Phasen der Wundheilung lassen sich morphologisch, biochemisch, molekularbiologisch und immunologisch beschreiben. Verharren in einer dieser Phasen führt zur Chronifizierung der Wunde.

✖ Alle chronischen Wunden und Ulzera sind gekennzeichnet durch bakterielle Besiedlung und lokale Ischämie.

✖ Es werden primäre und sekundäre Wundheilung unterschieden: Ziel der chirurgischen Wundausschneidung ist die primäre Wundheilung durch Adaptation glatter, durchbluteter Wundränder.

✖ Die Wundheilung kann durch lokale und systemische Faktoren gestört werden.

Chirurgische Infektiologie I

Chirurgische Infektionen sind solche, die durch chirurgische Eingriffe verursacht werden – z. B. postoperative Wundinfektion – und/oder die chirurgisch behandelt werden – z. B. Abszess (s. S. 28). **Nosokomiale** (im Krankenhaus erworbene) **Infektionen** machen einen großen Teil postoperativer Komplikationen aus. Deren Prävention, Überwachung (surveillance) und Therapie sind daher von großer nicht zuletzt volkswirtschaftlicher Bedeutung. Bei jedem Patientenkontakt (Ambulanz, Station, OP) müssen daher entsprechende hygienische Vorschriften eingehalten werden **(Hygieneplan).**

Erregerreservoire

▶ **Patient:** patienteneigene Flora der Haut und des Darms, vorhandene Besiedlung (z. B. MRSA in der Nasenschleimhaut) oder Infektion (z. B. hämatogene Streuung)
▶ **Belebte Umwelt:** Personal und sonstige Kontaktpersonen
▶ **Unbelebte Umwelt:** Luft, Wundverband, Devices (Drainagen, Katheter)

Hygienemaßnahmen

▶ **Asepsis und Antisepsis:** Asepsis bedeutet Keimfreiheit, die durch **Sterilisation** erreicht wurde – Antisepsis hingegen Keimschädigung durch **desinfizierende Maßnahmen.** Zu den Sterilisationsverfahren zählen Autoklavierung, Gassterilisation und Plasmasterilisation. Desinfektion muss dort geschehen, wo keine Sterilisation möglich ist (z. B. Hände des Chirurgen).
▶ **Hygienische Händedesinfektion:** Hierunter versteht man die Eliminierung der **transienten** Hautflora durch mindestens einminütiges Einreiben mit Desinfektionsmittel vor allgemeinem

Patientenkontakt, Injektionen, Blutabnahmen, Abnahme von Blutkulturen, vor Anlegen von Bereichskleidung, z. B. im OP-Trakt.
▶ **Chirurgische Händedesinfektion:** Sie dient der Eliminierung der **transienten** und weitgehenden Reduktion der **residenten** Hautflora und ist indiziert bei Operationen und Punktionen (z. B. Gelenkpunktion). Sie ist auf Seite 8 beschrieben.
▶ **Haube und Mundschutz:** Die Haube bedeckt die Haare des Personals; der Mundschutz soll Tröpfcheninfektionen verhindern (Nasopharyngealflora des Personals).
▶ **Arztkleidung:** Tragen von Bereichskleidung (z. B. OP-Trakt). Sie ist regelmäßig und nach Kontamination zu wechseln. Sie ist kein Statussymbol, sondern dient der Hygiene (ein offener Kittel erfüllt nicht seinen Zweck). Sind Krawatten in vielen (z. B. nordamerikanischen) Kliniken Pflicht, so wurden sie in einigen Einrichtungen verboten, nachdem man sie in einer Studie untersucht hatte. Auf fast jedem zweiten Arzt-Schlips fanden sich potenziell krankheitserregende Bakterien und Pilze.
▶ **Ablegen von Uhren und Schmuck**
▶ **Raumlufttechnische Anlagen** (RLT) im OP-Trakt

Postoperative Infektionen

Bei postoperativen Infektionen handelt es sich häufig um nosokomiale Infektionen. Nicht selten sind die Erreger dann (multi)resistent (z. B. MRSA).

Wundinfektionen

Prädisponierend sind der **Kontaminationsgrad** bei operativem Eingriff (■ Tab. 1), **endogene** (Alter, Begleiterkrankungen, bestehende Infektionen etc.) und **exogene** Faktoren (OP-Tech-

nik, Dauer und Art der OP). Sind die Infektionsraten bei entsprechenden Eingriffen deutlich höher als erwartet, müssen hygienische Lücken angenommen werden. Neben hygienischen (Basis-) Maßnahmen kann präventiv eine Antibiotikaprophylaxe erfolgen (s. S. 6). Zu den häufigsten Erregern gehören Aerobier wie Pseudomonas aeruginosa und Staphylokokken (koagulase-neg. und S. aureus) sowie Anaerobier wie Enterokokken und E. coli, aber auch Pilze (z. B. C. albicans). Die Therapie erfolgt mit einer **offenen Wundbehandlung** und ggf. Antibiotika.
Neben den Wundinfektionen besteht auch stets die Gefahr der Infektion des gesamten OP-Gebiets (z. B. Peritonitis nach abdominalchirurgischem Eingriff).

Katheterassoziierte Infektionen

Es handelt sich hierbei um gefäß- und blasenkatheterassoziierte Infektionen. Der häufigste Erreger bei **gefäßkatheterassoziierten Infektionen** (■ Abb. 1) ist Staphylococcus epidermidis. Er bildet **Biofilme** und weist häufig Antibiotikaresistenzen auf. Je nach Risikofaktoren besteht die Gefahr einer Sepsis („ZVK-Sepsis"). Der Großteil nosokomialer **Harnwegsinfektionen** ist katheterassoziiert.
Prinzipiell gilt für alle Katheter, dass sich das Risiko für eine Infektion mit ihrer Verweildauer, der Lumenanzahl, durch Anlage unter Notfallbedingungen und bei parenteraler Ernährung erhöht.

Prinzipien der Antibiotikatherapie

Indikationen sind **bakterielle** Infektionen. Fieber ist **keine** Indikation (Antibiotika ≠ Antipyretika). Auswahlkriterien für ein Präparat sind Erregerempfind-

Klasse	Zustand der Wunde	Wundinfektionsrate	Beispiele
I	Sauber	Bis 2%	Leistenhernie
II	Sauber/Kontaminiert	Bis 10%	Eröffnung von Hohlorganen, z. B. Magen
III	Kontaminiert	Bis 15%	Eröffnung von kontaminierten Hohlorganen, z. B. Kolon
IV	Schmutzig	Bis 40%	Abszess, Wunden mit Fremdkörper

■ Tab. 1: Klassifizierung chirurgischer Wunden nach Kontaminationsgrad.

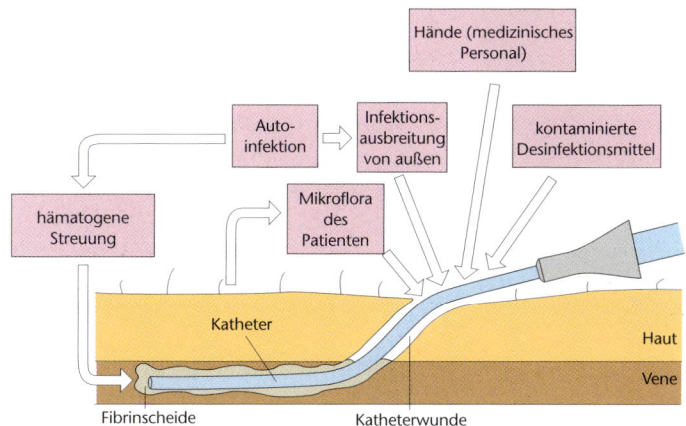

▮ Abb. 1: Quellen einer gefäßkatheterassoziierten Infektion. Die Prävention besteht v. a. in sterilem Einbringen, Abdecken der Insertionsstelle und möglichst kurzer Verweildauer. [33]

lichkeit, Wirkmechanismus, Pharmakokinetik, mögliche Nebenwirkungen und Toxizität (Niere, Leber), therapeutische Breite und Interaktion mit anderen Medikamenten. Eine Übersicht über die Therapieplanung gibt ▮ Abbildung 2.

▶ **Gezielte Therapie:** nach Antibiogramm. Sie ist stets durch Erregernachweis (Wundabstriche, Blutkulturen etc.) anzustreben.
▶ **Kalkulierte Therapie:** vor Erregernachweis und Resistenzbestimmung: Sie richtet sich nach dem erwarteten Erregerspektrum und der Kenntnis der klinikspezifischen Resistenzen.
▶ **Blinde Therapie:** ohne Erregerhinweis (▮ Abb. 2)

Weitere Prinzipien sind:

▶ Infektiöses Material zur Erregerbestimmung muss **vor** dem Beginn der Antibiotikatherapie gewonnen werden (Sputum, Blutkulturen etc.).
▶ Vor Therapiebeginn müssen **Allergien** ausgeschlossen werden.
▶ Die Gabe soll **so kurz wie möglich,** so lange wie nötig erfolgen.
▶ Ursachen eines **Therapieversagens** (kein Ansprechen nach zwei bis drei Tagen) können sein:
– Falsches Antibiotikum
– Unzureichende Konzentration am Infektionsort
– Infektion durch Viren oder Pilze
– In-vitro-Empfindlichkeit, aber keine In-vivo-Empfindlichkeit
– Schwere Immunsuppression

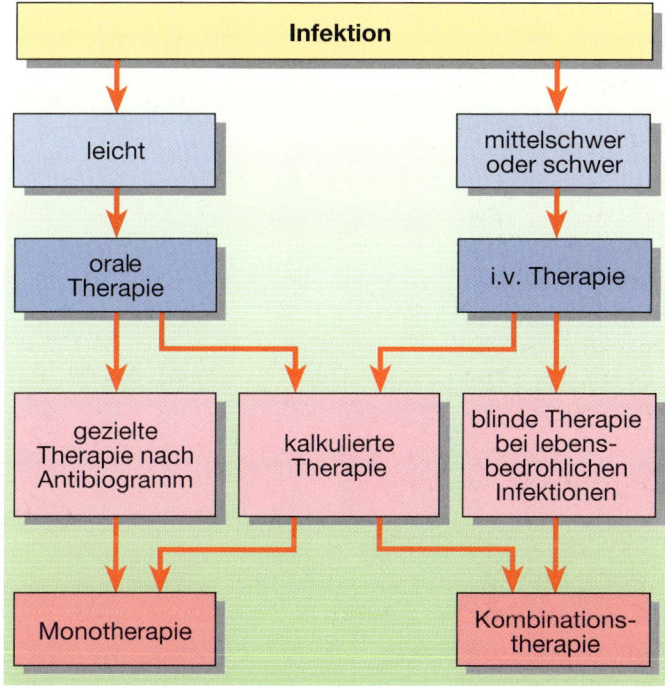

▮ Abb. 2: Vorgehen bei Antibiotikatherapie. [5]

Zusammenfassung

✖ Nosokomiale Infektionen haben unter chirurgischen und intensivmedizinischen Patienten eine hohe Inzidenz und erhöhen das Sterberisiko erheblich.

✖ Das Risiko wird durch Patienten-, Umgebungs-, Erreger- und Behandlungsfaktoren bestimmt.

✖ Präventiv ist die Einhaltung geltender Hygienevorschriften zwingend erforderlich.

✖ Korrekten Desinfektionsmaßnahmen der Hände kommt hierbei erhebliche Bedeutung zu: „Die zehn wichtigsten Infektionsquellen sind die zehn Finger."

✖ Eine Antibiotikatherapie muss möglichst gezielt durchgeführt werden.

Chirurgische Infektiologie II

Auf dieser Doppelseite sind überwiegend chirurgisch zu behandelnde Infektionen dargestellt. Die therapeutischen Prinzipien sind Inzision, Nekroseabtragung/Débridement, Spülung, Drainage und offene Wundbehandlung. Ist die Infektion durch die chirurgische Maßnahme ausreichend behandelt, kann auf eine Antibiotikatherapie verzichtet werden.

Abszess

Ein Abszess ist eine eitrige Gewebseinschmelzung in einer nicht präformierten, durch Nekrose entstandenen Höhle (❙ Abb. 3). Typische Erreger sind S. aureus und E. coli. Meist liegt eine Mischinfektion vor. Abszesse kommen an der Körperoberfläche (Schweißdrüsen-, Spritzenabszess) und in inneren Organen (Leber-, Hirnabszess) vor. Sie können durch die lokale Bakterienflora, durch Eindringen von außen und durch hämatogene Streuung entstehen.
Therapie: Abszessinzision, -drainage und Spülung. Bei intraabdominellen Abszessen ist meist die perkutane bildgesteuerte Drainage und Spülung indiziert.

> Ubi pus, ibi evacua: Wo Eiter, da entleere.

Follikulitis, Furunkel, Karbunkel

▶ **Follikulitis:** durch Sekretstau verursachte Entzündung eines Haarfollikels (meist S. aureus)
▶ **Furunkel:** Entzündung eines Haarfollikels mit Abszedierung in das angrenzende Gewebe; Prädilektionsstellen: Axilla, Nacken und Inguinalregion
▶ **Karbunkel:** Konfluieren mehrerer benachbarter Furunkel; Prädilektionsstellen: Nacken (❙ Abb. 4), Gesäß und Rücken; prädisponierend ist eine Immunsuppression (v. a. DM)

Therapie: wie bei Abszess. Karbunkel werden in toto bis auf die Faszie entfernt. Manipulationen und chirurgische Behandlungen von **Furunkeln im Gesichtsbereich** sind **gefährlich** und können zur Verschleppung über die

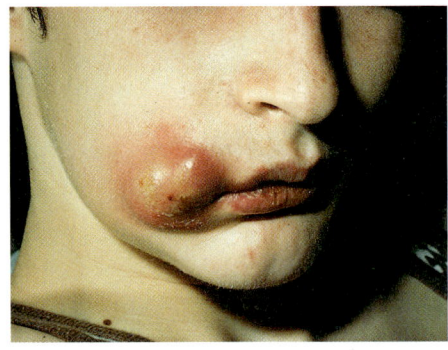

❙ Abb. 3: Abszess am Mundwinkel. [5]

V. angularis → V. ophthalmica → Sinus cavernosus und zu dessen Thrombosierung mit der Folge einer eitrigen Meningitis führen. Die Therapie erfolgt hier streng **konservativ** (Ruhigstellung, Antibiotika i. v.).

Empyem

Ein Empyem ist eine Eiteransammlung in einer präformierten Höhle. Meist liegt eine Mischinfektion Aerobier/Anaerobier vor.
Therapie: Drainage und Spülung.

▶ **Pleuraempyem:** Bülau-Drainage im 4./5. ICR, vordere/mittlere Axillarlinie
▶ **Gallenblasenempyem:** sofortige laparoskopische (ggf. offene) Cholezystektomie

Phlegmone

Die Phlegmone ist eine sich diffus ausbreitende, die Gewebsschichten überschreitende Entzündung. Typisch sind **Streptococcus pyogenes** (Exotoxinfreisetzung) und **Staphylokokken** (pyogene Phlegmone), aber auch **Anaerobier.** Ein foudroyanter (blitzartiger) Verlauf ist möglich und gefährlich (z. B. Hohlhandphlegmone). Sind innere Organe betroffen, besteht wegen Peritonitis- und Sepsisgefahr Indikation zur sofortigen operativen Entfernung.

Erysipel (Wundrose)

Das Erysipel ist eine intrakutane, durch **Streptococcus pyogenes** verursachte Entzündung. Auch andere Erreger und Mischinfektionen kommen vor. Eintrittspforten sind meist Ulzera, Ekzeme,

Schürfwunden und Mykosen. Prädilektionsstellen sind Gesicht, Unterschenkel und Hände.
Die Erreger breiten sich über kutane Lymphbahnen aus und verursachen eine **scharf begrenzte Rötung,** Schwellung und Verhärtung der Haut. Allgemeinsymptome sind Fieber und Krankheitsgefühl. Komplikationen sind Bakteriämie (→ Schüttelfrost), Sepsis und eine nekrotisierende Fasziitis/Myositis. Unbehandelt ist das Erysipel mit hoher Letalität behaftet.
Therapie: Ruhigstellung, hoch dosiert Penicillin G.

Nekrotisierende Fasziitis

Die nekrotisierende Fasziitis ist eine schwere, rasch progrediente Weichgewebsinfektion mit hoher Letalität. Zu 90% handelt es sich um eine Mischinfektion, die Monoinfektion durch Streptococcus pyogenes ist selten. Läsionen der Haut dienen den Erregern als Eintrittspforten (s. o.). Die Erkrankung kann auch durch ein(e) fortgeleitete(s) Erysipel/Phlegmone verursacht werden. Häufig sind Patienten mit DM, C2-Abusus, chronischer Niereninsuffizienz und pAVK betroffen. Gefäßthrombosierung führt zu Nekrosen von Kutis, Subkutis und Faszien, bei nekrotisierender Myositis zu Muskelnekrosen. Eine Sonderform stellt die **Fournier-Gangrän** (Skrotalgangrän) dar, eine die Faszien des Hodens betreffende Nekrose.

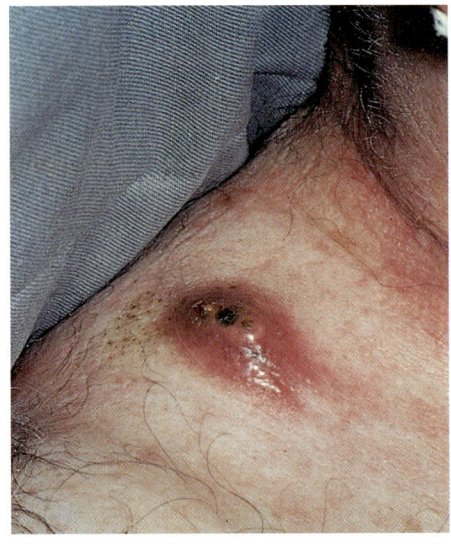

❙ Abb. 4: Karbunkel im Nackenbereich. [5]

Klinische Charakteristika sind schmerzhafte, rötlich-livide bis bräunlich-schwarze Verfärbungen der Haut mit zentralen Nekrosen (Abb. 5). Bei Mischinfektionen kommt es in ca. 30% der Fälle zu Gasbildung. Es finden sich hohes Fieber und erhöhte Entzündungsparameter (Leukozytose, CRP).
Therapie: Ohne zeitliche Verzögerung sind die **operative** (Débridement, Fasziotomie, offene Wundbehandlung), **antibiotische** und **intensivmedizinische** Behandlung zu beginnen. Unbehandelt entwickelt sich ein septisches Krankheitsbild bis hin zu DIC und Multiorganversagen.

Gasbrand (clostridiale Myonekrose)

Gasbrand ist eine durch Clostridien verursachte, sich diffus ausbreitende Myonekrose. Meist ist **Clostridium perfringens** der Erreger. Clostridien sind grampositive, strikt anaerobe Exotoxin- und Sporenbildner. Sie kommen **ubiquitär** in Erde, Staub, Darm und Fäkalien vor und gelangen über tiefe, schmutzige, ischämische Wunden in das Gewebe, in dem sie unter anaeroben Bedingungen Exotoxine, v. a. das α-Toxin, bilden. Auch endogene Infektionen (GI-Trakt) sind möglich.
Nach kurzer Inkubationszeit (ein bis zwei Tage, oft nur Stunden) treten im Wundbereich eine schmerzhafte ödematöse Schwellung, Blasen und ein serös-blutiges Wundexsudat auf. Oft lassen sich **Krepitationen** (Knistern durch Gasblasen) palpieren, im Röntgenbild tritt die typische Muskelfiederung in Erscheinung. Allgemeinsymptome sind Fieber, Tachykardie, Hypotonie, Desorientiertheit.
Therapie: operative Spaltung, Nekroseabtragung, Spülung und Drainage, an den Extremitäten Fasziotomie zur Dekompression (cave: Kompartmentsyndrom). Oft ist nur noch die Amputation lebensrettend. Antibiotikatherapie, offene Wundbehandlung und intensivmedizinische Überwachung schließen sich an. Unbehandelt kommt es zu Schock und Multiorganversagen. Erkrankung und Tod sind meldepflichtig.

Tetanus (Wundstarrkrampf)

Tetanus wird durch das **Neurotoxin** von Clostridium tetani verursacht.

> Jede Wunde ist tetanusgefährdet. Im Verletzungsfall ist daher immer der Impfschutz zu kontrollieren.

In anaeroben Wundverhältnissen gehen die Clostridien von der Sporen- in die Vegetativform über und bilden das Exotoxin **Tetanospasmin**. Es hemmt die Freisetzung inhibitorischer Transmitter im Vorderhorn des Rückenmarks. Klinisch wird die unkontrollierte Entladung motorischer Neurone durch **tonische Krämpfe** manifest: **Trismus** (Kiefersperre), **Risus sardonicus** (Gesichtsmuskulatur), **Opisthotonus** (Bauch-, Nacken-, Rückenstreckmuskulatur). Kontraktionen der Schlund- und Atemmuskulatur führen zu Asphyxie und Hypoxie.

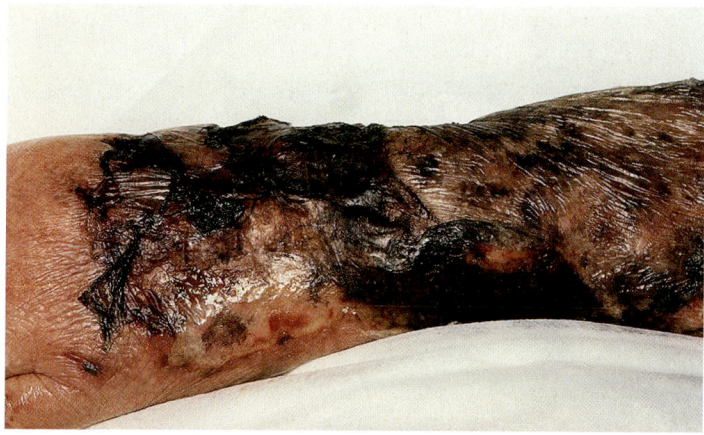

Abb. 5: Nekrotisierende Fasziitis des Unterarms eines intravenös Drogenabhängigen. [41]

Therapie: chirurgische Wundbehandlung, Antibiotikagabe und Immunisierung; Erkrankung und Tod sind meldepflichtig.
Ist die Erkrankung erst manifest, sind lediglich die Symptome therapierbar. Wichtig ist daher die **Prävention durch Immunisierung**:

‣ **Grundimmunisierung:** Auffrischung alle zehn Jahre
‣ **Im Verletzungsfall:**
– Bei vollständig immunisierten Patienten, deren Impfung länger als fünf Jahre zurückliegt, wird mit Tetanustoxoid (aktiv) immunisiert.
– Bei fehlendem oder unvollständigem Impfschutz: passive (humanes Tetanus-Immunglobulin, außer bei sauberen Wunden) und aktive Immunisierung an kontralateralen Körperstellen (Simultanimmunisierung)

Zusammenfassung

✖ Formen lokaler bakterieller Infektionen sind Abszess, Empyem und Phlegmone.

✖ Entzündungen des Haarfollikels (Follikulitiden) können in das umliegende Gewebe abszedieren und Furunkel bzw. Karbunkel bilden.

✖ Nekrotisierende Fasziitis und Gasbrand sind mit erheblicher Sterblichkeit behaftete Haut- und Weichteilinfektionen. Die frühzeitige chirurgische, antibiotische und intensivmedizinische Therapie ist von immenser Wichtigkeit.

✖ Jede noch so kleine Wunde (Bagatellverletzung) ist tetanusgefährdet. Bei jeder Wundversorgung ist daher für ausreichenden immunologischen Schutz zu sorgen.

Sepsis

Die Sepsis ist ein mit hoher Letalität einhergehendes akutes Krankheitsbild. Häufigste Ursachen sind Pneumonien, Infektionen des Urogenitaltrakts und Abdomens sowie Wund- und Weichteilinfektionen.

Definition und Schweregrade
Eine **systemische Entzündungsreaktion** (**SIRS** = systemic inflammatory response syndrome) liegt vor, wenn mehr als zwei der folgenden Kriterien erfüllt sind:

▶ Hyperthermie ≥ 38 °C oder Hypothermie ≤ 36 °C
▶ Tachykardie: Herzfrequenz ≥ 90/min
▶ Tachypnoe: Atemfrequenz ≥ 20/min oder $paCO_2$ ≤ 33 mmHg
▶ Leukozytose ≥ 12 000/µl oder Leukopenie ≤ 4000/µl oder ≥ 10 % unreife Neutrophile

Ursachen können eine Infektion, Verbrennung oder ein schweres Trauma (▮ Abb. 1 auf S. 34) sein.
Liegt eine **SIRS** vor und ist eine **Infektion** (z. B. Bakteriämie) nachgewiesen, so handelt es sich definitionsgemäß um eine **Sepsis** (Letalität 15 %). Die Sepsis ist also eine Erkrankung, die durch mikrobielle Erreger und die komplexe Reaktion des Organismus auf sie bestimmt ist.
Von einer **schweren Sepsis** (Letalität 20 %) wird bei zusätzlich vorliegender Hypotonie, Hypoperfusion und Organdysfunktion gesprochen, von **septischem Schock** (Letalität 45 %) bei systolischem Blutdruck ≤ 90 mmHg trotz adäquater Volumentherapie bzw. Einsatz von Vasopressoren (Schock, s. S. 32).

Risikofaktoren
Risikofaktoren sind Immunsuppression (DM, Malignome, Polytrauma, Medikamente, HIV-Infektion etc.), Implantate und Verweilkatheter (Blasenkatheter, ZVK).

Pathogenese
Mikroorganismen (Bakterien, Pilze, Viren) sowie deren Bestandteile bzw. Toxine können posttraumatisch oder postoperativ (↓ Haut-/Schleimhautbarriere) in Gewebe bzw. die Zirkulation gelangen oder sich in einem Fokus absiedeln (z. B. Leberabszess). Durch Aktivierung des Immunsystems können sie eine Sepsis verursachen (▮ Abb. 1).
Das **Erregerspektrum** ist breit, häufig sind E. coli (20–30 %), S. aureus (20 %) und koagulasenegative Staphylokokken (10 %), aber auch Anaerobier und Pilze (v. a. C. albicans).
Bakterielle Bestandteile binden an Rezeptoren auf Monozyten, Makrophagen und Neutrophilen und aktivieren diese. Bei gramnegativen Infektionen handelt es sich dabei um **Endotoxine** (Lipopolysaccharide), bei grampositiven Infektionen um Zellwandbestandteile wie Peptidoglykane oder Lipoteichonsäuren. Dies führt zur Ausschüttung **proinflammatorischer Zytokine** (v. a. TNF-α, IL-1) und damit zur Entzündungsreaktion. Die antigenspezifische Aktivierung des zellulären und humoralen Immunsystems führt ebenfalls zur Freisetzung inflamma-

torischer Mediatoren und zur Lyse der Mikroorganismen. Die v. a. von Staphylokokken und Streptokokken freigesetzten **Superantigene** sind in der Lage, ohne Antigenspezifität, d. h. unter Umgehung der Antigenpräsentation, T-Lymphozyten zu aktivieren und so eine rasche und massive Zytokinausschüttung zu verursachen.
Diese Zytokine wirken direkt toxisch (z. B. auf das Endothel) und führen zur Freisetzung weiterer pro- und antiinflammatorischer Zytokine, die auf Endothel und Muskulatur der Gefäße, auf Thrombozyten und Entzündungszellen wirken. Es resultieren zytotoxische (z. B. Proteasen), endotoxischhypoxische (z. B. Bildung freier O_2-Radikale) und hypoxischischämische Zell- und Gewebsschädigungen (▮ Abb. 1). Letztere werden verursacht durch:

▶ **Gestörte Mikrozirkulation:** Extravasation von Intravasalvolumen aufgrund einer Vasodilatation und erhöhter Endothelpermeabilität; kapilläre Mikrothromben (▮ Abb. 2)
▶ **Insuffiziente Makrozirkulation:** Die **Dilatation** arterieller und venöser Gefäße sowie die **Endotheldysfunktion** verursachen eine **Verteilungsstörung.**

Im septischen Schock liegt dabei kompensatorisch häufig zunächst ein erhöhtes Herzzeitvolumen (HZV) bei erniedrigtem peripherem Widerstand vor (Vasodilatation), man spricht von **„hyperdynamem Kreislaufversagen"** („warmer Schock": warme Extremitäten), das bei weiterem Fortschreiten in eine prognostisch ungünstige hypodyname Form übergeht (↓ HZV, ↑ peripherer Widerstand).

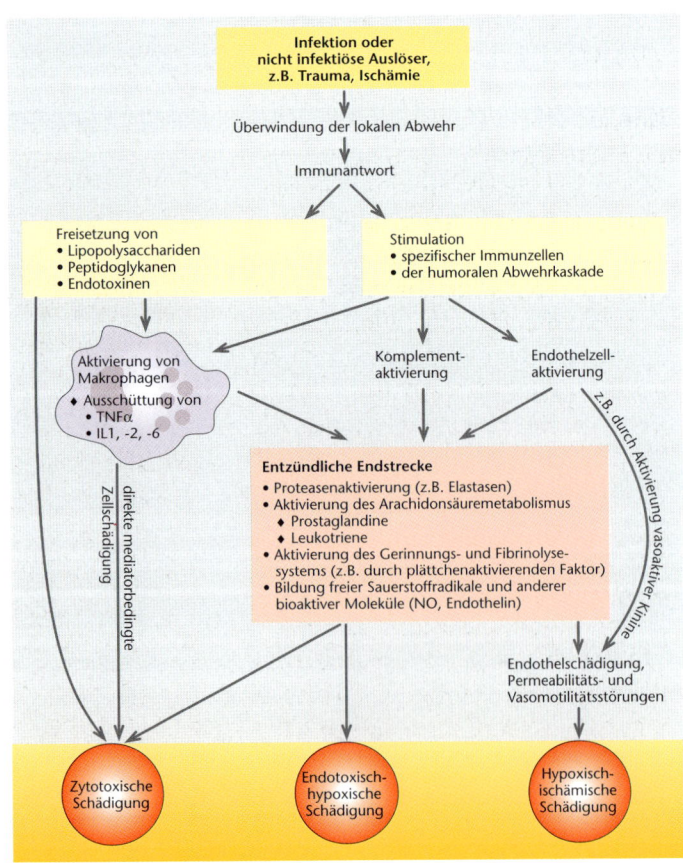

▮ Abb. 1: Übersicht über die Pathogenese der Sepsis. [1]

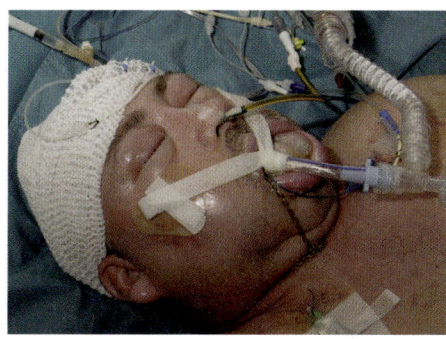
Abb. 2: Capillary-leak-Syndrom: Gesichtsödem. [5]

Im Rahmen der schweren Sepsis und des septischen Schocks kommt es zu Organversagen bzw. -dysfunktionen:

▶ ARDS (acute respiratory distress syndrome, ▮ Abb. 3) → respiratorische Insuffizienz
▶ Myokardiale Dysfunktion
▶ Akutes Nierenversagen
▶ Akutes Leberversagen
▶ Septische Enzephalopathie → Vigilanzstörung
▶ DIC (disseminierte intravasale Gerinnung, ▮ Abb. 4)
▶ GI-Blutung

Versagen mehr als zwei vitale Organsysteme, spricht man von **Multiorganversagen**.

Klinik

Zu Beginn finden sich **Fieber** (meist in Schüben), **Schüttelfrost** und **Zeichen der systemischen Entzündung** (s. o.). Tachypnoe kann eine respiratorische Alkalose verursachen. Hauterscheinungen wie **Petechien** oder **Ekchymosen** können auf eine DIC hinweisen. Im septischen Schock ist das klinische Bild geprägt von der kardiovaskulären Insuffizienz.

Diagnostik

▶ **Labor:** Blutbild, Entzündungsparameter (Leukozyten, CRP, ggf. IL-6, Prokalzitonin), Gerinnungsparameter (Prothrombinzeit, AT-III) und organspezifische Parameter (Kreatinin-Clearance, Bilirubin, Transaminasen, Laktat etc.)
▶ **Mikrobiologische Proben:** Blutkultur, Abstrich (z. B. Trachealsekret, Wunde)
▶ **Bildgebende Verfahren:** Suche des Infektionsherds: Röntgen-Thorax (Pneu-

monie?), Echokardiografie (Endokarditis?), MRT (nekrotisierende Weichteilinfektionen?) etc.

Therapie

Wichtig ist ein **frühzeitiger** Behandlungsbeginn. Blutkulturen sollten daher nur gewonnen werden, wenn sie den Therapiebeginn nicht erheblich verzögern. Sie werden stets **vor** Beginn der Antibiotikatherapie abgenommen. Die vier **Therapieprinzipien** sind:

▶ Sanierung des Infektionsherds und antimikrobielle Therapie: primär kalkuliert, empirisch, möglichst frühzeitig gezielt und resistenzgerecht; chirurgisch

therapierbare Herde wie Abszesse sofort und vollständig entfernen
▶ Intensivmedizinische Betreuung: hämodynamische und respiratorische Therapie, frühzeitige enterale Ernährung etc.
▶ Modulation der Immunantwort: ggf. aktiviertes Protein C
▶ Behandlung der Organkomplikationen: Hämodialyse bei Nierenversagen, Bauchlagerung und adäquate Beatmung (PEEP) bei ARDS etc.

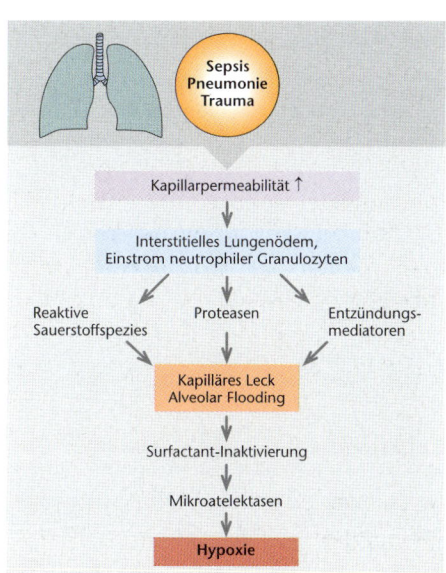
Abb. 3: Pathogenese des ARDS. [1]

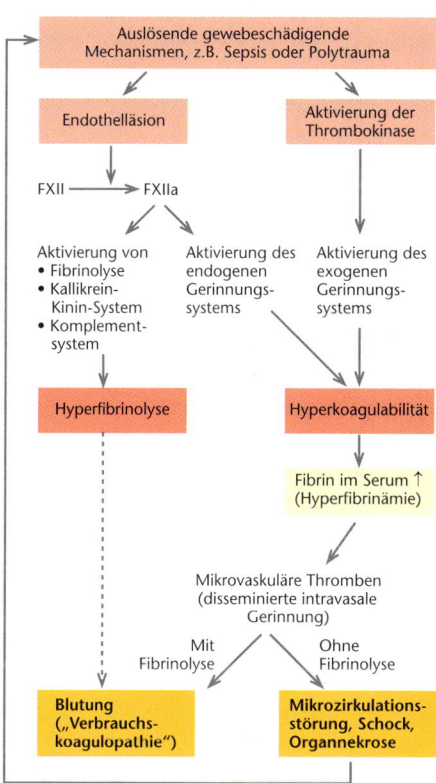
Abb. 4: Pathogenese der DIC. [1]

Zusammenfassung

✖ Sepsis ist ein akutes, mit hoher Letalität assoziiertes Krankheitsbild, das durch eine Infektion und eine systemische Entzündungsreaktion gekennzeichnet ist.

✖ Mikroorganismen sowie deren Bestandteile und Toxine aktivieren das Immunsystem, was zur Ausschüttung inflammatorischer Zytokine wie TNF-α und IL-1 führt.

✖ Zytotoxische, endotoxisch-hypoxische und hypoxisch-ischämische Zell- und Gewebsschädigungen sind die Folge. Mikro- und Makrozirkulation sind gestört und gekennzeichnet durch Vasodilatation und Endotheldysfunktion.

✖ Bei systolischem Blutdruck ≤ 90 mmHg trotz adäquater Therapie liegt ein septischer Schock vor, der v. a. durch die unzureichende Gewebsperfusion zu Multiorganversagen führen kann.

✖ Zu den vier Prinzipien der Therapie der Sepsis zählen die antimikrobielle Therapie (Antibiotika, chirurgische Sanierung), die intensivmedizinische Betreuung, die Immunmodulation und die Behandlung der Organkomplikationen.

Schock

Definition

Unter einem Schock versteht man ein **generalisiertes lebensbedrohliches Kreislaufversagen** der Mikrozirkulation. Das entstehende Missverhältnis zwischen O_2-Angebot und O_2-Bedarf (**O_2-Defizit**) führt zur Hypoxie und somit zur Gewebsschädigung. Bei schwerem Verlauf kommt es zu Organdysfunktionen (Mehrorgandysfunktionssyndrom = MODS), zum Multiorganversagen (MOV) und Tod.

Pathogenese

Wesentliche Voraussetzungen für eine ausreichende Versorgung aller Gewebe mit O_2 sind:

- Ein ausreichendes **Herzzeitvolumen** (HZV, intakte Pumpfunktion des Herzens)
- Ein ausreichendes **Intravasalvolumen**
- Eine dem Intravasalvolumen adäquate **Volumenkapazität** des Gefäßsystems (**Gefäßtonus**)

Störungen dieser **makrozirkulatorischen Regelgrößen** können verschiedene Ursachen haben (s. u.). Allen Schockformen gemeinsam ist eine **Minderperfusion der terminalen Strombahn** (Störung der **Mikrozirkulation**), die eine Minderversorgung mit O_2 und Substraten verursacht (→ anaerobe Glykolyse → Anhäufung von Laktat → metabolische Azidose). Weitere Folgen sind die Anhäufung toxischer Metaboliten und die Schädigung der Zellmembranfunktionen (→ Zellödem). Hypoxische Endothelschädigung bedingt ein interstitielles Ödem und kann gemeinsam mit weiteren Faktoren zu einer DIC führen (Pathogenese, ❙ Abb. 4 auf S. 30).

Den meisten Schockformen (v. a. bei hypovolämischem Schock) ist eine reflektorische **sympathoadrenerge Gegenregulation** gemeinsam (Ausschüttung von Katecholaminen sowie von ADH, ACTH und Kortisol). Dadurch wird aufgrund des Rezeptorverteilungsmusters die Durchblutung von Haut (→ kalte Haut), Splanchnikusgebiet und Nieren (α-Rezeptoren → Vasokonstriktion) zugunsten der Durchblutung von Gehirn und Herz (β-Rezeptoren) vermindert. Die Minderdurchblutung der Niere aktiviert außerdem das Renin-Angiotensin-Aldosteron-System. Durch diesen als **Zentralistion** bezeichneten Vorgang wird dem Abfall des HZV bzw. des Intravasalvolumens entgegengewirkt (**Kompensation**). Dieses Stadium droht bei weiteren Volumenverlusten ($\geq 25\%$ Verlust des Blutvolumens), bei metabolischen Entgleisungen oder bei weiterem Abfall des HZV zu **dekompensieren**, d. h.

der Perfusionsdruck vitaler Organe ist nicht mehr ausreichend (hypoxische Schädigung). Lässt sich dieser Zustand trotz adäquater Therapie nicht beheben, liegt ein refraktärer oder irreversibler Schock vor. Dieser geht mit dem Organversagen von Gehirn, Lungen, Nieren und Herz einher und führt schließlich zum Tod.

Schockformen

Hypovolämischer Schock (❙ Abb. 1)
Akute Abnahme des Intravasalvolumens:

- **Hämorrhagisch:**
  - traumatisch: z. B. Polytrauma (❙ Tab. 1), penetrierendes Trauma (z. B. Messerstichverletzung)
  - nicht traumatisch: z. B. gastrointestinale Blutung.
- **Nicht hämorrhagisch:** Wasser-/Elektrolytverluste (Diarrhö, Diuretika), Plasma-/Proteinverluste (Verbrennung, Ileus, Peritonitis)

Kardiogener Schock

Versagen der kardialen Pumpleistung:

- **Kardial:**
  - Myogen: Myokardinfarkt, Kardiomyopathie, Myokarditis
  - Mechanisch: Klappenerkrankungen, Septumdefekt
  - Rhythmogen: Tachy-/Bradykardien

- **Extrakardial:** Perikardtamponade, Lungenembolie, Aortendissektion, Pericarditis constrictiva, Spannungspneumothorax

Die Kompensationsmechanismen (s. o.) sind bei Patienten mit Herzerkrankungen (v. a. KHK) begrenzt.

Anaphylaktischer Schock

Ursache ist eine IgE-vermittelte **Typ-1-Immunreaktion** auf Allergene wie z. B. Antibiotika (z. B. Penicilline). Die aus Mastzellen und Basophilen freigesetzten vasoaktiven Mediatoren (Histamin, Serotonin, Bradykinin) verursachen eine Vasodilatation und eine erhöhte Kapillarpermeabilität, somit ein interstitielles Ödem und eine relative Hypovolämie. Im Rahmen einer **anaphylaktoiden Reaktion** werden diese Mediatoren nicht immunologisch durch Pseudoallergene wie Anästhetika oder Muskelrelaxanzien freigesetzt.

Fraktur	Blutverlust
Becken	bis 5000 ml
Femur	bis 2000 ml
Unterschenkel	bis 1000 ml
Humerus	bis 800 ml
Unterarm	bis 400 ml

❙ Tab. 1: Blutverlust bei Frakturen.

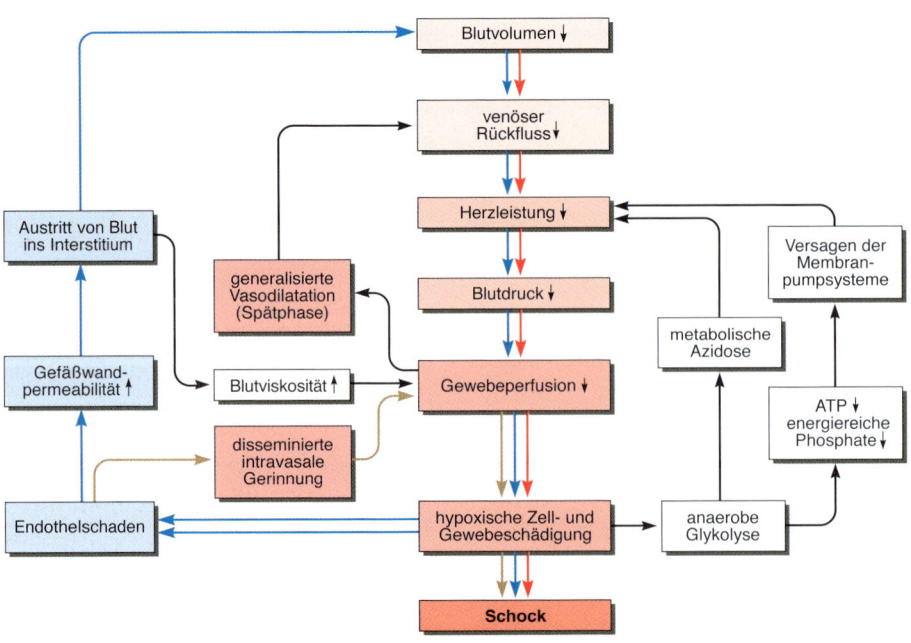

❙ Abb. 1: Pathogenese des hypovolämischen Schocks. [8]

Septischer Schock

Siehe S. 30. Typisch ist der biphasische Verlauf mit hyperdynamer („warmer Schock") und hypodynamer Phase („kalter Schock"). Eine Sonderform ist das Toxic shock syndrome (TSS), das durch Superantigene von Staphylokokken und Streptokokken verursacht werden kann.

Neurogener Schock

Hierbei verursacht eine zentrale oder periphere **Vasomotorenschädigung** (z. B. durch Schädel-Hirn-Trauma, Läsionen des Rückenmarks) eine **Vasoparalyse** („Lähmung" der Gefäßmuskulatur → Vasodilatation) mit venösem Pooling, reduzierter Vorlast und vermindertem HZV.

Klinik

Zu den allgemeinen Schockzeichen zählen **Tachykardie, Tachypnoe** und **Hypotonie.** Es zeigen sich typischerweise **Zeichen der Zentralisation** durch Hypoperfusion von:

▶ **Haut:** Blässe (cave: nicht bei hyperdynamer Phase des septischen Schocks!), periphere Zyanose, Kaltschweißigkeit, verzögerte Rekapillarisierung
▶ **Nieren:** Oligurie, Anurie
▶ **ZNS:** veränderte Bewusstseinslage: Unruhe, Angst, Apathie, Somnolenz, Koma

Besonderheiten bei den Schockformen:

▶ **Septischer Schock:** in früher hyperdynamer Phase neben Hyperthermie und Schüttelfrost auch warme und gerötete Haut
▶ **Kardiogener Schock:** gestaute Halsvenen, Rasselgeräusche über der Lunge (Ödem) mit Luftnot, ggf. Rhythmusstörungen oder pathologische Herzgeräusche
▶ **Anaphylaktischer Schock:** Juckreiz, Hautsymptome (Urtikaria, Quincke-Ödem), Atemnot (Bronchokonstriktion); eine Rechtsherzbelastung kann Folge einer pulmonalen Vasokonstriktion sein
▶ **Neurogener Schock:** ZNS-Symptome (Vigilanzstörung), Hypotonie und Bradykardie bis hin zur Bewusstlosigkeit und Asystolie

Diagnostik und Monitoring

Zur oben erwähnten Klinik lässt sich der **Schockindex** = $Puls/RR_{syst}$ bestimmen (physiologisch 0,5). Ein Index $\geq$ 1 bedeutet Schockgefahr. Laborchemische, apparative (EKG) und v. a. bildgebende Verfahren (CT, Röntgen-Thorax, Becken-Übersicht, Echokardiogramm, Abdomen-Sonografie etc.) werden zur Klärung der Schockursache eingesetzt und können bei der Suche nach

einer **Blutungsquelle** oder einem **Infektfokus** behilflich sein. Beim kardiogenen Schock kann je nach Ursache eine notfallmäßige Koronarangiografie notwendig werden.
Der obligaten **intensivmedizinischen Überwachung (Monitoring)** dient zum einen die regelmäßige **Labordiagnostik** (Blutbild, BGA, Gerinnungs-, Stoffwechsel- und Organparameter, Elektrolyte), die mehrmals täglich durchgeführt wird, zum anderen die Überwachung von:

▶ **Herz/Kreislauf:** mittels körperlicher Untersuchung, Puls, Blutdruck (ggf. invasiv), mittlerer arterieller Blutdruck (Nachlast des linken Herzens), ZVD (zentraler Venendruck: Vorlast des rechten Herzens), EKG, Pulsoxymetrie, ggf. Pulmonalarterienkatheter (Swan-Ganz-Katheter: Pulmonalarterienverschlussdruck ~ Druck im linken Vorhof), PiCCO-System (Pulskontur-HZV)
▶ **Nierenfunktion:** mittels Überwachung der Urinausscheidung und Flüssigkeitsbilanzierung
▶ **ZNS:** mittels klinischer Kontrolle der Bewusstseinslage, Pupillenreaktion etc.

Therapie

> Je früher die adäquate Therapie, desto besser die Prognose. Dabei muss versucht werden, die schockauslösende Ursache zu beseitigen.

Allgemeine Therapieprinzipien

▶ Wiederherstellung ausreichender Kreislauf- und Oxygenierungsverhältnisse:
– Volumentherapie (s. S. 20; i. d. R. **nicht** bei kardiogenem Schock)
– O_2: Maske, Nasensonde, ggf. frühzeitige Intubation und Beatmung
– Lagerung: Trendelenburg-Lagerung (Hochlagerung des Beckens und der Beine), bei kardiogenem Schock sitzend
– Katecholamine
– Korrektur von Elektrolytstörungen und metabolischer Azidose
– Hämotherapie (starke Blutverluste bei hämorrhagischem Schock)
▶ Analgosedierung: Analgesie und Abschirmung durch Sedativa (Opiate, Benzodiazepine)
▶ Blasenkatheter (Überwachung der Nierenfunktion)

Schockspezifische Therapie

▶ **Hämorrhagischer Schock:** Blutstillung (Kompression, Gastroskopie, Notfall-OP etc.)
▶ **Kardiogener Schock:** Wiederherstellung der Pumpfunktion, je nach Ursache (z. B. laterale Thorakotomie bei Perikardtamponade); Vasodilatatoren
▶ **Anaphylaktischer Schock:** Unterbindung der Allergenzufuhr, Sicherung der Atemwege, Glukokortikoide, Antihistaminika, Bronchodilatatoren, Adrenalin
▶ **Septischer Schock:** siehe Sepsis, Seite 30
▶ **Neurogener Schock:** je nach Ursache (z. B. neurochirurgische Dekompression)

Zusammenfassung

✖ Ein Schock ist ein generalisiertes lebensbedrohliches Kreislaufversagen, dem unterschiedliche Ursachen zugrunde liegen können (Schockformen).

✖ All diesen Formen gemeinsam ist eine Störung der Mikrozirkulation mit verminderter Gewebsoxygenierung. Ursachen können Störungen makrozirkulatorischer Parameter wie Intravasalvolumen, HZV oder Gefäßtonus sein.

✖ Neben den allgemeinen Schockzeichen können spezifische Symptome auf die Schockursache (-form) hinweisen, das Schockgeschehen allerdings auch verschleiern (z. B. warme Extremitäten in der hyperdynamen Phase des septischen Schocks).

✖ Zur Diagnostik zählen die frühzeitige Diagnose, die Ermittlung der Ursache und die Überwachung des Patienten im Schock.

✖ Die Therapie setzt sich aus der Beseitigung der Ursache sowie der allgemeinen und schockspezifischen Behandlung zusammen.

Polytrauma

Definition
Unter einem Polytrauma wird die gleichzeitig entstandene Verletzung mehrerer Körperregionen oder Organsysteme verstanden, wobei wenigstens eine Verletzung oder die Kombination mehrerer lebensbedrohlich ist.

In ca. 80% der Fälle ist ein **Hochrasanztrauma** (Verkehrsunfall, Sturz aus großer Höhe etc.) die Ursache. Das Polytrauma ist in Deutschland die häufigste Todesursache der unter 44-Jährigen.

Pathophysiologie
Organ- und Gewebsschäden wie Quetschungen und Zerreißungen solider Organe, Frakturen von Becken und großen Röhrenknochen führen zur direkten Bedrohung der Vitalfunktionen **(traumatisch-hämorrhagischer Schock).** Blutverlust, Zirkulationsstörungen, Ischämie, Hypoxie, Wundkontamination und Schmerz stellen hohe Anforderungen an die physiologischen Abwehrsysteme (host defense response, ▌ Abb. 1) und haben die Aktivierung neuroendokriner, immunologischer und plasmatischer Systeme zur Folge. Als Konsequenz können systemische Hyperinflammation und Zellfunktionsstörungen mit Multiorganversagen auftreten.

Scoring-Systeme
Kombinationen von Verletzungsmustern und -schweregraden führen zu einer schwierigen Objektivierbarkeit des Traumaausmaßes. Hierfür – zur Prognoseeinschätzung, zum Vergleich der Effektivität verschiedener Versorgungsstrategien und zur Qualitätskontrolle – stehen verschiedene Scoring-Systeme zur Verfügung:

▶ **Glasgow Coma Scale** (GCS): ▌ Tabelle 1
▶ **Revised trauma score** (RTS): GCS, syst. RR und Atemfrequenz
▶ **Abbreviated injury scale** (AIS): die Verletzung von sechs Körperregionen wird skaliert
▶ **Injury severity score** (ISS): summierender Score, basierend auf AIS bei Polytrauma: Jede von sechs Körperregionen (Schädel/Hals, Gesicht, Thorax, Abdomen, Extremitäten, Weichteile) wird auf einer Skala von 1 bis 6 (gering bis tödlich) eingestuft. Die Werte der drei am schwersten verletzten Regionen werden jeweils quadriert und dann addiert. Ab einem ISS ≥ 16 spricht man von einem Polytrauma.

Augen öffnen	Spontan	4
	Auf Aufforderung	3
	Auf Schmerz	2
	Nicht	1
Verbale Reaktion	Orientiert	5
	Verwirrt	4
	Unangemessen	3
	Unverständlich	2
	Keine	1
Motorische Reaktion	Auf Aufforderung	6
	Gezielt auf Schmerz	5
	Ungezielt auf Schmerz	4
	Beugesynergismen	3
	Strecksynergismen	2
	Keine	1

Minimum: 3; Maximum: 15; ≤ 8: Intubation

▌ Tab. 1: GCS zur Beurteilung der Bewusstseinslage.

Präklinische Versorgung
Die präklinische Versorgung beginnt mit der **Situationserfassung** (Unfallmechanismus etc.) bereits bei Meldung des Unfalls und setzt sich nach Eintreffen am Unfallort und dessen Sicherung in der **Bergung** fort. Die Eigensicherung der Unfallhelfer hat hierbei Vorrang. Prioritäten- und teamorientiertes Management, Rückmeldung an die Rettungsleitstelle sowie Auswahl der Zielklinik und des geeigneten Transportmittels sind von Bedeutung. Im Vordergrund stehen die Wiederherstellung und Sicherung der **Vitalfunktionen** des Patienten. Eine Vorgehensmöglichkeit ist das Arbeiten nach den Algorithmen des advanced trauma life support (**ATLS®-Konzept** des American College of Surgeons Committee on Trauma). Das **„ABCDE-Schema"** der Erstbeurteilung und -behandlung (**primary survey,** resuscitation) ist in ▌ Tabelle 2 dargestellt. Dabei darf erst dann zur nächsten Versorgungsstufe übergegangen werden, wenn die in der vorangegangenen Stufe beurteilten Vitalfunktionen wiederhergestellt bzw. gesichert sind. Weitere Prinzipien des ATLS® sind eine ständige **Reevaluation** der vorangegangenen Stufe, eine rasche Durchführung und die Vermeidung zusätzlicher Schädigungen durch den Helfer.

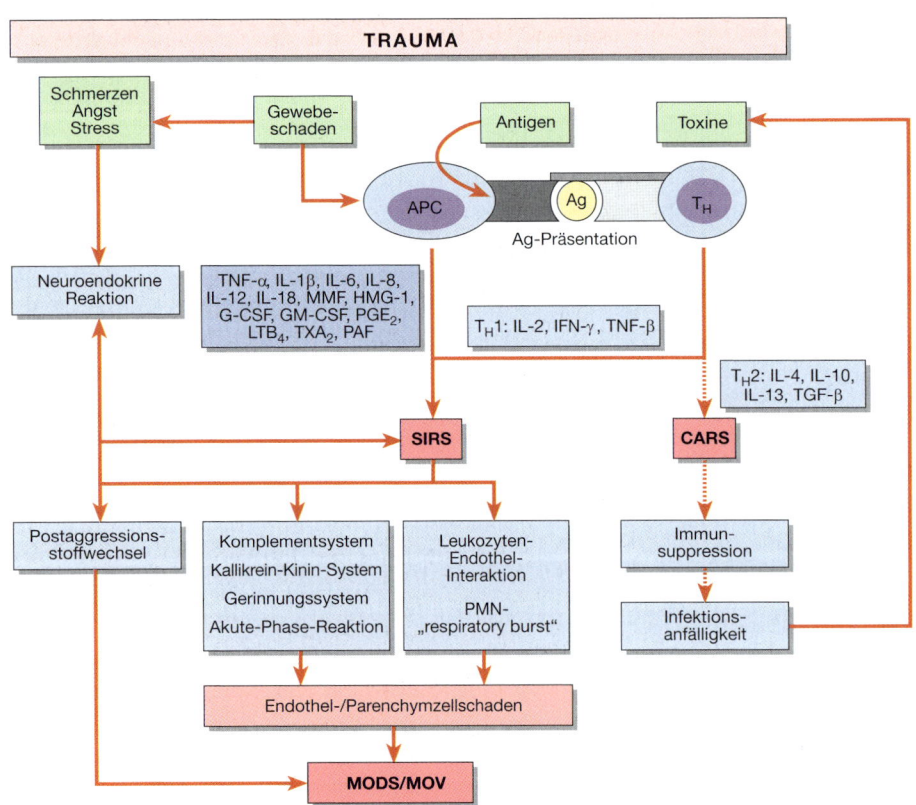

▌ Abb. 1: Systemische Traumareaktion: Beachte die Analogie zu Sepsis und Schock (CARS = compensatory anti-inflammatory response syndrome). [5]

Klinische Versorgung

Auch die klinische Versorgung im Schockraum beginnt mit der Erstbeurteilung und der Sicherung der Vitalparameter (▌ Tab. 2). Nur wenn dieser **Primary survey** abgeschlossen ist, kann mit dem **Secondary survey** fortgefahren werden. Prinzipien dieser Zweitbeurteilung und -behandlung sind:

▶ Evaluation von Kopf bis Fuß
▶ Anamneseerhebung (ATLS®: **AMPLE: a**llergies, **m**edications currently used, **p**ast illnesses/**p**regnancy, **l**ast meal, **e**vents/**e**nvironment related to the injury)
▶ Erweiterte Maßnahmen: Monitoring (EKG, Pulsoxymetrie, Blutdruckmessung, BGA), Labor, Magensonde, Blasenkatheter, Bildgebung: Sonografie, Röntgen, (Ganzkörper-)CT
▶ Reevaluation des Primary survey

In diese Diagnostik- und Therapiephasen eingearbeitet bzw. in deren Anschluss erfolgt die operative Behandlung nach dem **Damage-control-Prinzip:** Statt sofortiger definitiver Versorgung des Patienten (Blutverlust, Zeitaufwand) werden nach **Dringlichkeit** gestaffelte Operationsphasen durchlaufen (▌ Abb. 2):

▶ **Erste Operationsphase:** lebensrettende Sofortoperationen: Massenblutungen, Perikardtamponade, Hämatothorax, Spannungspneumothorax, epidurale Hämatome
▶ **Zweite Operationsphase:** dringliche Primäreingriffe: Blutungen, offene Frakturen mit erheblichem Weichteilschaden (Wundversorgung, Débridement), Frakturen großer Röhrenknochen, Verletzungen großer Gefäße und von Hohlorganen, instabile Wirbelsäulenverletzungen, Kompartmentsyndrome
▶ **Dritte Operationsphase:** geplante Folgeeingriffe: Zwischen Hyperinflammation und Immunsuppression (▌ Abb. 2) liegt das sog. „window of opportunity", ein Zeitfenster, in welchem die **definitive Versorgung** stattfindet: Verfahrens-

A	Airway & cervical spine	Sicherung der Atemwege unter Protektion der HWS: Entfernung von Fremdkörpern, Verhindern des Zurückfallens der Zunge (chin-lift, jaw-thrust), Intubation
B	Breathing & ventilation	Sicherung der Gewebsoxygenierung: Therapie von Spannungs- oder offenem Pneumothorax, instabilem Thorax, Hämatothorax; O_2-Gabe
C	Circulation	Blutstillung, intravenöser Zugang, Volumentherapie
D	Disability	Neurologischer Status: GCS; **AVPU** (ATLS®): **a**lert, responds to **v**ocal stimuli, responds to **p**ainful stimuli, **u**nresponsive to all stimuli; Pupillendiagnostik
E	Exposure/ Environment	Entkleidung, Drehen en bloc zum Auffinden aller Verletzungen; Verhindern der Hypothermie

▌ Tab. 2: Primary survey nach ATLS®.

wechsel (z. B. Fixateur externe → Marknagel), Weichteil- und Gelenkrekonstruktionen.

Erste und zweite Phase erfolgen am ersten Tag, die dritte an den folgenden Tagen.

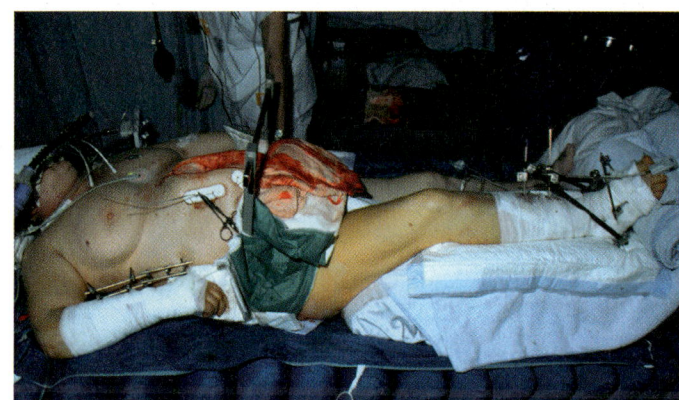

▌ Abb. 3: Damage-control-Prinzip bei Polytrauma: Die Patientin ist mit Beckenzwinge, Fixateur externe und Tuchtamponade unter temporärem Verschluss der Bauchhöhle versorgt worden. [5]

Physiologischer Status	Operative Eingriffe	Timing
Bilanz: Vitalfunktionen? Response? (−)	Lebensrettende Sofortoperationen	Tag 1
(?)	„damage control"	
(+)	Primäre Definitivversorgung	
Hyper-Inflammation	Zwingende Folgeeingriffe nach „damage control"	Tag 2–4
„window of opportunity"	Definitive Osteosynthesen Plastische Deckungen	Tag 5–10
Immunsuppression	**Keine Wahleingriffe!**	Tag 11–21
Erholung	Sekundäre rekonstruktive Eingriffe	ab 4. Woche

▌ Abb. 2: Operationsphasen nach Polytrauma. [5]

Zusammenfassung

✖ Das pathophysiologische Geschehen bei Polytrauma ist gekennzeichnet durch Schock, Hyperinflammation, Immunsuppression und disseminierter intravasaler Gerinnung mit sequenziellem Multiorganversagen.

✖ Zur Objektivierung des Traumagrads werden Scoring-Systeme wie GCS und ISS eingesetzt.

✖ Die Versorgung eines polytraumatisierten Patienten hat teamgebunden und prioritätenorientiert zu erfolgen: lebenserhaltende Sofortmaßnahmen und OPs, organerhaltende OPs, rekonstruktive OPs.

✖ Eine mögliche Vorgehensweise ist die nach ATLS®: Primary und Secondary survey.

B Spezieller Teil

Schilddrüse I

Physiologie

Die Follikelepithelzellen der Schilddrüse (Glandula thyreoidea) synthetisieren die Hormone Thyroxin (T_4) und Trijodthyronin (T_3), die als Thyreoglobulin (TG) in den Follikeln gespeichert werden. Ihre Synthese wird durch den **Hypothalamus-Hypophysen-Regelkreis** kontrolliert (■ Abb. 1). Im Blut sind sie fast ausschließlich an Transportproteine gebunden. T_3 und T_4 regulieren intrazellulär die Transkription spezifischer Zielgene und beeinflussen so den Stoffwechsel aller Organsysteme im Sinne einer **Grundumsatzsteigerung** ($\uparrow$ O_2-Verbrauch, $\uparrow$ Wärmeproduktion).

Klinik

Liegt kein funktioneller Normalzustand **(Euthyreose)** der Schilddrüse vor, so werden Überangebot an freiem T_3 (fT_3) und T_4 (fT_4) als (manifeste) **Hyperthyreose** und eine Mangelversorgung als (manifeste) **Hypothyreose** bezeichnet. Je nach Serumspiegel und weiteren Einflussfaktoren kann die Klinik der jeweiligen Funktionsstörung differieren. Die Symptome sind ■ Tabelle 1 zu entnehmen. Weitere **lokale** Symptome sind im Falle einer erheblichen Schilddrüsenvergrößerung Schluckbeschwerden, Globusgefühl, Dyspnoe, inspiratorischer Stridor und Heiserkeit.

Diagnostik

Nach **Anamnese** und **Inspektion** (Anhaltspunkte ■ Tab. 1) wird die Schilddrüse zunächst am sitzenden Patienten **palpiert**: Dazu steht der Untersucher hinter dem Patienten, umfasst links und rechts den Hals und palpiert mit Zeige-, Mittel- und Ringfinger (Größe, Form, Konsistenz, knotige Veränderungen?). Der Patient wird zum **Schlucken** aufgefordert und dabei wird auf die **Schluckverschieblichkeit der Schilddrüse** geachtet. Normalerweise ist die Schilddrüse nicht oder kaum tastbar.

Labordiagnostisch eignet sich als Screeningparameter besonders das **TSH**: Da äußerst selten Erkrankungen im Hypothalamus-/Hypophysenbereich vorliegen (sekundäre Hyper-/Hypothyreosen), zeigt ein erniedrigter TSH-Spiegel fast immer eine Hyperthyreose an. Liegen fT_3 und fT_4 im Referenzbereich, so spricht man von latenter/präklinischer Hyperthyreose, sind sie erhöht, von manifester Hyperthyreose. Umgekehrtes gilt für die Hypothyreose. Bei den die Schilddrüse betreffenden Autoimmunerkrankungen lassen sich ferner Autoantikörper nachweisen (s. u.).

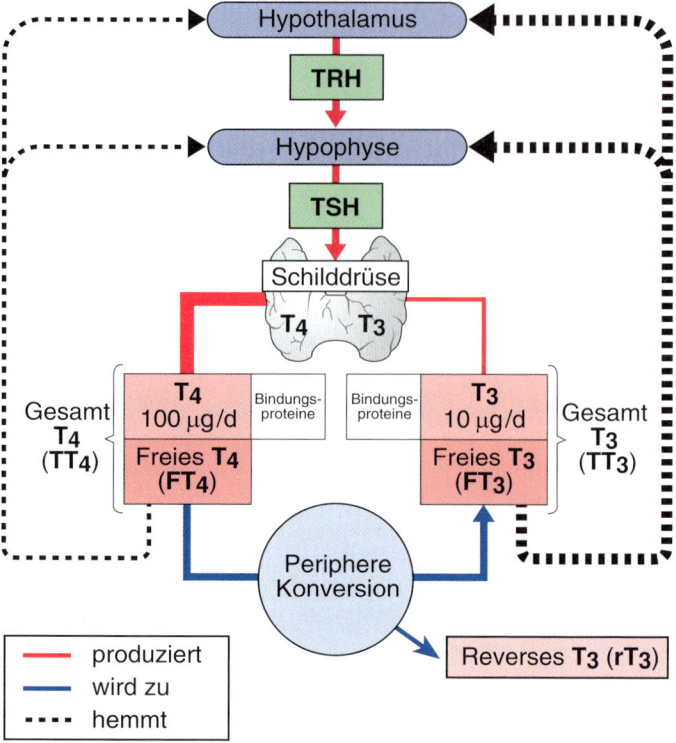

■ Abb. 1: Regulation der Schilddrüsenhormonsynthese. [13]

Bei den **bildgebenden Verfahren** muss zwischen morphologischen (Sonografie) und funktionellen (Szintigrafie) getrennt werden.

> Die Größe der Schilddrüse lässt nicht auf ihre Funktion schließen und umgekehrt.

Mit der **Sonografie** lassen sich zunächst Schilddrüsengröße und -volumen (Frauen ≤ 18 ml, Männer ≤ 25 ml) ermitteln. Des Weiteren interessieren den Untersucher die **Echogenität** (homogen/inhomogen; Knoten: echoreich, -arm, -frei?) und die Lage zu den benachbarten Strukturen. Die **Szintigrafie** mit ^{99m}Technetium-Pertechnetat (vergleichbar mit Jodaufnahme) gibt den Funktionszustand wieder. Sie ist indiziert bei palpatorischen/sonografischen Herdbefunden und Verdacht auf Autonomie. Sie ermöglicht die Identifizierung **autonomer Areale**, lässt „heiße" ($\uparrow$ Tracer-Aufnahme, ■ Abb. 2) von „kalten" ($\downarrow$ Tracer-Aufnahme) Arealen oder Knoten unterscheiden und gestattet das Auffinden dystopen Schilddrüsengewebes. Bei bestimmten Fragestellungen können weitere bildgebende Verfahren (CT/MRT) durchgeführt werden.

Organsystem	Hyperthyreose	Hypothyreose
Herz-Kreislauf-System	▶ Tachykardie ▶ Rhythmusstörungen ▶ Dyspnoe	▶ Bradykardie ▶ Perikard-/Pleuraerguss ▶ Ödemneigung
ZNS	▶ $\uparrow$ Reflexe ▶ Nervosität, Unruhe ▶ Reizbarkeit ▶ Tremor	▶ $\downarrow$ Reflexe ▶ Müdigkeit, Lethargie ▶ Psychische Verlangsamung ▶ Verstimmung, Depression
Energiestoffwechsel	▶ Wärmeintoleranz ▶ $\uparrow$ Körpertemperatur ▶ $\downarrow$ Körpergewicht ▶ $\downarrow$ Cholesterin	▶ Kälteintoleranz ▶ $\downarrow$ Körpertemperatur ▶ $\uparrow$ Körpergewicht ▶ $\uparrow$ Lipide
Magen-Darm-Trakt	▶ Diarrhö	▶ Obstipation
Haut	▶ Warm und feucht ▶ Haarausfall	▶ Kühl, blass, schuppend ▶ Myxödem
Gonaden	▶ $\downarrow$ Potenz, Fertilität	▶ $\downarrow$ Potenz, Fertilität

■ Tab. 1: Leitsymptome der manifesten Hyper- und Hypothyreose.

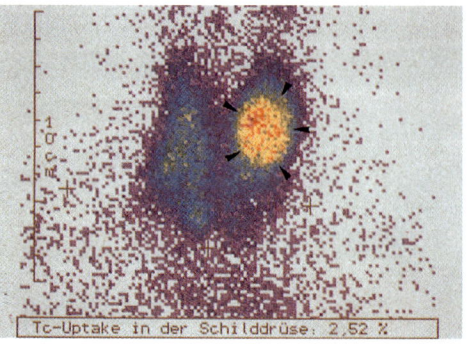

Tc-Uptake in der Schilddrüse: 2,52 %

■ Abb. 2: Szintigramm mit intensiver Tracer-Aufnahme im linken Lappen ($\uparrow\uparrow$): unifokale Autonomie. [13]

Die sonografisch kontrollierte **Feinnadel-punktion** (FNP) dient der zytologischen Untersuchung echoarmer, „kalter" Knoten ≥ 1 cm (Malignität?).

Therapie

Funktionelle Störungen samt Autoimmun-erkrankungen werden oft konservativ be-handelt. Das gilt insbesondere für die Hypo-thyreose. Die Therapie richtet sich dabei nach pathogenetischen Gesichtspunkten (Jod- und Thyroxinsubstitution etc.). In folgenden Fällen besteht **OP-Indikation:**

▶ Große **Strumen** (Grad III, ∎ Tab. 2) mit Kompressionssyndromen
▶ Unzureichender konservativer Therapie-erfolg einer **Überfunktion**
▶ **Malignome** der Schilddrüse

Struma

Unter „Struma" versteht man jede Vergrö-ßerung der Schilddrüse. Die Prävalenz ist mit 20% der 25-Jährigen und 50% der über 50-Jährigen in Deutschland hoch. Die Struma wird eingeteilt nach:

▶ **Morphologie:** diffus oder knotig (Struma nodosa)
▶ **Funktion:** eu-, hypo- oder hyperthyreot
▶ **Dignität:** maligne oder benigne
▶ **Größe:** Strumaklassifikation, ∎ Tabelle 2

Häufigste Ursache der euthyreoten (blan-den) Struma ist **alimentärer Jodmangel** (endemisch), der zu Hypertrophie und Hyperplasie führt, jedoch nur selten eine Unterfunktion verursacht. Nach zunächst diffuser Vergrößerung kommt es nach jahrzehntelangem Verlauf zu narbigen und regressiven Veränderungen wie Zysten, Ver-kalkungen und knotigen Strukturen. Dies prädisponiert zur Entstehung von Autono-mien (z. B. als hyperthyreote Knotenstruma). Das Ausmaß eines operativen Eingriffs (Indi-kation s. o.) kann von einer Knotenresektion über die subtotale Resektion eines oder bei-der Lappen, die Hemithyreoidektomie bis hin zur Thyreoidektomie reichen (Resektion der Schilddrüse, s. S. 42).

Hyperthyreose

Chirurgisch relevante Erkrankungen, die zu einer Hyperthyreose (Schilddrüsenüberfunk-tion) führen, sind **Morbus Basedow** und die **thyreoidale Autonomie.** Andere Ursa-chen einer Hyperthyreose sind Entzündungen oder die Überdosierung zugeführter Schild-drüsenhormone **(iatrogen).**

Grad I	Palpabel, nicht sichtbar
Grad II a	Bei Reklination des Kopfes sichtbar
Grad II b	Bei normaler Kopfhaltung sichtbar
Grad III	Große Struma, Kompression von Umge-bungsstrukturen

∎ Tab. 2: Größenstadien der Struma.

Morbus Basedow (Graves' disease)
Pathogenese

TSH-Rezeptor-stimulierende Autoantikörper **(TRAK)** führen zur Überfunktion. Sie sind spezifisch für den M. Basedow und in ca. 90% der Fälle zu detektieren. Weitere AK gegen Thyreoglobulin **(TG-AK)** und Thyreo-peroxidase **(TPO-AK)** können nachweisbar sein.

Klinik

Historisch bedingt sind die klinischen Sym-ptome der **Merseburger Trias:** Struma, Exophthalmus und Tachykardie. Die **endo-krine Orbitopathie** tritt in ca. 60% der Fälle auf und äußert sich in verschiedenen Variationen wie Lidschwellung, Lichtscheu, Exophthalmus, seltenem Lidschlag (Stell-wag-Zeichen), Konvergenzschwäche (Moe-bius-Zeichen), Zurückbleiben des Oberlids bei gesenktem Blick (Graefe-Zeichen) und erweiterter Lidspalte (Dalrymple-Zeichen). Die weitere Klinik entspricht Symptomen der Hyperthyreose (∎ Tab. 1), andere klini-sche Zeichen sind das **prätibiale Myxödem** und eine **Akrozyanose.**

Diagnostik

Laborchemisch lassen sich Autoantikörper nachweisen (s. o.). Sonografisch zeigt sich eine echoarme Struma diffusa/nodosa. Bei Nachweis von TRAK kann auf eine Szinti-grafie (generalisiert gesteigerte Tracer-Auf-nahme) verzichtet werden.

Therapie

Medikamentös wird **thyreostatisch** (Thio-harnstoffderivate) und **symptomatisch** (β-Blockade etc.) ein Jahr lang behandelt und ein Auslassversuch unternommen. Ablative Maßnahmen (Radiojodtherapie mit ^{131}I = β-Strahler, Operation) sind bei Unwirk-samkeit dieser Therapie oder Rezidiven in-diziert. Die Operation ist dabei vorzuziehen, wenn es sich um eine große Struma mit Kompressionssyndromen handelt und kno-tige Begleitveränderungen vorliegen, bei thy-reotoxischer Entgleisung und Verdacht auf Malignität: (sub)totale Thyreoidektomie

(Near-total-Resektion). Vorteile der Ope-ration sind die sofortige definitive Versorgung mit Beseitigung mechanischer Symptome, die Eliminierung des Antigenreservoirs und das Vermeiden der Strahlenbelastung. Nach-teile sind die operativen Risiken (s. S. 42).

Thyreoidale Autonomie
Pathogenese

Prädisponierend für die Entstehung autono-mer Areale, die dem hypothalamisch-hypo-physären Regelkreis von ∎ Abb. 1 entzogen sind, ist **langjähriger Jodmangel.** Autono-mien können **unifokal** (autonomes Ade-nom, heißer Knoten, ∎ Abb. 2), **multifokal** oder **disseminiert** sein. Die Areale wachsen und synthetisieren autonom Schilddrüsen-hormone. Somatische, aktivierende Muta-tionen des TSH-Rezeptors konnten nach-gewiesen werden.

Klinik

Klinisch überwiegen bei den meist älteren Patienten monosymptomatische Verlaufs-formen meist kardialer oder intestinaler Art (∎ Tab. 1).

Diagnostik

Sonografie, Szintigrafie (∎ Abb. 2).

Therapie

Therapeutisch stehen nach Überbrückung mit Thyreostatika **Radiojodtherapie** (v. a. bei älteren Patienten) und **Operation** (v. a. wenn zusätzlich kalte Knoten vorhanden) zur definitiven Versorgung zur Verfügung.

Thyreotoxische Krise (akute Hyperthyreose)
Pathogenese

Die schwere, lebensbedrohliche Exazerba-tion einer bestehenden Hyperthyreose wird häufig durch starke Jodexposition verursacht (Applikation jodhaltiger Pharmaka wie Kon-trastmittel, Amiodaron).

Klinik

Anzeichen sind Tachykardie, Tachyarrhyth-mie bis hin zur rhythmogenen Herzinsuffi-zienz, Fieber, Erbrechen, Diarrhö, Exsik-kose, Tachypnoe, Delir bis hin zum Koma.

Therapie

Zunächst konservativ (hoch dosiert Thyreo-statika, β-Blockade, Rehydratation, Kühlung, ggf. Glukokortikoide), bei Erfolglosigkeit umgehende Thyreoidektomie.

Prognose

Die Letalität liegt bei 20–40%.

Schilddrüse II

Auf dieser Doppelseite sind die malignen Schilddrüsentumoren dargestellt. Sie werden unter dem Begriff **Struma maligna** zusammengefasst.

Epidemiologie und Klassifizierung

Der Anteil maligner Schilddrüsentumoren an allen malignen Tumoren liegt bei knapp 1 %. Sie werden in differenzierte, von den Follikelepithelzellen **(papillär/follikulär)** oder C-Zellen **(medullär)** ausgehende Karzinome und undifferenzierte **(anaplastische)** Karzinome unterteilt. Sie weisen unterschiedliche Epidemiologie und tumorbiologisches Verhalten auf. Allen Tumoren gemeinsam ist die Stadieneinteilung des TNM-Systems (■ Tab. 3). Weitere Tumoren der Schilddrüse sind das maligne Lymphom, Metastasen und benigne Tumoren.

Papilläres und follikuläres Karzinom

Das papilläre Karzinom ist in Deutschland mit 70–80 % das häufigste, gefolgt vom follikulären Karzinom mit etwa 15 %. Wegen der höheren Strumainzidenz bei Frauen ist die Inzidenz unter der weiblichen Bevölkerung zwei- bis vierfach höher. Eine spezifische Ursache ist allerdings nicht bekannt, Strahlenexposition v. a. des Kindes erhöht mit einer Latenz von Jahrzehnten das Risiko. Während das **papilläre** Karzinom bevorzugt **lymphogen** metastasiert, erfolgt die Metastasierung des **follikulären** Karzinoms hauptsächlich **hämatogen** v. a. in Lunge und Knochen (beliebte Prüfungsfrage). Die Prognose ist stadienabhängig, allerdings weitgehend gut (5-JÜR von 70–100 %).

Medulläres Karzinom (C-Zell-Karzinom)

Dieses Karzinom geht von den **kalzitoninbildenden** parafollikulären Zellen aus. Sie nehmen nicht am Jodstoffwechsel teil, daher kommt die Radiojodtherapie nicht als Option infrage. Bei knapp einem Drittel der Patienten mit medullärem Karzinom liegt der Tumor hereditär im Rahmen einer **MEN Typ II** vor und kann sich bereits im Kindesalter manifestieren. MEN Typ II (= multiple

T1	≤ 2 cm, auf Drüse begrenzt
T2	≥ 2 – 4 cm, auf Drüse begrenzt
T3	≥ 4 cm oder minimale extrathyreoidale Ausbreitung
T4a	Infiltration von Subkutangewebe, Larynx, Trachea, Ösophagus, N. recurrens
T4b	Infiltration der prävertebralen Faszie, mediastinaler Gefäße, A. carotis
N1	Regionale Lymphknotenmetastasen
M1	Fernmetastasen

■ Tab. 3: TNM-Klassifikation der Schilddrüsenkarzinome.

endokrine Neoplasie Typ II) ist eine Mutation des **RET-Protoonkogens** mit medullärem Schilddrüsenkarzinom, Phäochromozytom, Hyperparathyreoidismus bei MEN IIa, bei MEN IIb zusätzlich mit Ganglioneuromatose und marfanoidem Habitus. Sind die Karzinomzellen differenziert und synthetisieren Kalzitonin, so lässt sich dies als „Tumormarker" nutzen (ggf. auch CEA). Trotz erhöhter Kalzitoninspiegel sind die Patienten meist normokalzämisch. Das C-Zell-Karzinom metastasiert frühzeitig hämatogen (Lunge, Leber) und lymphogen. Einzig effektive therapeutische Strategie ist die operative Therapie (Strahlenresistenz), ihr kommt daher entscheidende Bedeutung zu. Die 5-JÜR liegt bei 50–70 %.

Anaplastisches Karzinom

Es handelt sich um einen **hochmalignen** Tumor aus undifferenzierten Zellen, der meist im Alter von 60–70 Jahren auftritt. Er metastasiert frühzeitig hämatogen (Lunge) und lymphogen. Der Tod tritt meist durch das infiltrativ-destruktive Wachstum des Primärtumors ein. Die Operation erfolgt meist palliativ und dient der Tumormassenreduktion. Die Prognose ist trotz multimodaler Tumortherapie (OP, Bestrahlung, Chemotherapie) äußerst schlecht, die 1-JÜR beträgt etwa 5 %.

Klinik

Verdächtige Symptome sind Größenzunahme der Schilddrüse (■ Abb. 3), schlechte Verschieblichkeit, vergrößerte zervikale Lymphknoten, palpable indolente Knoten, andauernde Heiserkeit, Horner-Syndrom und andere lokale Kompressionssyndrome. Gerade bei jungen Patienten muss immer an ein Malignom gedacht werden. Besonderes Augenmerk ist ferner bei bekannter famili-

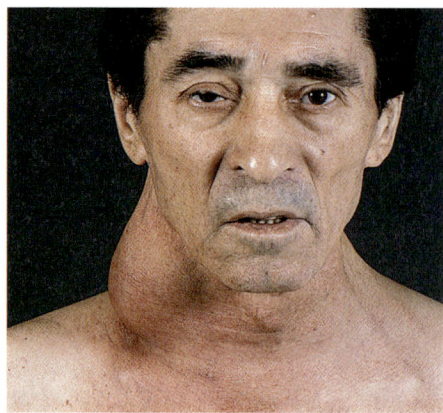

■ Abb. 3: Anaplastisches Schilddrüsenkarzinom. [5]

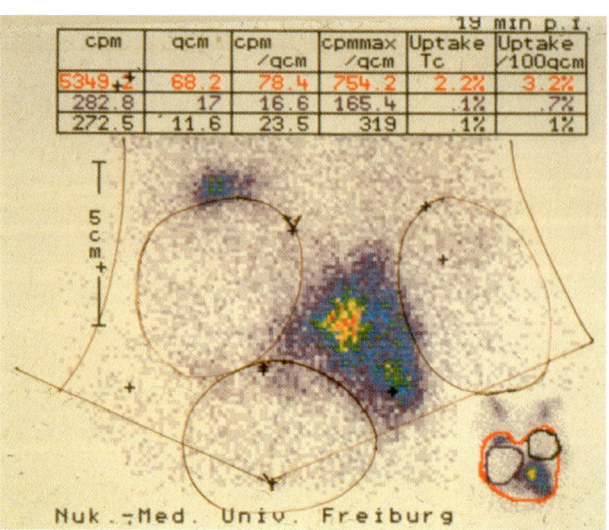

■ Abb. 4: Beidseits „kalte" Knoten im Szintigramm bei Schilddrüsenkarzinom. [26]

ärer Häufung, Strahlenexposition (Fallout etc.) und Bestrahlung des Halses v. a. in Kindheit und Jugend sowie bei Erkrankungen aufgrund chronischen Jodmangels geboten (endemische Struma).

Diagnostik

Bei der bei Verdacht auf eine Schilddrüsenerkrankung oder als Screening durchgeführten Sonografie fällt ein **echoarmer Knoten** auf, der sich szintigrafisch **„kalt"** darstellt (▪ Abb. 4). Bei einer Größe ≥ 1 cm muss feinnadelpunktiert werden, wobei ein negatives Ergebnis ein Malignom nicht ausschließt. Ein vereinfachtes Schema zeigt ▪ Abbildung 5.

Therapie

Es besteht grundsätzlich OP-Indikation. Das Ausmaß ist abhängig vom histologischen Typ und Tumorstadium. Verfahren der Wahl ist die **totale Thyreoidektomie** (s. S. 42) mit **Ausräumung des zentralen Lymphknotenkompartiments** (nur Gruppe 8 in ▪ Abb. 6). Bei papillären/follikulären T3/T4-Karzinomen bzw. stets bei C-Zell-Karzinom werden zusätzlich die **lateralen/kontralateralen** Lymphknoten mitentfernt (funktionelle Neck dissection, ggf. mediastinale Lymphknoten). Ausnahme ist

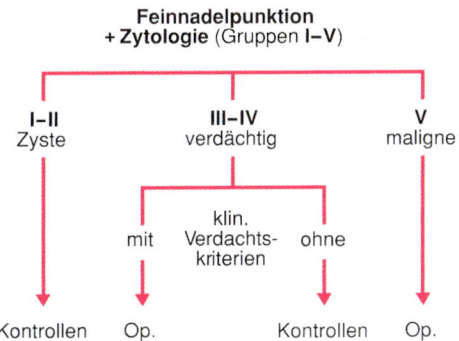

■ Abb. 5: Abklärung eines „kalten", echoarmen Knotens. [5]

das papilläre Mikrokarzinom (≤ 1 cm), das mit einer Hemithyreoidektomie adäquat therapiert ist. Auch wenn ein C-Zell-Karzinom noch nicht aufgetreten ist, besteht mit Nachweis der familiären Erkrankung (MEN II) die Indikation zur prophylaktischen Thyreoidektomie. **Postoperativ** wird bei allen Patienten mit differenzierten papillären und follikulären Karzinomen ≥ 1 cm eine **Radiojodtherapie** durchgeführt. Bei fortgeschrittenen Karzinomen schließt sich zusätzlich eine **perkutane Bestrahlung** an. Es folgen die suppressive Substitution von Thyroxin (TSH soll in den unteren Normbereich → verminderter Wachstumsreiz) und regelmäßige Verlaufskontrollen. Neben szintigrafischen Kontrollen wird dazu der Thyreoglobulinspiegel im Serum zur Rezidiverkennung bestimmt, bei C-Zell-Karzinomen der Kalzitoninspiegel.

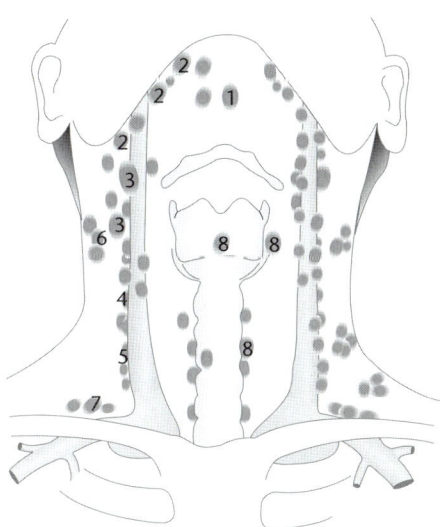

■ Abb. 6: Zentrale (1, 2, 8) und laterale (3 – 7) Lymphknotenstationen. [38]

Zusammenfassung

✖ Über- und Unterfunktion der Schilddrüse äußern sich in weitgehend entgegengesetzten Symptomen verschiedener Organsysteme.

✖ Die Bestimmung des TSH-Spiegels im Serum dient als Screening für eine Funktionsstörung.

✖ Sonografie ermöglicht die morphologische, Szintigrafie die funktionelle Bildgebung.

✖ Chirurgische Interventionen sind angezeigt bei großen Strumen, insuffizienter konservativer Therapie einer Hyperthyreose und bei Tumoren.

✖ Häufigste Ursache einer Hyperthyreose ist der M. Basedow, bei dem TSH-Rezeptor-stimulierende Autoantikörper (TRAK) pathogenetisch wirksam sind. Nach einem konservativen Versuch mittels Thyreostatika müssen bei Erfolglosigkeit ablative Maßnahmen wie Operation oder Radiojodtherapie angewendet werden.

✖ Autonome Areale der Schilddrüse werden nach Erreichen einer euthyreoten Stoffwechsellage mittels Thyreostatika definitiv ablativ behandelt.

✖ Bei den Karzinomen der Schilddrüse können differenzierte von undifferenzierten Karzinomen unterschieden werden. Während bei den differenzierten Karzinomen die operative Therapie – bei den papillären und follikulären mit anschließender Radiojodtherapie – im Vordergrund steht, kommen bei den hochmalignen undifferenzierten Karzinomen multimodale Strategien mit meist palliativer Zielsetzung zum Einsatz.

OP Schilddrüse

Häufigste Diagnose im chirurgischen Patientengut ist die **benigne Knotenstruma** (oft mit autonomen Arealen). Der Anteil der Karzinom-, Basedow- und Rezidiveingriffe liegt bei 10%.

Anatomie

Die Schilddrüse entstammt dem entodermalen Epithel des Rachenbodens und deszendiert in der dritten bis siebten Entwicklungswoche vom Foramen caecum in ihre Position kaudal des Schildknorpels. Gewebsreste können z. B. als Lobus pyramidalis auf diesem Weg zurückbleiben. Die Schilddrüse besteht aus **zwei Lappen** und dem **Isthmus,** der an der Vorderfläche der Trachea fixiert ist (fehlt bei 10%). Die topografische Beziehung der Nn. laryngei recurrentes und der Epithelkörperchen (beide dorsal der Schilddrüsenlappen) ist chirurgisch von besonderer Bedeu-

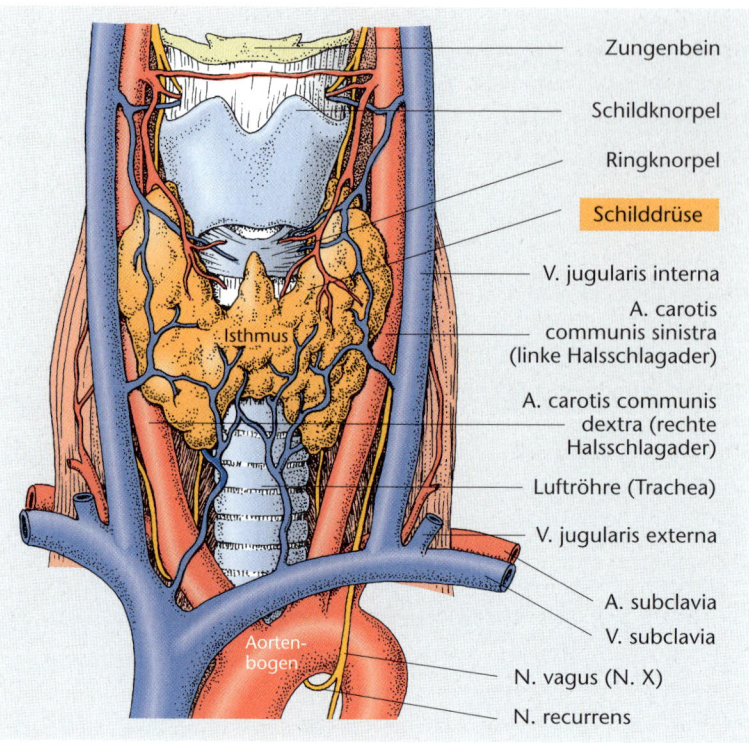

■ Abb. 1: Anatomie der Schilddrüse. [36]

Zungenbein
Schildknorpel
Ringknorpel
Schilddrüse
V. jugularis interna
A. carotis communis sinistra (linke Halsschlagader)
A. carotis communis dextra (rechte Halsschlagader)
Luftröhre (Trachea)
V. jugularis externa
A. subclavia
V. subclavia
N. vagus (N. X)
N. recurrens

Isthmus
Aortenbogen

tung: Die Rekurrensnerven laufen bilateral in der tracheoösophagealen Rinne außerhalb der die Schilddrüse umgebenden Capsula fibrosa entlang, während die Epithelkörperchen mit der Capsula fibrosa bindegewebig verbunden sind und ihren Bewegungen folgen (■ Abb. 1).

Vorbereitung

Die bei der Operation gefährdeten Strukturen (N. laryngeus recurrens, Epithelkörperchen) sollten präoperativ, z. B. durch Laryngoskopie und Serumkalziumbestimmung, abgeklärt werden. Im Aufklärungsgespräch müssen die operationstypischen Risiken erläutert werden. Vor dem operativen Eingriff muss eine stabil **euthyreote Funktionslage** bestehen bzw. durch Thyreostatika und β-Blocker hergestellt werden, da sonst die Gefahr einer postoperativen hyperthyreoten Krise besteht.

Operative Standardverfahren

Die operativen Standardverfahren sind ■ Abb. 2 zu entnehmen.

Operationstechnik

Standard ist die konventionelle offene Operation mit Zugang über den **Ko-**

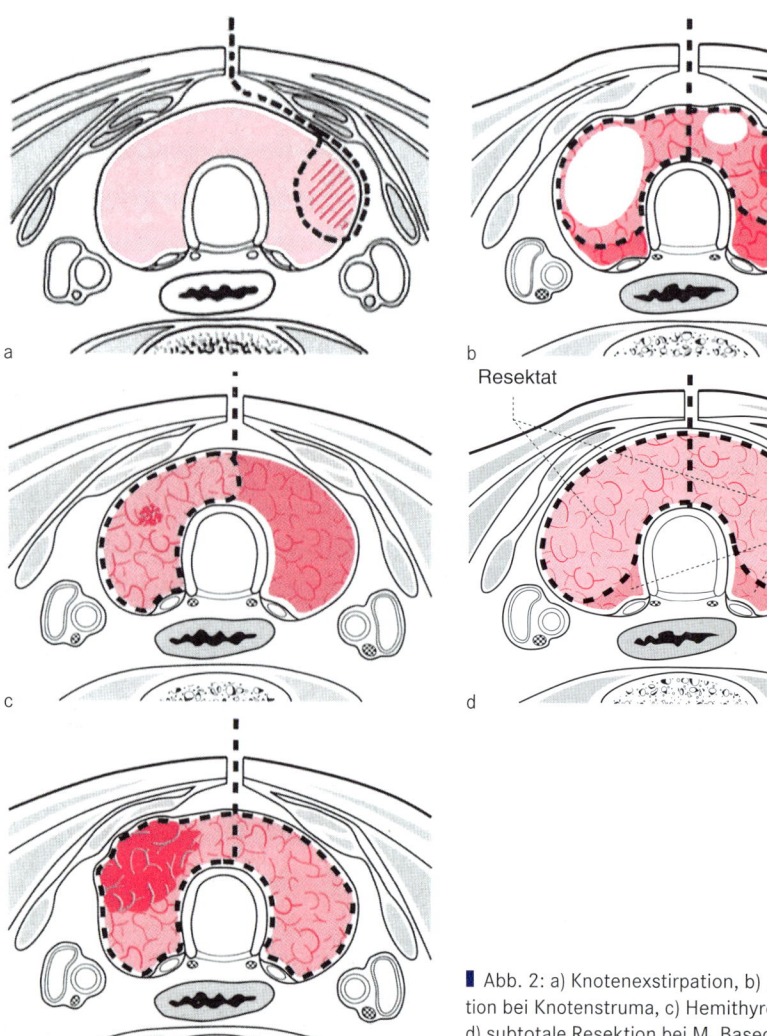

Resektat
erhaltene Reste

■ Abb. 2: a) Knotenexstirpation, b) partielle Resektion bei Knotenstruma, c) Hemithyreoidektomie, d) subtotale Resektion bei M. Basedow, e) totale Thyreoidektomie. [5]

cher-Kragenschnitt (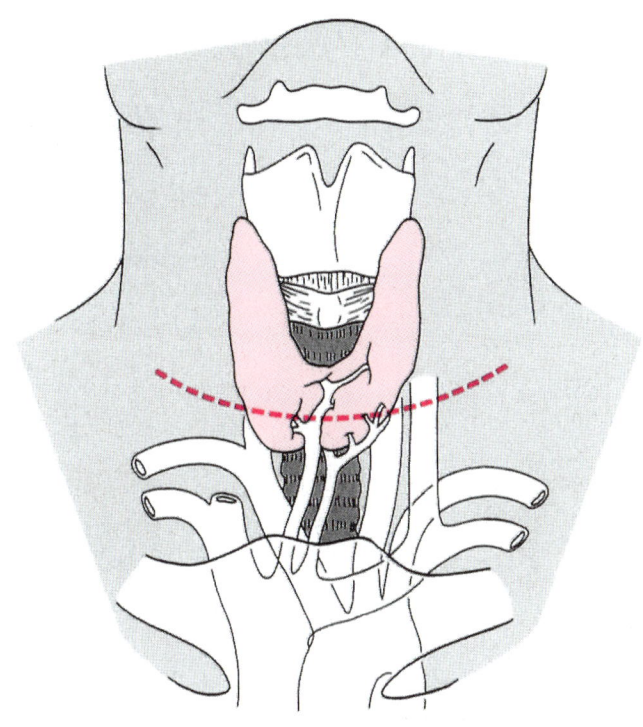 Abb. 3, gemeinsame Durchtrennung von Kutis, Subkutis und Platysma). Die gerade Halsmuskulatur wird median gespalten. Ein Lappen wird stumpf nach Durchtrennung des venösen Abflusses (Kocher-Venen) mobilisiert, die oberen Polgefäße kapselnah durchtrennt und N. laryngeus recurrens und Epithelkörperchen werden identifiziert. Es folgt das Absetzen der unteren Polgefäße (Abb. 4). Je nach Ausmaß wird dann nur ein Lappen oder beide Lappen nacheinander entfernt, bei der totalen Thyreoidektomie zusätzlich ein eventuell vorhandener Lobus pyramidalis unter Autotransplantation eines der Epithelkörperchen in den M. sternocleidomastoideus. Bei der Near-total-Resektion wird der Lappen mit der führenden Pathologie entfernt und ein Rest des anderen Lappens belassen.

Komplikationen

Zu den Komplikationen gehören die **Rekurrensparese** (postoperative Heiserkeit, Nichterreichen hoher Stimmlagen), Hypokalzämie durch **Hypoparathyreoidismus** (Läsion der Nebenschilddrüsen) und allgemeine operative Komplikationen, v. a. die akute **Nachblutung,** die eine vitale Bedrohung darstellt (Erstickungsgefahr → sofortige Intubation).

Intraoperatives Neuromonitoring

Durch Darstellung eines Überleitungssignals kann intraoperativ die Funktion des N. laryngeus recurrens überprüft werden. Durch konsequente Anwendung kann die Rate der permanenten Rekurrensparesen auf ≤ 1 % gesenkt werden (gilt nicht für Rezidivstrumen). Durch die Membrana cricothyroidea wird eine bipolare Elektrode in den M. vocalis eingebracht, mit der anderen der Nerv direkt oder indirekt über den N. vagus stimuliert.

▮ Abb. 3: Kocher-Kragenschnitt zwei Querfinger oberhalb des Jugulums. [5]

Minimalinvasive Verfahren

Die **mi**nimalinvasive **v**ideo**a**ssistierte **T**hyreoideachirurgie **(MIVAT)** ist zwar aufwendig und teuer, bietet allerdings einen optisch vergrößerten Überblick über den operativen Situs (▮ Abb. 5) und erzielt kosmetisch ansprechende Ergebnisse. Die Technik wird unter strengen Ein- und Ausschlusskriterien angewendet (begrenzte Knotengröße etc.).

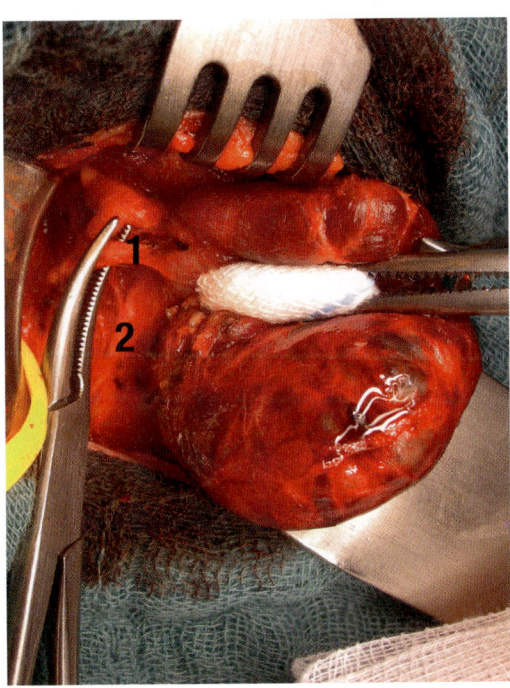

▮ Abb. 4: Erst nach Darstellung des N. laryngeus recurrens erfolgt die Freipräparation des unteren Schilddrüsenpols mit nachfolgender Durchtrennung aller lateralen Gefäße. 1: A. thyreoidea inferior; 2: N. laryngeus recurrens. [5]

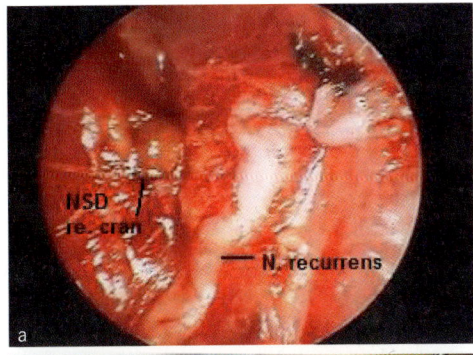

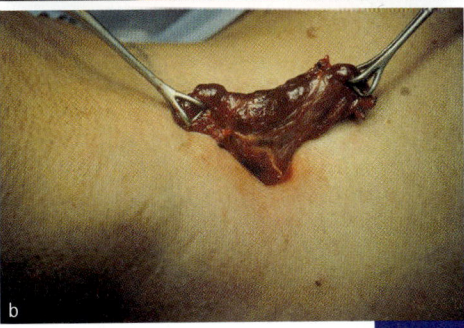

▮ Abb. 5: Lobektomie, MIVAT: a) Darstellung von N. laryngeus recurrens und Nebenschilddrüsen, b) „Ausknüpfen" des mobilisierten Lappens. [3]

Nebenschilddrüsen

Anatomie

Die Nebenschilddrüsen (Glandulae parathyreoideae, Epithelkörperchen) entstammen dem Epithel der dritten und vierten Schlundtasche. Dies trifft ebenfalls für den Thymus zu, dieser deszendiert allerdings bis in den Thorax. In diesem Sinne kann die **Lage** der Epithelkörperchen (v. a. der unteren) durchaus **variabel** sein. Meist finden sich je zwei Epithelkörperchen links und rechts der Schilddrüse anliegend. Die kranialen liegen meist dorsal des N. laryngeus recurrens und kranial der A. thyreoidea inferior – die kaudalen ventral des Nervs und kaudal der Arterie (∎ Abb. 1).

Physiologie

Die Nebenschilddrüsen bilden das **Parathormon** (PTH), welches zusammen mit dem 1,25-$(OH)_2$-Cholecalciferol (Calcitriol) und dem Kalzitonin der C-Zellen der Schilddrüse den Kalzium- und Phosphathaushalt regelt. Bei Absinken des Serumkalziums wird durch die Ausschüttung von PTH (Ca-Mobilisierung aus dem Knochen, Steigerung der tubulären Rückresorption in den Nieren) Normokalzämie wiederhergestellt.

Primärer Hyperparathyreoidismus

Ätiologie und Pathogenese

Die PTH-Sekretion der Epithelkörperchen ist in Relation zum Serumkalzium inadäquat hoch. Häufigste Ursache ist mit Abstand (80%) das **solitäre Adenom** der Nebenschilddrüsen, seltener sind diffuse Hyperplasie, mehrere Adenome oder ein Karzinom. Familiäres Vorkommen im Rahmen der **MEN Typ I und II** (Typ I mit Hypophysenadenom, endokrinem Pankreasadenom, Nebennierenrindentumoren; Typ II s. S. 40) ist möglich.

Klinik

Die Klinik kann sich in Nephrolithiasis, Osteoporose (pathologische Frakturen), neuromuskulären Symptomen, gastrointestinalen Beschwerden (Ulkus, Pankreatitis) und akuter hyperkalzämischer Krise äußern. Das klassische Bild der Osteodystrophia fibrosa cystica von

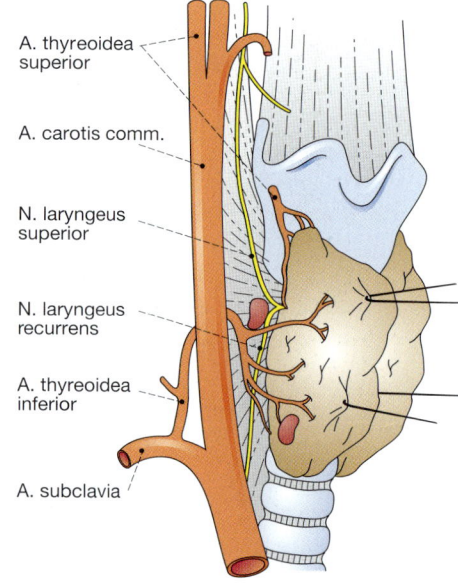

∎ Abb. 1: Anatomische Lage der Epithelkörperchen. [5]

Labels: A. thyreoidea superior; A. carotis comm.; N. laryngeus superior; N. laryngeus recurrens; A. thyreoidea inferior; A. subclavia

Recklinghausen (braune Tumoren) ist heute selten geworden.

Diagnostik

Folgen der erhöhten PTH-Sekretion sind erhöhte Kalziumwerte im Serum und erhöhte renale Phosphat- und Bikarbonatausscheidung. Dies wird heutzutage i. d. R. frühzeitig im asymptomatischen Stadium laborchemisch erkannt ("biochemischer Hyperparathyreoidismus"). Es sollten v. a. die Serumspiegel von Kalzium (↑), Phosphat (↓), PTH (↑) und alkalischer Phosphatase (↑) bestimmt werden. Bei Verdacht auf MEN sollte die Anamnese besonders gründlich erhoben werden. Eine **Lokalisationsdiagnostik** (∎ Abb. 2 und 3) muss dann

erfolgen, wenn bei der operativen Entfernung eines Adenoms minimalinvasives Vorgehen geplant ist.

> Bei Hyperkalzämie muss differenzialdiagnostisch immer an ein paraneoplastisches Syndrom und damit v. a. an Tumoren von Nieren, Mamma und Lunge gedacht werden.

Therapie

Beim **minimalinvasiven Vorgehen** bei einem Adenom wird das betroffene Epithelkörperchen gezielt entfernt (∎ Abb. 4) und zur Erfolgskontrolle ein intraoperativer Parathormon-Assay durchgeführt. Wird **offen** operiert (∎ Abb. 5), kann auf eine Lokalisationsdiagnostik verzichtet werden, da alle vier Epithelkörperchen freigelegt und exploriert werden (Mehrdrüsenerkrankung, Rezidiv). Der Standardzugang entspricht dabei dem der Schilddrüsenoperation.

Bei **diffuser Hyperplasie** werden 3½ Epithelkörperchen entfernt. Dabei wird entferntes Gewebe eingefroren, um einen postoperativen Hypoparathyreoidismus durch Autotransplantation eines Epithelkörperchens in den Unterarm korrigieren zu können. Postoperativ muss ggf. der Kalziumhaushalt korrigiert werden.

Im Falle des **Karzinoms** kommt der radikalen Operation aufgrund des ansonsten strahlen- und chemotherapieresistenten Tumors besondere Bedeutung zu: operative Entfernung samt Lymphknotendissektion und Hemithyreoidektomie.

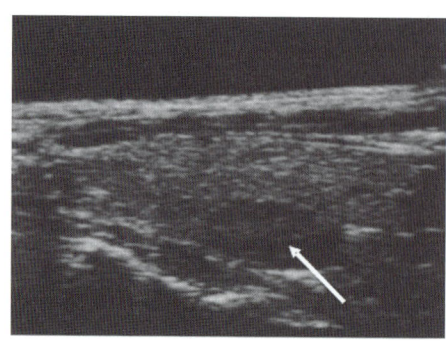

∎ Abb. 2: Sonografischer Sagittalschnitt der Schilddrüse: Dorsal des linken unteren Pols (↑) findet sich ein echoarmer Knoten. [26]

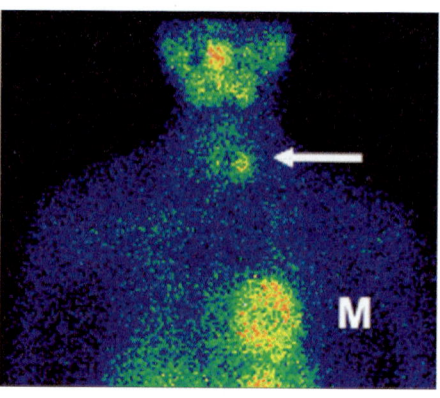

∎ Abb. 3: 99mTechnetium-MIBI-Szintigramm: Zur Darstellung kommen das Myokard (M), die Speicheldrüsen und ein Adenom der Nebenschilddrüsen (↑). [26]

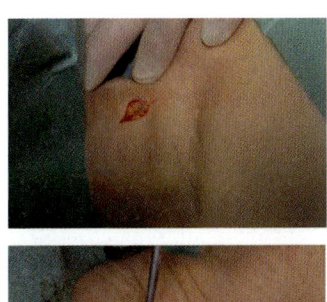
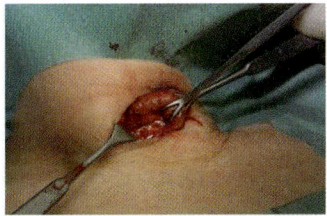
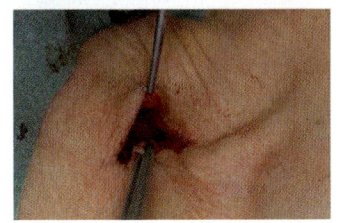
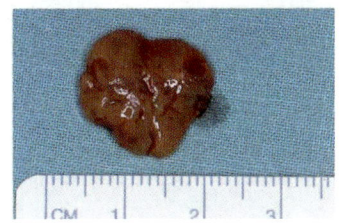

Abb. 4: Minimalinvasive offene Parathyreoidektomie. [3]

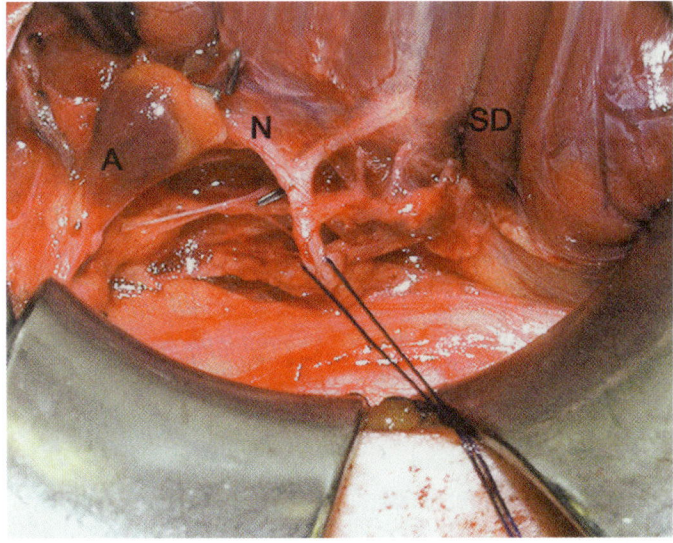

Abb. 5: Intraoperativer Situs bei Nebenschilddrüsenadenom; A = Adenom, N = Nervus laryngeus recurrens, SD = Schilddrüse. [44]

Sekundärer Hyperparathyreoidismus

Ätiologie und Pathogenese

Der sekundäre Hyperparathyreoidismus ist keine primäre Erkrankung der Nebenschilddrüsen, sondern eine durch chronischen Kalzium- bzw. 1,25-(OH)$_2$-Cholecalciferol-Mangel ausgelöste **kompensatorische Aktivität,** die in eine **autonome Funktion** münden kann. Ursachen sind **chronische Niereninsuffizienz** mit Dialysepflicht, seltener chronisch entzündliche Darmerkrankungen (Malassimilation), Leberzirrhose (v. a. bei C2-Abusus) und Cholestase.

Klinik

Die Erkrankung äußert sich klinisch in **renaler Osteopathie** (Knochenschmerzen, Spontanfrakturen), Myopathie und periartikulären extraossären Verkalkungen. Kalziumphosphatablagerungen in der Haut führen zu **Juckreiz.**

Diagnostik

Im Serum ist PTH erhöht, der Kalziumspiegel erniedrigt. Diagnostisch wird zusätzlich die alkalische Phosphatase bestimmt und werden **Röntgenaufnahmen** der Hände und Schultereckgelenke angefertigt.

Therapie

Operiert werden sollten nur Patienten, die hyperkalzämisch sind, bei denen die konservative Therapie mit Kalzium und Vitamin-D-Hormon zur Hyperkalzämie führt oder bei denen eine Knochenbiopsie eine schwere renale Osteopathie ergeben hat. Verfahren der Wahl sind die **subtotale** oder **totale Parathyreoidektomie,** ggf. mit Autotransplantation.

Hypoparathyreoidismus

Hypoparathyreoidismus ist in seltenen Fällen angeboren, durch autoimmune polyglanduläre Insuffizienz (Schmidt-Syndrom) oder Bestrahlung im Halsbereich verursacht. Die häufigste Ursache ist allerdings ein operativer Eingriff an der Schilddrüse, insbesondere die Strumaresektion, bei der es zur Unterbrechung der Blutzufuhr oder Mitentfernung der Epithelkörperchen gekommen ist. Tritt der Hypoparathyreoidismus akut postoperativ auf, steht klinisch aufgrund der Hypokalzämie die **Tetanie** im Vordergrund. Die Therapie besteht in der Gabe von Vitamin-D-Hormon und Kalzium.

Zusammenfassung

✖ Häufigste Ursache des primären Hyperparathyreoidismus ist das solitäre Nebenschilddrüsenadenom. Laborchemisch sind Kalzium und PTH erhöht. Die vergrößerte(n) Nebenschilddrüse(n) wird/werden chirurgisch entfernt.

✖ Häufigste Ursache des sekundären Hyperparathyreoidismus ist die chronische Niereninsuffizienz. Laborchemisch ist Kalzium erniedrigt, PTH erhöht. Wichtigste therapeutische Maßnahme ist die adäquate Substitution von Kalzium und Vitamin-D-Hormon. Heutzutage besteht nur noch gelegentlich die Indikation zur Operation.

✖ Häufigste Ursachen des Hypoparathyreoidismus sind operative Eingriffe an Schilddrüse und Nebenschilddrüse (iatrogen).

Nebennieren

Anatomie und Physiologie

Die Nebennieren (NN, Gll. suprarenales) befinden sich **retroperitoneal** oberhalb und medial beider oberen Nierenpole. Sie bestehen aus **Rinde** (NNR = Adrenokortex, dreischichtig) und **Mark** (NNM). ▮ Abbildung 1 gibt einen Überblick über Produktionsort und Steuerung der NN-Hormone. Die Rinde (aus Mesoderm) produziert Steroide – das Mark (aus Ektoderm, Neuralleiste) Katecholamine.

Klinik

Die Klinik bei Erkrankungen der Nebennieren ergibt sich aus den Folgen der **Hormonüberproduktion** (▮ Tab. 1). Eine große Raumforderung (Adenom, Karzinom) kann außerdem **lokale Beschwerden** wie Schmerzen sowie Kompression und Thrombose der V. cava verursachen.

Diagnostik

Diagnostisch steht zunächst die Sicherung der Diagnose mittels **Hormonanalysen** im Vordergrund (quantitative Bestimmung samt Metaboliten, bei Überproduktion Suppressionstests). Danach folgt die **Lokalisationsdiagnostik** mittels bildgebender Verfahren: Sonografie (orientierend) sowie **CT**

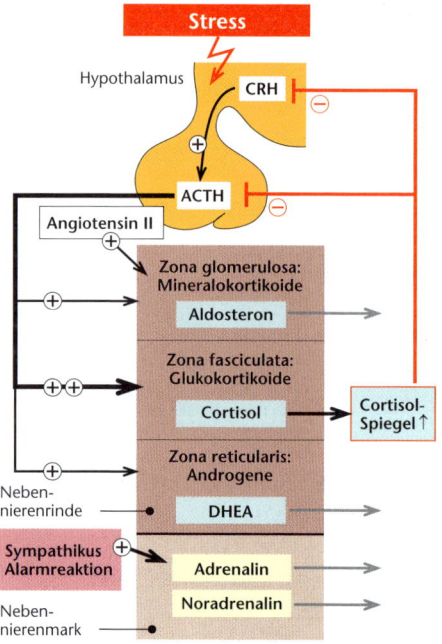

▮ Abb. 1: Produktionsort und Steuerung der Nebennierenhormone; DHEA = Dehydroepiandrosteron. [1]

(▮ Abb. 2), **MRT** und ggf. nuklearmedizinische Verfahren (z. B. ^{123}I-MIBG-Szintigrafie bei Phäochromozytom). Kann ein endokrin aktiver Tumor nicht sicher einer Seite zugeordnet werden, kann mittels **selektiven Nebennierenvenenkatheters** Blut gesammelt und so die betroffene Seite ermittelt werden.

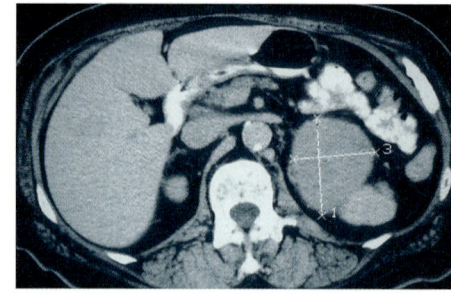

▮ Abb. 2: Phäochromozytom der linken NN im CT. [42]

Überfunktionen der Nebenniere

Überfunktionszustände (Hormonüberproduktion) der Nebenniere können durch benigne und maligne Tumoren sowie Hyperplasie verursacht werden. ▮ Tabelle 1 gibt eine Übersicht. NNR-Tumoren mit Überproduktion von Sexualhormonen sind äußerst selten (Adenom, CA) und rufen das adrenogenitale Syndrom (AGS) des Erwachsenen mit Hirsutismus und Virilisierung hervor. Das klassische AGS ist durch einen Enzymdefekt (meist die 21-Hydroxylase) verursacht.

Tumoren der Nebenniere

NNR-Adenom

Bei hormonell inaktiven Tumoren entscheidet die Größe über die OP-Indikation (s. u.).

	Primärer Hyperaldosteronismus (NNR) (Conn-Syndrom)	Hyperkortisolismus (NNR) (adrenales Cushing-Syndrom)	Überproduktion von Katecholaminen (NNM) (Phäochromozytom)
Pathophysiologie und **Klinik**	Na-Retention Flüssigkeitsretention → Volumenhochdruck (**Kopfschmerzen, Retinopathie**) ↑ K-Ausscheidung → Hypokaliämie (**Muskelschwäche, Nykturie etc.**) → metabolische Alkalose	Kortisolbindung an intrazellulären Rezeptor ▮ Metabolische Wirkungen (Proteolyse, Lipolyse, ↑ Gluconeogenese und Glykogenspeicherung etc.) ▮ Antiinflammatorische und immunsuppressive Wirkungen ▮ Kardiovaskuläre Wirkungen ▮ Endokrine Wirkungen Klinik ▮ Abb. 3	Katabole Stoffwechsellage: Hyperglykämie, Glukosurie, Hypermetabolismus (→ **Gewichtsverlust**) ▮ **Arterielle Hypertonie** ▮ **Kopfschmerzen** ▮ **Tachykardie, Palpitationen** ▮ **Schweißausbrüche, Übelkeit, Erbrechen** ▮ **Unruhe, Panikattacken**
Labordiagnostik	▮ K (↓) und Aldosteron (↑) im Serum bzw. 24-h-Sammelurin ▮ Reninaktivität im Plasma (↓) → Aldosteron/Renin (↑↑)	▮ Kortisol-Tagesprofil, 24-h-Sammelurin, niedrig dosierter Dexamethason-Hemmtest ▮ ACTH-Spiegel (↓) ▮ CRH-Test, hoch dosierter Dexamethason-Hemmtest (falls ACTH ↑ → nicht adrenal)	▮ Katecholamine im Plasma ▮ Katecholamine und Metanephrine (ggf. Vanillinmandelsäure) im 24-h-Sammelurin ▮ ggf. Clonidin-Suppressionstest
Adrenale Ursachen	▮ Einseitiges NNR-Adenom (ca. 70%) ▮ Bilaterale NNR-Hyperplasie (ca. 30%) ▮ Sehr selten CA	▮ NNR-Adenom ▮ NNR-CA ▮ Sonstige seltene Ursachen (Hyperplasie)	Phäochromozytom
Bemerkung	Am häufigsten bei Frauen zw. 30 und 50	Im Kindesalter sind kortisolproduzierende Tumoren häufig maligne.	DD: extraadrenale Phäochromozytome: Paragangliome, Glomustumoren
Therapie	▮ Präoperativ: Aldosteronantagonist (Spironolacton) ▮ NNR-Adenom: subtotale/unilaterale Adrenalektomie ▮ NNR-Hyperplasie: konservativ (Spironolacton)	▮ NNR-Adenom: subtotale/unilaterale Adrenalektomie ▮ Bilaterale NNR-Hyperplasie: bilaterale Adrenalektomie	▮ Präoperativ: α-Blocker (Phenoxybenzamin) ▮ Bei ausgeprägter Tachykardie danach β-Blocker (Propranolol) ▮ Adrenalektomie

▮ Tab. 1: Hormonüberproduktion in der Nebenniere – Klinik, Labordiagnostik und Therapie.

Bei hormonproduzierenden Adenomen (Conn, Cushing, Sexualhormonproduktion) wird je nach Größe möglichst nur der tumortragende Anteil entfernt (subtotale Adrenalektomie).

NNR-Karzinom

NNR-Karzinome sind äußerst selten und haben eine **schlechte Prognose** (5-JÜR ca. 20 %). 60 % dieser CA werden aufgrund einer Hormonüberproduktion entdeckt (Cushing und Sexualhormonproduktion, sehr selten Conn), 40 % sind hormoninaktiv. Sind keine Metastasen nachweisbar, wird eine En-bloc-Resektion (offene Adrenalektomie) samt Entfernung des periadrenalen Fetts sowie der periaortalen und interaortokavalen Lymphknoten durchgeführt. Die adjuvante Chemotherapie mit **Mitotane** (Lysodren®) kann in Einzelfällen wirksam sein.

Phäochromozytom

Das Phäochromozytom ist ein katecholaminproduzierender, von chromaffinen Zellen ausgehender Tumor mit Erkrankungsgipfel zwischen dem 40. und 50. Lebensjahr (❚ Tab. 1). Die **10%-Regel** besagt, dass jeweils ca. 10 % maligne, extraadrenal, multipel/bilateral, familiär (v.-Hippel-Lindau-Syndrom, MEN Typ II s. S. 40) und bei Kindern auftreten. Ca. 40 % der extraadrenalen Phäochromozytome sind maligne.

Inzidentalom

Das Inzidentalom ist ein **zufällig** im Rahmen einer nicht die NN betreffenden Bildgebung entdeckter Tumor (Zufallsbefund). Dahinter können sich alle Arten von Raumforderungen verbergen (Adenom, CA, Zyste etc.).

Metastasen

Metastasen treten in 50 % der Fälle bilateral auf. Am häufigsten finden sich Metastasen von Bronchial-, Magen-, Ösophagus- und hepatobiliärem CA.

Operative Verfahren

Indikation zur operativen Therapie besteht bei **hormoneller Aktivität** (Ausnahmen ❚ Tab. 1) und/oder bei Verdacht auf ein **primäres Malignom** (Größe ≥ 5 cm, Wachstumstendenz).

Die **minimalinvasive Adrenalektomie** ist Standard bei unilateralen benignen Tumoren ≤ 6 cm. Sie wird entweder transperitoneal (laparoskopisch) oder retroperitoneal (retroperitoneoskopisch) durchgeführt (❚ Abb. 4). Bilaterale Tumoren werden retroperitoneoskopisch oder offen entfernt.
Die **offene Adrenalektomie** kommt bei Malignom(verdacht) oder großen Tumoren zur Anwendung. Es bieten sich der thorakoabdominelle, laterale und dorsale Zugang an (❚ Abb. 4).

Unterfunktion der Nebennierenrinde

▸ Primär chronische Insuffizienz:
M. Addison
▸ Primär akute Insuffizienz: Addison-Krise (z. B. in Stresssituationen), hämorrhagischer NN-Infarkt, Waterhouse-Friderichsen-Syndrom (akute Meningokokkensepsis)
▸ Sekundäre Insuffizienz: Suppression bei Steroidtherapie, Insuffizienz von Hypophysenvorderlappen bzw. Hypothalamus, **nach Adrenalektomie**

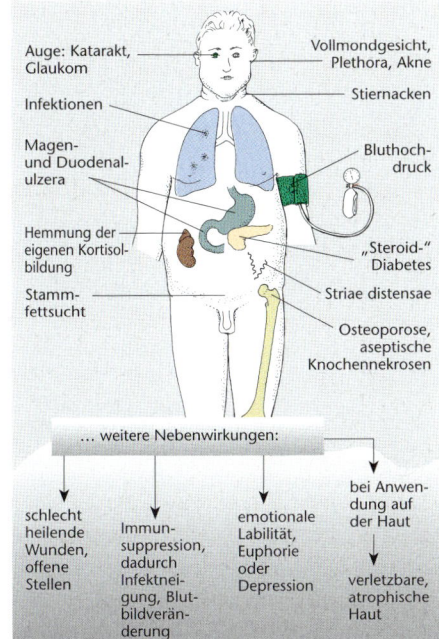

❚ Abb. 3: Klinik des Hyperkortisolismus. [2]

Nach bilateraler Adrenalektomie oder Cushing-Syndrom (Suppression der Gegenseite) ist der Patient von einer **Addison-Krise** bedroht (arterielle Hypotonie, Pseudoperitonitis, Schock). Daher erfolgt hier eine perioperative Glukokortikoidsubstitution.

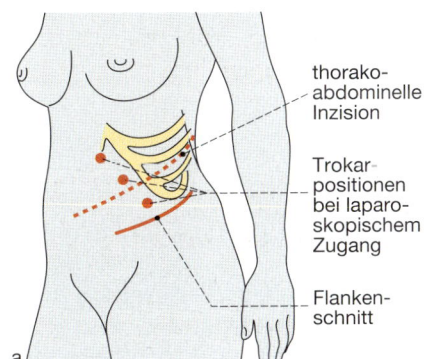
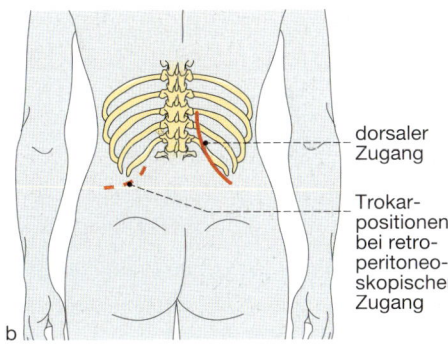

❚ Abb. 4: Schnittführungen bei Adrenalektomie. [5]

Zusammenfassung

✖ Die Klinik der NN-Erkrankungen ist bestimmt durch die Hormonüberproduktion und die Symptome durch lokale Raumforderung bzw. Infiltration.

✖ Diagnostisch geht der Lokalisationsdiagnostik durch Schnittbildverfahren (CT, MRT) eine Hormonanalyse voraus.

✖ Tumoren der NNR können hormonproduzierende oder hormoninaktive Adenome, Karzinome, aber auch Metastasen sein.

✖ Das Phäochromozytom ist ein katecholaminproduzierender Tumor. Vor seiner Entfernung ist eine α-Blockade obligat.

✖ OP-Indikation: hormonaktiver Tumor (minimalinvasiv) oder Malignom (-verdacht) (offen)

Mammakarzinom

Das Mammakarzinom (Mamma-CA) ist in den industrialisierten Ländern der häufigste Tumor und die häufigste Krebstodesursache der Frau. Bei Frauen unter 30 Jahren ist es selten, die Häufigkeit nimmt mit dem Alter zu. Das Karzinom geht entweder von den Milchgängen **(duktales Karzinom)** oder den Drüsenläppchen **(lobuläres Karzinom)** der Brustdrüse aus.

Präinvasive Läsionen
In-situ-Karzinome stellen **Frühformen** dar, die die Basallamina noch nicht überschritten und das Stroma noch nicht infiltriert haben:

▶ **Duktales Carcinoma in situ** (DCIS): Präkanzerose, die meist als Zufallsbefund in der Mammografie (Mikroverkalkungen der Milchgänge) auftritt. Der Anteil multizentrischer Läsionen (Herde in verschiedenen Quadranten/4 cm voneinander entfernt) liegt bei 10–50%, der der bilateralen bei 10–15%. Zur Diagnosesicherung werden Biopsien entnommen. Die Therapie besteht in der lokalen Exzision im Gesunden entweder durch BET mit Bestrahlung oder MRM (s. u.). Eine Sentinel-Lymphknoten-Entfernung ist nur bei großen Befunden indiziert, da eine unentdeckte Mikroinvasion nicht ausgeschlossen werden kann.
▶ **Carcinoma lobulare in situ** (CLIS): keine Präkanzerose, erhöht aber das Risiko für die Entwicklung eines Mamma-CA. Es ist zu 60% multizentrisch und zu 30% bilateral. Der Erkrankungsgipfel liegt postmenopausal. Therapie: lokale Exzision, engmaschige Kontrollen.

Risikofaktoren
Risikofaktoren sind Alter, familiäre Belastung (Auftreten bei Verwandten 1. Grades ≤ 35. Lj.), Nullipara, vorangegangenes Mamma-CA der anderen Brust, Mastopathie Grad III (atypisch proliferierend), Ovarial-CA, Adipositas (↑ endogene Östrogenspiegel), länger andauernde Hormonexposition/Hormonersatztherapie, frühe Menarche, späte Menopause.

Protektive Faktoren
Frühe Erstschwangerschaft, Laktation, späte Menarche, niedrige Hormonexposition.

Hereditäres Mammakarzinom (5%)
Das hereditäre Mammakarzinom ist gekennzeichnet durch ein frühes und oft beidseitiges Auftreten. Am häufigsten finden sich Mutationen in den Tumorsuppressorgenen **BRCA-1** (Breast-cancer-Gen, lebenslanges Risiko liegt bei 80–90%, für Ovarial-CA ≈ 30–60%) und **BRCA-2**. Andere Malignome treten häufig assoziiert auf.

Pathologie und Lokalisation
Es handelt sich um eine heterogene Tumorgruppe. Am häufigsten ist das **invasiv-duktale** Karzinom (ca. 80%), gefolgt vom **invasiv-lobulären** (10 bis 20%). Andere Subtypen sind selten. Etwa die Hälfte der Mamma-CA ist im **oberen, äußeren Quadranten** der Brust lokalisiert, am seltensten findet es sich im unteren, inneren Quadranten. Das Mamma-CA **metastasiert früh** in die ipsilateralen axillären Lymphknoten, bei Lokalisation in den inneren Quadranten häufig in die parasternalen Lymphknoten. Hämatogen metastasiert es insbesondere in Knochen (meist osteolytisch, seltener osteoblastisch), Lunge, Leber, ZNS und Ovarien. Die Stadieneinteilung erfolgt nach der **TNM-Klassifikation.**

Klinik
Leitsymptom ist ein druckunempfindlicher, tastbarer **Knoten.** Weitere lokale Symptome sind meist Spätzeichen: ekzemartige Veränderungen (an der Brustwarze: **M. Paget:** intraepidermale Tumorzellen infiltrieren die Mamille als DCIS), Mamillenretraktion, Hauteinziehungen (◾ Abb. 1), Unverschieblichkeit auf dem M. pectoralis, Peau d'orange (Orangenhaut) durch Lymphödem über dem Karzinom, Ödeme, Größen- und Formveränderungen der Brust, axilläre Lymphknotenschwellung und Lymphödem des ipsilateralen Arms.

Früherkennung und Diagnostik
Über zwei Drittel der Mammakarzinome in Deutschland werden von den Patientinnen selbst ertastet. Durch Screening mittels Mammografie kann eine Reduktion der Mortalität erreicht werden. Das Mammografie-Screening ist zwar in Richtlinien verankert, allerdings nicht flächendeckend umgesetzt. Es erfolgt zwischen dem 50. und 70. Lj. zweijährlich, bei familiärer Belastung jährlich. Ergänzend sollte frühzeitig die eigenständige Tastuntersuchung der Brust samt Lymphabflusswegen erlernt und regelmäßig durchgeführt werden. Bei klinischem Verdacht wird im Anschluss an die körperliche Untersuchung eine **Mammografie** (kraniokaudaler und schräger Strahlengang) durchgeführt (◾ Abb. 2), ergänzend ggf. eine **Sonografie** (zystischer vs. solider Herd, insbesondere < 35. Lj.). Für die Abklärung der Multizentrizität, zum Staging und bei anderen speziellen Fragestellungen wird ein **MRT** empfohlen. Jede suspekte Läsion sollte durch eine **Biopsie** histologisch auf ihre Dignität untersucht werden. Die Durchführung einer Stanzbiopsie geschieht unter sonografischer oder mammografischer Kontrolle. Bei der histopathologischen Befundung werden im Falle eines Karzinoms histologischer Typ, Grading und Rezeptorstatus für Steroide, Östrogen, Progesteron und HER2 erhoben.
Der Suche nach **Fernmetastasen** dienen gynäkologische Untersuchung, Mammografie der Gegenseite, **Rönt-**

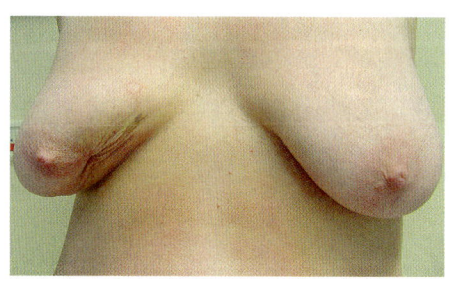
◾ Abb. 1: Mammakarzinom: Hauteinziehung rechts unten innen. [27]

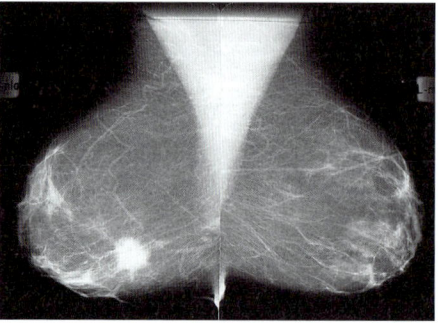
◾ Abb. 2: Beidseitige Mammografie (mediolaterale Ansicht): Mamma-CA rechts. [27]

gen-Thorax, **Lebersonografie** und ggf. **Skelettszintigrafie.**

Differenzialdiagnose

Liegt ein Tastbefund der Mamma vor, sind neben den Malignomen zum einen **benigne Neubildungen/Veränderungen** wie Fibroadenom, Narbe, Mastopathie und Zyste, zum anderen **entzündliche Erkrankungen** wie Mastitis und Abszess zu bedenken.

Therapie

Die Therapie wird anhand von Staging, Tumorgröße, Lymphknotenbefall, Alter, Grading und Rezeptorstatus individuell geplant. Eine **interdisziplinäre ganzheitliche Betreuung** (Psychoonkologen, Physiotherapeuten etc.) ist in allen Phasen erforderlich.

Therapeutisch werden **lokale** (Operation und Strahlentherapie) und **systemische** Maßnahmen (endokrine Therapie, Chemotherapie, zielgerichtete Therapieansätze) ergriffen.

Ziel der **Operation** ist die Exstirpation des Tumors mit tumorfreiem Randsaum (R0).

▶ **Brusterhaltende Therapie** (BET): Entfernung des Tumors mit anschließender Radiatio. Dies ist bei über zwei Dritteln der Patientinnen möglich und der MRM (s. u.) bezüglich des Lokalrezidivrisikos mindestens gleichwertig. Indikationen sind ein günstiges Verhältnis von Tumorgröße zu Brustvolumen. Kontraindikationen sind Multizentrizität, inflammatorisches CA, Resektion nicht im Gesunden und Kontraindikationen gegen postoperative Bestrahlung.

▶ **Modifizierte radikale Mastektomie** (MRM): Entfernung der Brustdrüse und der Pektoralisfaszie. Sie wird durchgeführt, wenn eine BET nicht möglich ist. Je nach Situation und Wünschen der Patientin kann beim Primäreingriff oder im Intervall mit der plastischen Rekonstruktion der Brust begonnen werden (s. S. 148).

Bei positivem Befund des **Sentinel-Lymphknotens** (Wächter-LK) werden zehn Lymphknoten lateral und unterhalb des M. pectoralis minor (Level I und II) entfernt (Axilladissektion, Sentinel-Lymphonodektomie), bei klinischer Auffälligkeit ggf. auch medial (Level III).

Die **adjuvante Bestrahlung** (50–60 Gy) ist obligat bei BET und außerdem indiziert bei erhöhtem Lokalrezidivrisiko. Zielvolumen sind die ggf. verbliebene Brust, die Thoraxwand und bei Lymphknotenbefall die Lymphabflusswege (infra-, supraklavikulär).

Die **adjuvante systemische Therapie** dient der Beseitigung potenzieller oder vorhandener Metastasen. Gegebenenfalls kann durch **neoadjuvante systemische Therapie** eine Reduktion der Tumorgröße erreicht und eine BET erst ermöglicht werden (Downstaging).

▶ **Endokrine Therapie:** Falls Hormonrezeptoren auf den Tumorzellen vorhanden sind (70–80%), können individuell angepasst Tamoxifen (Antiöstrogen), GnRH-Analoga bei prämenopausalen und Aromataseinhibitoren bei postmenopausalen Patientinnen verabreicht werden.

▶ **Chemotherapie:** Abhängig vom Lymphknotenstatus und vom Rezidivrisiko werden Anthrazykline und Taxane, meist in sechs Zyklen, eingesetzt.

▶ **Antikörper:** Bei Karzinomen mit Überexpression des Wachstumsfaktors HER2 kann adjuvant eine Immuntherapie mit monoklonalen Antikörpern gegen den Rezeptor HER2/neu (Trastuzumab, Herceptin®) durchgeführt werden.

Bei Fernmetastasierung (M1) sind die Therapieziele palliativ. Im Vordergrund steht die Erhaltung der Lebensqualität der Patientin (z. B. Bisphosphonate bei Knochenmetastasen).

Die Therapie des **Mamma-CA beim Mann** (1% aller Mamma-CA) erfolgt entsprechend der Therapie bei der Frau. Die Prognose ist allerdings schlechter.

Nachsorge und Prognose

Ziele der **Nachsorge** sind Früherkennung von Rezidiven und Metastasen sowie Behandlung von Nebenwirkungen. Sie beinhaltet neben Anamnese und klinischer Untersuchung halbjährlich (ab dem vierten Jahr jährlich) bildgebende Brustdiagnostik. Eine sonstige apparative und labortechnische Diagnostik sollte nur bei vorliegenden Symptomen erfolgen.

Die **Prognose** ist abhängig von Stadium und Therapieerfolg. Wichtigster Prognosefaktor ist der Befall der axillären Lymphknoten. Unter adäquater Therapie liegt die 5-JÜR bei ca. 75 %, bei Fernmetastasierung bei 5–10%.

Zusammenfassung

✖ Das Mammakarzinom ist der häufigste Tumor der Frau (95 % sporadisch, 5% hereditär).

✖ Leitsymptom ist ein tastbarer Knoten in der Brust.

✖ Die Metastasierung erfolgt früh lymphogen. Häufigste Lokalisationen hämatogener Metastasierung sind Knochen, Lunge und Leber.

✖ Bildgebende Diagnostik besteht aus Mammografie, Sonografie und ggf. MRT.

✖ Jede suspekte Läsion muss durch Biopsie auf ihre Dignität überprüft werden.

✖ Therapeutische Maßnahmen sind Operation (brusterhaltend bzw. Mastektomie), Bestrahlung und systemische Therapie (endokrin, Chemotherapie, Immuntherapie).

✖ Bei BET ist die adjuvante Bestrahlung obligat.

✖ Wichtigster Prognosefaktor ist der Befall der axillären Lymphknoten.

Pleura und Mediastinum I

Erkrankungen der Pleura

Pneumothorax

Als Pneumothorax („Pneu") wird das Eindringen von Luft oder Atemgas in den Pleuraspalt bezeichnet. Der dort herrschende **negative Pleuradruck** (Atemruhelage) wird aufgehoben, sodass die Lunge aufgrund ihrer Retraktionskraft (elastische Fasern) kollabiert.

Ätiologie und Pathogenese

Man unterscheidet den **spontanen** vom **traumatischen** Pneumothorax. Eine seltene Sonderform ist der **katameniale** Pneumothorax: Er tritt einige Stunden nach Menstruationsbeginn auf. Grund ist versprengtes Endometriumgewebe (Endometriosis extragenitalis).

▶ **Spontanpneumothorax:** Platzen ein oder mehrere Parenchymbläschen (Bullae, ektatische Alveolen), so kommt es zum Pneumothorax von innen (geschlossener Pneumothorax). Die konservative Therapie ist mit Rezidivraten von bis zu 50 % behaftet.
- **Primär** (idiopathisch): beim lungengesunden, typischerweise jungen, schlanken, großen Mann an der Lungenspitze („Spitzenpneu")
- **Sekundär** (symptomatisch): bei bestehender Lungenerkrankung, verursacht durch Emphysem (COPD, Asthma bronchiale), fibrotische oder entzündliche Lungenerkrankungen

▶ **Traumatischer Pneumothorax:** von außen penetrierend (zunächst offener Pneumothorax, z. B. Messerstecherei), von innen (z. B. durch Rippenfraktur; Verbindung zu Trachea oder Lunge) oder iatrogen (ZVK-Anlage, Pleurapunktion, Überdruckbeatmung, OP am offenen Thorax, Reanimation)

Spannungspneumothorax

> Jeder Pneumothorax kann sich zum akut lebensbedrohlichen Spannungspneumothorax entwickeln.

Durch einen Ventilmechanismus dringt während der Inspiration Luft in den Pleuraspalt (▮ Abb. 1), entweicht aber während der Exspiration nicht. Der **zunehmende Pleuradruck** führt zur Kompression von Lunge und Mediastinum (Verlagerung zur gesunden Seite) mit vermindertem venösen Rückstrom. Häufig findet sich der Spannungspneumothorax bei Beatmung. Klinisch zeigen sich neben Dyspnoe Symptome der venösen Stauung wie Zyanose, Tachykardie und Einflussstauung. Es droht der **hypovolämische Schock.**

Klinik

Typisch sind Atemnot, trockener Husten und Schmerzen, ggf. zusätzlich ein subkutanes Emphysem.

Diagnostik

Typische Anamnese (Stichverletzung, Überdruckbeatmung etc.) und körperliche Untersuchung sind wegweisend (hypersonorer Klopfschall und abgeschwächtes/fehlendes Atemgeräusch). Radiologischer Standard ist die **Röntgen-Thorax-Aufnahme** in Exspiration (▮ Abb. 2). Beim **Mantelpneumothorax** besteht nur eine geringe Luftansammlung, die radiologisch als lateral-konvexe Haarlinie sichtbar wird.

Therapie

Bei **offenem Pneumothorax** kommt es zum Mediastinalpendeln und damit zu schwerer Hypoxie (Ausfall der einen Lunge und paradoxe Atmung der anderen). Daher muss sofort intubiert und beatmet sowie die Eintrittspforte luftdicht unter Einlage einer Thoraxdrainage verschlossen werden.

Im Falle des **Spannungspneumothorax** muss der Pleuraraum **unverzüglich** entlastend punktiert werden. Am Unfallort kann dies primär durch Anlage einer Kanüle oder eines Tiegel-Ventils (eingeschnittener Fingerling) im 2. ICR medioklavikular erfolgen. Die definitive Versorgung erfolgt wie bei fast allen Pneumothoraces durch eine **Thoraxdrainage** (▮ Abb. 3) (Pleurasaugdrainage): Nach Lokalanästhesie, Stichinzision und stumpfer Präparation wird durch den 2./3. ICR medioklavikular (**Monaldi**) oder 4./5. ICR zwischen vorderer und mittlerer Axillarlinie (**Bülau**) ein Thoraxdrain gesetzt. Die Drainage wird fixiert, mit Sog verbunden und ihre Lage radiologisch kontrolliert (außerdem beschlägt der Drainageschlauch bei korrekter Lage von innen). Die Ausdehnung der Lunge kann zur Verklebung des Pleuraraums und Heilung der Läsion führen. Vor Entfernung

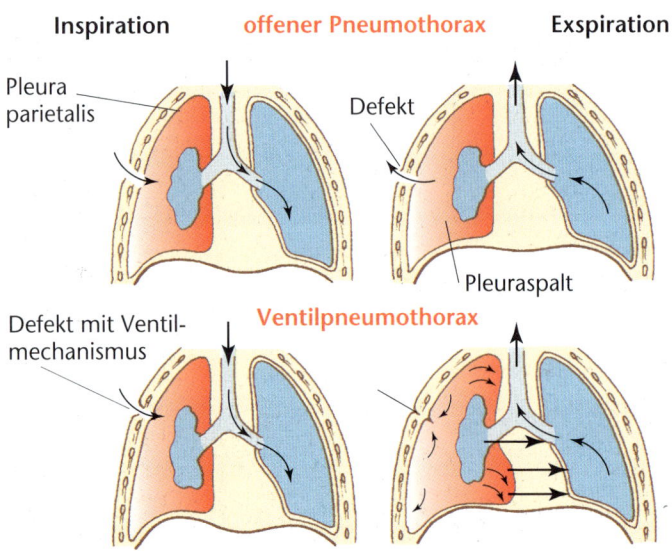

▮ Abb. 1: Offener Pneumothorax und Spannungspneumothorax. [39]

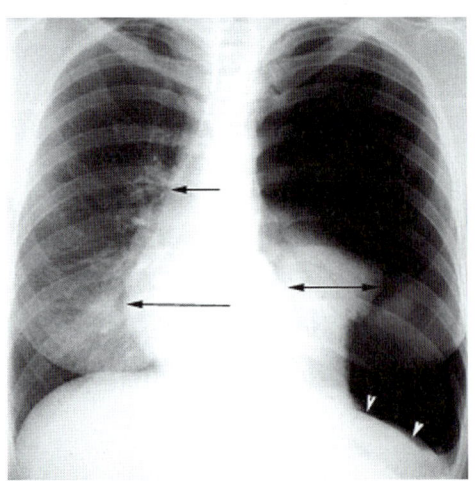

▮ Abb. 2: Spannungspneumothorax: Im linken Hemithorax fehlende Gefäßzeichnung und tief stehendes Zwerchfell (weiße Pfeile). Die basalen Anteile des Mediastinalschattens sind nach rechts verlagert (↑). Die homogene Verschattung paramediastinal links (↔) entspricht der kollabierten linken Lunge. [26]

sollte die Drainage ohne Sog belassen und nach radiologischer Kontrolle **in beginnender Exspiration** gezogen werden.

Durch kapilläre Absorption können kleine Pneumothoraces spontan resorbiert werden. Sie sind daher bei Beschwerdefreiheit zunächst nicht behandlungsbedürftig, müssen aber engmaschig kontrolliert werden.

Bei persistierenden bronchopleuralen Fisteln, rezidivierenden bzw. mit Saugdrainage nicht therapierbaren Pneumothoraces ist die **operative Therapie** indiziert. Standard ist die **videoassistierte Thorakoskopie** (VATS), bei der bullöse Veränderungen reseziert werden können. Der Pleuraspalt kann verklebt werden (**Pleurodese**), entweder **mechanisch-chirurgisch** (parietale Pleuraresektion, Pleuraabrasio = Aufrauen der parietalen Pleuraoberfläche, Koagulation mittels Argon-Laser) oder **chemisch** durch Einbringen sklerosierender Substanzen (z. B. Talkumpuder). Gegebenenfalls kann auch die offene Operation angezeigt sein.

Pleuraerguss

Unter einem Pleuraerguss versteht man die Ansammlung von Flüssigkeit in der Pleurahöhle.

Klinik
Dyspnoe und Schmerzen, je nach Ergussvolumen.

Diagnostik
Es finden sich ein **abgeschwächtes Atemgeräusch** und **gedämpfter Klopfschall** (ab ca. 500 ml Ergussvolumen). Geeignete Bildgebung sind die **Sonografie** (ab ca. 50 ml, ▌ Abb. 4), Röntgen (ab ca. 300 ml, ab 100 ml in Seitenlage) und CT. Bei Tumorverdacht kann mittels VATS biopsiert werden.

Therapie
Zur zytologischen Diagnostik und entlastenden Therapie muss der Erguss **punktiert** werden. Bei chronisch rezidivierenden Ergüssen wird eine Thoraxdrainage angelegt und eine Pleurodese angeschlossen.

Serothorax
Ein Serothorax kann durch **vermehrte Bildung** von Pleuraflüssigkeit oder **verminderte Absorption** verursacht sein. Es werden **Transsudat** (Eiweiß ≤ 30 g/l, LDH ≤ 60 % der Serum-LDH) und **Exsudat** (Eiweiß ≥ 30 g/l, LDH ≥ 60 % der Serum-LDH) unterschieden. Ersteres findet sich v. a. bei kardiovaskulären Erkrankungen und bei Hypoproteinämie, ein Exsudat meist bei Entzündungen (z. B. Pneumonie) und Malignomen (z. B. Bronchial-CA).

Hämatothorax
Bei einer Ansammlung von **Blut** im Pleuraspalt (Hb im Erguss ≥ 50 % des Hb im Vollblut) spricht man von Hämatothorax. Er ist Folge von Gefäßverletzungen (z. B. durch Rippenfrakturen, Punktionen etc.). Bei erheblichen Blutungen ist ein operatives Vorgehen mit Aufsuchen der Blutungsquelle erforderlich.

Pleuraempyem (Pyothorax)
Ein Pleuraempyem ist eine Ansammlung von **Eiter** im Pleuraspalt durch fortgeleitete Entzündungen (Pneumonie, Lungenabszess) und kann iatrogen (Drainagen, postoperative Wundinfektion) oder posttraumatisch sein. Klinisch liegen zusätzlich Entzündungszeichen vor (Fieber, Leukozytose). Die Therapie erfolgt durch Anlage einer **Saug-Spül-Drainage**, eventuell zusätzlich durch enzymatische **Lyse** be-

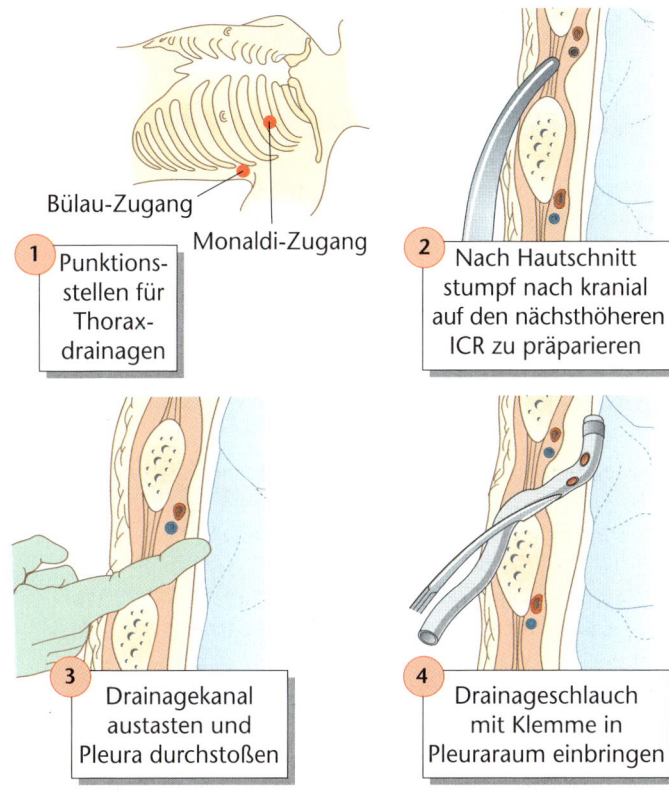

▌ Abb. 3: Thoraxdrainage. [39]

stehender **fibrinöser Septen** bzw. **thorakoskopisches Débridement**. Bei Vorliegen von Vernarbungen/Verschwartung ist eine **Dekortikation** über eine offene Thorakotomie notwendig.

Chylothorax
Chylothorax bezeichnet eine Ansammlung von **Lymphflüssigkeit** im Pleuraspalt durch Eröffnung von Ductus thoracicus bzw. Cisterna chyli (traumatisch, iatrogen, kongenital). Typisch ist ein steriles Punktat mit Lymphozyten und hohem Lipidgehalt. Die Therapie mittels **Drainage** wird durch eine **fettarme Diät** (ggf. parenteral) ergänzt.

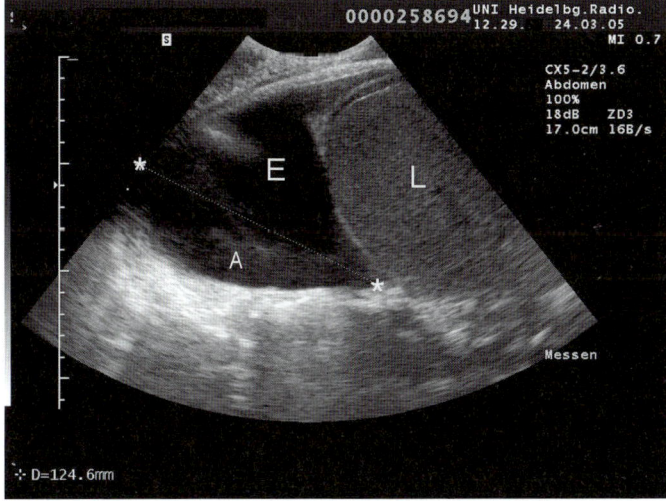

▌ Abb. 4: Rechtsseitiger Pleuraerguss (E) in der Sonografie (L = Leber; A = Atelektase). [26]

Pleura und Mediastinum II

Malignes Pleuramesotheliom

Ätiologie und Pathogenese
Das maligne Pleuramesotheliom entsteht aus Mesothelzellen der Pleura. Häufigster ätiologischer Faktor ist eine meist beruflich bedingte **Asbestexposition** (anerkannte Berufskrankheit). Die Latenzzeit beträgt durchschnittlich 30 Jahre. Als weitere Ursache wird eine Infektion mit dem Simian-Virus 40 (SV40) diskutiert. Die Tumoren wachsen lokalisiert oder diffus mit Infiltration von Lunge, Perikard und Zwerchfell.

Klinik
Rezidivierende (hämorrhagische) Ergüsse, später Dyspnoe, Schmerzen, Husten und Gewichtsverlust.

Diagnostik
Röntgen-Thorax und CT (∎ Abb. 5) zeigen eine Pleuraschwiele und knotige Verdickungen. Durch Stanzbiopsie oder VATS, seltener durch Pleurapunktion kann die Diagnose gesichert werden. Zur Verhinderung von Impfmetastasen sollten Stich- und Trokarkanäle nach invasiver Diagnostik bestrahlt werden.

Therapie
Multimodale Therapiestrategien mit Operation, Chemotherapie und Bestrahlung kommen zur Anwendung. Operativ stehen die ausgedehnte En-bloc-Resektion als **Pleuropneumektomie** samt Entfernung von Perikard, Diaphragma und Thoraxwand (partiell) oder die palliative **Pleurektomie/Dekortikation** zur Verfügung. Bei rezidivierenden

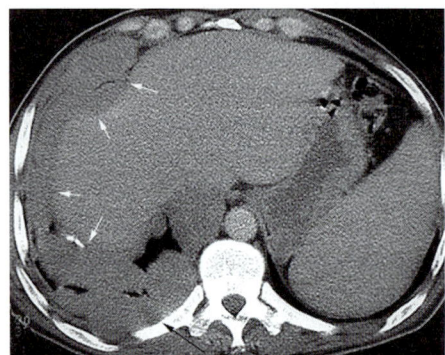

∎ Abb. 5: Pleuramesotheliom im Spiral-CT: polyzyklische Raumforderungen (↑) im Recessus phrenicocostalis. [26]

Ergüssen sollte als palliative Maßnahme eine Pleurodese erfolgen.

Prognose
Meist ist der Verlauf trotz multimodaler Therapiemaßnahmen rapid-progressiv und die Prognose damit schlecht.

Erkrankungen des Mediastinums

Mediastinalemphysem

Ätiologie und Pathogenese
Ein Mediastinalemphysem entsteht durch eine Luftansammlung im Mediastinum durch traumatische, iatrogene oder tumorbedingte Perforation lufthaltiger Organe (Ösophagus, Tracheobronchialsystem). Eine Sonderform ist die spontane Ösophagusruptur (Boerhaave-Syndrom). Auch im Rahmen eines Spannungspneumothorax kann ein Mediastinalemphysem auftreten.

Klinik
Retrosternale Schmerzen, Dyspnoe sowie Weichteil- und Hautemphysem im Hals- und Gesichtsbereich.

Diagnostik
Röntgen-Thorax und CT, ggf. Tracheobronchoskopie und Ösophagoskopie.

Therapie
Die Leckage wird operativ verschlossen, beim Pneumothorax reicht oft die Anlage einer Thoraxdrainage aus. Aufgrund der Gefahr einer Mediastinitis werden Antibiotika verabreicht.

Akute Mediastinitis

Ätiologie und Pathogenese
Die akute Mediastinitis ist eine schwerwiegende Entzündung des Mediastinums. Sie ist mit einer hohen Letalität assoziiert (50%). Das lockere Bindegewebe des Mediastinums erlaubt eine phlegmonöse Entzündungsausbreitung. Meist entwickelt sich innerhalb kurzer Zeit das Vollbild einer Sepsis. Ursachen sind aus der Nachbarschaft fortgeleitete Infektionen, Perforationen des Ösophagus und des Tracheobronchialsystems sowie Traumata. Der feh-

lende Abschluss zum Hals ermöglicht die Ausbreitung entlang der Fascia praevertebralis (Infektionen aus dem HNO- und Kieferbereich). Auch bakterielle Infektionen von Lunge, Pleura, Sternum und Wirbelsäule können einbrechen.

Klinik
Die Klinik setzt akut mit Verschlechterung des Allgemeinzustands, retrosternalen Schmerzen und Sepsis ein (Fieber, Schüttelfrost, Tachykardie, Ateminsuffizienz), mit rascher Progredienz bis hin zum Multiorganversagen. Auch ein Mediastinal- und Hautemphysem sowie obere Einflussstauung, Pneumothorax, Pleura- und Perikarderguss werden beobachtet.

Diagnostik
Siehe Mediastinalemphysem.

Therapie
Es handelt sich um einen chirurgischen Notfall: Nach Einleitung einer hoch dosierten **Antibiotikatherapie** wird das Mediastinum mit Spülkathetern **drainiert.** Abszesse im vorderen Mediastinum werden über eine kollare Mediastinotomie (am Vorderrand des M. sternocleidomastoideus) eröffnet und drainiert. Durch zusätzliche Inzision unter dem Xiphoid kann ein retrosternaler Kanal geschaffen werden, der die Drainage verbessert. Abszesse im hinteren Mediastinum können videothorakoskopisch über die Pleurahöhle oder über einen offenen paravertebralen Zugang drainiert werden. Zusätzlich erfolgt die **Behandlung der zugrundeliegenden Ursache** (Übernähen/Schienen/Resektion des Ösophagus, Thoraxdrainage, Drainage der Halsphlegmone etc.).

Tumoren des Mediastinums

Ätiologie und Pathogenese
Es handelt sich um Tumoren unterschiedlicher Ätiologie und Dignität. Im Mediastinum liegen viele zur Tumorbildung fähige Gewebe (∎ Abb. 6). Dies erklärt die Heterogenität mediastinaler Neoplasien, d. h. Tumoren aller drei Keimblätter sowie Keimzelltumoren.

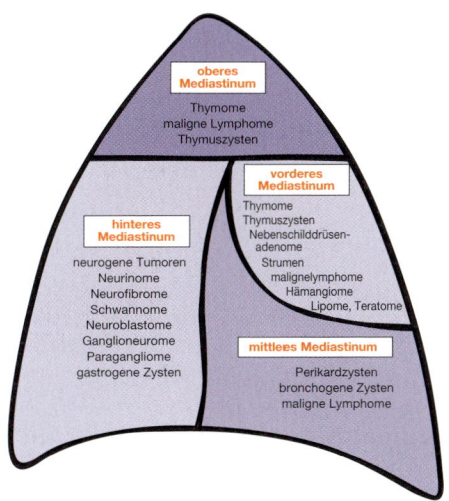

■ Abb. 6: Häufigste Lokalisation von Mediastinaltumoren. [5]

▌ **Zysten**

▌ **Mesenchymale Tumoren:** Lipom,
Fibrom, Myom, Hämangiom, Lymph-
angiom, Sarkom

▌ **Neurogene Tumoren:** Neurinom,
Neurofibrom, Schwannom, Neuroblastom, Ganglioneurom

▌ **Thymustumoren:** Thymom, Thymuskarzinom, Thymuszyste

▌ **Endokrine Tumoren:** retrosternale
Struma, Nebenschilddrüsenadenom,
Paragangliom

▌ **Mediastinale Lymphadenopathien:**
M. Hodgkin, Non-Hodgkin-Lymphom,
Sarkoidose, Tuberkulose, Silikose, SLE
etc.

▌ **Keimzelltumoren:** Teratom, Der-
moidzysten, Teratokarzinom

Klinik

Mediastinaltumoren sind häufig Zufallsbefunde. Symptome treten spät auf und
sind bestimmt durch Kompression,
Verdrängung und Infiltration: Husten,
Stridor und Dyspnoe, Dysphagie, Einflussstauung, Heiserkeit, Horner-Syndrom oder Singultus. Endokrin aktive
Tumoren können Hyperthyreose, Hyperparathyreoidismus, hypertone Krisen
oder ein Cushing-Syndrom verursachen.

Diagnostik

Die Diagnostik wird mit **bildgebenden**
(s. o.) und **spezifischen,** meist invasiven Verfahren (z. B. Mediastinoskopie)
durchgeführt. Die Beurteilung von Art
und Dignität eines Tumors ist meist nur
nach **Biopsie** möglich.

Therapie

Die chirurgische Therapie erfolgt abhängig von Art und Lokalisation des Tumors. Tumoren im oberen und vorderen
Mediastinum werden über eine mediane Sternotomie, solche des mittleren
und hinteren über eine anterolaterale
Thorakotomie entfernt. Gegebenenfalls
kann die Entfernung auch durch VATS
erfolgen.

Thymom

Ein Thymom (▌ Abb. 7) ist eine von der
Thymusdrüse ausgehende Neoplasie,
die epithelialen („echt") oder nicht epithelialen Ursprungs ist. Thymushyper-
plasie und Thymome können eine My-
asthenia gravis verursachen. Die Inva-
sivität (Kapseldurchbruch) des Tumors
bestimmt seine Dignität, eine Stanzbiopsie reicht nicht aus. Die gesamte
Thymusdrüse wird über eine partielle
oder vollständige Sternotomie entfernt,
ggf. als En-bloc-Resektion mit infiltrierter Umgebung. Bei fortgeschrittenen
Karzinomen wird nachbestrahlt, bei
Fernmetastasierung ist eine Chemotherapie angezeigt.

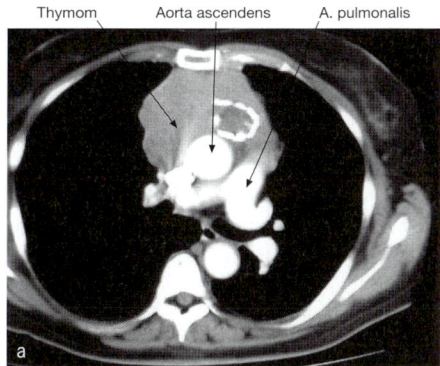

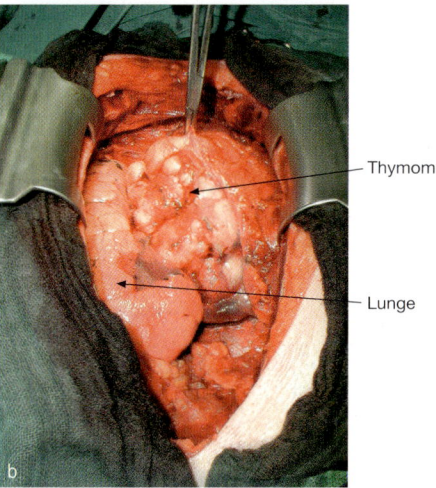

■ Abb. 7: Thymuskarzinom mit Infiltration des vorderen Mediastinums. a) CT, b) OP-Situs. [5]

Zusammenfassung

✖ Jeder Pneumothorax kann sich zum lebensgefährlichen Spannungspneumothorax entwickeln.

✖ Notfälle sind Spannungspneumothorax sowie offener und beidseitiger
Pneumothorax. Sie bedürfen der sofortigen Anlage einer Drainage oder
entlastenden Punktion.

✖ Bei Flüssigkeitsansammlungen im Pleuraspalt lassen sich Serothorax
(Transsudat, Exsudat), Hämatothorax, Pleuraempyem und Chylothorax
unterscheiden.

✖ Als mögliche Ursache eines Pleuraergusses muss immer an ein Malignom
gedacht werden.

✖ Häufigste Ursache des malignen Pleuramesothelioms ist die Asbestexposition. Die Pleuropneumektomie bei lokalisiertem Mesotheliom ist
der einzig kurative Ansatz.

✖ Ursachen der akuten Mediastinitis sind fortgeleitete Infektionen sowie Perforationen des Ösophagus und des Tracheobronchialsystems. Es handelt sich
um einen chirurgischen Notfall: Antibiotika, Drainage und Spülung, Beseitigung der Ursache. Die Letalität liegt je nach Ursache zwischen 20 und 70%.

✖ Tumoren des Mediastinums sind unterschiedlicher Ätiologie und Dignität.
Symptome durch Kompression und Infiltration treten meist spät auf,
sodass es sich oft um Zufallsbefunde in der Bildgebung handelt. Die chirurgische Therapie hängt von Art und Dignität des Tumors ab.

Bronchialkarzinom I

Das Bronchialkarzinom ist die häufigste maligne Erkrankung des Mannes, die zum Tode führt. Etwa 15% aller malignen Neuerkrankungen des Mannes entfallen auf das Bronchialkarzinom, bei Frauen ca. 6%. Während bei Männern Inzidenz und Mortalität rückläufig sind, steigen sie bei Frauen kontinuierlich an (Rauchgewohnheiten).

Ätiologie und Pathogenese

Hauptrisikofaktor ist das **Rauchen,** auf das 90% der Krankheitsfälle zurückzuführen sind. Tabakrauch enthält über 70 kanzerogene Substanzen, wobei das Risiko mit den Pack years (Anzahl der konsumierten Zigarettenpackungen/Tag × Rauchdauer in Jahren), dem Teer- und Nikotingehalt sowie der Inhalationstiefe zunimmt. Beispielsweise ist das Risiko mit 40 Pack years gegenüber dem Nichtraucher 60 bis 70-fach erhöht. Weitere Risikofaktoren sind Passivrauchen, Luftverschmutzung und (berufliche) Exposition mit Asbest, Arsen, Nickel, Chrom und ionisierender Strahlung (z. B. Radon bei Bergarbeitern). Mehrere Risikofaktoren erhöhen dabei synergistisch das Erkrankungsrisiko.

Klassifikation

Fast alle Tumoren der Lunge gehen von den Bronchien aus, nur ca. 2% sind alveolären Ursprungs – daher werden Bronchialkarzinom und „Lungenkrebs" weitgehend synonym verwendet. Topografie und makroskopische Befunde sind ▮ Abb. 1 zu entnehmen. Die histopathologische Einteilung erfolgt nach der WHO-Klassifikation. Die prinzipielle Unterteilung in **kleinzelliges** (small cell lung cancer, **SCLC**) und **nichtkleinzelliges** (non-small cell lung cancer, **NSCLC**) Karzinom hat sich aufgrund klinisch-therapeutischer Relevanz bewährt. Zum NSCLC zählen **Plattenepithelkarzinom** (insgesamt am häufigsten), **Adenokarzinom, großzelliges Karzinom** und andere, seltenere Subtypen. Häufig finden sich bzgl. Histologie und Differenzierungsgrad auch **Mischformen.**

Während das **Adenokarzinom** bei Frauen häufig ist, typischerweise auch bei Nichtrauchern auftritt und meist im peripheren Lungenparenchym lokalisiert ist, findet sich das **Plattenepithelkarzinom** häufig zentral und verursacht daher öfter und früher Symptome durch Atemwegsobstruktion. Das **SCLC** wächst rasch-aggressiv und metastasiert früh hämatogen, während die **NSCLC** langsamer wachsen und zunächst regional (lymphogen) metastasieren. Tumoren aller Histologien setzen bevorzugt in Leber, Knochen (osteolytisch), Nebennieren und Nieren Metastasen, das SCLC auch ins ZNS.

Die Stadieneinteilung geschieht nach dem **TNM-System** (T-Stadien, ▮ Abb. 2).

▸ **N1:** Befall ipsilateraler peribronchialer/hilärer LK
▸ **N2:** Befall ipsilateraler mediastinaler/subcarinaler LK
▸ **N3:** Befall kontralateraler mediastinaler/hilärer LK oder skalenärer/supraklavikulärer LK

Das **SCLC** wird zusätzlich unterteilt:

▸ **Limited Disease** (25% der Fälle): ipsilateraler Befall, ohne Beteiligung der V. cava, keine Rekurrens-/Phrenikusparese, keine Obstruktionen, Erguss ohne maligne Zellen

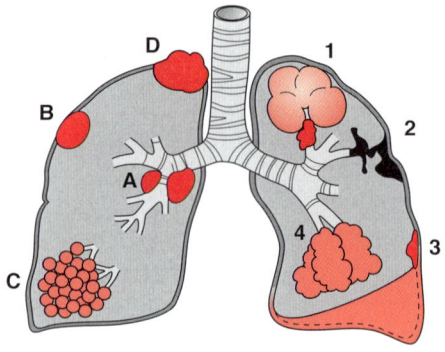

A	zentrales / intermediäres Karzinom
B	peripheres Karzinom / Rundherd
C	pneumonisch wachsendes (Alveolarzell-)Karzinom
D	sog. Pancoast-Tumor
1	Überblähung
2	Atelektase / Retentionspneumonie
3	Pleuraerguss bei Pleurabeteiligung
4	Bronchiektasen / Retentionspneumonie

▮ Abb. 1: Topografie (rechte Lunge) und Komplikationen/Verdachtsmomente (linke Lunge) maligner Lungentumoren. [8]

▸ **Extensive Disease** (75 % der Fälle): über Limited disease hinausgehend

Klinik

In frühen Stadien ist der Tumor typischerweise **klinisch stumm.** Gegebenenfalls handelt es sich um einen Zu-

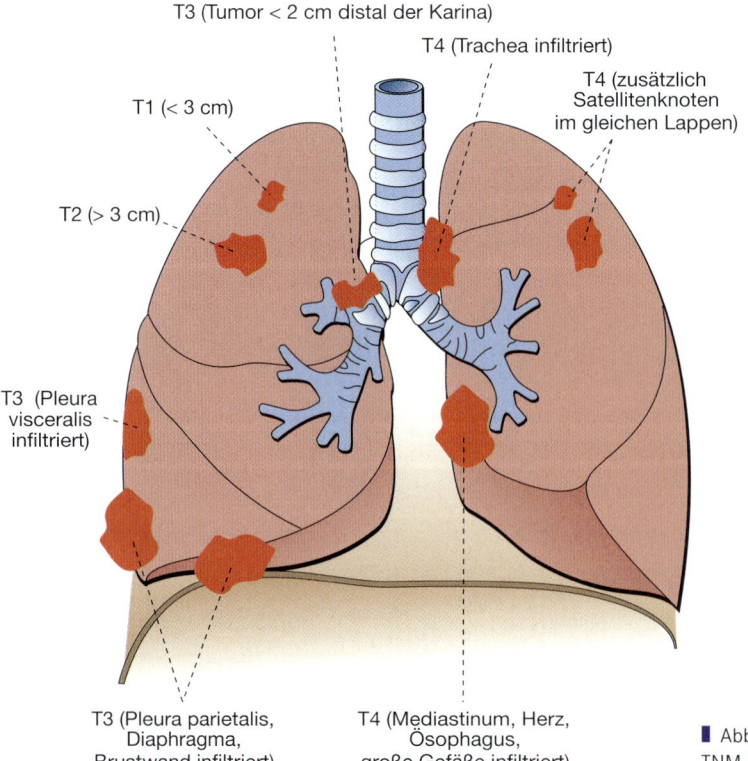

T3 (Tumor < 2 cm distal der Karina)
T4 (Trachea infiltriert)
T4 (zusätzlich Satellitenknoten im gleichen Lappen)
T1 (< 3 cm)
T2 (> 3 cm)
T3 (Pleura visceralis infiltriert)
T3 (Pleura parietalis, Diaphragma, Brustwand infiltriert)
T4 (Mediastinum, Herz, Ösophagus, große Gefäße infiltriert)

▮ Abb. 2: T-Stadien der TNM-Klassifikation. [5]

Abb. 3: a) Verschattung (→) im Bereich des linken Hilus mit radiären Ausläufern. b) Das HRCT zeigt den ca. 3 cm großen Rundherd (↔) mit „Corona radiata" sowie die subpleural vermehrte Lungengerüstzeichnung mit Strang zur Pleura (weißer Pfeil). Pleuraverdickungen (↑) und Verkalkungen (kurze schwarze Pfeile) als Hinweis auf eine zusätzlich vorliegende Asbestose. [26]

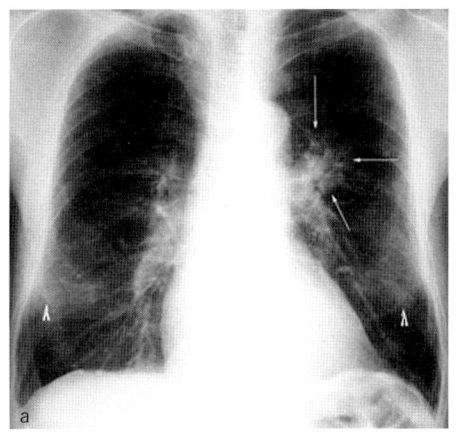

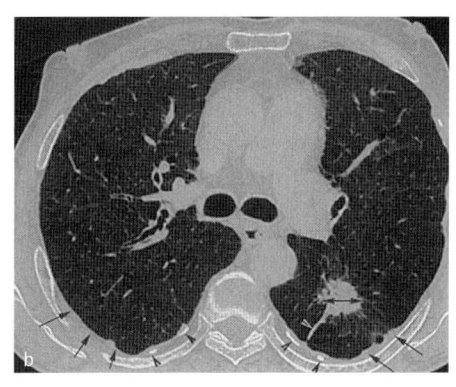

fallsbefund im Röntgen-Thorax. Mögliche Symptome sind Husten, Auswurf, Hämoptysen, Dyspnoe, (variable) Thoraxschmerzen und B-Symptomatik. Die spezifischere Symptomatik ist abhängig von Lokalisation und Ausbreitung (▌Abb. 1), z. B. Heiserkeit durch Rekurrensparese oder Horner-Syndrom mit Schulter-Arm-Schmerzen (Ganglion stellatum/Plexus brachialis) durch Pancoast-Tumoren der Lungenspitze.

Die Beschwerden bei Fernmetastasen (M1) umfassen **pathologische Frakturen** (Knochen), **Ikterus** (Leber) und **neurologische Symptome** (Gehirn). Produktion von hormonähnlichen Peptiden im Rahmen **paraneoplastischer Syndrome** kann zu endokrinen Syndromen führen (Cushing-Syndrom bei ACTH, H_2O-Intoxikation bei ADH, Hyperkalzämie bei PTH).

Diagnostik

Wichtigster diagnostischer Schritt ist nach **Anamnese** (Raucheranamnese mit Pack years, chronischer Husten, rezidivierende Pneumonien) und **körperlicher Untersuchung** der **Röntgen-Thorax** in zwei Ebenen (▌Abb. 3a), der den pathologischen Befund **(Rundherd)** erkennen lässt oder Hinweise in Form von sekundärer Atelektase, Erguss oder Mediastinalverbreiterung gibt. Zur genauen Lokalisations- und Stagingdiagnostik wird ein kontrastmittelgestütztes hochauflösendes CT des Thorax angefertigt (HRCT, ▌Abb. 3b). Mittels **Bronchoskopie** lässt sich die endobronchiale Tumorausdehnung bestimmen und eine **Biopsie** durchführen. Zusätzlich kann eine **Mediastinoskopie** bzw. **VATS** indiziert sein (s. S. 18). Der Suche nach **Fernmetastasen** (präoperatives Staging) dienen die **FDG-PET** (PET mit Fluorodesoxyglukose, ▌Abb. 4) oder die Skelettszintigrafie sowie Sonografie oder CT des Abdomens. Ein Schädel-CT wird beim SCLC immer, beim NSCLC nur bei Symptomatik durchgeführt. Als „Tumormarker" können für die Verlaufsbeobachtung für das SCLC **NSE** und **Pro-GRP** sowie für das Plattenepithelkarzinom **CYFRA 21-1** und das Adenokarzinom **CEA** bestimmt werden.

Zur Einschätzung der Operabilität gehören zusätzlich Untersuchungen der **Lungen- und Herzfunktion** sowie anderer Organfunktionen. Zum Abschätzen der postoperativen Ventilationssituation des Patienten kann eine präoperativ durchgeführte **Perfusionsszintigrafie** Aufschluss über die Funktion des zu resezierenden Lungenparenchyms und damit den Funktionsverlust geben.

Differenzialdiagnose

Bei rezidivierenden Pneumonien und chronischem Husten sollte man insbesondere bei Raucheranamnese immer an die Möglichkeit eines Karzinoms denken. Differenzialdiagnosen des **Lungenrundherds im Röntgen-Thorax** sind Lungenmetastasen, benigne Tumoren (Hamartom, Chondrom, Fibrom etc.), Atelektase, Tuberkulose, Gefäßfehlbildungen und Pseudotumoren (Lymphknotenhyperplasie).

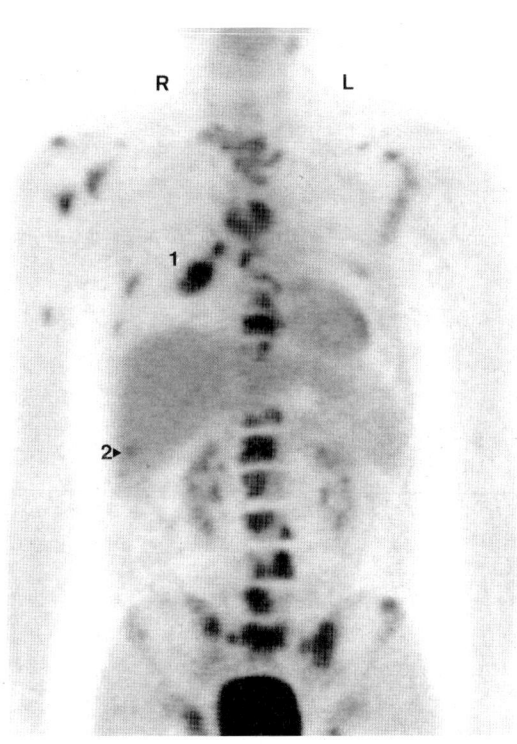

Abb. 4: Ganzkörper-PET: Neben dem Primärherd in der rechten Lunge (1) zeigt sich ein disseminierter Befall des Skeletts und der Leber (2). [26]

Bronchialkarzinom II

Beste Aussicht auf Heilung bietet bei kurativem Ansatz die **radikale Tumorentfernung** im Gesunden samt regionalen Lymphknoten. Allerdings ist dieser Ansatz aufgrund der oft fortgeschrittenen Erkrankung nur bei ca. einem Drittel der Patienten möglich.

Therapie des kleinzelligen Bronchialkarzinoms

Wegen seiner hohen Proliferationsrate und seiner frühen Metastasierung stellt die **Chemotherapie** die führende Therapiestrategie dar. Standard sind Cisplatin und Etoposid. Die anschließende **Bestrahlung** erfolgt mit 45–50 Gy. Die **primäre Operation** ist frühen Stadien vorbehalten, neuere Ansätze sind multimodale Therapiekonzepte (▮ Abb. 5).

▸ **Limited Disease:** prinzipiell **kurativer** Ansatz. Bei kompletter Remission wird die prophylaktische Schädelbestrahlung empfohlen. Die 3-JÜR liegt bei 10–20%.

▸ **Extensive Disease:** Die zytostatische Therapie erfolgt hier mit **palliativer** Zielsetzung. Die Bestrahlung wird zur Symptomreduktion und Verbesserung der Lebensqualität am „Ort der Not" durchgeführt, eine palliative Operation kommt nur in Sonderfällen in Betracht. Die mediane Überlebenszeit beträgt acht bis zwölf Monate.

Therapie des nicht-kleinzelligen Bronchialkarzinoms

In den Stadien I–IIIA (▮ Tab. 1) verfolgt man einen prinzipiell **kurativen** Ansatz, im Zentrum steht daher die **Operation.** Dies betrifft allerdings nur 30% der Patienten. Bei Inoperabilität in diesen Stadien kann die Strahlentherapie ebenfalls mit kurativer Zielsetzung erfolgen, allerdings mit schlechteren Ergebnissen. Palliative Maßnahmen sind in ▮ Abbildung 6 aufgeführt, hinzu kommt eine **suffiziente Schmerztherapie.** Pancoast-Tumoren werden **präoperativ bestrahlt** und anschließend **reseziert.**

Operative Verfahren

Meist erfolgt der operative Zugang über eine antero- oder posterolaterale Thorakotomie (▮ Abb. 7). Wesentlicher Bestandteil der chirurgischen Therapie ist die **Entfernung** der regionalen (interlobären und mediastinalen) **Lymphknoten.**

▸ **Lobektomie:** Resektion eines Lungenlappens nach Durchtrennung von Lappengefäßen und -bronchus bei auf einen Lappen beschränkten Karzinomen. Auf der rechten Seite auch als obere (Ober- und Mittellappen) oder untere (Mittel- und Unterlappen) **Bilobektomie** bei überschreitenden Tumoren möglich.

▸ **Manschettenresektion** (broncho[angio]plastische Verfahren): Bei zentralem Sitz wird der betroffene Lappen samt dem in den Bronchus ragenden Tumor en bloc mit einer „Bronchusmanschette" und ggf. einer Pulmonalarterienmanschette entfernt und der restliche Anteil der Lunge zentral anastomosiert (▮ Abb. 8). So kann auch bei zentraler Lokalisation eine Pneumonektomie umgangen und Lungenparenchym erhalten werden.

▸ **Pneumonektomie:** einseitige Entfernung der gesamten Lunge unmittelbar am Hauptbronchus – bei zentralen

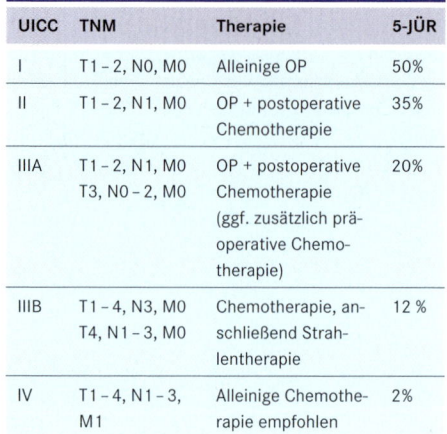

UICC	TNM	Therapie	5-JÜR
I	T1–2, N0, M0	Alleinige OP	50%
II	T1–2, N1, M0	OP + postoperative Chemotherapie	35%
IIIA	T1–2, N1, M0 T3, N0–2, M0	OP + postoperative Chemotherapie (ggf. zusätzlich prä-operative Chemo-therapie)	20%
IIIB	T1–4, N3, M0 T4, N1–3, M0	Chemotherapie, an-schließend Strah-lentherapie	12 %
IV	T1–4, N1–3, M1	Alleinige Chemothe-rapie empfohlen	2%

▮ Tab. 1: Stadieneinteilung, Therapie und Prognose des NSCLC.

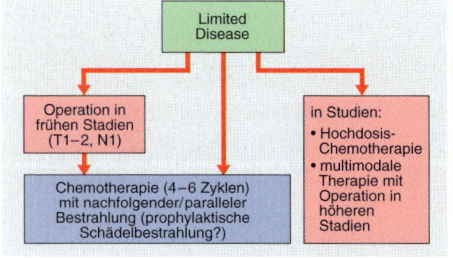
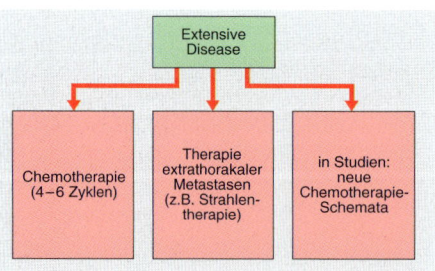

▮ Abb. 5: Therapeutisches Vorgehen beim klein-zelligen Bronchialkarzinom. [13]

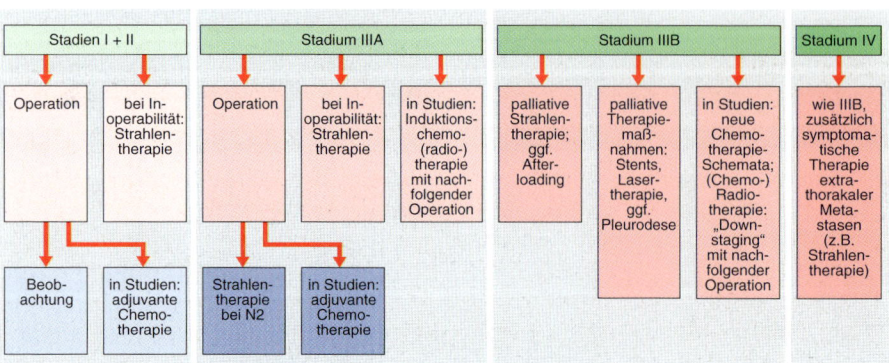

▮ Abb. 6: Therapeutisches Vorgehen bei nicht-kleinzelligem Bronchialkarzinom. [13]

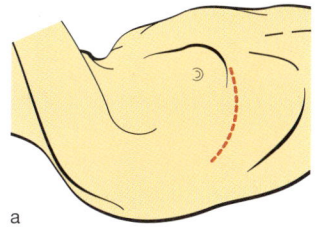

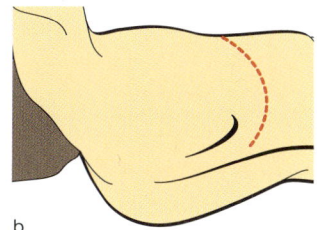

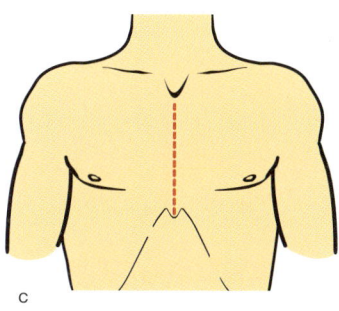

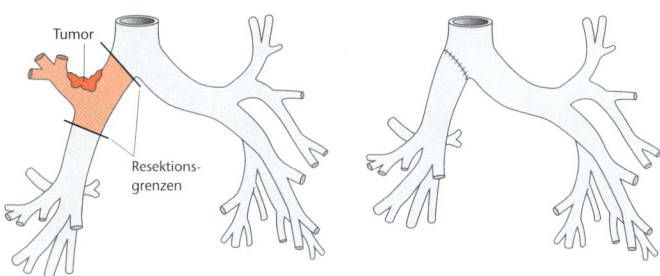

Abb. 8: Prinzip der Hauptbronchusmanschettenresektion rechts. [47]

■ Abb. 7: Standardzugänge zum Thorax: a) anterolaterale Thorakotomie über 4. oder 5. ICR, b) posterolaterale Thorakotomie, c) mediane Sternotomie. [5]

Tumoren, Vorhandensein mehrerer Herde bzw. wenn parenchymsparende Verfahren nicht möglich sind. Die Ausdehnung des Eingriffs hängt ab vom klinischen, computertomografischen und intraoperativen Befund (Thoraxwand, Perikard etc.). Die perioperative Letalität liegt mit ca. 7 % (v. a. kardiales Versagen und Pneumonien) höher als bei der Lobektomie (ca. 3 %).

▶ **Keilresektion:** extraanatomische = nicht den anatomischen Segmentgrenzen folgende Lungenteilresektion adäquaten Ausmaßes, meist mithilfe eines Klammernahtgeräts (Staplers). Sie ist bei oberflächlichen Herden (T1N0M0) bzw. bei unklaren Tumoren indiziert und kann thorakoskopisch durchgeführt werden (■ Abb. 9).

▶ **Segmentresektion:** Ausnahme! Wird nur bei Patienten mit kleinem Tumor und respiratorischer Einschränkung durchgeführt (höhere Rate an Lokalrezidiven und kürzere Überlebenszeiten).

▶ **Palliative Lungenresektion:** Indikationen sind Blutungen, septischer Tumorzerfall und Trachea- bzw. Bronchuskompression mit Dyspnoe.

Postoperativ muss aufgrund des sonst hohen Schmerzlevels (OP, Thoraxdrainage) eine **konsequente Schmerztherapie** durchgeführt werden. Der reflektorischen Einschränkung der Atemmechanik muss mit **Physiotherapie** und **Frühmobili-**

sation entgegengetreten werden. Schmerzen im Gebiet der Interkostalnerven (Postthorakotomiesyndrom) und Blutungen sind weitere postoperative Komplikationen.

Lungenmetastasen

Lungenmetastasen finden sich bevorzugt bei Nierenzellkarzinom, Prostatakarzinom, Schilddrüsenkarzinom, Mammakarzinom, malignem Melanom und kolorektalen Malignomen. Die Indikation zur operativen Therapie ist abhängig von der Ausdehnung und Histopathologie des Primärtumors (er muss „beherrscht" sein, keine weiteren extrapulmonalen Metastasen). Über eine **mediane Sternotomie** (■ Abb. 7c) können beide Lungen samt Mediastinum exploriert werden. Im Vordergrund stehen **parenchymsparende Resektionsverfahren** (Keil- oder [Sub-]Segmentresektionen).

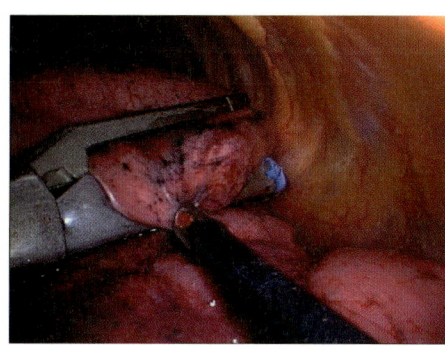

■ Abb. 9: Videothorakoskopische Keilresektion eines Rundherds. Mit einem Klammernahtgerät (linearer Stapler) wird das Lungengewebe verschlossen und durchtrennt. [5]

Zusammenfassung

�֍ Häufigste Ursache des Bronchialkarzinoms ist das Rauchen.

✖ Meist treten in Frühstadien keine Symptome auf, bei chronischem Husten und rezidivierenden Pneumonien muss an ein Bronchialkarzinom gedacht werden.

✖ Wichtige diagnostische Maßnahmen sind die Röntgen-Thorax-Aufnahme, das CT und die Bronchoskopie.

✖ Die Therapien von kleinzelligem und nicht-kleinzelligem Bronchialkarzinom unterscheiden sich erheblich: Während beim SCLC Chemo- und Radiotherapie im Vordergrund stehen und die operative Therapie nur in frühen Stadien eine Rolle spielt (Limited Disease), ist die Operation in den Stadien I–IIIA des NSCLC zentraler Bestandteil der Therapie.

✖ Die Prognose ist stadienabhängig. Die Erkrankung ist bei Diagnosestellung oft fortgeschritten und die Prognose damit schlecht.

Extrakorporale und assistierte Zirkulation

Extrakorporale Zirkulation

Die meisten herzchirurgischen Eingriffe finden am nicht schlagenden, blutleeren Herzen statt und erfordern daher den Einsatz der **Herz-Lungen-Maschine** (HLM, ▮ Abb. 1, erstmals 1953 durch John Gibbon). Mögliche Ausnahmen sind Eingriffe an den großen Gefäßen (Ductus arteriosus, isolierte valvuläre Pulmonalstenose) und minimalinvasive Koronareingriffe. Mithilfe der HLM können Herz und Lunge aus dem normalen Kreislauf herausgenommen werden (**extrakorporale Zirkulation [EKZ]** = kardiopulmonaler Bypass), wobei die **Pumpfunktion** des Herzens und die **Gasaustauschfunktion** der Lungen ersetzt werden.

Zugang
Meist erfolgt der Zugang zum Herzen über eine **mediane Längssternotomie** (s. S. 57, ▮ Abb. 7c). Alternativen sind:

▸ **Anterolaterale Thorakotomie:** 4. ICR, rechts (Vorhofseptumdefekt, Mitralklappe)
▸ **Posterolaterale Thorakotomie:** 3. ICR, links (Aorta descendens, Ductus arteriosus)

Prinzip und Komponenten der HLM
Der Anschluss der HLM (▮ Abb. 2) an den Kreislauf des Patienten erfolgt durch einen über den rechten Vorhof in beide Venae cavae eingeführten Katheter (= **bikavaler** Zugang). Alternativ sind auch der **kavoatriale** (V. cava sup. und rechter Vorhof) oder **atriale** Zugang möglich (rechter Vorhof). Parallel dazu wird dem venösen Reservoir über einen **Handsauger** das im OP-Gebiet anfallende Blut und über einen **Ventrikelsauger** („Vent") das im Ventrikel befindliche Blut zugeführt. Das sich im Reservoir ansammelnde Blut wird mithilfe von **Rollerpumpen** (▮ Abb. 2, drehende Rollen komprimieren den Schlauch) oder **Zentrifugalpumpen** (Blutstrom wird durch rotierenden Kreisel aufrechterhalten) dem **Oxygenator** zugeführt. Hier erfolgen die Oxygenierung und die CO_2-Elimination (Arterialisierung). Gebräuchlich sind heute v. a. **Membran-**

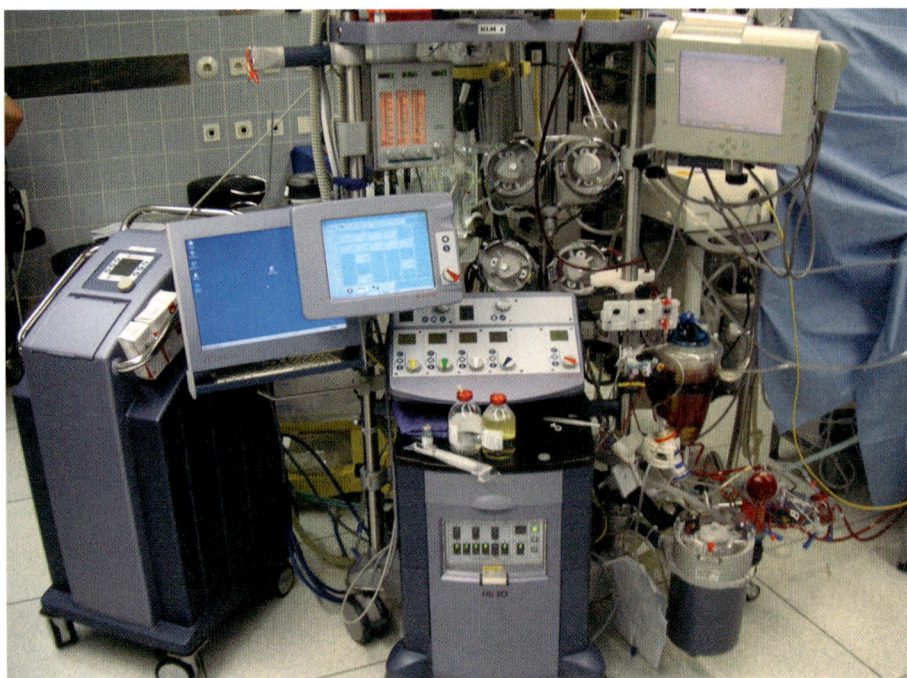

▮ Abb. 1: Herz-Lungen-Maschine. [54]

oxygenatoren (semipermeable Membran zwischen Blut und Gas), die die Bubble-Oxygenatoren (Gasdispersion im Blut) weitgehend verdrängt haben. Von hier aus fließt das Blut über einen **Wärmeaustauscher,** der die Blut- und damit die Körpertemperatur des Patienten absenkt – bzw. am Ende des Eingriffs wieder anhebt –, nach Passieren eines **Filters** (Abhalten von Partikeln wie Zellaggregaten oder -fragmenten) zurück in die Aorta ascendens oder A. femoralis (z. B. bei Aortenaneurysma). Der Flussindex beträgt etwa 2,5 l/min/m² Körperoberfläche. Eine Lungenbeatmung ist bei totalem Bypass nicht notwendig.

Pathophysiologie der EKZ
Strömungsmechanik und Kontakt zu Fremdoberflächen sind Ursachen der durch die EKZ vermittelten Schäden wie **Inflammation** (Komplementaktivierung mit Freisetzung der Anaphylatoxine C3a und C5a), **Gerinnungsaktivierung,** Aktivierung des **Renin-Angiotensin-Systems,** mechanische **Schädigung von Blutbestandteilen** (Hämolyse), **Proteindenaturierung** und **Thrombozytenabfall.** Scherkräfte (v. a. der Pumpen) und Sog auf die Blutbestandteile haben mechanische Schäden zur Folge. Entsprechende Komplikationen sind Hämolyse, Embolien, SIRS,

Wasser- und Elektrolytstörungen, Hyperglykämie und Funktionsstörungen von Lungen und Nieren. Folgende Maßnahmen wirken entgegen:

▸ **Hämodilutionsperfusion:** „Verdünnung" des Bluts z. B. mit 5%iger Glukose-Lsg. (Hk 20–25%) zur Senkung der Viskosität und damit besseren Organperfusion, gerade in Hypothermie. Allerdings wird die O_2-Transportkapazität herabgesetzt.
▸ **Vollheparinisierung:** 300–400 IE/kg KG Heparin i. v. vor Kanülierung der

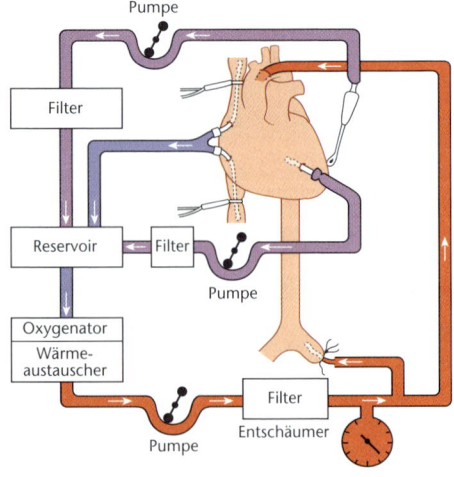

▮ Abb. 2: Schema der extrakorporalen Zirkulation. [30]

großen Gefäße. Gesteuert wird die Applikation durch die ACT (**a**ctivated **c**oagulation **t**ime; Normwert: 80–100 s; Soll: 400–600 s). Antagonisiert wird am Ende des Eingriffs mit Protamin.

Kardioprotektion

Der Herzmuskel ist während der EKZ sowohl durch Hypoxie ($\downarrow$ O_2-Gehalt des Bluts) als auch durch Ischämie ($\downarrow$ Koronardurchblutung) in Gefahr. Dem Schutz des Myokards (Myokard-/Kardioprotektion) dienen **Kardioplegie** und **Hypothermie.**

Kardioplegie
Während der EKZ wird das Herz mithilfe einer kardioplegen Lösung stillgelegt. Sie ist 4 °C **kalt** und **kaliumreich** (20 mM KCl). Sie wird nach Abklemmen des Herzens von den großen Gefäßen (∎ Abb. 2) oberhalb der Aortenwurzel eingebracht (antegrad) und gelangt so in den Koronarkreislauf. Bei hochgradigen Koronarstenosen kann dies erschwert sein, sodass die Applikation über den Sinus coronarius erforderlich wird (retrograd). Die Lösung bewirkt durch Depolarisation der Zellmembran einen **diastolischen Herzstillstand** mit Verlangsamung der Stoffwechselprozesse und damit eine **erhöhte Ischämietoleranz.** Gleichzeitig wird die Oberfläche des Herzens mit Eiswasser gekühlt. Die Myokardtemperatur liegt anschließend bei ca. 14 °C.

Hypothermie
Aufgrund des niedrigen Blutflusses während der EKZ ist die ausreichende Versorgung der Gewebe mit O_2 gefährdet. Um deren Bedarf zu erniedrigen, kann der Patient in Hypothermie operiert werden. Dies **senkt den Stoffwechsel** und **erhöht die Ischämietoleranz,** allerdings auch die Viskosität des Bluts ($\rightarrow$ Hämodilution, s. o.). Durch die Wärmeaustauscher der HLM können verschiedene Hypothermiestufen angepasst an Eingriff und Patient gewählt werden – von **leichter** (37–32 °C) über **mäßige** (32–28 °C) bis hin zu **tiefer** Hypothermie (28–18 °C). Die meisten Eingriffe erfolgen in leichter bis mäßiger Hypothermie.

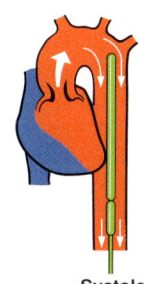
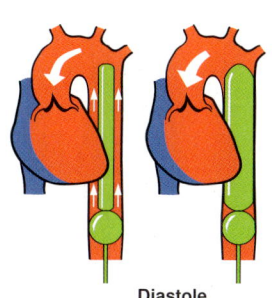

Systole   Diastole

∎ Abb. 3: Assistierte Zirkulation mittels IABP. [5]

Assistierte Zirkulation

Kann das Herz seine Funktion im Kreislauf nicht aufrechterhalten (z. B. nach Myokardinfarkt, Low-output-Syndrom nach Herz-OP), werden Unterstützungssysteme angewandt. Sie dienen der **Aufrechterhaltung des Kreislaufs,** der **Verringerung der Herzarbeit** und der **Erholung des Myokards** (bridge to recovery). Bei irreversiblem Myokardversagen können derartige Systeme die Zeit überbrücken, bis ein geeignetes Spenderorgan gefunden ist (bridge to transplantation).

Intraaortale Ballongegenpulsation (IABP)
Ein in die Aorta descendens mittels Katheter eingebrachter Ballon (∎ Abb. 3) kollabiert während der Systole und wird während der Diastole insuffliert (EKG-

gesteuert). Die resultierende diastolische Druckerhöhung verbessert die **Koronarperfusion,** das enddiastolische Kollabieren des Ballons bewirkt eine linksventrikuläre **Nachlastsenkung.**

Pumpenunterstützung/Assist devices
Ist die Restfunktion des Herzens für die IABP zu gering, kommen elektrisch oder pneumatisch angetriebene Pumpsysteme zum Einsatz (**Linksherz-/Rechtsherzbypass;** s. a. S. 176).

Kunstherz
Die Pumpe wird hierbei **orthotop** nach Herzentnahme implantiert. Derzeit sind viele Probleme (Thromboembolien, Materialermüdung, Infektionen) dieses mechanischen Herzersatzes noch nicht befriedigend gelöst.

Zusammenfassung

✖ Eingriffe, die am blutleeren und nicht schlagenden Herzen durchgeführt werden müssen, erfordern den Einsatz der Herz-Lungen-Maschine.

✖ Dabei werden die Hohlvenen bzw. der rechte Vorhof kanüliert, das Blut extrakorporal im Oxygenator arterialisiert, im Wärmeaustauscher in seiner Temperatur verändert und von Pumpen angetrieben wieder der Aorta ascendens oder A. femoralis zugeführt.

✖ Strömungsmechanik und Kontakt zu Fremdoberflächen bedingen die Pathophysiologie der EKZ, die durch Inflammation, Gerinnungsaktivierung und mechanische Schädigung von Blutbestandteilen gekennzeichnet ist.

✖ Um eine ausreichende O_2-Versorgung der Gewebe (insbesondere des Myokards) während der EKZ zu gewährleisten, wird der operative Eingriff in Hypothermie durchgeführt, wodurch die Ischämietoleranz erhöht wird. Der Kardioprotektion dient ferner der induzierte schlaffe Herzstillstand.

✖ Prinzipien der assistierten Zirkulation sind das Aufrechterhalten des Kreislaufs, die Entlastung und Erholung des Myokards bzw. die zeitliche Überbrückung bis zur Transplantation.

Fehlbildungen des Herzens und der großen Gefäße kommen bei ca. 0,8–1,0% der Lebendgeborenen vor. Ursächlich kommen **Chromosomenaberrationen** (Trisomie 13, 18 und 21, Ullrich-Turner-Syndrom), **Genmutationen, virale Infektionen** in der Frühschwangerschaft (Röteln, HSV, CMV, Coxsackie) und Schädigung durch **C2-Abusus** und **Medikamente** (z. B. Thalidomid, Cumarine, Phenytoin) in Betracht. Meist ist die Ursache allerdings unbekannt. Eine einheitliche Einteilung existiert nicht. Gängig sind folgende Einteilungen:

▶ Zyanotische (ausgeprägter Rechts-links-Shunt) ↔ azyanotische Fehlbildungen
▶ Vermehrte ↔ normale ↔ verminderte Lungendurchblutung
▶ Stenosen ↔ Shunts (Lochbildungen) ↔ Fehlanschlüsse ↔ Kombinationsfehlbildungen (komplexe Herzfehler)

Therapieprinzipien
▶ **Palliation:** Ziel ist das Überleben schwer kranker Neugeborener. Die morphologischen Gegebenheiten sind derart ungünstig, dass eine Korrektur nicht möglich oder zu risikoreich ist. Im Wesentlichen betreffen derartige Eingriffe die Lungendurchblutung: Diese kann durch Anlage eines Blalock-Taussig-Shunts (BTS, ▌Abb. 1) gesteigert oder durch das sog. Pulmonalis-Banding (s. u.) vermindert werden. Im weiteren Verlauf kommt ggf. eine Korrektur infrage, palliative Eingriffe können aber auch eine definitive Lösung darstellen.
▶ **Korrektur:** Falls möglich, erfolgt die Korrektur im Neugeborenen- oder Kleinkindalter, um Folgeschäden v. a. am Myokard zu vermeiden. Die postoperative Hämodynamik ist i. d. R. physiologisch.
▶ **Transplantation:** Ultima Ratio bei Fehlbildungen im Neugeborenen- oder Kleinkindalter

Fehlbildungen mit Links-rechts-Shunt

Diesen Fehlbildungen ist die **vermehrte Lungendurchblutung** (primär azyanotische Vitien) aufgrund einer Kurzschlussverbindung zwischen Hoch- und

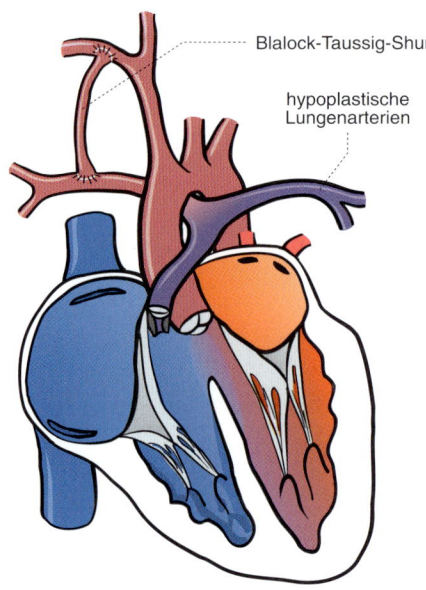

▌Abb. 1: Modifizierter BTS (mittels Gefäßprothese): Über die A. subclavia wird der Blutfluss in den Lungengefäßen gesteigert. [5]

Niederdrucksystem gemeinsam. Die Druckverhältnisse führen zum **Links-rechts-Shunt** (Blut: linkes → rechtes Herz): Volumenbelastung des Niederdrucksystems → chronische Rechtsherzbelastung (Gefahr der Rechtsherzinsuffizienz). Nach längerem Bestehen erhöht sich der Gefäßwiderstand im Lungenkreislauf irreversibel (Media- und Intimahypertrophie, **Eisenmenger-Reaktion,** ▌Abb. 4) und damit der Druck im rechten Ventrikel. Übersteigt dieser Druck den des großen Kreislaufs, kommt es zur **Shuntumkehr** mit Hypoxämie und zentraler Zyanose (**Rechts-links-Shunt**, sekundär zyanotisches Vitium).

Vorhofseptumdefekt (ASD)

▶ **Ostium-primum-Defekt** (ASD I, 10%): mangelnde Fusion des Endokardkissens mit Septum secundum (inkompletter atrioventrikulärer Septumdefekt). Über 30% sind von Trisomie 21 betroffen. Liegt er zusammen mit einer AV-Klappen-Fehlbildung vor, spricht man von einem atrioventrikulären Septumdefekt (AV-Kanal).
▶ **Ostium-secundum-Defekt** (ASD II, 80%): Defekt des Septum primum mit zentraler Lokalisation in der Fossa ovalis (in Kombination mit Mitralstenose: Lutembacher-Syndrom)
▶ **Sinus-venosus-Defekt** (10%): im obersten Septumbereich lokalisiert, i. d. R. kombiniert mit partieller Lungenvenenfehlmündung
▶ **Koronarsinusdefekt:** im Bereich der Koronarvenensinusmündung

Die meisten Patienten sind in frühen Jahren beschwerdefrei, der ASD kann jahrzehntelang unentdeckt bestehen. Bei großen Defekten zeigen sich Dyspnoe (↑ Lungendurchblutung), Bronchitiden, Symptome eines verminderten HZV (Leistungsknick etc.) und paradoxe Embolien (venöse Thromben gelangen durch den Shunt in das arterielle Stromgebiet → Schlaganfall).
Gegebenenfalls lässt sich ein Holosystolikum über der A. pulmonalis und ein fixiert gespaltener zweiter Herzton auskultieren, das EKG ist rechtstypisch verändert. Im Röntgen fallen eine Kardiomegalie, ein prominenter Pulmona-

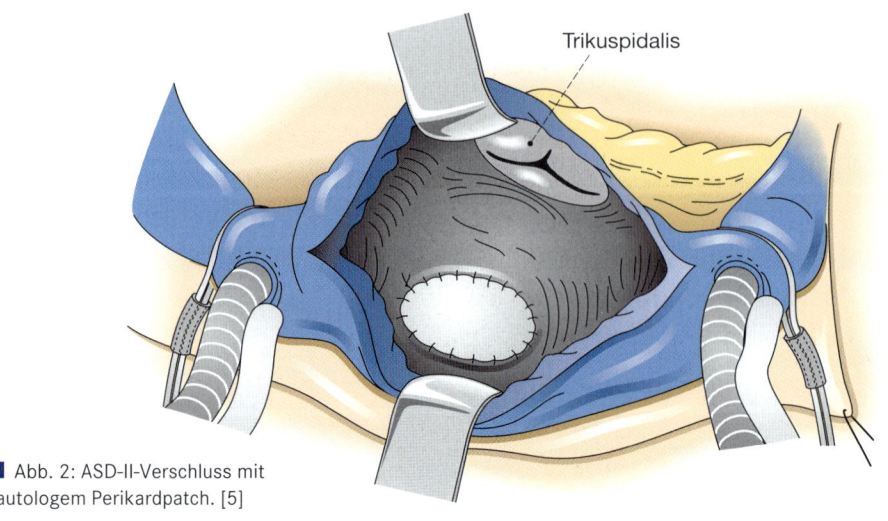

▌Abb. 2: ASD-II-Verschluss mit autologem Perikardpatch. [5]

lisbogen und eine vermehrte Lungengefäßzeichnung auf (Rezirkulationszeichen).

Ab einem Anteil des Shuntvolumens von 30% des HZV (→ **Echokardiografie,** Herzkatheter) ist eine Operation indiziert: Naht oder Verschluss mit autologem Perikard- oder Kunststoffflicken (Patch) im Kindes-/Vorschulalter (▌ Abb. 2). Kleinere Defekte können mittels Katheter mit einem Schirm gedeckt werden. Bei Eisenmenger-Reaktion kann die Herz-Lungen-Transplantation (s. S. 168) eine Therapiemöglichkeit darstellen.

Ventrikelseptumdefekt (VSD)

Mit ca. 30% ist diese Verbindung zwischen beiden Herzkammern die **häufigste Herzfehlbildung.** In etwa der Hälfte der Fälle ist der VSD mit anderen Vitien kombiniert. Er ist öfter im membranösen als im muskulären Teil des Kammerseptums lokalisiert (▌ Abb. 3). Während der Systole kommt es zum Links-rechts-Shunt.

Ein größerer VSD (≥ ca. 50% Shuntvolumen) macht sich im ersten Lebensjahr mit Gedeihstörung, Dyspnoe, Bronchitiden und Schwitzen bemerkbar.

An der vorderen Brustwand sind ein systolisches Schwirren zu palpieren und ein Holosystolikum sowie ein paukender Pulmonalisschlusston zu auskultieren. Gegebenenfalls findet sich ein **Herzbuckel.** Die Diagnosesicherung erfolgt wie beim ASD mit Echokardiografie und Herzkatheter.

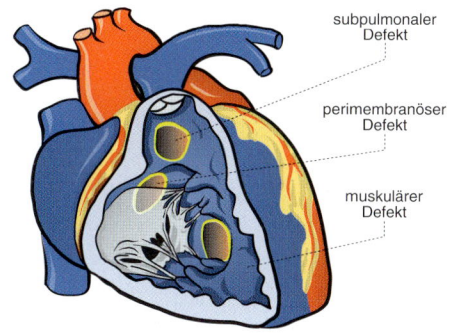

▌ Abb. 3: Ventrikelseptumdefekte (Sicht in den rechten Ventrikel). [5]

subpulmonaler Defekt

perimembranöser Defekt

muskulärer Defekt

Kleinere, v. a. muskuläre Defekte schließen sich auch spontan. Die Indikation zur operativen Korrektur wird je nach Größe des Defekts (Shuntvolumen ≥ 40 % → OP im ersten Lebensjahr) und Druck in der A. pulmonalis gestellt. Kleine Defekte können interventionell verschlossen werden, ansonsten wird ein Patch eingenäht. Bei großen Defekten muss der VSD im ersten Lebensjahr verschlossen werden, da sonst eine fixierte pulmonale Hypertonie und eine Eisenmenger-Reaktion droht (▌ Abb. 4), die wiederum eine Kontraindikation für den VSD-Verschluss darstellt. Das palliative Pulmonalis-Banding (Einschnüren der A. pulmonalis und damit Drosselung des Blutflusses) wird nur selten durchgeführt.

Persistierender Ductus arteriosus Botalli (PDA)

Persistierende Kurzschlussverbindung zwischen A. pulmonalis und Aorta

descendens distal der A. subclavia sin., die während der Fetalperiode die Umgehung der Lunge **(Rechts-links-Shunt)** gewährleistet. Ursachen sind Unreife (80% der Frühgeborenen ≤ 1200 g) und postpartale Hypoxie. Nach der Geburt fällt durch Entfaltung der Lungen der Druck im Lungenkreislauf ab, sodass es nun zum **Links-rechts-Shunt** kommt. Normalerweise führt der O$_2$-Reiz zu Obliteration und Fibrosierung des Ductus und damit zum Lig. arteriosum. Bleibt dies aus, ist ein persistierender Shunt mit seinen Gefahren (s. o.) die Folge. Die Klinik (wie bei VSD) ist abhängig vom Shuntvolumen.

Typischer auskultatorischer Befund ist ein systolisch-diastolisches **Maschinengeräusch** (DD: aortopulmonales Fenster). Die Diagnosesicherung erfolgt mit der Echokardiografie.

Wegen der o. g. Gefahren eines persistierenden Shunts und wegen der Gefahr einer **bakteriellen Endokarditis** muss jeder PDA verschlossen werden. Der Zeitpunkt hierfür ist abhängig vom klinischen Schweregrad.

▶ **Medikamentöser** Verschluss: mit Indometacin in der Frühgeborenenperiode
▶ **Interventioneller** Verschluss: intraluminal eingebrachte Spirale führt zur Thrombosierung
▶ **Operativer** Verschluss: mehrfache Ligation (bei Frühgeborenen auch mit Gefäßclips), anschließend Durchtrennung

▌ Abb. 4: Pathophysiologie des Links-rechts-Shunts am Beispiel eines VSD. Rechtes Schema: irreversible Lungengefäßverengung (Eisenmenger-Reaktion). [5]

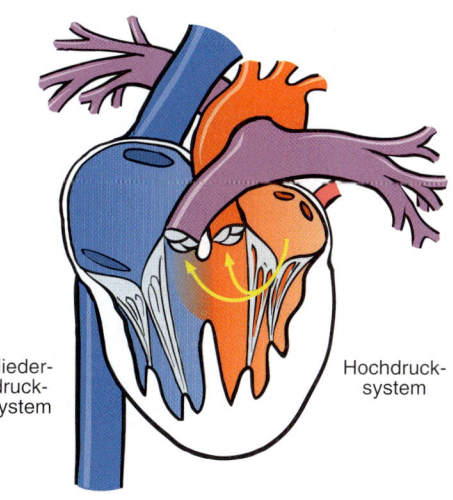

Niederdrucksystem

Hochdrucksystem

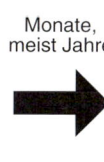

Monate, meist Jahre

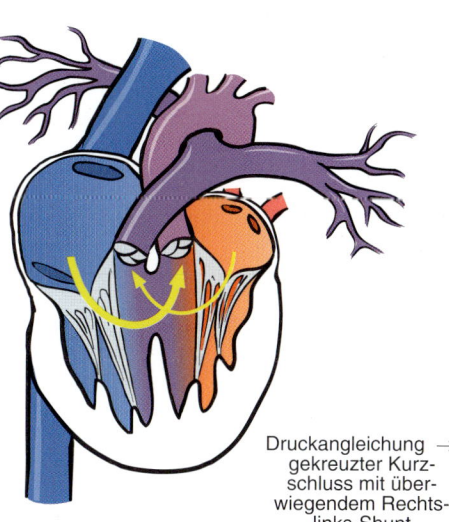

Druckangleichung → gekreuzter Kurzschluss mit überwiegendem Rechts-links-Shunt

Fehlbildungen des Herzens und der thorakalen Gefäße II

Fehlbildungen mit Rechts-links-Shunt

Fehlbildungen mit Recht-links-Shunt gehören zu den zyanotischen Herzfehlern. Venöses Blut strömt in den großen Kreislauf und verursacht eine **zentrale Mischungszyanose** (meist mit kompensatorischer Polyglobulie). Charakteristisch bei Kindern mit zyanotischen Herzfehlern ist die sog. **Hockstellung** (squatting), die sie instinktiv einnehmen: Durch Erhöhung des peripheren Gefäßwiderstands steigt der linksventrikuläre enddiastolische Druck (↓ Rechts-links-Shunt, ↓ Zyanose).

Fallot-Tetralogie (TOF)

Bei der Fallot-Tetralogie handelt es sich um eine Herzfehlerkombination:

▶ Obstruktion des rechtsventrikulären Ausflusstrakts (**Pulmonalstenose:** infundibulär, valvulär oder kombiniert)
▶ **VSD**
▶ **Dextroponierte, den VSD überreitende Aorta**
▶ **Rechtsventrikuläre Hypertrophie** (▮ Abb. 5)

Die Morphologie dieser Kombinationsfehlbildungen ist variabel. Die Lagebeziehung von Aortenwurzel und VSD wird als „Überreiten" bezeichnet.

▶ **Fallot-Pentalogie:** zusätzlich ASD
▶ **Fallot-Trilogie:** ohne dextroponierte überreitende Aorta

Während der Diastole nähern sich rechts- und linksventrikulärer Druck an. Pulmonalisstenose und VSD verursachen den **Rechts-links-Shunt** und eine **verminderte Lungendurchblutung** (Lungengefäße können hypoplastisch angelegt sein) mit konsekutiver Zyanose, Synkopen, Gedeihstörungen und Trommelschlägelfingern.
Bei der Auskultation findet sich ein lautes Systolikum links parasternal, die Rechtsherzhypertrophie lässt sich im Röntgen-Thorax am **„holzschuhförmigen" Herz** erkennen. Auch das EKG zeigt Zeichen der Rechtsherzbelastung. Die Diagnosesicherung erfolgt durch Echokardiografie und Herzkatheter.
Eine **Operationsindikation** ist immer gegeben. Während früher häufig zunächst palliativ ein Blalock-Taussig-Shunt (BTS, Verbindung von A. subclavia mit ipsilateraler A. pulmonalis, heute modifiziert mit Gefäßprothese, s. S. 60, ▮ Abb. 1) oder ein aortopulmonales Fenster zur Steigerung der Lungendurchblutung und Erweiterung des hypoplastischen Gefäßbetts angelegt wurde, streben heutige Therapiestrategien eher eine **primäre Korrektur** an: Patchverschluss des VSD, Obstruktionsresektion, ggf. Valvulotomie sowie Patcherweiterung des rechtsventrikulären Ausflusstrakts.

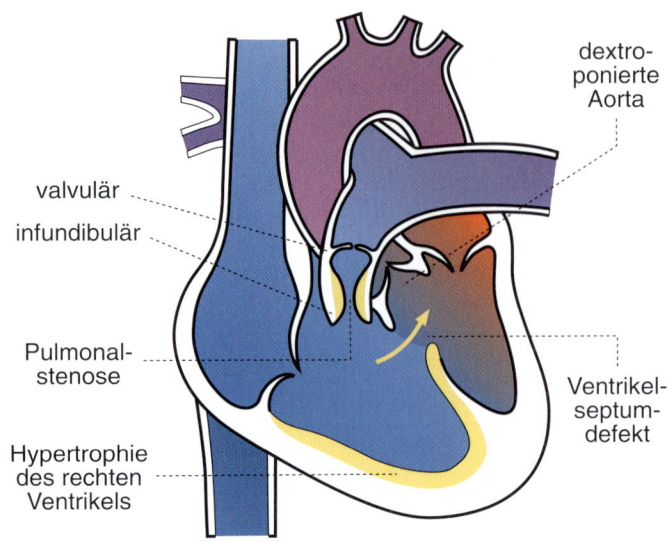

▮ Abb. 5: Herzfehlerkombination bei Fallot-Tetralogie. [5]

dextroponierte Aorta

valvulär

infundibulär

Pulmonalstenose

Hypertrophie des rechten Ventrikels

Ventrikelseptumdefekt

Pulmonalatresie mit VSD

Nach der Geburt kommt es wegen des Rechts-links-Shunts zur zentralen Zyanose, die Lunge wird durch einen offenen Ductus arteriosus oder multiple Kollateralen durchblutet. Palliativ wird ein aortopulmonaler Shunt angelegt. Die Korrekturoperation erfordert ein adäquates Lungengefäßbett und eine ausreichende Größe des rechten Ventrikels. Sie beinhaltet den VSD-Verschluss und die Verbindung des rechten Ventrikels mit der Pulmonalisbifurkation mit Implantation einer Spenderklappe (sog. Conduit).

Trikuspidalatresie

Kennzeichen der Trikuspidalatresie ist eine nicht angelegte oder verschlossene Klappe mit hypoplastischem rechten Ventrikel. Lebensfähigkeit besteht nur bei weiteren Shuntverbindungen, die eine Umgehung ermöglichen (▮ Abb. 6a). Je nach Vorhandensein einer Pulmonalstenose besteht eine schwere Zyanose mit verminderter Lungendurchblutung. Symptome der Herzinsuffizienz sind führend. Eine anatomische Korrektur ist nicht möglich. Unmittelbar nach der Geburt wird durch einen palliativen Eingriff die ausgewogene Durchblutung des Körper- und Lungenkreislaufs angestrebt (modifizierter BTS oder Pulmonalis-Banding).
Die funktionelle Korrektur nach Fontan beinhaltet die Verbindung zwischen rechtem Vorhof und der rechten Pulmonalarterie oder dem Truncus pulmonalis (**totale kavopulmonale Anastomose**) und den Shuntverschluss (▮ Abb. 6b). Das systemvenöse Blut gelangt so allein aufgrund des hydrostatischen Druckgefälles direkt in die Lungen. Zunächst kann auch die **partielle kavopulmonale Anastomose** (Glenn) mit Konnektion der oberen Hohlvene mit der rechten Pulmonalarterie erfolgen, d. h. nur das Blut der oberen Körperhälfte wird in den Lungen arterialisiert (▮ Abb. 6c).

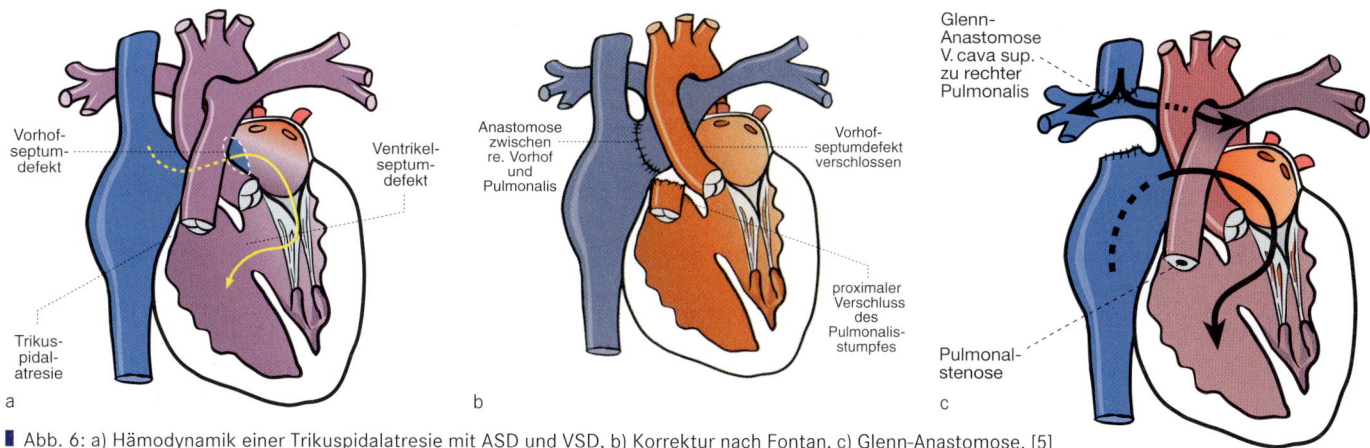

■ Abb. 6: a) Hämodynamik einer Trikuspidalatresie mit ASD und VSD, b) Korrektur nach Fontan, c) Glenn-Anastomose. [5]

Ebstein-Anomalie

Unter „Ebstein-Anomalie" versteht man die fehlgebildete, ventrikelwärts verlagerte Trikuspidalklappe mit Atrialisierung des rechten Ventrikels (75 % mit ASD → Rechts-links-Shunt → Zyanose). Rhythmusstörungen sind häufig. Die Therapie besteht in ASD-Verschluss, Klappenrekonstruktion (ggf. Ersatz) und Verlagerung der Klappenebene sowie totaler kavopulmonaler Anastomose bei hypoplastischem rechten Ventrikel.

Transposition der großen Arterien (TGA)

Bei dieser Rotationsanomalie entspringt die A. pulmonalis dem linken und die Aorta dem rechten Ventrikel (**Rezirkulation** in beiden Kreisläufen): Die Lebensfähigkeit ist nur bei gleichzeitig bestehendem Shunt gegeben (ASD, VSD, PDA). Es besteht eine erhebliche zentrale Zyanose mit vermehrter Lungendurchblutung. In den ersten Lebenstagen kann palliativ ein ASD zur Durchmischung auf Vorhofebene (↓ Zyanose) erzeugt werden, entweder mittels Herzkatheter (n. Rashkind) oder chirurgisch (Septostomie n. Blalock-Hanlon). Ohne Operation sterben 90% der Kinder im ersten Lebensjahr.

▶ **Anatomische Korrektur** (Switch-Operation, ■ Abb. 7): supravalvuläres Absetzen und anschließendes Austauschen von Aorta und A. pulmonalis sowie Verlagerung der Koronarostien auf die Aortenwand. Die Operation erfolgt in den ersten Lebenswochen.
▶ **Vorhofumkehr** n. Senning oder Mustard: Das Einnähen eines Kunststoffpatches (Mustard) oder eigenen Körpergewebes (Senning) führt zum Umleiten der Blutströme auf Vorhofebene (heute nur noch selten durchgeführt).

Truncus arteriosus communis

Hierbei entspringt als Folge der ausbleibenden Septierung von Aorta und A. pulmonalis in der frühen Herzentwicklung ein großes median gelegenes Gefäß (Aorta), dem wiederum die Pulmonalarterien entspringen, beiden Ventrikeln (→ VSD). Die operative Korrektur erfolgt im Neugeborenenalter.

Totale Lungenvenenfehlmündung (TAPVC)

Die Lungenvenen münden hierbei meist als Sammelvene im rechten Vorhof oder in einer der Hohlvenen. Eine enorme rechtsventrikuläre Volumenbelastung mit pulmonaler Stauung bis hin zum Lungenödem sind die Folgen. Die Patienten sind nur bei gleichzeitig bestehendem Shunt lebensfähig (wie bei TGA). Typisch sind **Zyanose** und **Tachypnoe** in den ersten Lebenswochen. Gegebenenfalls wird zunächst eine Ballonatrioseptostomie (s. o.) durchgeführt, der Korrektureingriff erfolgt im Säuglingsalter (Seit-zu-Seit-Anastomosierung zwischen Lungenvenenkonfluens und linkem Vorhof).

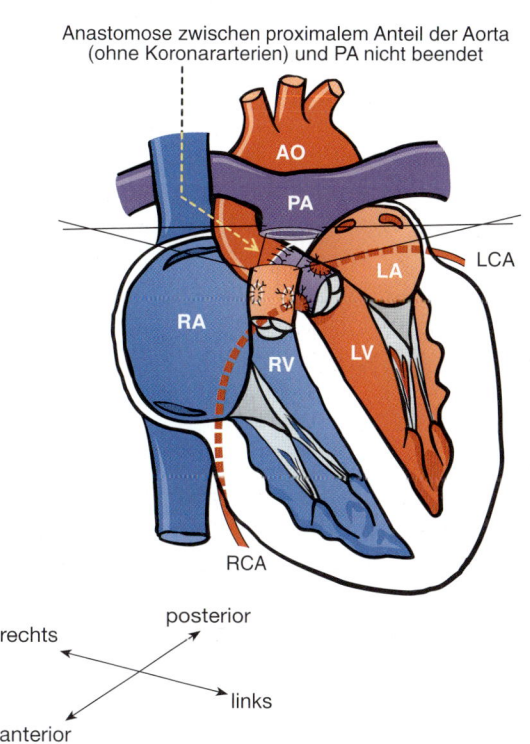

■ Abb. 7: Switch-Operation (LCA = linke Koronararterie; RCA = rechte Koronararterie). [5]

Fehlbildungen des Herzens und der thorakalen Gefäße III

Stenosen ohne Shunt

Aortenisthmusstenose (ISTA)

Diese auch als „Coarctatio aortae" bezeichnete Einengung der Aorta liegt distal der linken A. subclavia und wird je nach Lagebeziehung zum Ductus arteriosus als **präduktal** (= infantil), **duktal** oder **postduktal** (= adult, bei älteren Kindern) bezeichnet. Sie führt zu chronischer Druckbelastung des linken Ventrikels mit Gefahr der Herzinsuffizienz. Jungen sind häufiger betroffen, eine Kombination mit anderen Herzfehlern (tubuläre Hypoplasie des Aortenbogens, bikuspide Aortenklappe) kommt oft vor. Morphologisch ist das Gewebe des betroffenen Abschnitts dem des Ductus arteriosus ähnlich, postpartal kommt es zu Kontraktion und Fibrose.

Bei der **präduktalen Form** erfolgt die Versorgung der unteren Körperhälfte vorwiegend durch den offenen Ductus arteriosus (funktioneller Rechts-links-Shunt → Zyanose der unteren Körperhälfte). Folgen des Ductusverschlusses können dann aufgrund der Minderperfusion Niereninsuffizienz und Azidose sein.

Bei **postduktaler** Stenose sind die Patienten meist aufgrund bereits intrauterin ausgebildeter Kollateralen asymptomatisch. Typisch sind Hypertonie in der oberen und Hypotonie in der unteren Körperhälfte.

Etwa die Hälfte der Kinder werden durch Symptome der Herzinsuffizienz auffällig, bei der Untersuchung fallen kräftige Pulse an der oberen Extremität auf, während der Femoralispuls schwach oder nicht palpabel ist. Gegebenenfalls ist ein rückennahes **Systolikum** aus-

zukultieren. Im Röntgen-Thorax kann der Aortenknopf fehlen, bei längerem Bestehen fallen **Rippenusuren** auf (hypertrophierte Interkostalarterien). Die Diagnose wird mittels Echokardiografie und (MR-/CT-)Angiografie gesichert. Eine korrigierende Operation ist ab einem systolischen Druckgradienten ≥ 30 mmHg zwischen oberer und unterer Körperhälfte indiziert (im zweiten bis vierten Lj., kritische Stenosen bereits im Neugeborenenalter). Die **Subclavian-flap-Plastik** (Abb. 8b) wird v. a. im Säuglingsalter, die Resektion mit anschließender **End-zu-End-Anastomose** (Abb. 8c) v. a. im Kindesalter durchgeführt. Langstreckige Stenosen erfordern dabei ggf. das Einnähen eines **Patchs** (ggf. Gefäßprothese). Bei zu später Korrektur besteht die Gefahr einer irreversiblen Hypertonie.

Obstruktion des linksventrikulären Ausflusstrakts

Die chronische Widerstandserhöhung führt zu linksventrikulärer Druckbelastung mit konzentrischer Hypertrophie und letztlich zur Herzinsuffizienz. Es handelt sich am häufigsten um **valvuläre** (meist bikuspide Aortenklappe), ansonsten um **sub-** (meist Endokardleiste unterhalb der Klappenebene) und **supravalvuläre Aortenstenosen** (Stenose oberhalb des Klappenrings).

Abhängig vom Schweregrad der Stenose treten Symptome wie Angina pectoris, Synkopen, Dyspnoe und Herzrhythmusstörungen auf. Sie können aber auch bis in das Erwachsenenalter fehlen. Im EKG finden sich Zeichen der Linksherzhypertrophie.

Bei Druckgradienten ≥ 40 mmHg, Syn-

kopen und Zeichen der Linksherzbelastung wird die Obstruktion operativ beseitigt: offene Kommissurotomie (ggf. Rekonstruktion) bei valvulärer Stenose, Resektion überschüssigen Gewebes (z. B. eines hypertrophierten Muskelwulstes) bei subvalvulärer Stenose oder Erweiterungsplastik der Aorta ascendens, ggf. mit prothetischem Material bei supravalvulärer Stenose.

Obstruktion des rechtsventrikulären Ausflusstrakts

In 90% der Fälle ist diese Obstruktion durch eine **isolierte valvuläre Pulmonalstenose** verursacht (Verschmelzung der Kommissuren). Rechtsventrikuläre Druckbelastung und verminderter pulmonaler Blutfluss sind die Folgen. Oft ist die A. pulmonalis dabei poststenotisch dilatiert, was sich im Röntgen-Thorax als prominentes Pulmonalissegment widerspiegelt. Symptome (der Herzinsuffizienz) treten oft erst nach Jahren auf.

Auskultatorisch ist ein Systolikum über dem 2. ICR links parasternal zu hören. Im EKG finden sich Zeichen der Rechtsherzhypertrophie.

Wegen der Gefahr der rechtsventrikulären Dekompensation besteht ab einem Druckgradienten ≥ 50 mmHg Operationsindikation. Kritische Stenosen werden im Säuglingsalter operiert. Oft kann die Stenose interventionell durch Ballondilatation gesprengt werden **(Valvuloplastie)**, ansonsten erfolgt eine offene Kommissurotomie meist ohne HLM unter Drosselung des Hohlvenenzuflusses (bei infundibulärer, also subvalvulärer Stenose eine transventrikuläre Resektion mit HLM).

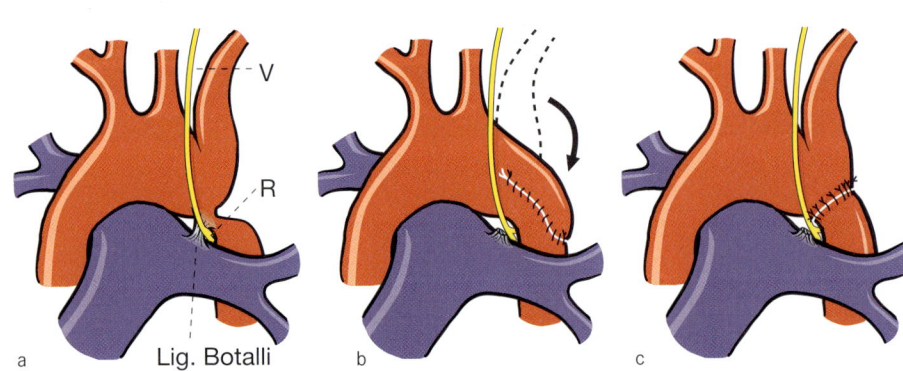

a Lig. Botalli   b   c

Abb. 8: a) ISTA; V = N. vagus; R = N. laryngeus recurrens, b) Korrektur mithilfe der Subclavian-flap-Plastik, c) klassische Korrektur mit Resektion und End-zu-End-Anastomose. [5]

Zusammenfassung

- Als Ursachen für Herzfehlbildungen kommen Chromosomenaberrationen, Genmutationen, Infektionen in der Schwangerschaft und Schädigung durch Alkohol und Medikamente in Betracht. Meist ist die Ursache allerdings unbekannt.
- Therapieprinzipien sind Palliation und Korrektur. Ultima Ratio ist die Transplantation.
- Palliative Eingriffe betreffen meist die Lungendurchblutung. Sie kann durch Anlage eines modifizierten BTS gesteigert oder mittels Pulmonalis-Banding gedrosselt werden.
- Links-rechts-Shunts (Vorhofseptumdefekt = ASD, Ventrikelseptumdefekt = VSD, persistierender Ductus arteriosus = PDA) führen zu einer vermehrten Lungendurchblutung, die nach längerem Bestehen zur irreversiblen Widerstandserhöhung im Lungenkreislauf (Eisenmenger-Reaktion) bis hin zur Shuntumkehr führen kann.
- Der Verschluss eines ASD erfolgt i. d. R. im Kindes- bzw. Vorschulalter, der des VSD im ersten Lebensjahr.
- Typischer Auskultationsbefund eines PDA ist ein systolisch-diastolisches Maschinengeräusch. Jeder PDA sollte aufgrund der Gefahr einer Eisenmenger-Reaktion und einer Endokarditis verschlossen werden.
- Fehlbildungen mit ausgeprägtem Rechts-links-Shunt sind zyanotische Fehlbildungen. Bei den betroffenen Kindern kann oft eine Hockstellung (squatting) beobachtet werden.
- Die Fallot-Tetralogie ist eine Kombinationsfehlbildung aus Pulmonalstenose, VSD, dextroponierter, den VSD überreitender Aorta und rechtsventrikulärer Hypertrophie (Rechts-links-Shunt mit verminderter Lungendurchblutung). Im Röntgen-Thorax kann sich die Rechtsherzhypertrophie als „Holzschuhherz" (cœur en sabot) darstellen. Therapeutisch ist die primäre Korrektur im ersten Lebensjahr anzustreben, ansonsten erfolgt palliativ die Anlage eines modifizierten BTS.
- Bei Trikuspidalatresie, Transposition der großen Arterien (TGA) und der totalen Lungenvenenfehlmündung (TAPVC) besteht nur Lebensfähigkeit bei gleichzeitig vorliegenden Shunts.
- Die Trikuspidalatresie kann mit vermehrter oder verminderter Lungendurchblutung einhergehen. Operative Verfahren (Fontan, Glenn) beinhalten eine kavopulmonale Anastomose. Dadurch wird den Lungen direkt systemvenöses Blut zugeführt.
- Bei der TGA entspringt die A. pulmonalis dem linken und die Aorta dem rechten Ventrikel. Palliativ kann ein ASD zur Blutdurchmischung auf Vorhofebene erzeugt werden (z. B. Ballonatrioseptostomie), die operative Korrektur erfolgt als Switch-Operation (Aorta ↔ A. pulmonalis mit Umsetzen der Koronarien).
- Bei der TAPVC münden die Lungenvenen meist als Sammelvene im rechten Vorhof. Palliativ kann ein ASD erzeugt werden, die Korrektur erfolgt im Säuglingsalter.
- Die Aortenisthmusstenose kann je nach Lagebeziehung zum Ductus arteriosus in präduktal, duktal und postduktal eingeteilt werden. Im Falle der präduktalen Stenose wird die untere Körperhälfte vorwiegend durch den offenen Ductus arteriosus (→ Zyanose der unteren Körperhälfte), im Falle der postduktalen Stenose durch Kollateralen versorgt. Es besteht ein Blutdruckgefälle zwischen oberer und unterer Körperhälfte. Der stenotische Bereich wird operativ reseziert und entweder eine Subclavian-Flap-Plastik oder eine End-zu-End-Anastomose durchgeführt.
- Häufigste Obstruktionsursache im Bereich des linksventrikulären Ausflusstrakts ist eine bikuspide Aortenklappe, im Bereich des rechtsventrikulären Ausflusstrakts eine isolierte valvuläre Pulmonalstenose. Letztere kann ohne Einsatz der HLM operiert werden (Kommissurotomie).

Erworbene Herzklappenfehler

Erworbene Herzklappenfehler sind wesentlich häufiger als angeborene. Nach der koronaren Herzkrankheit sind sie die zweithäufigste Indikation für herzchirurgische Eingriffe.

Ätiologie und Pathogenese

Ursachen erworbener Klappenfehler sind die **rheumatische** (nach Infektion mit Streptokokken der Gruppe A) und **bakterielle Endokarditis** (Staphylokokken und Streptokokken der Gruppe D), der akute **Myokardinfarkt** (v. a. Mitralinsuffizienz), **degenerative Veränderungen** (Fibrose, Kalzifizierung), das Libman-Sachs-Syndrom (Endstadium des SLE; Endocarditis verrucosa), Endocarditis fibroplastica (Löffler-Syndrom II) und angeborene Bindegewebserkrankungen (Marfan-, Ehlers-Danlos-Syndrom).

Häufig sind mehrere Klappen betroffen (v. a. Aorten- und Mitralklappe), sodass bei einem Eingriff mehrere Klappen versorgt werden.

Klappenfehler

Aortenklappenstenose

Die Einengung der linksventrikulären Ausflussbahn führt zu konzentrischer Hypertrophie des linken Ventrikels/Vorhofs ($\uparrow$ enddiastolischer Druck $\rightarrow$ Rückstau in die Lungenvenen). Sie tritt erworben meist degenerativ/verkalkend beim älteren Patienten ($\geq$ 65 Jahre) auf.
Klinik: Angina pectoris (AP), Schwindel/Synkopen und Belastungsdyspnoe.
Diagnostik: Bei der **klinischen Untersuchung** finden sich auskultatorisch ein spindelförmiges Systolikum über Aorta und Erb mit Fortleitung in die Karotiden, Pulsus parvus et tardus, ein hebender Herzspitzenstoß und ein gespaltener zweiter Herzton. Im **EKG** sind Zeichen linksventrikulärer Hypertrophie zu erkennen. Entscheidend sind **Echokardiografie** (verminderte Klappenbeweglichkeit, systolischer Druckgradient) und **Herzkatheter** (Druckgradient, Berechnung der Klappenöffnungsfläche und linksventrikulären Ejektionsfraktion).
Indikation zum Klappenersatz: NYHA $\geq$ III (**∎ Tab. 1**) sowie bei einem Druckgradienten $\geq$ 50 mmHg.

Aortenklappeninsuffizienz

Die Schlussunfähigkeit der Aortenklappe führt über eine Volumenbelastung des linken Ventrikels zu dessen exzentrischer Hypertrophie. Sie tritt erworben v. a. auf Basis rheumatischer oder endokarditischer Klappenentzündungen auf, aber auch bei Dissektion/Dilatation der Aorta ascendens oder als bikuspide Aortenklappe.
Klinik: Sie bleibt länger asymptomatisch als die Aortenstenose. Oft sind Symptome der pulmonal-venösen Hypertonie (Dyspnoe etc.) führend.
Diagnostik: Bei der **klinischen Untersuchung** finden sich auskultatorisch ein Decrescendo-Sofortdiastolikum über Aorta und Erb (oft besser im Sitzen zu hören), Pulsus celer et altus ($\uparrow$ RR-Amplitude), ein hebender Herzspitzenstoß und ein abgeschwächter zweiter Herzton (**EKG wie bei** Aortenstenose). Mit **Echokardiografie** bzw. **Herzkatheter** lassen sich Regurgitationsvolumen und -fraktion, endsystolischer linksventrikulärer Durchmesser und Ejektionsfraktion bestimmen.
Operationsindikation: Sofort bei akuter hämodynamisch relevanter Klappeninsuffizienz oder Aortendissektion Stanford A (s. S. 72), ansonsten bei NYHA $\geq$ III und ab einer Regurgitationsfraktion $\geq$ 45 %. Bei intakten Taschen wird die Klappe ggf. operativ (nach David/Yacoub) rekonstruiert, ansonsten ersetzt.

Mitralklappenstenose

Die Einengung der Mitralklappenöffnungsfläche (MÖF) ist meist rheumatischer Genese und führt zur Dilatation des linken Vorhofs mit der Gefahr des Vorhofflimmerns (VHF) und seinen Komplikationen (v. a. Thromboembolien). Weitere Folgen sind pulmonale Hypertonie und Rechtsherzinsuffizienz.
Klinik: Dyspnoe, Leistungsminderung.
Diagnostik: Bei der **klinischen Untersuchung** finden sich ggf. eine absolute Arrhythmie (VHF $\rightarrow$ EKG), auskultatorisch ein paukender erster Herzton, ein Mitralöffnungston und ein Decrescendo-Diastolikum über Apex und 5. ICR links. Typisch im **EKG** sind VHF bzw. bei Sinusrhythmus ein P sinistro-

Stadium	Beschwerdebild
I	Keine Beschwerden
II	Beschwerden bei starker körperlicher Belastung
III	Beschwerden bei geringer körperlicher Belastung
IV	Beschwerden in Ruhe

∎ Tab. 1: Klassifikation der Herzinsuffizienz der New York Heart Association (NYHA).

atriale mit zweigipfligem P. Mittels **Echokardiografie** und **Herzkatheter** lassen sich weitere Parameter wie Dilatation des linken Vorhofs, Druckgradient und die MÖF ermitteln.
Operationsindikation: NYHA $\geq$ III, bei einem Druckgradienten $\geq$ 6 mmHg und einer MÖF $\leq$ 1,2 cm^2: Kommissurotomie oder Klappenersatz (z. B. bei starker Verkalkung).

Mitralklappeninsuffizienz

Die Schlussunfähigkeit der Mitralklappe (Z. n. Endokarditis, Papillarmuskelinsuffizienz n. Myokardinfarkt, M. Barlow mit Prolaps) führt zur Druck- und Volumenbelastung des linken Vorhofs durch chronisches Pendelblut (Folgen wie Mitralklappenstenose).
Klinik: langes beschwerdefreies Intervall, Belastungsdyspnoe und Leistungsminderung.
Diagnostik: Bei der **klinischen Untersuchung** finden sich ggf. eine absolute Arrhythmie, auskultatorisch ein leiser erster Herzton und ein bandförmiges Holosystolikum über Apex mit Fortlei-

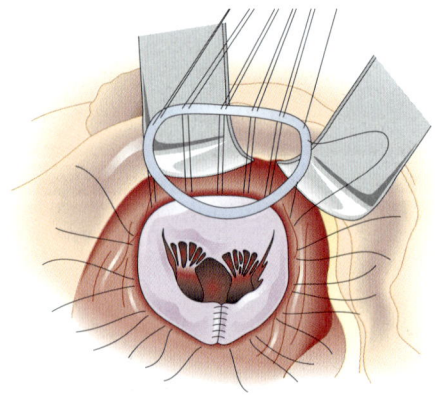

∎ Abb. 1: Mitralklappenrekonstruktion durch quadranguläre Resektion des posterioren Segels. Raffung des Anulus durch Implantation eines (Carpentier-)Rings. [5]

tung in die Axilla, ggf. Spaltung des zweiten Herztons (**EKG** wie bei Mitralklappenstenose). Neben der Abschätzung des Regurgitationsvolumens im Herzkatheter lässt sich in der transösophagealen **Echokardiografie** neben den o. g. Parametern die Klappenmorphologie beurteilen (Rekonstruierbarkeit?).

Operationsindikation: abhängig von der linksventrikulären Funktion bereits schon ab NYHA ≥ II: Rekonstruktion (▮ Abb. 1) oder Ersatz.

Trikuspidalklappenfehler

Isoliert sind erworbene Klappenfehler des rechten Herzens selten (z. B. bei Rechtsherzbelastung, i. v. Drogenabususus). Sie treten meist in Kombination mit weiteren Vitien auf. Eine Operation ist bei isolierter Trikuspidalinsuffizienz meist nicht notwendig.

Operationsverfahren

Klappenerhaltende Verfahren

Plastische Eingriffe sind v. a. bei den AV-Klappen geeignet.

▸ **Kommissurotomie/Klappenmobilisierung:** Trennung der Verschmelzungen (→ freie Beweglichkeit, v. a. Mitralstenose)
▸ **Plastische Rekonstruktion:** bei Insuffizienzen geeigneter Morphologie (▮ Abb. 1); bei guter Geometrie prognostisch günstiger als Klappenersatz

Klappenersatz

Das Herz wird blutleer eröffnet (→ EKZ, s. S. 58) und nach Entnahme der zu ersetzenden Klappe die neue Klappe im Anulus eingenäht.

Mechanische Klappen („Kunstklappen")

Mechanische Klappen besitzen nahezu unbegrenzte **Haltbarkeit.** Nachteile sind, je nach Klappe, Geräusche und die lebenslang notwendige **Antikoagulation** mit Cumarinen (INR je nach Klappe und Position 2 – 3,5).

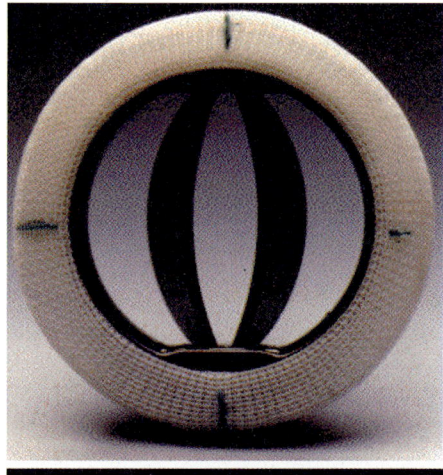
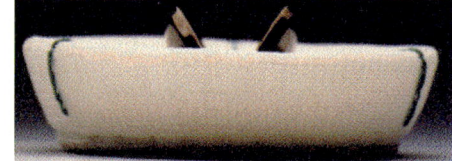

▮ Abb. 2: Doppelflügelklappe (Edwards Mira). [5]

▸ Kugelklappen
▸ Flügelklappen (z. B. Björk-Shiley)
▸ Doppelflügelklappen (z. B. Edwards Mira, ▮ Abb. 2)

Biologische Klappen

Es werden Schweineklappen (Hancock) oder industriell gefertigte Klappen aus Schweine-/Rinderperikard (▮ Abb. 3, mit oder ohne „Gerüst") verwendet: physiologische Flussverhältnisse → **keine Antikoagulation** notwendig, allerdings **geringere Haltbarkeit** (Degeneration nach 10 – 15 Jahren).

Homograft/Allograft

Ein Homograft ist die Herzklappe eines verstorbenen Menschen (Alternative

zur biologischen Klappe). Sie degeneriert später, die Operation ist allerdings aufwendiger als bei den biologischen Klappen.

Ross-Operation

Bei diesem Verfahren wird die Aortenklappe durch die eigene Pulmonalklappe des Patienten ersetzt **(Autograft)**. Die Pulmonalklappe wird wiederum durch ein Allograft ersetzt. Der Idee dieser OP liegt zugrunde, dass das Allograft an Pulmonalposition in geringerem Maße degeneriert (→ junge Patienten/Kinder).

Postoperative Komplikationen

▸ Klappenausriss, paravalvuläres Randleck
▸ Nahtdehiszenz
▸ Prothesenendokarditis (1 – 5 % in den ersten fünf Jahren, Letalität: 70 %)
▸ Prothesenthrombose (↑ mechanische Klappen)

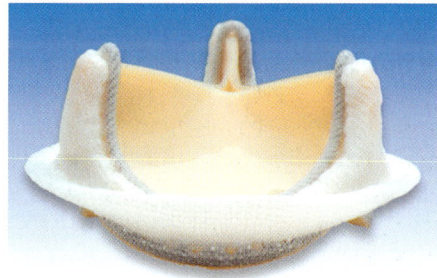

▮ Abb. 3: Perimount-Klappe aus fixiertem Rinderperikard. [5]

Zusammenfassung

✖ Erworbene Klappenfehler sind häufiger als angeborene.

✖ Die häufigsten Ursachen sind degenerativer und entzündlicher Natur.

✖ Wichtige diagnostische Maßnahmen sind neben der Auskultation die Echokardiografie und die Herzkatheteruntersuchung.

✖ Symptomentrias der Aortenstenose: AP, Synkopen und Belastungsdyspnoe

✖ An Aortenposition erfolgt i. d. R. der Klappenersatz mit mechanischen und biologischen Klappen, während an den AV-Positionen neben dem Ersatz ggf. klappenerhaltende Eingriffe durchgeführt werden können.

Koronare Herzkrankheit (KHK)

Chronisch-ischämische Herzkrankheit und akuter Myokardinfarkt liegen in Deutschland an erster Stelle der Todesursachenstatistik. Die Rate koronarer Ereignisse ist sowohl von Geschlecht (bei Männern höher) als auch von der sozialen Schichtzugehörigkeit abhängig.

Ätiologie und Pathogenese

Viele Risikofaktoren dieser Volkskrankheit sind identifiziert. Hauptrisikofaktoren sind Rauchen, DM, Lipidstoffwechselstörungen, arterielle Hypertonie und familiäre Disposition. Bei gleichzeitigem Vorhandensein potenzieren sie sich.

Zugrundeliegende Ursache ist die **Arteriosklerose der Herzkranzgefäße** (▮ Abb. 1), die zu flusslimitierenden Stenosen und damit zur Koronarinsuffizienz führt. Die arteriosklerotischen Plaques sind meist im proximalen Teil der großen Gefäßstämme lokalisiert (Voraussetzung für chirurgische Revaskularisation). Funktionell werden die Hauptäste der linken Koronararterie (RIVA, RCX) als eigenständige Gefäßstämme verstanden. Je nach Befall eines oder mehrerer Stämme wird von einer **Ein-, Zwei-** oder **Dreigefäßerkrankung** gesprochen. Des Weiteren lassen sich verschiedene **Versorgungstypen** unterscheiden (ausgeglichener, Links- oder Rechtsversorgungstyp).

Klinik

Nimmt der myokardiale O_2-Bedarf zu (z. B. körperliche Belastung), kann die Durchblutung aufgrund der eingeschränkten Koronarreserve nicht gesteigert werden. Die resultierende Ischämie kann sich als **Angina pectoris** (AP) äußern ($\geq$ 75 % Gefäßvolumeneinengung = kritische Stenose): **retrosternaler Schmerz,** der in den linken Arm, die linke Schulter, den Unterkiefer oder das Epigastrium ausstrahlen kann. Je nach Schwere der Stenose kann ein pektanginöser Anfall bereits in Ruhe ($\geq$ 90% Gefäßvolumeneinengung) auftreten. Bei **stabiler AP** treten Anfälle regelmäßig auslösbar, z. B. bei Belastung, auf. Von **instabiler AP** spricht man im Falle jeder erstaufgetretenen AP sowie bei zunehmender Schwere, Dauer, Häufigkeit (Crescendo-AP) und Ruheangina.

Weitere Manifestationsformen sind ischämische Herzmuskelschädigung mit Linksherzinsuffizienz, Rhythmusstörungen und plötzlicher

Herztod. Ein (thrombotischer) Verschluss führt zur Myokardnekrose **(akuter Myokardinfarkt).**

Diagnostik

▶ **Anamnese/Labor:** AP, Enzymbestimmung (Troponin, CK-MB)
▶ **Ruhe-EKG/Belastungs-EKG:** horizontale/deszendierende ST-Senkungen (Ischämie)
▶ **Belastungsechokardiografie**
▶ **Myokardperfusionsszintigrafie/SPECT/PET/MRT/CT**
▶ **Koronarangiografie mit Lävokardiografie** (Goldstandard): Lokalisierung der Stenose(n), Intervention (PCI, s. u.) und Messung der linksventrikulären Funktion (Hypo-, Akinesien, Ejektionsfraktion); obligate präoperative Diagnostik vor einer Bypass-OP
▶ **Röntgen-Thorax/Karotidenduplexsonografie:** präoperativ (ggf. CT-Thorax)

Operative Therapie: aortokoronarer Bypass

Neben allgemeinen Maßnahmen (z. B. Reduktion der Risikofaktoren) und der medikamentösen Therapie spielt bei kurzstreckigen Stenosen (Ein-/Zweigefäßerkrankungen) die **perkutane Koronarintervention** (PCI) in der Behandlung der KHK und des akuten Myokardinfarkts eine herausragende Rolle: **Ballondilatation** (perkutane transluminale Koronarangioplastie, PTCA) der Stenose mittels eines über die A. femoralis eingeführten Katheters mit Implantation eines **Stents.**

Indikation

Indikationen für einen **aortokoronaren Bypass** (= Überbrückung des stenosierten Koronarabschnitts) sind:

▶ Koronarstenosen, die interventionell nicht therapiert werden können
▶ Hauptstammstenosen von $\geq$ 50%
▶ Dreigefäßerkrankung
▶ Langstreckige Verschlüsse
▶ Instabile AP trotz ausgereizter medikamentöser Therapie

Bei der Indikationsstellung muss die Operabilität des Patienten berücksichtigt werden. Wichtig sind Lokalisation und Verteilungsmuster der Stenosen.

Beim Linksversorgungstyp kann auch bei einer Zweigefäßerkrankung die operative Versorgung notwendig werden, wenn der RIVA betroffen ist.

Notfallindikationen bestehen bei Komplikationen während einer PTCA („Dilatationszwischenfall") oder ggf. bei kardiogenem Schock. Die Indikationen zur PTCA werden allerdings zunehmend weiter gestellt (Dreigefäßerkrankung, proximale Stenosen).

Techniken

Der operative Zugang erfolgt über eine mediane Sternotomie. Es stehen konventionelle Verfahren **mit HLM** (s. S. 58) und minimalinvasive Bypasstechniken **ohne HLM** (OPCAB, MIDCAB, s. u.) zur Verfügung.

Als Bypassgefäße (bypass grafts) eignen sich:

▶ **A. thoracica interna** („Mammaria-Bypass"): insbesondere A. thoracica interna sinistra (**l**eft **i**nternal **m**ammary **a**rtery = **LIMA**-Bypass) zur Revaskularisation des RIVA bzw. der Seitenwand; entweder als In-situ-Bypass (Belassen des Abgangs aus der A. subclavia) oder als Free graft (Aorta-ascendens-Anastomosierung); bessere Langzeitergebnisse im Vergleich zum Venenbypass

rechte Koronararterie (RCA)

Ramus interventricularis posterior

Ramus marginalis dexter

Hauptstamm der linken Koronararterie

Ramus circumflexus (RCX)

Ramus interventricularis anterior (RIVA)

Ramus marginalis sinister

Ramus diagonalis

▮ Abb. 1: Schema der drei Hauptkoronararterien RIVA, RCX und RCA mit ihren wichtigsten Nebenästen. [5]

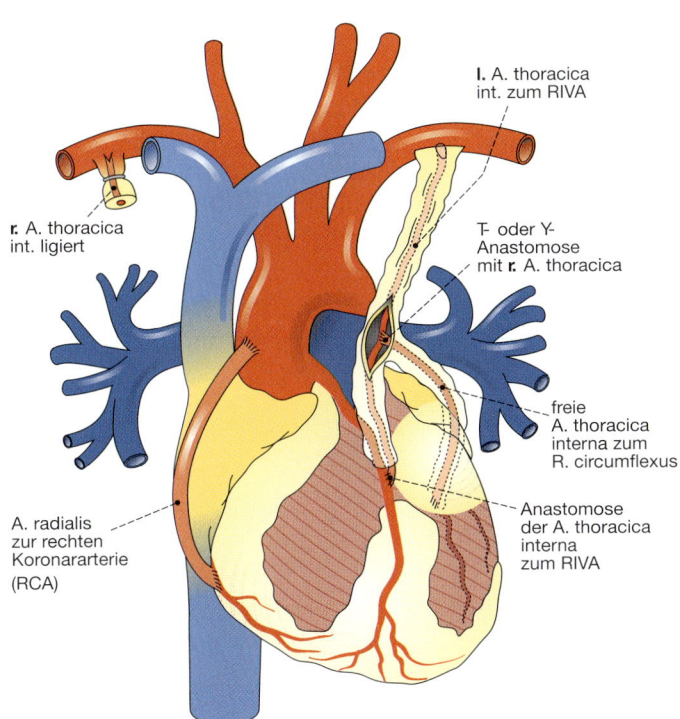

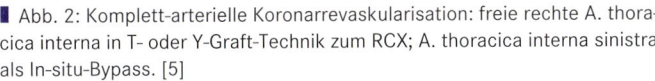

r. A. thoracica
int. ligiert

l. A. thoracica
int. zum RIVA

T- oder Y-
Anastomose
mit r. A. thoracica

freie
A. thoracica
interna zum
R. circumflexus

A. radialis
zur rechten
Koronararterie
(RCA)

Anastomose
der A. thoracica
interna
zum RIVA

❚ Abb. 2: Komplett-arterielle Koronarrevaskularisation: freie rechte A. thoracica interna in T- oder Y-Graft-Technik zum RCX; A. thoracica interna sinistra als In-situ-Bypass. [5]

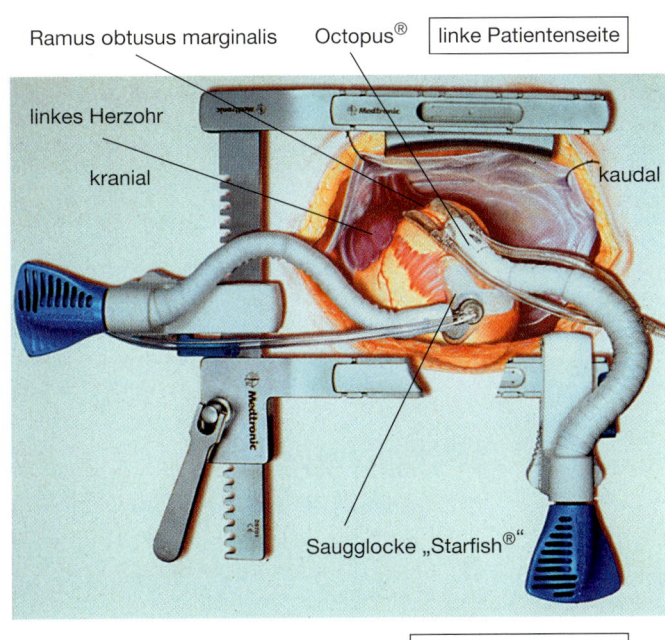

Ramus obtusus marginalis   Octopus®   linke Patientenseite

linkes Herzohr

kranial

kaudal

Saugglocke „Starfish®"

rechte Patientenseite

❚ Abb. 3: Stabilisationssystem für Bypass-OP am schlagenden Herzen: Dargestellt ist der R. obtusus des RCX. Die Saugglocke luxiert den Apex in Richtung anteriore Thoraxwand. [5]

❱ **A. radialis:** zuvor Sicherstellung einer ausreichenden Versorgung der Extremität durch die A. ulnaris (klinisch: **Allen-Test** oder dopplersonografisch); A. radialis wird auch minimalinvasiv endoskopisch entnommen

❱ **V. saphena magna:** aortokoronarer Venenbypass (ACVB), ggf. endoskopische Entnahme

Oft wird eine Kombination aus (L)IMA und ACVB oder die komplett-arterielle Revaskularisation (❚ Abb. 2) gewählt. Meist präparieren dann zunächst mehrere Operateure die Bypassgefäße parallel. Diese werden dann End-zu-Seit oder Seit-zu-Seit mithilfe einer Lupenbrille mit 7-0- oder 8-0-Polypropylen-Faden auf die längs eröffneten Koronargefäße aufgenäht. Ein Bypass graft kann dabei auch auf mehrere Koronargefäße genäht werden **(Sequenzial-Graft).**
Beim **OPCAB** (**o**ff **p**ump **c**oronary **a**rtery **b**ypass) erfolgt die Anastomosierung am schlagenden Herzen (ohne HLM). Dabei wird das Anastomosenareal mittels Stabilisatorenarmen (❚ Abb. 3; Octopus®, Starfish®) ruhig gestellt.
Beim **MIDCAB** (**m**inimal **i**nvasive **d**irect **c**oronary **a**rtery **b**ypass) wird der operative Zugang nach dem zu revaskularisierenden Gefäß gewählt, d. h. beim RIVA eine kleine links-anterolaterale Thorakotomie. Die Bypass grafts werden ebenfalls am schlagenden Herzen anastomosiert. Seitenwand- und Hinterwandäste sind nicht erreichbar.

Komplikationen und Prognose
Zu den Komplikationen gehören neben denen der KHK (Rhythmusstörungen, Infarkt) perioperative Myokardinfarkte (Risiko 2–5%) und Schlaganfälle, Wundheilungsstörungen, Sternumosteomyelitis, Mediastinitis und Bypassverschluss (Verschlussraten: ACVB > A. radialis > A. thoracia interna).

Die Operationsletalität liegt bei unkomplizierten Eingriffen bei 1–3%, bei eingeschränkter linksventrikulärer Funktion bei 5–10%. Die 5-JÜR nach Bypass liegt bei 90%, die 10-JÜR bei 50–60%.

Zusammenfassung
✖ Bei der KHK unterscheidet man Ein-, Zwei- und Dreigefäßerkrankung.

✖ Obligate Diagnostik vor aortokoronarem Bypass ist die Koronarangiografie mit Lävokardiografie.

✖ Zu den Therapiestrategien der KHK und des akuten Myokardinfarkts gehören die medikamentöse Therapie und revaskularisierende Maßnahmen: die interventionell-kardiologischen (PTCA/Stent) und der aortokoronare Bypass.

✖ Als Bypass grafts dienen Aa. thoracicae internae, A. radialis und V. saphena magna.

✖ Es stehen konventionelle Verfahren am nicht schlagenden Herzen mit HLM und minimalinvasive Bypasstechniken (OPCAB, MIDCAB) am schlagenden Herzen zur Verfügung.

Komplikationen des Myokardinfarkts

Neben den Frühkomplikationen des akuten Myokardinfarkts (Rhythmusstörungen, Linksherzinsuffizienz) entwickeln sich bei ca. 1–3% der Infarktpatienten aufgrund der Nekrose akute „mechanische" Komplikationen, die wegen der Gefahr eines kardiogenen Schocks einer sofortigen operativen Therapie zugeführt werden müssen:

▶ **Ventrikelruptur** (Letalität 8–17%): Die Ventrikelwand wird mit Filzstreifen, Goretex oder einem Gewebepatch abgedichtet.
▶ **Septumruptur:** Bei Kreislaufkompensation kann die Operation (Verschluss mittels Gewebepatch/Apexresektion bei apikalem Defekt) auch nach vier bis sechs Wochen erfolgen.
▶ **Papillarmuskelinsuffizienz/-ruptur:** Sie führt zur akuten Mitralinsuffizienz. Klappenrekonstruktion (s. S. 66), meist ist allerdings der Klappenersatz notwendig.

Zu den **chronischen** „mechanischen" Komplikationen gehört das **Herzwandaneurysma,** bei dem nur bei Komplikationen wie Herzinsuffizienz, Rhythmusstörungen und Thrombembolie eine Operation (Resektion/Endoventrikuloplastik) angezeigt ist.

Schrittmachertherapie

Der Großteil dieser äußerst häufigen operativen Eingriffe wird durch den Kardiologen vorgenommen. Er stellt außerdem in den meisten Fällen die Indikation.

Herzschrittmacher

Bei Ausfall der rhythmischen Eigenaktivität des Herzens übernimmt der Herzschrittmacher diese elektrische Aktivität.

Indikation
Die Implantation ist indiziert bei **bradykarden Rhythmusstörungen:**

▶ Symptomatische Bradykardie: Schwindel, Synkopen, Adams-Stokes-Anfälle, z. B. bei Sinusbradykardie, Sinusknotensyndrom (Sick-sinus-Syndrom), Karotissinussyndrom, Bradyarrhythmia absoluta
▶ Sinuatrialer Block 3. Grades
▶ AV-Block 2. Grades/II (Mobitz) sowie 3. Grades
▶ Trifaszikulärer Block
▶ Bradykardiebedingte Herzinsuffizienz

Schrittmachersysteme
▶ **Einkammer-Schrittmacher** (Vorhof oder Kammer) ↔ Zweikammer-Schrittmacher (Vorhof **und** Kammer)
▶ **Demand-Schrittmacher** (Bedarfsstimulation): **Aktivierung** bei Unterschreiten einer vorgegebenen Minimalfrequenz, **Inhibierung** bei Spontanerregung
▶ **Sequenzieller Herzschrittmacher** (getriggert): registriert die physiologische Vorhofaktion und stimuliert dann die Kammer – bleibt die Vorhofaktion aus, stimuliert er den Vorhof; bei Vorhofeigenrhythmus Möglichkeit der **physiologischen Frequenzadaptation** bei körperlicher Belastung und der **Synchronisation** von Vorhof- und Kammerkontraktion
▶ **Dualschrittmacher** (am häufigsten): Kombination aus Demand- und sequenziellem Schrittmacher

Internationaler Schrittmacher-Code
(NBG-Code): Der erste Buchstabe dieses bis zu fünfstelligen Codes benennt den Ort der Stimulation (pacing), der zweite den Wahrnehmungsort (sensing), der dritte die Betriebsart/Arbeitsweise, der vierte die Programmierbarkeit/Frequenzadaptation und der fünfte die antitachykarde Funktion. Dabei sind folgende Abkürzungen gebräuchlich: V = Ventrikel, A = Vorhof, D = doppelt (Vorhof und Ventrikel bzw. inhibiert und getriggert), I = inhibiert, T = getriggert, R = frequenzadaptiert.

Die wichtigsten Typen sind:

▶ DDD: AV-sequenzieller Schrittmacher bei permanentem AV-Block (auch frequenzadaptiv als DDDR)
▶ VVI: Ventrikel-Demand-Schrittmacher bei Bradyarrhythmie bei Vorhofflimmern (auch als VVIR)
▶ AAI: Vorhof-Demand-Schrittmacher bei Sinusbradykardie/Sinusknotenstillstand bei intakter AV-Überleitung

Implantation
Die Implantation erfolgt **transvenös-endokardial** meist in Lokalanästhesie. Die Elektrode wird über die V. cephalica (alternativ Vv. subclaviae oder jugulares interna/externa) unter Bildwandlerkontrolle in das rechte Vorhofsohr und/oder in den rechten Ventrikel vorgeschoben und dort verhakt/verankert. Der Schrittmachergenerator wird angeschlossen und entweder subkutan, präpektoral oder subpektoral implantiert (meist rechts, alternativ subkutan im Oberbauchbereich oder unter den M. rectus abdominis). Anschließend wird er programmiert. In 1–5% der Fälle wird eine Revision wegen Elektrodendislokation notwendig, weitere Komplikationen sind Elektrodenkabelbrüche und Infektionen. Letztere erfordern wegen der Endokarditisgefahr die vollständige Entfernung.

Kardiale Resynchronisationstherapie (CRT)
Liegt bei einer **schweren Herzinsuffizienz** eine verzögerte Erregungsausbreitung vor (Linksschenkelblock → EKG), so können im Rahmen dieser Therapiestrategie durch Implantation eines biventrikulären Schrittmachers (**rechtsatrial** und **rechtsventrikulär**) mit einer zusätzlichen dritten **linksventrikulären** Sonde die AV-Überleitungszeit verkürzt und beide Ventrikel synchron stimuliert werden (▌ Abb. 1). Die linksventrikuläre Sonde wird über den Koronarsinus in einer linksdeszendierenden Koronarvene platziert. Durch diese Synchronisation der Herzaktionen kann in vielen Fällen die Pumpfunktion und damit die Symptomatik verbessert werden.

Automatischer implantierbarer Kardioverter-Defibrillator (AICD)

Beim AICD handelt es sich um einen antitachykarden Schrittmacher, der imstande ist, lebensbedrohliche Kammertachykardien bzw. Kammerflimmern zu

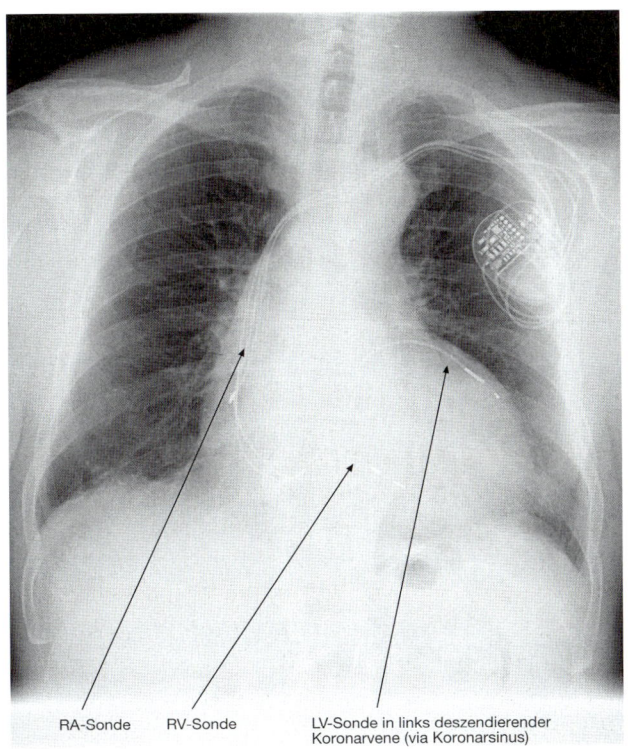

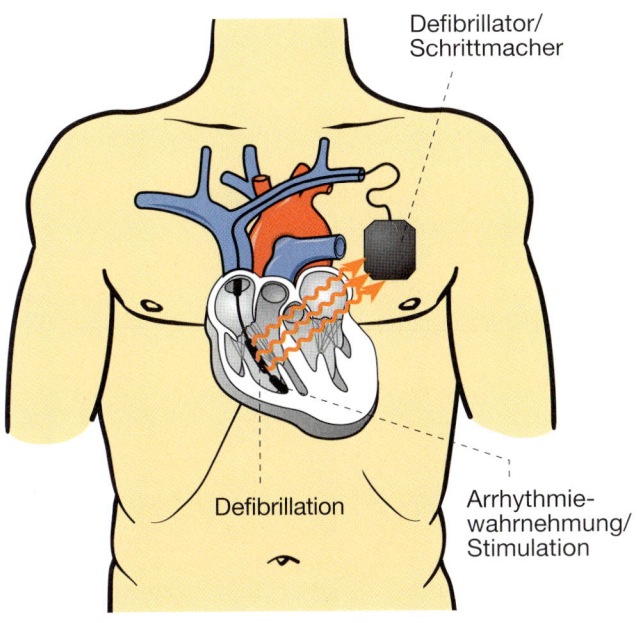

Defibrillator/
Schrittmacher

Defibrillation

Arrhythmie-
wahrnehmung/
Stimulation

▮ Abb. 2: AICD. [5]

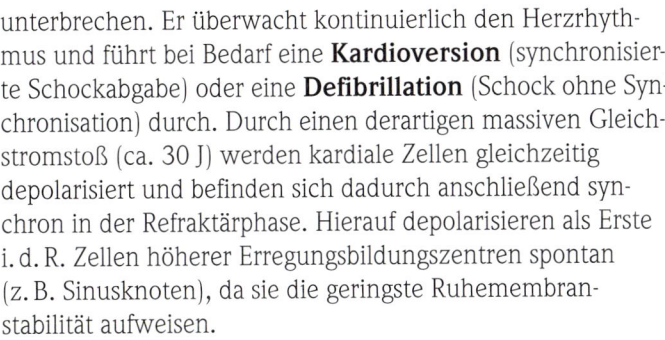

RA-Sonde   RV-Sonde   LV-Sonde in links deszendierender
Koronarvene (via Koronarsinus)

▮ Abb. 1: Röntgen-Thorax bei kardialer Resynchronisationstherapie. [5]

unterbrechen. Er überwacht kontinuierlich den Herzrhythmus und führt bei Bedarf eine **Kardioversion** (synchronisierte Schockabgabe) oder eine **Defibrillation** (Schock ohne Synchronisation) durch. Durch einen derartigen massiven Gleichstromstoß (ca. 30 J) werden kardiale Zellen gleichzeitig depolarisiert und befinden sich dadurch anschließend synchron in der Refraktärphase. Hierauf depolarisieren als Erste i. d. R. Zellen höherer Erregungsbildungszentren spontan (z. B. Sinusknoten), da sie die geringste Ruhemembranstabilität aufweisen.

Detektiert das Gerät Kammertachykardien, versucht es zunächst, diese per **Überstimulation** zu terminieren. Ist diese erfolglos, erfolgt die interne Defibrillation. Bei Kammerflattern und -flimmern wird **primär defibrilliert.**

Die Implantation erfolgt analog zu der des Schrittmachers. Das Gehäuse des Defibrillators und die Elektrodenspitze (im Apex des rechten Ventrikels) dienen als Defibrillatorelektroden (▮ Abb. 2).

Indikation

▶ Ventrikuläre Tachykardien (dilatative/hypertrophische Kardiomyopathie)
▶ Kammerflattern
▶ Kammerflimmern (überlebter „plötzlicher Herztod")

Ventrikuläre Rhythmusstörungen (Reentry = kreisende Erregung, gesteigerte Automatie) entstehen v. a. im Randbereich größerer Infarktnarben.

Zusammenfassung

�֍ Die bei transmuralem Myokardinfarkt entstehende Nekrose kann zu akuten mechanischen Komplikationen mit kardiogenem Schock führen. Oft ist dann eine sofortige operative Therapie indiziert.

✖ Die Indikation zur Implantation eines Herzschrittmachers ist bei bradykarden Rhythmusstörungen als Folge einer Reizbildungs- und Reizleitungsstörung gegeben.

✖ Es stehen verschiedene Schrittmachersysteme zur Verfügung, die nach dem internationalen NBG-Code benannt werden können. Dieser kodiert u. a. den Ort der Stimulation (pacing) und der Wahrnehmung (sensing).

✖ Die Elektroden von Schrittmacher und AICD werden transvenös meist über die V. cephalica endokardial platziert. Das Gerät selbst wird im Bereich des linken M. pectoralis major implantiert.

✖ Ein implantierbarer Kardioverter-Defibrillator ist ein antitachykarder Schrittmacher, der zur Terminierung lebensbedrohlicher Kammertachykardien und Kammerflimmern eingesetzt wird. Hierzu benutzt er Überstimulation, Kardioversion und Defibrillation.

Aneurysmen I

Definition und Formen

Ein Aneurysma ist eine lokalisierte Lumenerweiterung einer Arterie infolge angeborener oder erworbener Wandveränderungen (■ Abb. 1). Männer sind häufiger betroffen.

▶ **Aneurysma verum:** Hierbei kommt es zur Dilatation aller Gefäßwandschichten.

▶ **Aneurysma dissecans:** Ein Intimaeinriss (Entry) führt zur Einblutung in die Media, in der sich das Blut in einem falschen Lumen in Flussrichtung (antegrad) oder in Gegenrichtung (retrograd) vorwühlt. Tritt es wieder in das echte Lumen, wird von Reentry gesprochen. Es tritt fast ausschließlich als **Aortendissektion** auf.

▶ **Aneurysma spurium:** Blut gelangt unter Bildung eines **paravasalen Hämatoms** nach extravasal. Bei langem Bestehen erfolgt die Organisation durch Granulationsgewebe und die Endothelialisierung.

Lokalisation und Komplikationen

80% aller Aneurysmen sind solche der **Aorta,** 90% der peripheren Aneurysmen betreffen die **A. poplitea.** Aortenaneurysmen sind zu 15% thorakal und zu 1% thorakoabdominal lokalisiert, der Rest abdominal. Für diese charakteristisch sind die Größenzunahme und **steigende Rupturgefahr.** Bei peripheren Aneurysmen hingegen dominiert die Gefahr der Thrombose und **Embolie** mit akuter Extremitätenischämie.

Ätiologie

Während das Aneurysma spurium meist **traumatisch** durch Gefäßverletzung oder iatrogen (Punktion, nach Gefäß-OP) entsteht, ist das Aneurysma verum meist **arteriosklerotisch** bedingt. Oft hat der Patient eine arterielle Hypertonie und weitere Begleiterkrankungen (KHK, pAVK, DM). Weitere Ursachen einer Mediaschwächung sind **genetische Erkrankungen** (z. B. Marfan-, Ehlers-Dahnlos-Syndrom), die **zystische Medianekrose** (Erdheim-Gsell), **Entzündungen** und **Infektionen** (= mykotisch). Bei Letzteren ist die Syphilis als Ursache heute selten geworden.

Klinik und Diagnostik

Meist sind Aneurysmen zunächst asymptomatisch. Periphere Aneurysmen kann man oft als **pulsierenden Tumor** tasten,

gelegentlich sogar sehen. Oft verursachen Aneurysmen **unspezifische Symptome** wie Rückenschmerzen, häufig sind sie Zufallsbefunde in der Bildgebung.
Für das Screening ist die (Farb-Doppler-)Sonografie geeignet. Mit ihr kann man Durchmesser und Längenausdehnung bestimmen. Eine genauere Beurteilung erfolgt mittels CT oder MRT.
Mit angiografischen Verfahren kann neben der Diagnostik auch endovaskulär therapiert werden (z. B. EVAR: endovascular aortic repair).

Thorakales Aortenaneurysma (TAA)

Aneurysmen der Aorta ascendens und des proximalen Aortenbogens werden wie die Aortendissektion herzchirurgisch versorgt, da dies den Einsatz der HLM (s. S. 58) erfordert.
Das TAA ist meist atherosklerotisch bedingt. Es ist häufig eine Zufallsdiagnose (z. B. im Röntgen-Thorax). Manchmal klagen die Patienten über ein **thorakales Druckgefühl** oder **Rückenschmerzen.** Das TAA kann aber auch durch Embolien oder Kompression von Trachea, Ösophagus oder des N. laryngeus recurrens (Heiserkeit) auffallen. Mit der Größenzunahme steigt die Gefahr von Ruptur und Dissektion. Eine freie Ruptur ist meist tödlich. Ab 5 cm Durchmesser besteht daher **OP-Indikation.** ■ Abbildung 2 zeigt den Ersatz des Aortenbogens durch eine Gefäßprothese. Gegebenenfalls sind rekonstruktive Verfahren der Aortenbasis nötig. Der Eingriff wird unter Einsatz der HLM und in Hypothermie durchgeführt. Bei einem TAA unter 5 cm Durchmesser sind regelmäßige Kontrollen und eine strikte Blutdruckregulation bevorzugt mit β-Blockern obligat.
Beim Aneurysma der **Aorta descendens** ist auch die endovaskuläre Einlage einer **Stentprothese** möglich. Derartige Verfahren kommen auch bei durch Thoraxtrauma verursachten Aortenrupturen (Prädilektion: Isthmus) zum Einsatz.

Aortendissektion

Ursache des Intimaeinrisses ist eine **initiale Mediaschädigung.** Die häufigsten Ursachen sind Atherosklerose, die zystische Medianekrose und das Marfan-Syndrom. Durch die Wühlblutung in der Media drohen **Ruptur** und **ischämischer Verschluss abgehender Gefäße.** Es besteht außerdem die Gefahr der **retrograden Dissektion** mit Perikardtamponade (→ gestaute Halsvenen, Hypotonie) und Aortenklappeninsuffizienz. In der Regel folgt ein zweiter Einriss – entweder als Reentry oder durch die Adventitia nach außen (Ruptur) mit massiver Blutung und Tod.
Leitsymptome sind der akut einsetzende **messerstichartige Schmerz** und die absteigende **Ischämiesymptomatik,** je nach Lokalisation der Gefäßverlegung:

▶ Koronargefäße → Myokardinfarkt (Angina pectoris)
▶ Supraaortale Gefäße → Schlaganfall (Vigilanzstörungen, Paresen)
▶ Rückenmarksarterien → akute Querschnittslähmung

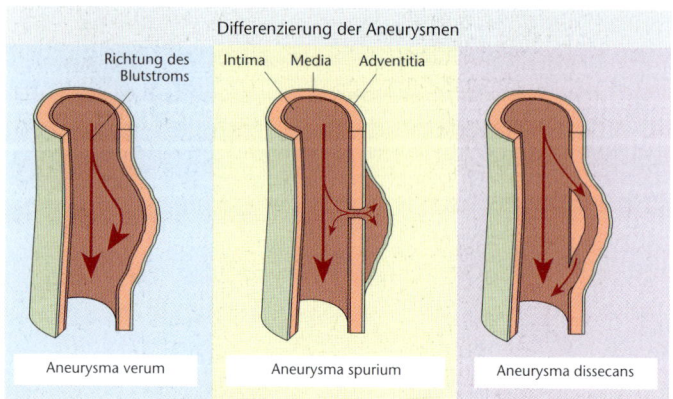

Differenzierung der Aneurysmen

Richtung des Blutstroms

Intima Media Adventitia

Aneurysma verum   Aneurysma spurium   Aneurysma dissecans

■ Abb. 1: Aneurysmaformen. [37]

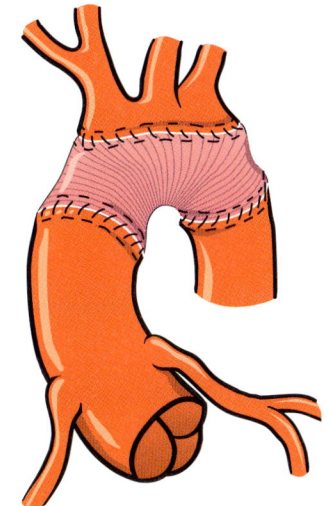

▮ Abb. 2: Ersatz des Aortenbogens. [5]

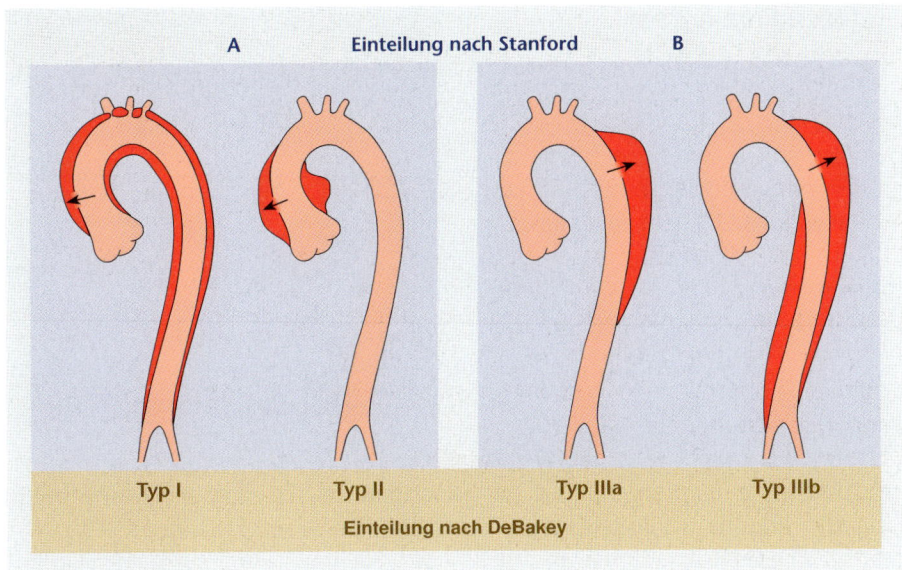

▮ Abb. 3: Stanford- und DeBakey-Einteilung der Aortendissektion. [1]

▶ Nierenarterien → akutes Nierenversagen (Anurie)
▶ Mesenterialgefäße → Mesenterialinfarkt (Ileus)
▶ Periphere Pulsdefizite

Diagnostisch dient neben dem Ausschluss wichtiger Differentialdiagnosen (EKG, Herzenzyme) die (transösophageale) **Echokardiografie** der Darstellung des Doppellumens und der Komplikationen wie Perikardtamponade und Aortenklappeninsuffizienz. Auch **CT** (▮ Abb. 4) bzw. MRT können angefertigt werden und die Minderperfusion von Organen anzeigen.

Es gibt zwei gängige Klassifikationen für Lokalisation und Ausmaß des Intimaeinrisses (▮ Abb. 3):

▶ **Stanford Typ A:** betrifft Aorta ascendens: sofortige OP über eine mediane Sternotomie, sonst schlechte Prognose (Ein-Monats-Überleben 10%)
– **DeBakey Typ II:** A. ascendens inkl. proximalen Aortenbogens
– **DeBakey Typ I:** A. ascendens bis distal der A. subclavia
▶ **Stanford Typ B = DeBakey Typ III:** ab Aorta descendens; bessere Prognose (Ein-Monats-Überleben 65 %), primär **konservative Therapie** (Blutdrucksenkung); OP-Indikation bei persistierenden Schmerzen, gedeckter Ruptur und Organ- bzw. Extremitätenischämie; Zu-

gang erfolgt über eine linkslaterale Thorakotomie
– DeBakey Typ IIIa: bis oberhalb des Zwerchfells
– DeBakey Typ IIIb: auch unterhalb des Zwerchfells

Beinahe alle operativen Eingriffe erfordern die HLM und Hypothermie. Der Aortenbogen wird im Kreislaufstillstand (ein bis zwei Minuten) inspiziert. Ziele sind die Resektion des Intimaeinrisses und der Aortenersatz durch Gefäßprothesen (z. B. ▮ Abb. 2). Außerdem erfolgen Klebung und Naht des falschen Lumens, ggf. Rekonstruktion oder Ersatz der Aortenklappe. Dies gelingt nicht immer vollständig (v. a. bei DeBakey I u.

IIIb). Die Operationsletalität beträgt ca. 20%. Frühkomplikation ist die Paraplegie aufgrund einer Minderperfusion der A. spinalis anterior (Rückenmarksischämie).

Interventionelle Alternativen **bei Stanford Typ B** sind:

▶ **Perkutane Intimamembranfensterung** (PFA): Bei Organ- oder Extremitätenischämie durch Kompression des wahren Lumens durch das falsche wird dort die Intima mittels Katheter gefenstert und geweitet.
▶ **Aortenstent:** Einbringen einer Stentprothese zum Verschluss des Entry und des falschen Lumens

▮ Abb. 4: Kontrastmittelgestütztes Spiral-CT bei Aortendissektion Stanford Typ A: Angeschnitten sind Truncus pulmonalis und Aorta ascendens (→ Dissektionsmembran auf Höhe des Entry). [26]

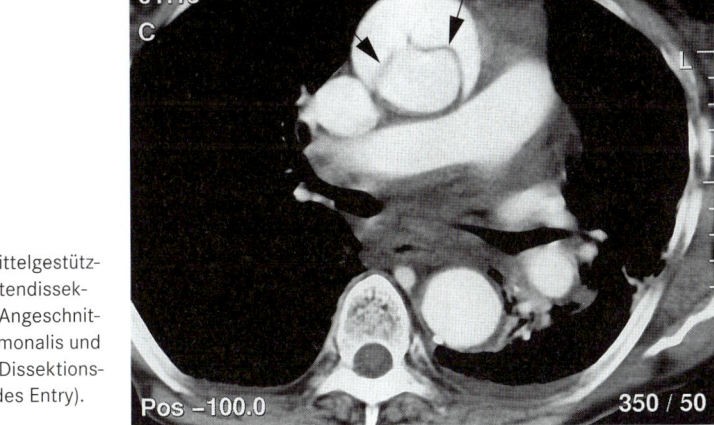

Aneurysmen II

Abdominales Aortenaneurysma (AAA)

Ätiologie
Das abdominale Aortenaneurysma ist meist atherosklerotisch bedingt, zu ca. 10% allerdings auch inflammatorisch.

Epidemiologie
Der Altersgipfel liegt zwischen 65 und 75 Jahren. Es tritt familiär gehäuft auf, außerdem gibt es Koinzidenzen mit peripheren Aneurysmen.

Lokalisation
Über 80% der Aortenaneurysmen finden sich **infrarenal.**

Klinik
Symptome bestehen wegen **mechanischer Kompression** (Bauch-, Rücken-, Flankenschmerzen, Kompression von Venen oder Ureter) oder **peripherer Ischämie** wegen Embolien (Claudicatio). Das Bauchaortenaneurysma kann auch durch Ruptur das erste Mal in Erscheinung treten, oft mit der **Trias:** starke abdominale Schmerzen, Schock, abdominale Pulsationen. Die **Ruptur** erfolgt überwiegend retroperitoneal (**gedeckt:** bessere Prognose), seltener intraperitoneal (**frei:** schlechte Prognose). Selten rupturiert ein AAA in ein angrenzendes Organ: aortoduodenale Fistel → Symptome der oberen GI-Blutung, aortokavale Fistel → venöse Stauung, Rechtsherzinsuffizienz.

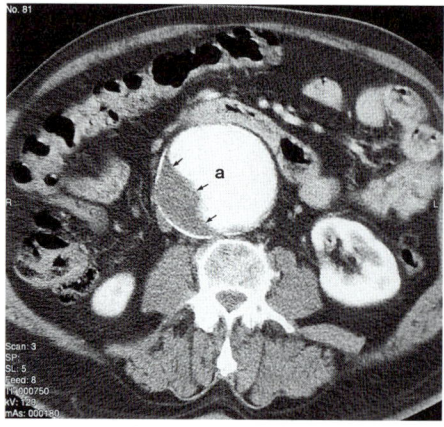

Abb. 5: Kontrastmittelgestütztes Spiral-CT bei infrarenalem AAA: Thrombusschale (→) an der rechts-dorsolateralen Wand. [26]

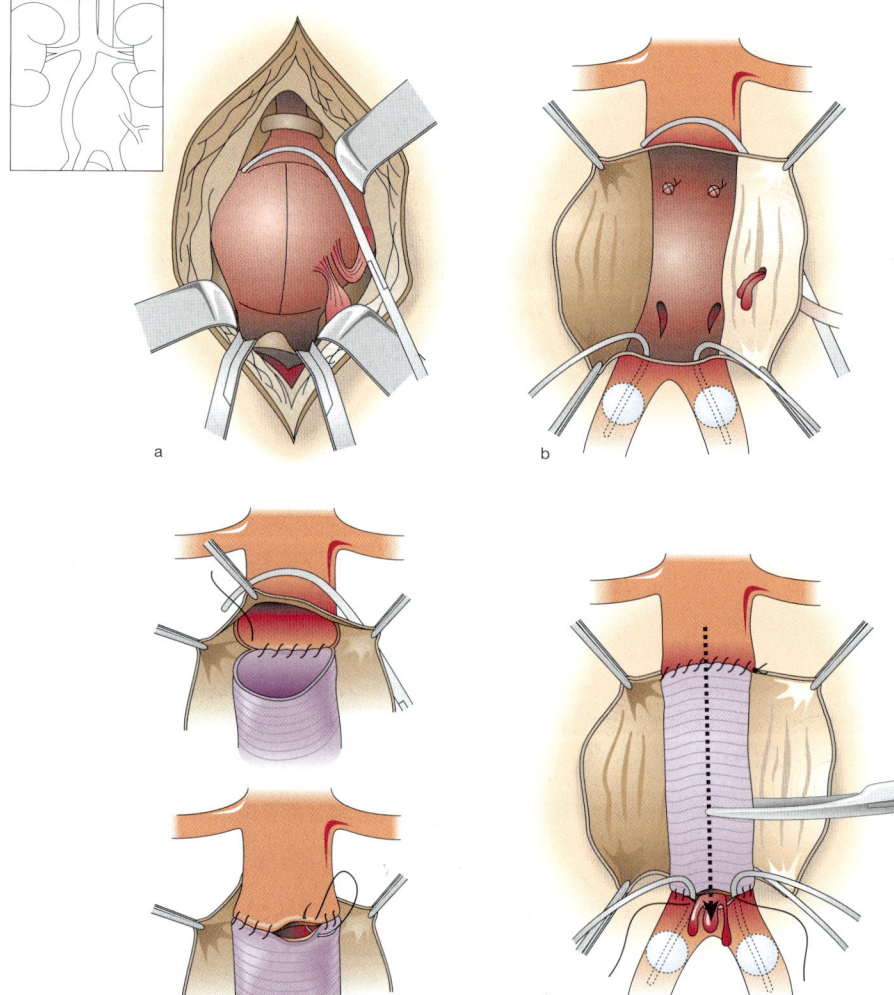

Abb. 6: Operation des AAA mit Einlage einer aortoaortalen Rohrprothese. [5]

Diagnostik

In über der Hälfte der Fälle ist es ein (meist sonografischer) Zufallsbefund, gelegentlich lässt sich ein pulsierender Tumor oberhalb des Nabels tasten.

Diagnostischer Standard ist das **Spiral-CT** (▌Abb. 5), eine Angiografie ist nur bei Nierenarterienstenose oder pAVK indiziert.

Therapie

Mit einem Durchmesser ≤ 5 cm liegt das Rupturrisiko in den nächsten drei Jahren bei 10%, mit ≥ 5 cm liegt es bei 50% für die nächsten zwei Jahre. Jedes AAA mit einem Durchmesser ≥ 4 cm kann, jedes AAA ≥ 5 cm sollte operiert werden. Bei jüngeren Patienten und solchen mit wenigen Begleiterkrankungen wird eher operiert, bei älteren Patienten mit Begleiterkrankungen wird je nach Situation engmaschig kontrolliert. **Absolute OP-Indikation** besteht bei rascher Größenzunahme und bestehenden Symptomen. Bei Zeichen der Ruptur muss sofort operiert werden.

Das **operative Prinzip** ist die Ausschaltung des Aneurysmas durch Gefäßprothesen, die aortoaortal (Rohrprothese, ▌Abb. 6) oder als Y-Prothese aortobiiliakal oder aortobifemoral eingenäht werden können.

▌Abbildung 6 zeigt das operative Vorgehen bei aortoaortaler Rohrprothese: mediane Laparotomie, transperitoneale Freilegung des Aneurysmas, aortale und iliakale Abklemmung (a), Eröffnung des Aneurysmasacks (schwarze Linie) und Thrombusentfernung. ▌Abbildung 2b zeigt das eröffnete Aneurysma mit rückblutenden Lumbalarterien und der A. mesenterica inf., Übernähung der Lumbalarterien. Je nach Durchblutung über die Aa. iliacae internae (↓ Rückstrom, ischämisches Sigma) muss die A. mesenterica inf. in die Prothese eingenäht werden, ggf. ist auch eine Rekonstruktion der Nierenarterien erforderlich. Proximale, dann distale End-zu-End-Anastomose der Gefäßprothese in Inlay-Technik (c): Die Prothese liegt als Interposition im Bett des Aneurysmas, sorgfältiges Entlüften und antegrades Ausspülen von Gerinnseln (d), Freigeben des Blutstroms. Der Aneurysmasack wird um die Prothese verschlossen, um einer Protheseninfektion und der Fistelbildung zum Darm vorzubeugen.

Dabei gibt es eine Vielzahl an **operativen Komplikationen** wie kardiopulmonale Dekompensation, Kolonischämie, Ileus, Embolien, Narbenhernie und Potenzstörungen.

Auch **endovaskuläre Verfahren** (EVAR) mit Einlage einer Stentprothese stehen zur Überbrückung des Aneurysmaabschnitts zur Verfügung (▌Abb. 7). Als Komplikationen können hier **Endolecks** (z. B. an den Anastomosen) auftreten, die eine erneute Perfusion des Aneurysmas zur Folge haben.

Arteria-poplitea-Aneurysma (APA)

Bei Aneurysmen der A. poplitea handelt es sich überwiegend um arteriosklerotisch bedingte echte Aneurysmen. Bei peripheren Aneurysmen steht weniger die Rupturgefahr als vielmehr die Gefahr **thrombotischer Verschlüsse und Embolien** mit Extremitätenischämie im Vordergrund.

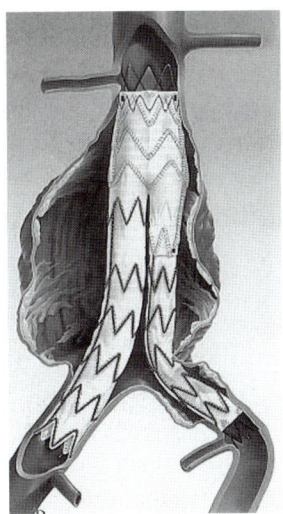

▌Abb. 7: Anwendung einer endovaskulären Stentprothese bei AAA. [56]

In der Kniekehle lässt sich eine pulsierende Schwellung tasten. Die Diagnostik erfolgt sonografisch oder angiografisch. OP-Indikation besteht bei Nachweis von Parietalthromben: APA-Ausschaltung und Umgehung mittels autologen Venenbypasses oder allogener Prothese, alternativ endovaskulär.

Zusammenfassung

✖ Bei Aneurysmen unterscheidet man Aneurysma verum, spurium und dissecans. Letzteres kommt fast ausschließlich als Aortendissektion vor.

✖ Bei der Aortendissekton reißt die Gefäßintima ein und Blut wühlt sich ante- oder retrograd in der Media vor. Die Aortendissektion Stanford Typ A muss sofort operiert, Stanford Typ B kann prinzipiell primär konservativ angegangen werden.

✖ Häufigste Ursache für ein Aneurysma ist die Arteriosklerose.

✖ Über 80% der Aortenaneurysmen finden sich infrarenal.

✖ Gefährliche Komplikation eines Aneurysmas der Aorta ist die Ruptur. Das Risiko steigt mit zunehmendem Gefäßdurchmesser exponentiell, sodass bei einem Durchmesser ≥ 5 cm OP-Indikation besteht.

✖ Symptome der Ruptur bei einem AAA sind akuter Schmerz, Schock und Pulsationen.

✖ Bei peripheren Aneurysmen stehen die thrombembolisch verursachten Komplikationen wie Extremitätenischämie im Vordergrund.

Arterielle Verschlüsse I

Akute Arterienverschlüsse

Akute Verschlüsse einer Arterie werden zu 60% durch **arterielle Embolien,** also verschlepptes Thrombusmaterial, verursacht. Dieses wiederum stammt zu 80% aus dem Herzen (v. a. aus dem linken Vorhof, z. B. bei VHF).
Bei 30% der akuten Verschlüsse sind **arterielle Thrombosen** die Ursache, meist auf dem Boden einer Arteriosklerose.
Weitere, seltenere Ursachen sind Arteriospasmen, Traumata, Aneurysma dissecans und paradoxe venöse Embolien (offenes Foramen ovale).
Akute Arterienverschlüsse gehen mit **akuter Ischämie** eines Organs oder Körperteils einher und müssen daher schnellstmöglich beseitigt werden. Dabei ist die **Ischämietoleranz** der betroffenen Gewebe wichtig: Beispielsweise sind Embolien in Arterien des Gehirns oft tödlich.

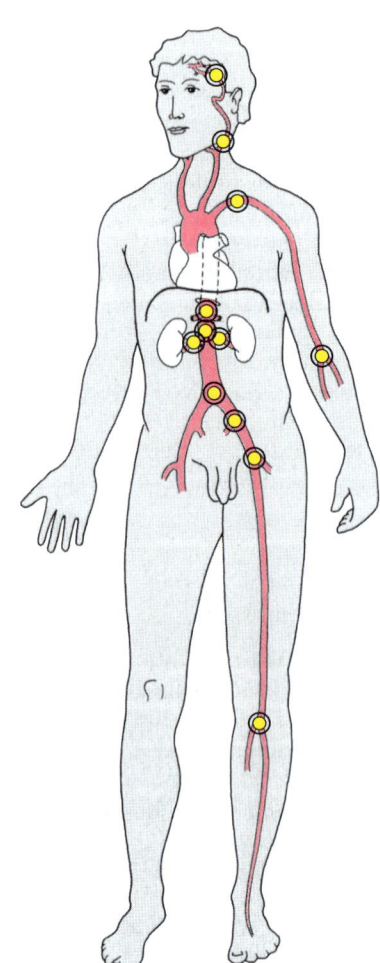

Abb. 1: Prädilektionsstellen arterieller Embolien. [5]

Jedes arterielle Stromgebiet kann betroffen sein. Die Symptomatik ist dabei abhängig von der Lokalisation des arteriellen Verschlusses (z. B. Schlaganfall). Bei den Embolien sind supraaortale Äste, also auch das Hirnstromgebiet, sowie die Femoralisgabel am häufigsten betroffen (Abb. 1). Prädilektionsstellen sind die Gefäßaufzweigungen.

Akute Extremitätenischämie

Periphere Verschlüsse sind zu 80% in der unteren Extremität lokalisiert. Eine Sonderform ist das **Leriche-Syndrom:** Verschluss der distalen Aorta mit schwerer Ischämie der unteren Körperhälfte.

Klinik
Die typische Klinik wird mit **Pratts „6Ps"** beschrieben:

- Pain (Schmerz)
- Paleness (Blässe)
- Paresthesia (Gefühlsstörung)
- Pulselessness (Pulslosigkeit)
- Paralysis (Bewegungsunfähigkeit)
- Prostration (Schock)

Embolien beginnen akut, Thrombosen eher subakut. Der Schmerz ist bei Letzteren eher mäßig (Kollateralkreisläufe).

Diagnostik
Anamnestisch findet sich bei Embolien oft eine Herzerkrankung (→ VHF), bei Thrombosen eine pAVK. Die Diagnose wird hauptsächlich klinisch gestellt, mit **farbkodierter Duplexsonografie** kann sie verifiziert und quantifiziert werden.

Therapie
Die Zeitgrenze für die Therapie beträgt ca. sechs Stunden. Sie besteht aus **Heparinisierung** (5000 IE i. v.), Schmerztherapie (Opiate) sowie Tieflagerung und Polsterung der Extremität. Operativ oder endovaskulär erfolgt dann die **Rekanalisation.**
Bei der **Embolie** wird eine unverzügliche **Embolektomie** durchgeführt:

- **Direkt:** Es erfolgen die operative Freilegung und die Thrombendarteriektomie (TEA: Ausräumen des am Ver-

schlussort gelegenen Thrombus einschließlich Intima).
- **Indirekt:** In Lokalanästhesie wird die Arterie freigelegt und ein nicht entfalteter Fogarty-Ballonkatheter durch den Embolus vorgeschoben. Dieser wird durch Zurückziehen des entfalteten Ballons entfernt (Abb. 2).

Alternativ oder in Kombination kann über einen Katheter eine **Lyse** des Embolus mit rt-PA vorgenommen werden. Bei der arteriellen **Thrombose** haben sich häufig schon Kollateralkreisläufe ausgebildet, sodass die Ischämie häufig kompensiert ist. Abhängig von Lokalisation und Ausmaß stehen neben der alleinigen **konservativen** Therapie **operative** Verfahren (TEA, ggf. mit Rekonstruktion, Bypass) und **endovaskuläre** Strategien wie Lyse, Thrombusfragmentation, Angioplastie (PTA: Aufweitung mit Ballonkatheter) und Stenteinlage zur Verfügung.
Zur **Rezidivprophylaxe** werden Heparin bzw. langfristig Vitamin-K-Antagonisten gegeben. Im Falle einer Embolie sollte die Ursache (z. B. VHF) beseitigt werden.

Komplikationen
Nach Reperfusion des Gewebes gelangen zum einen **toxische Metaboliten** in den Kreislauf (Tourniquet-Syndrom), zum anderen kann sich ein **postischämisches Ödem** bilden, das ein **Kompartmentsyndrom** verursachen kann, welches wiederum eine Fasziotomie am Unterschenkel erforderlich macht.

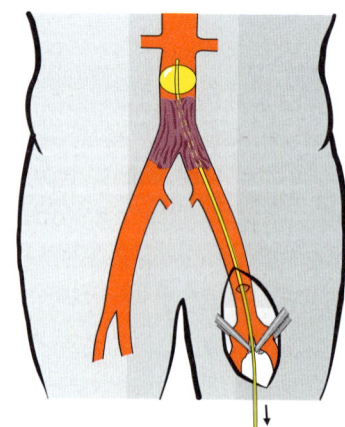

Abb. 2: Indirekte Embolektomie bei Aortengabelembolie. [5]

Periphere arterielle Verschlusskrankheit (pAVK)

Bei der pAVK handelt es sich um stenosierende Prozesse in den die Extremitäten versorgenden Arterien. Männer sind häufiger betroffen (5 : 1). Die pAVK ist zu 90% an den unteren Extremitäten lokalisiert. Sie geht meist mit anderen Manifestationen der Arteriosklerose wie KHK einher. Neben der **Arteriosklerose als Hauptursache** (≥ 95 %) gibt es weitere seltene Ursachen wie die Thrombangiitis obliterans oder die Takayasu-Vaskulitis. Unter den arteriosklerotischen Risikofaktoren ist **Rauchen** der wichtigste.

Es können ein oder mehrere Gefäßabschnitte betroffen sein, dementsprechend spricht man von einer Ein- oder Mehretagenerkrankung. Nach der Lokalisation unterscheidet man Becken-, Oberschenkel- und Unterschenkeltyp (▌ Tab. 1). Oft sind beide Beine betroffen.

Klinik

Viele Patienten mit pAVK sind asymptomatisch. Die Klinik ist abhängig von Lokalisation und Ausmaß der Kollateralgefäße. Leitsymptom ist der **Ischämieschmerz,** der eine bestimmte Lokalisation aufweist (▌ Tab. 1) und abhängig von der noch möglichen Gehstrecke das Stadium bestimmt (▌ Tab. 2). Ischämisch bedingte Muskelschmerzen zwingen den Patienten zur Gehpause (**Claudicatio intermittens,** „Schaufensterkrankheit"). Spätsymptome sind (meist trockene) Nekrosen, die v. a. bei Diabetikern superinfiziert sein können (feuchte Gangrän).

Lokalisation	Häufigkeit	Schmerzlokalisation
Beckentyp Aorta, A. iliaca	35%	Gesäß, Oberschenkel
Oberschenkeltyp A. femoralis, A. poplitea	50%	Wade
Unterschenkeltyp Unterschenkel-, Fußarterien	15%	Wade, Fußsohle

▌ Tab. 1: Lokalisation von Stenosen und Schmerzen bei der pAVK.

Diagnostik

Anamnese und klinische Untersuchung (Pulsstatus der A. femoralis, A. poplitea, A. tibialis post., A. dorsalis pedis; Knöchelarteriendrücke → Knöchel/Arm-Index; Oszillografie) lassen bereits Lokalisation und Schweregrad bestimmen. Mit **Farbduplexsonografie** und **MR-Angiografie** lassen sich Morphologie und Hämodynamik beurteilen. Bei Indikation zu endovaskulärer Therapie oder OP wird eine **Angiografie** angefertigt.

Therapie

▶ **Sekundärprophylaxe:** Beseitigung der Risikofaktoren der Arteriosklerose (s. S. 68)
▶ **Gehtraining**
▶ **Pharmakotherapie:** Antikoagulanzien, Naftidrofuryl, Cilostazol, Prostaglandine (Alprostadil)
▶ **Revaskularisation:** gefäßchirurgische (Bypass, TEA) und endovaskuläre Verfahren (PTA, Stent); PTA mit Stenteinlage bei kurzstreckigen Stenosen; Indikation

zur Revaskularisation besteht bei jüngeren Patienten ab Stadium IIa (relative Indikation) – in den Stadien III und IV besteht absolute Indikation; operative Gefäßrekonstruktion:

– **Aortoiliakale Stenosen:** TEA, aortobiiliakaler oder aortobifemoraler Bypass; ggf. auch ein ilio-/femoro-femoraler Cross-over-Bypass (von einer Seite zur anderen)
– **Langstreckige femoropopliteale Stenosen:** Verschluss der A. femoralis superficialis und des Abgangs ihrer Kollaterale = A. profunda femoris: TEA und Patcherweiterungsplastik (Profundaplastik, ▌ Abb. 3), sonst femoropoplitealer oder femorokruraler Bypass (autologe V. saphena magna)
– **Unterschenkeltyp:** distale Bypässe, z. B. poplliteopedaler Bypass
▶ Ultima Ratio: Ober-/Unterschenkelamputation

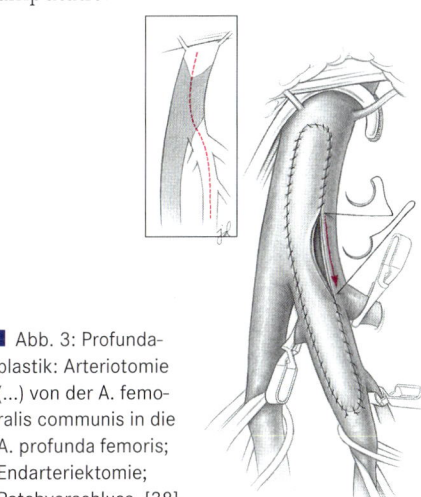

▌ Abb. 3: Profundaplastik: Arteriotomie (...) von der A. femoralis communis in die A. profunda femoris; Endarteriektomie; Patchverschluss. [38]

Stadium	Symptome	Therapiestrategien
I	Keine Beschwerden	Sekundärprophylaxe
II	Claudicatio intermittens	Sekundärprophylaxe, Gehtraining, vasoaktive Medikamente, Revaskularisation
▶ IIa	▶ Bei einer Gehstrecke ≥ 200 m	
▶ IIb	▶ Bei einer Gehstrecke ≤ 200 m	
III	Ruheschmerz	Vasoaktive Medikamente, Revaskularisation, lokale Therapie
IV	Nekrose, Gangrän	

▌ Tab. 2: Stadieneinteilung der pAVK nach Fontaine.

Zusammenfassung

✖ Die häufigsten Ursachen akuter arterieller Gefäßverschlüsse sind Embolie und Thrombose.

✖ Die Symptomatik ist abhängig von der Lokalisation, die Prognose von der Ischämietoleranz der betroffenen Gewebe.

✖ Die Klinik des akuten Extremitätenverschlusses wird mit den „6Ps" beschrieben.

✖ Nach Revaskularisation muss auf Tourniquet- und Kompartmentsyndrom geachtet werden.

✖ Leitsymptom der pAVK ist die Claudicatio intermittens.

✖ Bei der pAVK besteht ab Stadium IIa relative und in den Stadien III und IV absolute OP-Indikation. Je nach Lokalisation und Ausmaß der Stenosen wird endovaskulär (PTA, Stent) oder operativ (TEA, Profundaplastik, Bypass) therapiert.

Arterielle Verschlüsse II

Stenose der A. carotis interna (ACI)

Ätiologie und Pathogenese
10–15 % der Schlaganfälle werden durch Pathologien der ACI verursacht. Häufigste Ursache sind arteriosklerotische Gefäßveränderungen mit arterieller Hypertonie. Prädilektionsstelle ist die Karotisgabel. Zu 70 % handelt es sich dabei um **Stenosen,** zu 30 % um atheromatöse **Plaques** (Gefahr von Mikroembolien). Seltene Ursachen sind **Knickstenosen** (Kinking, Coiling) und **Aneurysmen.**

Fontaine-Klassifikation
▶ Stadium I: asymptomatische Stenose
▶ Stadium II: TIA (transitorische ischämische Attacke), PRIND (prolongiertes ischämisches neurologisches Defizit)
▶ Stadium III: akuter Verschluss mit teilweise reversiblen Symptomen (Progressive Stroke)
▶ Stadium IV: Apoplex (Complete Stroke)

Diagnostik
Über der ACI kann ein **Stenosegeräusch** auskultiert werden. Bei der körperlichen Untersuchung ist außerdem die Erhebung des neurologischen Status wichtig. Die ACI-Stenose kann mit **Farbduplexsonografie** und **digitaler Subtraktionsangiografie** (DSA, ▌Abb. 4) dargestellt und quantifiziert werden. Der weiteren neurologischen Abklärung dienen **kranielles CT** und MRT. Differentialdiagnostisch müssen weitere mögliche Ursachen der vorliegenden neurologischen Symptome wie z. B. Hirntumoren ausgeschlossen werden.

Therapie
Die Therapie erfolgt stadiengerecht. Ab Stadium I wird bei Stenosen ≥ 70 % die OP empfohlen, ansonsten besteht ab Stadium II OP-Indikation. Kontraindikationen sind gravierende Risikofaktoren und eine länger als sechs Stunden bestehende Symptomatik.

▶ **TEA mit Patchplastik** (▌Abb. 5): Längsarteriotomie (a), TEA, Rekonstruktion mit einem Patch (b, Vena saphena magna, Kunststoff)
▶ **Eversions-TEA** (▌Abb. 6): Heraustrennen der ACI aus der Bifurkation (a), Ausräumen durch Ausstülpen (b), Reinsertion

Eine Alternative ist die **PTA mit Stenteinlage.** Bei Kinking und Coiling wird das Gefäß gekürzt und reanastomosiert. Gelegentlich wird das Einsetzen eines Interponats

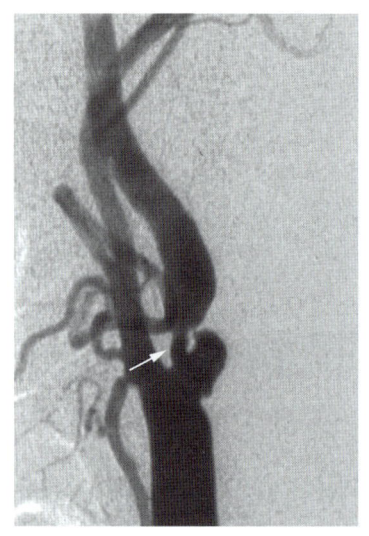

▌Abb. 4: Hochgradige ACI-Abgangsstenose in der DSA. [26]

(Vena saphena magna, Kunststoffprothese) notwendig.

Subclavian-steal-Syndrom

Eine **Stenose der proximalen A. subclavia** vor dem Abgang der A. vertebralis führt v. a. bei Belastung des ipsilateralen Arms zur Strömungsumkehr in der A. vertebralis (▌Abb. 7) und damit zum Anzapfen des vertebrobasilären Stromgebiets.
Dieser Steal-Effekt kann dann Schwindel, Nystagmus und Doppelbilder verursachen. Auch eine **Armclaudicatio** und Sturzattacken können vorkommen.
Typisch sind ein abgeschwächter Radialispuls und eine Blutdruckseitendifferenz. Die Strömungsumkehr kann dopplersonografisch nachgewiesen werden.

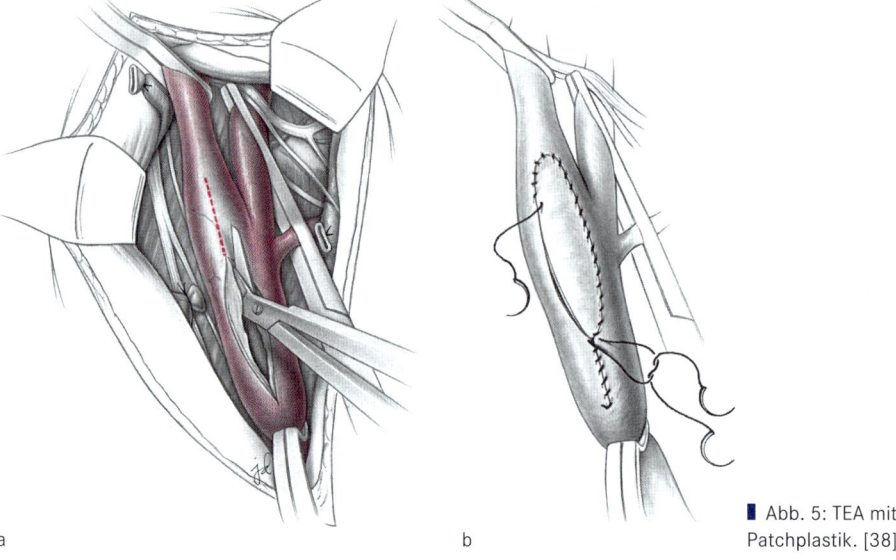

a   b

▌Abb. 5: TEA mit Patchplastik. [38]

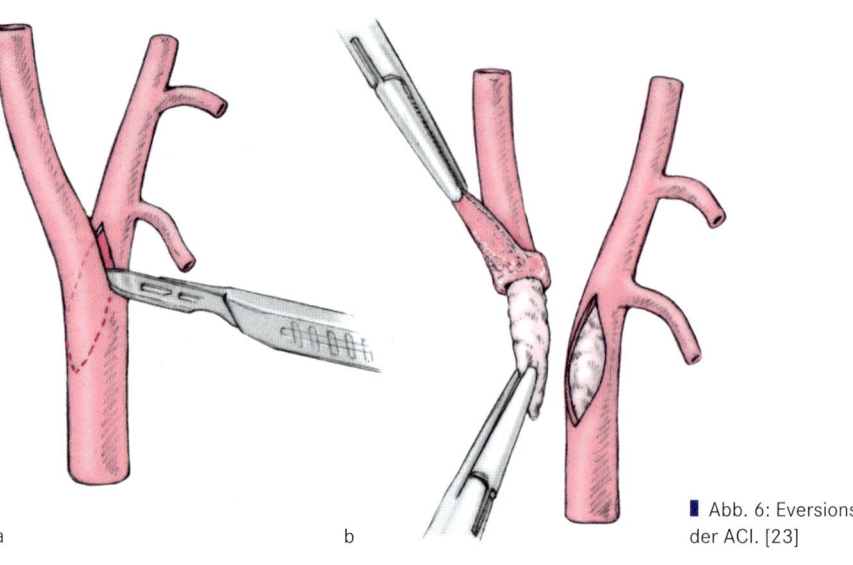

a   b

▌Abb. 6: Eversions-TEA der ACI. [23]

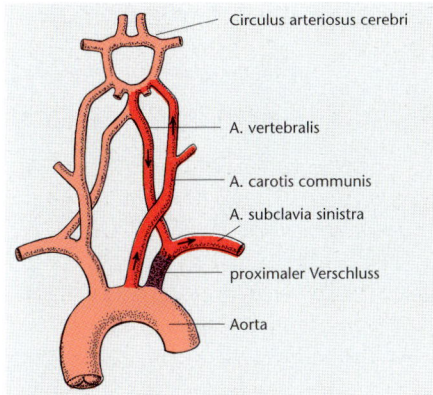

Abb. 7: Subclavian-steal-Syndrom. [1]

Bestehen derartige Symptome, wird die Stenose aufgeweitet (PTA), ggf. gestentet. Nur bei ausgeprägter Symptomatik erfolgt operativ die Transposition der A. subclavia auf die ipsilaterale A. carotis communis, selten die Anlage eines Subklavia-Bypasses.

Mesenteriale Ischämie

Chronische mesenteriale Ischämie
Ätiologie und Pathogenese
Eine chronische Ischämie der Viszeralarterien (Angina abdominalis) wird durch **Arteriitiden** (z. B. Thrombangiitis obliterans), **fibromuskuläre Dysplasie** oder externe **Kompression** (z. B. durch einen Tumor) verursacht.

Klinik
Sie ist aufgrund der Vielzahl an Anastomosen (A. gastro-, pancreaticoduodenalis, Riolan-Arkade) **oft asymptomatisch.** Die typische Symptomentrias der **Angina abdominalis** besteht aus (periumbilikalem) postprandialem Schmerz, Malabsorption/ Gewichtsverlust und (selten) Stenosegeräuschen.

Diagnostik
Der Nachweis gelingt mit Duplexsonografie oder DSA. Die Palette an Differenzialdiagnosen ist groß, häufig sind Cholelithiasis, Ulzera, Pankreatitis und Malignome.

Therapie
Am Truncus coeliacus und an der A. mesenterica sup. ist die Bypass-OP, an der A. mesenterica inf. die Patchplastik Therapie der Wahl.

Mesenterialinfarkt
Der Mesenterialinfarkt ist ein lebensbedrohlicher Notfall, der **sofort operiert** werden

muss. Das Durchschnittsalter der Betroffenen liegt zwischen 50 und 60 Jahren. Akute Verschlüsse betreffen zu über 80% die A. mesenterica superior (Abb. 8). Nicht okklusive Ursachen (NOMI) sind durch Hypovolämie (Schock), Vasospasmen und Steal-Phänomene verursacht.

Klinik
Die Klinik ist typischerweise **dreiphasig:** In den ersten sechs Stunden herrschen messerstichartige Schmerzen, Diarrhö und Schocksymptomatik vor, abgelöst von einem **stillen Intervall** mit eher symptomarmem Befund, aber Verschlechterung des AZ (6 – 12 h). In der **Spätphase** (≥ 12 h) dominiert die schmerzhafte Durchwanderungsperitonitis das klinische Bild (akutes Abdomen, Ileus, Sepsis, Schock).

Diagnostik
Wegweisend ist die Klinik. In der Bildgebung zeigen sich Hinweise auf einen Ileus, im Labor sind Leukozyten, LDH und Laktat erhöht. Notwendigkeit und Nutzen einer Angiografie (Abb. 8) sind Gegenstand kontroverser Diskussion. Im Zweifelsfall wird eine diagnostische Laparoskopie oder Laparotomie durchgeführt. Differenzialdiagnostisch sind die Mesenterialvenen- bzw. Pfortaderthrombose bedeutsam, für die angeborene Gerinnungsstörungen bzw. eine Leberzirrhose prädisponieren.

Therapie
Unbehandelt führt der Mesenterialinfarkt zum Tod. **Gefäßchirurgisch** erfolgt sofort die Thromb-/Embolektomie oder Bypassanlage, ggf. ist eine Darmresektion erforderlich. Die Letalität beträgt 50 – 80%.

Verschlussprozesse der Nierenarterien

Eine **Nierenarterienstenose** ist meist durch Arteriosklerose (AVK) verursacht und dann meist im proximalen Drittel lokalisiert. Andere Ursachen sind fibromuskuläre Dysplasie, Aneurysmen und Arteriitiden. Der poststenotische Druckabfall verursacht eine Nierenschädigung und eine **sekundäre renale Hypertonie** (↑ RAAS).
Die Stenose kann mit einer **PTA mit Stentimplantation** aufgeweitet werden (Goldstandard). Ist dies nicht möglich oder liegen andere Ursachen wie ein Aneurysma vor, wird gefäßchirurgisch eine **TEA** durchgeführt oder ein **aortorenaler Bypass** (V. saphena magna) angelegt. Ultima Ratio ist die Nephrektomie.
Der **Niereninfarkt** ist verursacht durch einen akuten arteriellen Verschluss. Charakteristisch ist ein akuter kolikartiger Flankenschmerz mit Hämaturie. Es besteht ein Sechsstundenfenster für Lyse, PTA/Stent oder operative Thromb-/Embolektomie.

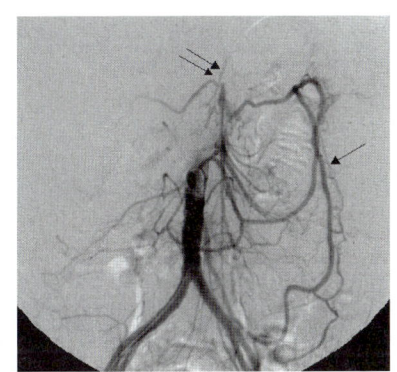

Abb. 8: Verschluss der A. mesenterica sup. (↑↑), Riolan-Kollateralbahn (↑). [3]

Zusammenfassung

✖ Arteriosklerotische Manifestationen an der ACI sind Stenosen und Plaques. Sie können TIA, PRIND und Apoplex verursachen. Stenosen können dilatiert (PTA) und gestentet oder chirurgisch beseitigt werden.

✖ Armclaudicatio und neurologische Symptome des vertebrobasilären Stromgebiets weisen auf ein Subclavian-steal-Syndrom hin.

✖ Postprandialer Schmerz und Gewichtsverlust können durch eine mesenteriale Ischämie verursacht sein. Ein akuter Mesenterialinfarkt äußert sich zunächst in akuten Schmerzen. Er verläuft oft dreiphasig und stellt einen gefäßchirurgischen Notfall dar.

✖ Eine Nierenarterienstenose gehört zur Differenzialdiagnose der arteriellen Hypertonie. Der akute Nierenarterienverschluss macht sich oft durch kolikartige Flankenschmerzen und Hämaturie bemerkbar.

Varikose

Als „Varikose" bezeichnet man die Ausbildung von Krampfadern (Varizen), d.h. oberflächlich gelegenen (epifaszialen), erweiterten und geschlängelten Venen. Sie sind an der unteren Extremität am häufigsten (∎ Abb. 1).

Einteilung und Pathogenese

▶ **Primäre Varikose** (90%): erblich degenerative Erkrankung der Venenwand epifaszialer Venen, die durch hormonelle und mechanische Manifestationsfaktoren (Schwangerschaft, Orthostase) zur Dilatation des Klappenrings mit Klappeninsuffizienz führt. Diese schreitet von proximal (proximaler Insuffizienzpunkt, PI) nach distal fort.

▶ **Sekundäre Varikose** (10%): Spätfolge einer Abflussbehinderung in den tiefen Venen, meist nach tiefer Beinvenenthrombose (TVT)

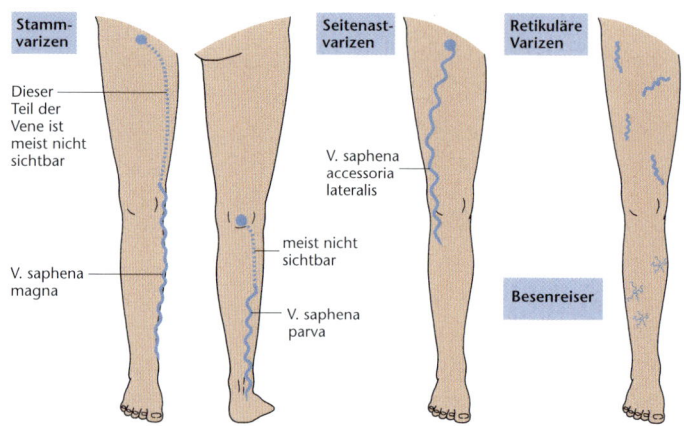

∎ Abb. 1: Einteilung der Varikose in Stamm-, Seitenast- und retikuläre Varizen sowie Besenreiser. [1]

∎ Abbildung 1 zeigt die Einteilung der primären Varikose nach Lokalisation und Morphologie.

Klinisch am bedeutendsten ist die **Stammvarikose** der **Vena saphena magna** (V. s. m.), die häufiger ist als die der V. saphena parva (V. s. p.). Der PI, also der Ort der proximalst gelegenen schlussunfähigen Klappe, liegt bei der V. s. m. meist in der Leiste: Insuffizienz an der Mündungsklappe (= Krosse) der V. s. m. in die V. femoralis communis. Seltener sind inkomplette Formen mit distalem PI, z. B. auf Höhe der Dodd-Perforansvene.

Das **Stadium** der Stammvarikose wird nach Lage des distalen Insuffizienzpunkts (DI) bestimmt, also wie weit nach distal die Vene erweitert ist (∎ Abb. 2). Analog erfolgt die Einteilung der Varikose der V. s. p.: I = Mündungsklappeninsuffizienz, II = bis Wadenmitte, III = bis zum Außenknöchel.

Die schwere Stammvarikose der V. s. m. hat einen **Rezirkulationskreislauf** zur Folge: Das Blut fließt aus der V. femoralis communis durch die insuffiziente Mündungsklappe in der V. s. m. nach distal, tritt durch die Vv. perforantes in die tiefen Venen und verursacht dort eine Volumenbelastung mit der

Gefahr der **Dekompensation,** d. h. Erweiterung und Klappeninsuffizienz der Vv. perforantes und der tiefen Venen.

Bei Insuffizienz der Vv. perforantes (∎ Abb. 3) spricht man von einer **Perforansvarikose.** Die eigentliche Aufgabe der Perforansvenen ist es, venöses Blut von den epifaszialen Venen in das tiefe Venensystem abfließen zu lassen und nicht umgekehrt. Sind hier die Klappen insuffizient, kommt es zur **Flussumkehr** und das Blut wird an die Oberfläche gepresst („Blow-out", ∎ Abb. 4). Unter den Vv. perforantes sind die **Cockett-Venen** klinisch am relevantesten. Die Kombination aus Stamm- und Perforansvarikose führt zur **chronisch-venösen Stauung** und **Insuffizienz.**

Seitenastvarizen sind Varizen der Seitenäste der Venenstämme und klinisch von geringerer Bedeutung. Bei der **retikulären Varikose** sind subkutane Nebenastvenen erweitert – hier steht genau wie bei den **Besenreiservarizen** (erweiterte intradermale Venen) das kosmetische Problem im Vordergrund.

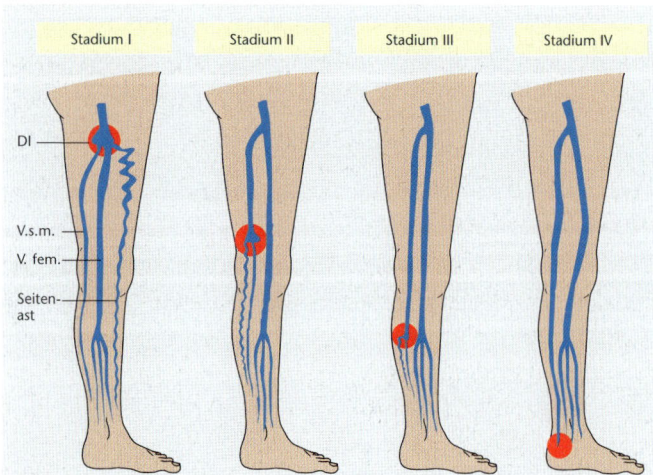

∎ Abb. 2: Lage des DI bei den verschiedenen Stadien der Stammvarikose der V. s. m.: I Mündungsklappe, II bis oberhalb des Knies, III bis unterhalb des Knies, IV bis zum Innenknöchel. [1]

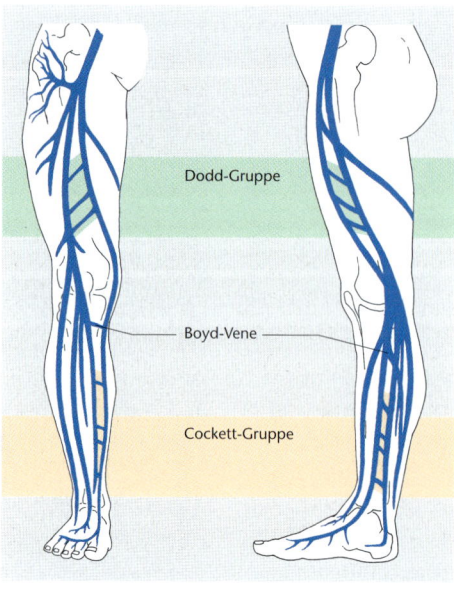

∎ Abb. 3: Klinisch relevante Vv. perforantes an der Innenseite des Beins. [50]

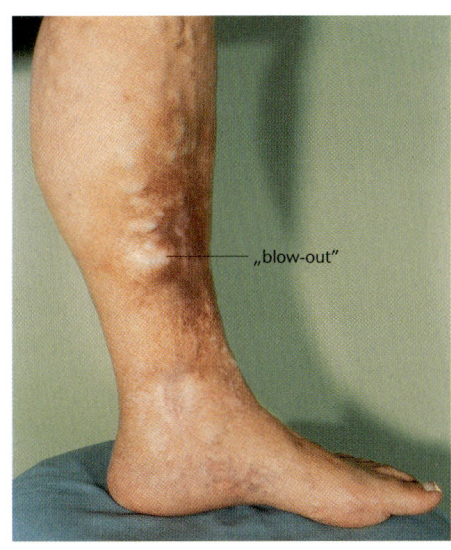

■ Abb. 4: Cockett-Perforansvarikose mit typischem „blow-out". [20]

Klinik
Die Patienten leiden unter Schwere- und Stauungsgefühl sowie Schmerzen im betroffenen Bein. Die Beschwerden nehmen häufig prämenstruell und bei langem Stehen zu. Ödeme und trophische Hautveränderungen (Dermatitis, Ulzera) sind Zeichen der venösen Stauung.

Komplikationen
▶ Chronisch-venöse Insuffizienz
▶ Varikophlebitis (meist harmlos)
▶ Ruptur mit Blutung

Diagnostik
Nach **Anamnese, Inspektion, Palpation** und **Funktionstests** (z. B. Trendelenburg-Test) ermöglichen die **farbkodierte Duplexsonografie** oder die **Phlebografie** die Darstellung der Zirkulationsverhältnisse und pathologischer Verbindungen zwischen oberflächlichem und tiefem Venensystem.

Therapie
Therapieziel ist das Unterbinden des Blutflusses aus dem tiefen Venensystem in die epifaszialen Venen und damit die Unterbrechung der Rezirkulation. **OP-Indikation** ist bei Stamm-, Perforans- und ausgeprägter Seitenastvarikose gegeben. Standard-OP ist das Varizen-

stripping mit stadiengerechter Entfernung der insuffizienten Venenanteile zwischen PI und DI.

Konservative Maßnahmen
Kompression (elastische Wickelung, Strümpfe).

Sklerosierung
Verödung durch Injektion endothelschädigender Substanzen (z. B. Polidocanol) oder Laser; meist bei Seitenast-, retikulären und Besenreiservarizen.

Krossektomie
Unterbindung der V. s. m. samt aller Seitenäste auf Höhe der Einmündung in die V. femoralis communis (Krosse); bei Mündungsklappeninsuffizienz.

Varizenstripping nach Babock
Die Varize wird mit der **Babock-Sonde** von proximal nach distal extrahiert: Nach Absetzen der Seitenäste am PI (Krosse) wird die V. s. m. am DI freigelegt und durch sie ein „Stripper" bis zum PI vorgeschoben. Dort wird nach Absetzen der V. s. m. von der V. femoralis communis der Stripper ausgeleitet, ein Sondenkopf aufgesetzt und die V. s. m. hier fixiert. Durch Zurückziehen der Sonde nach distal wird die V. s. m. am DI herausgezogen (■ Abb. 5). **Kontraindikation** ist eine nicht rekanalisierte TVT.

Seitenast-Exhairese
Exstirpation von Seitenastvarizen über Miniinzisionen (Varady-Technik).

Perforansdissektion
Ligatur oder ESDP (endoskopische subfasziale Dissektion der Perforansvenen); bei trophischen Veränderungen wie Ulzera.

Sonstige Verfahren
Kryoexhairese, Radiofrequenzablation oder ambulante venenerhaltende blutflusskorrigierende Therapie (CHIVA).

Komplikationen
Selten: Blutungen, TVT, Läsionen von tiefen Venen, Arterien, Nerven.

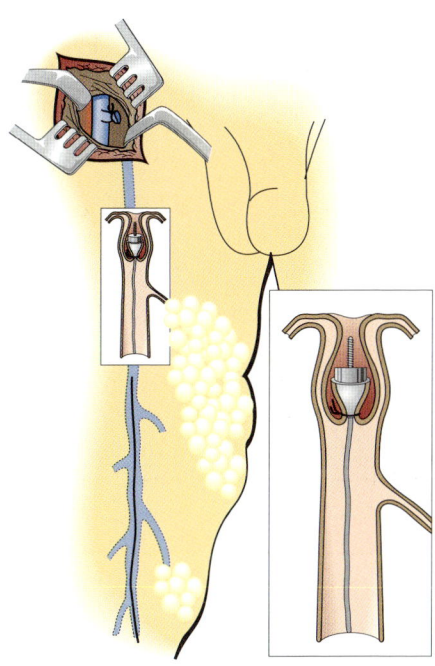

■ Abb. 5: Zurückziehen des Strippers nach Absetzen der V. s. m. von der V. femoralis communis. [5]

Zusammenfassung
✖ Bei der primären Varikose, bei der es erblich bedingt zur Venenklappeninsuffizienz kommt, unterscheidet man Stamm-, Perforans-, Seitenast- und retikuläre Varizen sowie Besenreiser.

✖ Klinisch am bedeutsamsten ist die Stammvarikose der V. s. m.: Die Klappeninsuffizienz beginnt meist an ihrer Mündung in die V. femoralis communis.

✖ Symptome einer Varikose können Schmerzen, Schwere- und Stauungsgefühl sowie trophische Veränderungen sein.

✖ OP-Indikation besteht bei Stamm-, Perforans- und ausgeprägter Seitenastvarikose.

✖ Standardverfahren ist das Varizenstripping.

Ösophagusdivertikel und Achalasie

Ösophagusdivertikel

Definition und Epidemiologie

Ein Divertikel ist eine Wandausstülpung eines gastrointestinalen Hohlorgans (■ Abb. 1). Bei **echten Divertikeln** handelt es sich um Ausstülpungen der gesamten Wand, bei falschen **(Pseudodivertikeln)** um solche der Schleimhaut durch eine Muskellücke.
Bei **Traktionsdivertikeln** wird von außen Zug auf die Wand ausgeübt. **Pulsionsdivertikel** entstehen juxtasphinktär, d. h. die intraluminale Druckerhöhung **vor** einem Sphinkter bei dessen mangelnder Erschlaffung führt zur Ausstülpung.
Alle Divertikel treten im höheren Alter bevorzugt auf, Männer sind öfter betroffen.

Zenker-Divertikel

Ätiologie und Pathogenese

Das Zenker-Divertikel ist ein falsches Pulsionsdivertikel und liegt im **Hypopharynx**. Es tritt am **Killian-Dreieck** zwischen Pars transversa und Pars obliqua des M. cricopharyngeus meist mit einer Linkstendenz aus (■ Abb. 2). Ursache ist eine Koordinationsstörung des oberen Ösophagussphinkters (OÖS).

Klinik

Die Patienten klagen über **Dysphagie**, Regurgitation und Globusgefühl. Starker **Foetor ex ore** ist die Folge der Zersetzung von Speisen im Divertikel. Aspiration kann **Hustenreiz** verursachen und zur Pneumonie führen. **Schmerzen** treten bei Entzündung auf.

Diagnostik
- Bariumbreischluck (■ Abb. 2)
- Endoskopie (Gefahr: Perforation)

Therapie

Aufgrund der möglichen Komplikationen (Entzündung, Perforation, Blutung) sollte jedes Zenker-Divertikel operativ oder endoskopisch therapiert werden.

- **Operativ:** Nach linksseitigem Halsschnitt erfolgt die Divertikelabtragung **(Divertikulektomie)** und als kausale Therapie die **Myotomie des OÖS** (■ Abb. 3). Bei kleinen Divertikeln ist die alleinige Myotomie oder die Divertikulopexie (Hochnähen) ausreichend.
- **Endoskopisch:** transorale Divertikulotomie (Endo-GIA)

Parabronchiale/bifurkale Divertikel

Hierbei handelt es sich um echte Traktionsdivertikel als Folge einer angeborenen Fehlbildung oder durch entzündungsbedingte Gewebsbrücken. Sie sind meist asymptomatisch, selten kommt es zu Dysphagie oder Hustenreiz. Asymptomatische Divertikel werden nicht operiert. Bei Komplikationen wird das Divertikel über eine rechtsseitige Thorakotomie abgetragen, ggf. Fistelgangexstirpation.

Epiphrenisches Divertikel

Falsches Pulsionsdivertikel im distalen Ösophagus aufgrund einer Funktionsstörung des unteren Ösophagussphinkters (UÖS).
Die Klinik ist uncharakteristisch und umfasst Symptomfreiheit, Oberbauchschmerzen, retrosternale Schmerzen, Dysphagie und Regurgitation.
Eine Therapie ist nur bei Beschwerden angezeigt. Das Divertikel wird linkstransthorakal freigelegt und abgetragen.

Achalasie

Definition

Unter „Achalasie" (gr. für Nicht-Erschlaffung) wird die **gestörte schluckreflektorische Erschlaffung** des UÖS und eine unkoordinierte Propulsivmotorik des Ösophagus verstanden. Es kommt zu einer **funktionellen Stenose.** Sie ist Folge der Degeneration des

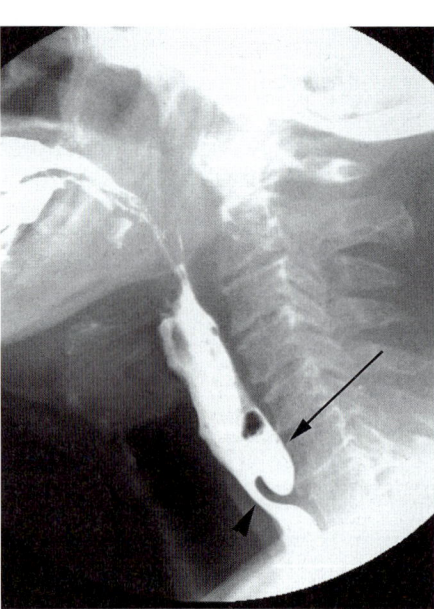

■ Abb. 1: Häufigkeitsverteilung der Ösophagusdivertikel. Von oben nach unten: Zenker-Divertikel, Traktionsdivertikel auf Höhe der Trachealbifurkation, epiphrenisches Divertikel. [5]

■ Abb. 2: Zenker-Divertikel in der seitlichen Aufnahme während des Breischlucks: Dorsale Taschenbildung (↑), die den Speiseweg (Dreieckspfeil) komprimiert. [26]

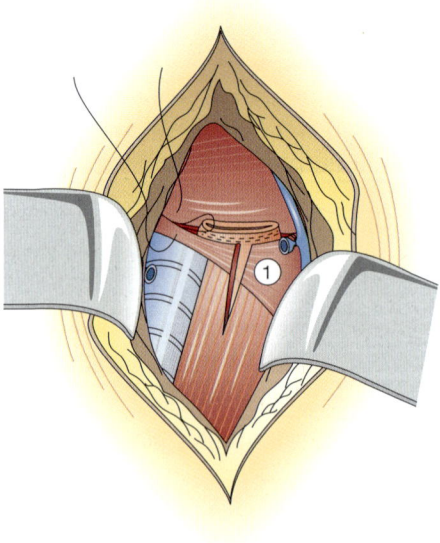

■ Abb. 3: OP des Zenker-Divertikels: Nach Abtragen des Divertikelsacks (Stumpf) erfolgen die Myotomie des M. cricopharyngeus (1) und Naht der pharyngeoösophagealen Muskulatur. [12]

Plexus myentericus (Auerbach) der glatten ösophagealen Muskulatur, deren Ursache nicht eindeutig geklärt ist. Sie kann auch sekundär bei der Chagas-Krankheit (Trypanosoma cruzi) und einem Kardiakarzinom auftreten.

Klinik und Komplikationen

Leitsymptome sind **Dysphagie** sowie postprandiale Regurgitation und Schmerzen. Die Nahrung kann den Sphinkter nicht passieren und staut sich unter Dilatation des Ösophagus mit trichterförmigem Übergang in die Einengung zurück (**Megaösophagus**, ▌ Abb. 4). Komplikationen sind Atemwegsinfekte mit rezidivierenden **Pneumonien.** Außerdem ist das Risiko für die Entstehung eines **Plattenepithelkarzinoms** erhöht.

Diagnostik

Vor der **radiologischen Diagnostik** (▌ Abb. 4) wird meist eine **Ösophago-Gastro-Duodenoskopie** (ÖGD) mit **Manometrie** durchgeführt, bei der zum Ausschluss eines Malignoms Biopsien entnommen werden. Manometrisch lassen sich hyper-, hypo- und amotile Formen unterscheiden. Radiologisch erfolgt die Einteilung in drei Stadien:

▶ I: keine Dilatation des Ösophagus
▶ II: Dilatation des Ösophagus
▶ III: siphonartige Dilatation und Elongation

Therapie

Da keine kausale Therapie möglich ist, kann entweder versucht werden, die glatte Muskulatur **pharmakologisch zu relaxieren** (Nifedipin wirkt gut bei hypermotiler Form), oder, wenn dies nicht zur ausreichenden Besserung der Beschwerden führt, die Stenose **pneumatisch zu dilatieren.** Ist auch dies nicht ausreichend, ist die Operation indiziert – (laparoskopische) **transabdominale extramuköse Ösophagokardiomyotomie:** Längsspaltung der Muskulatur des UÖS und der proximalen Magenwandmuskulatur ohne Eröffnung des Lumens (▌ Abb. 5a). Zur Verhinderung eines Refluxes wird eine **Fundoplastik** durchgeführt (▌ Abb. 5b).

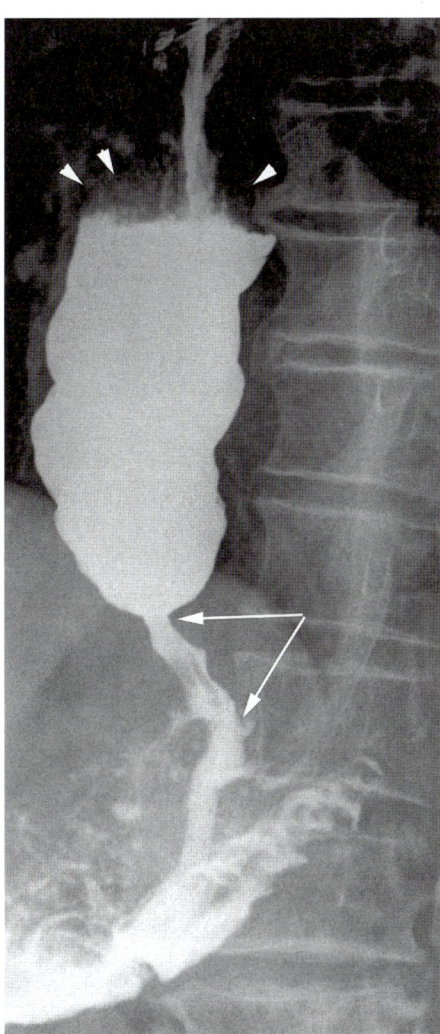

▌ Abb. 4: Röntgenbreischluck in schräger links-anteriorer Projektion bei Achalasie (Stadium II): Dilatation des Ösophagus und sektglasförmige Engstellung am gastroösophagealen Übergang (↑); schaumige Durchmischung von Kontrastmittel und Nahrungsmittel/Speichel (kurze Pfeile). [26]

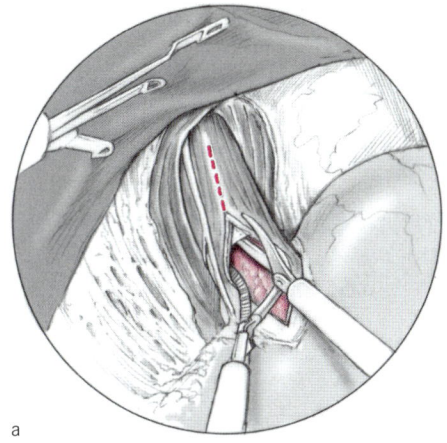

a

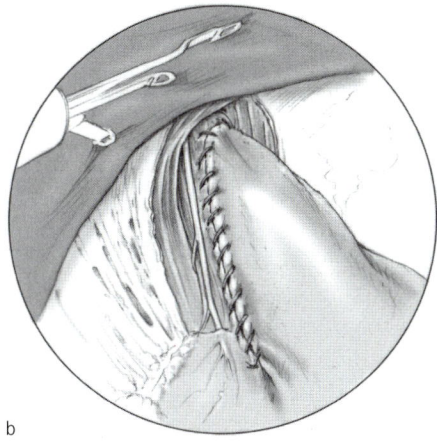

b

▌ Abb. 5: a) Laparoskopische Myotomie des terminalen Ösophagus ohne Eröffnung der Schleimhaut, b) Fundoplastik mit Deckung der Myotomie. [3]

Zusammenfassung

✖ Divertikel sind Wandausstülpungen gastrointestinaler Hohlorgane. Häufigstes Ösophagusdivertikel ist das Zenker-Divertikel im Hypopharynx. Dieses falsche Pulsionsdivertikel tritt am Killian-Dreieck aus und sollte aufgrund der möglichen Komplikationen abgetragen werden.

✖ Die Degeneration des ösophagealen Plexus myentericus bei Achalasie führt zu gestörter Erschlaffung des UÖS mit unkoordinierter Propulsivmotorik mit funktioneller Stenose. Leitsymptom ist die Dysphagie. Neben konservativen Therapieversuchen stehen die pneumatische Dilatation der Stenose und die extramuköse Myotomie des terminalen Ösophagus und der proximalen Magenwandmuskulatur zur Verfügung.

Hiatushernie und Refluxkrankheit

Hiatushernie

Hiatushernien sind mit 90% die häufigsten Zwerchfellhernien. Es kommt zu einer Verlagerung des gastroösophagealen Übergangs von Magen oder anderen Abdominalorganen über den erweiterten Hiatus oesophageus in den Thorax. Die Entstehung wird begünstigt durch die v. a. im Alter zunehmende **Erschlaffung des hiatalen Halteapparats** und eine **abdominelle Drucksteigerung** (Schwangerschaft, Adipositas etc.). Es werden drei Formen unterschieden (❚ Abb. 1).

Die **axiale Hernie** ist bei über zwei Dritteln der Patienten **asymptomatisch,** die Entstehung eines **gastroösophagealen Refluxes** wird allerdings mit ihrer Größenzunahme wahrscheinlicher. Bei ca. 10% der Patienten werden retrosternale Beschwerden nicht durch Reflux, sondern durch mechanische Reizung im Mediastinum verursacht.

Bei der **paraösophagealen Hernie** wird der Bruch vom Magen (meist Fundus) gebildet. Er prolabiert mit peritonealem Überzug neben dem Ösophagus in den Thorax. Es kann bis zur Verlagerung des gesamten Magens in den Thorax kommen (upside-down stomach). Oft ist die paraösophageale Hernie symptomlos, ansonsten klagen Patienten über Dysphagie und Regurgitation. Komplikationen sind Stauungsgastritis (Anämie), Inkarzeration und Herzrhythmusstörungen.

Die **Diagnostik** erfolgt durch eine Röntgenkontrastmitteluntersuchung oder Gastroskopie.

Asymptomatische axiale Hernien sind nicht therapiebedürftig. Bei therapieresistenten Refluxsymptomen und mechanischer Irritation ist eine operative Therapie erforderlich: Fundoplicatio (s. u.) oder Hiatoplastik (s. u.) plus Fundopexie (Fixierung des Magenfundus am Zwerchfell). Paraösophageale Hernien und Mischhernien müssen aufgrund des Komplikationsprofils immer operiert werden (Fundo-/Gastropexie).

Gastroösophageale Refluxerkrankung

Die gastroösophageale Refluxerkrankung (GERD) ist Folge eines pathologischen Rückflusses von Mageninhalt in den Ösophagus mit der Folge ösophagealer Beschwerden bzw. Ösophagitis. 5–10% der Bevölkerung leiden unter Reflux mit Sodbrennen.

Ätiologie und Pathogenese

Reflux ist in gewissem Ausmaß physiologisch, bei Beschwerden spricht man von **Refluxkrankheit.** Hauptursache ist die **Insuffizienz des unteren Ösophagussphinkters** (UÖS; Kardiainsuffizienz). Ursächlich kommen in Betracht:

▶ Vorübergehende **Relaxation** des UÖS
▶ Verminderter **Ruhedruck** des UÖS
▶ **Axiale Hiatushernie,** anatomische Veränderungen (His-Winkel)

Hinzu kommen refluxverstärkende Faktoren. Die Pathogenese ist ❚ Abbildung 2 zu entnehmen. GERD kann auch sekundär als Folge von Erkrankungen und Operationen von Kardia, Ösophagus und/oder Magen entstehen.

Klassifikation

Bei Patienten mit Refluxkrankheit kann endoskopisch entweder eine Ösophagitis nachweisbar sein (❚ Tab. 1) oder nicht (non-erosiv = NERD). Außerdem gibt es Patienten, die Komplikationen wie Ulzera, Strikturen oder einen **Barrett-Ösophagus** entwickeln. Dabei handelt es sich um eine **Zylinderepithelmetaplasie** (vom intestinalen Typ) des Plattenepithels des distalen Ösophagus, die entarten kann (fakultative Präkanzerose).

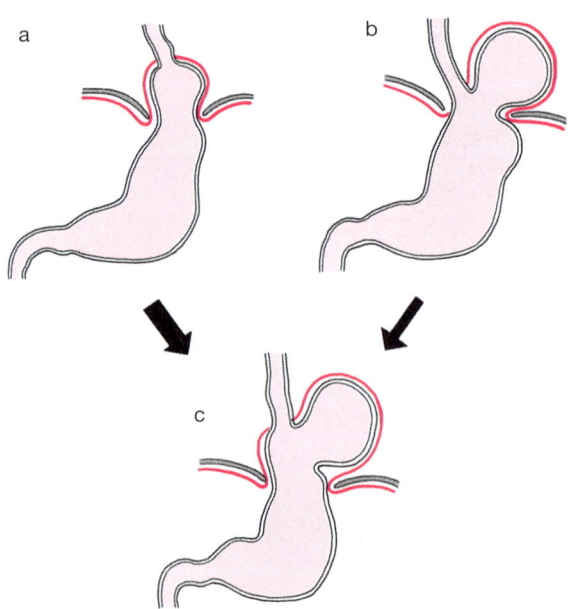

❚ Abb. 1: Hiatushernien: a) axial (> 80%), b) paraösophageal, c) gemischt. [5]

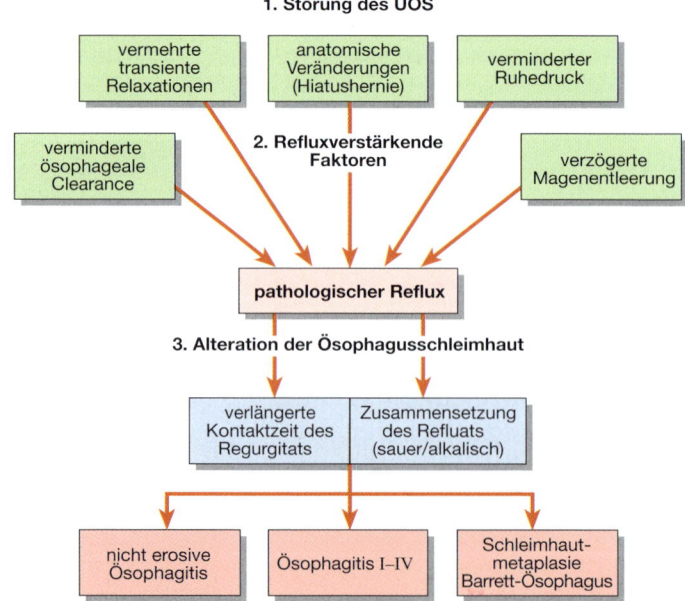

❚ Abb. 2: Pathogenese der Refluxkrankheit. [5]

Grad I	Einzelne fleckige rote Läsionen
Grad II	Longitudinal konfluierende Läsionen
Grad III	Zirkuläre konfluierende Läsionen
Grad IV	Narbenstadium: Ulzerationen, Fibrosen, Strikturen, Stenosen, Barrett-Ösophagus

■ Tab. 1: Endoskopische Einteilung der Reflux-ösophagitis nach Savary und Miller.

Zehnerregel: 10% der Patienten

❱ mit Refluxbeschwerden haben eine Refluxösophagitis
❱ mit Refluxösophagitis entwickeln einen Barrett-Ösophagus.
❱ mit einem Barrett-Ösophagus entwickeln ein Adenokarzinom des Ösophagus.

Klinik

Die Patienten klagen über **Sodbrennen,** epigastrische Schmerzen, Regurgitation und Dysphagie mit Verstärkung im Liegen und Bücken. Auch chronischer Hustenreiz und Heiserkeit kommen vor.

Diagnostik

Refluxkrankheit ist eine klinische Diagnose, Refluxösophagitis eine endoskopische. Patienten mit Sodbrennen dürfen ohne Endoskopie für zwei Wochen mit einem **Protonenpumpenhemmer** (PPI, z. B. Omeprazol) therapiert werden. Bei Persistenz oder atypischen Beschwerden wird eine **Endoskopie** durchgeführt (■ Abb. 3). Bei Verdacht auf Barrett-Mukosa wird eine Biopsie entnommen. Bei der **24-Stunden-Langzeit-pH-Metrie** wird das Refluxausmaß durch eine Sonde in Magen und Ösophagus quantifiziert. Gegebenenfalls erfolgt mit der **Manometrie** eine Druckmessung der Speiseröhre und des UÖS. In der Bildgebung kann ferner eine axiale Hiatushernie nachgewiesen werden.

Therapie

Zunächst kann in fast allen Fällen die entzündlich veränderte Schleimhaut im distalen Ösophagus konservativ mit **PPI** (↑ pH) zur Abheilung gebracht werden. Dadurch nimmt man allerdings keinen Einfluss auf die Funktion des Sphinkters oder eine eventuell vorhandene Hiatus-

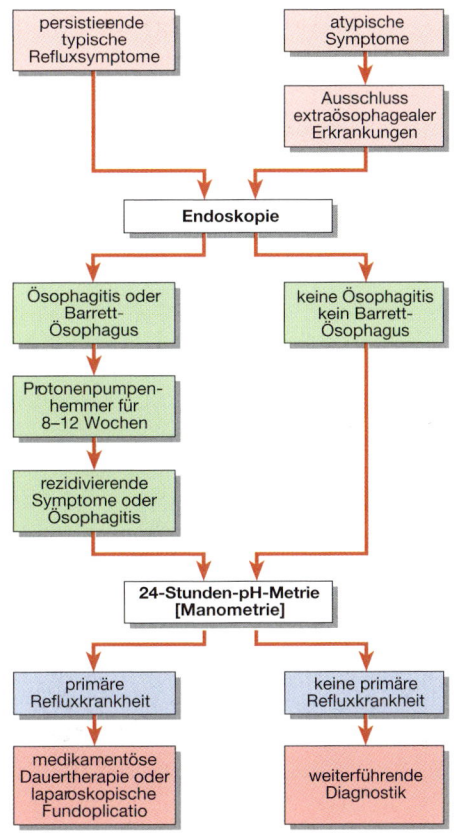

■ Abb. 3: Diagnostik und Therapie bei der Refluxkrankheit. [5]

hernie. Außerdem werden die Patienten dazu angehalten, ihren Lebensstil anzupassen (↓ Rauchen, ↓ Alkohol, ↓ Körpergewicht).
Bei Rezidiven (alternativ: PPI-Dauermedikation) oder Therapieresistenz besteht die operative Möglichkeit der offenen oder laparoskopischen **Fundoplicatio** als kausale Therapie. Ziel ist das

Wiederherstellen einer Druckzone am gastroösophagealen Übergang durch eine Fundusmanschette, die komplett (360° nach **Nissen-Rossetti** = Goldstandard: Erfolgsrate 90%, ■ Abb. 4) oder partiell (Toupet, Belsey) um den distalen Ösophagus geschlungen wird. Dies kann mit einer **Hiatoplastik** (Einengen des Hiatus oesophageus) kombiniert werden.
Komplikationen sind Perforationen, Läsion von Milz oder N. vagus, zu lockere (Rezidiv) oder zu enge Manschette (Dysphagie, gas-bloat syndrome = Überblähung des Magens) und Stauungsgastritis/Ulzerationen der Manschette. Barrett-Mukosa wird endoskopisch-histopathologisch überwacht. Hochgradige Dysplasien können entfernt werden (Mukosektomie, partielle Ösophagusresektion).

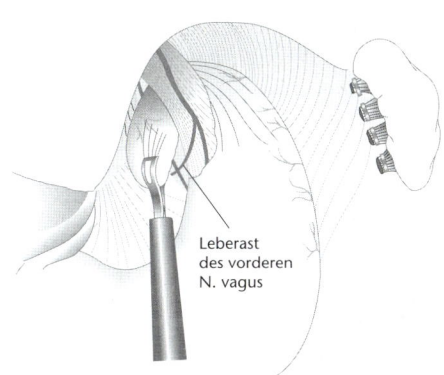

Leberast des vorderen N. vagus

■ Abb. 4: Endoskopische Fundoplicatio nach Nissen-Rossetti: Der Magenfundus wird dorsal um den Ösophagus geschlungen und anschließend fixiert. [38]

Zusammenfassung
✖ Ursachen einer Hiatushernie sind Erschlaffung des Halteapparats und Steigerung des intraabdominellen Drucks. Der Großteil ist asymptomatisch. Ausgeprägte axiale Hiatushernien begünstigen die Entstehung eines gastroösophagealen Refluxes. Symptome der paraösophagealen Hernie sind Dysphagie und Regurgitation. Bei ihr besteht im Gegensatz zur axialen Hernie immer OP-Indikation.
✖ Der Refluxkrankheit (= Reflux und Beschwerden) liegt v. a. der insuffiziente Verschluss des UÖS zugrunde. Bei ihr kann endoskopisch entweder kein morphologisches Korrelat (NERD) oder eine Refluxösophagitis (I–IV) bzw. ein Barrett-Ösophagus (intestinale Metaplasie, fakultative Präkanzerose) nachgewiesen werden. Sodbrennen ist das Leitsymptom. Die Therapie erfolgt zunächst konservativ (PPI). Standardoperation mit einer hohen Erfolgsquote ist die Fundoplicatio nach Nissen-Rossetti.

Ösophaguskarzinom

Einteilung, Lokalisation und Epidemiologie

Bei den vom Epithel der ösophagealen Schleimhaut ausgehenden Karzinomen handelt es sich zu 50% um **Plattenepithelkarzinome** und zu 50% um **Adenokarzinome**. Letztere finden sich fast immer im **distalen Drittel** des Ösophagus am gastroösophagealen Übergang als Folge des Barrett-Ösophagus. Ihre Inzidenz ist steigend. Sie werden auch als Adenokarzinome des gastroösophagealen Übergangs (AEG, Typ I) bezeichnet. Plattenepithelkarzinome finden sich vorwiegend zu jeweils 40% im mittleren und distalen Drittel.

Männer sind häufiger betroffen, der Altersgipfel liegt zwischen dem 50. und 60. Lj.

Ätiologie und Pathogenese

Beim **Plattenepithelkarzinom** sind als Risikofaktoren Achalasie, Verätzungsstrikturen, das Plummer-Vinson-Syndrom und v. a. **exogene Noxen** wie der Konsum von Zigaretten, (hochprozentigem) Alkohol und Nitrosaminen (Nahrung) zu nennen. Das **Adenokarzinom** ist fast immer Folge des Barrett-Ösophagus bei Refluxkrankheit.

Klinik

Die Symptome sind uncharakteristisch und treten meist erst in fortgeschrittenen Stadien auf. Leitsymptom ist die **Dysphagie** (erschwertes Schlucken), das aber erst bei einer Lumeneinengung von ca. 50% auftritt. Weitere Spätzeichen sind B-Symptome wie Gewichtsverlust, Nachtschweiß und Fieber, retrosternale Schmerzen, Heiserkeit und ein Horner-Syndrom.

Klassifikation und Staging

Die Karzinome werden nach TNM (■ Tab. 1) oder UICC klassifiziert. Aufgrund der unterschiedlichen embry-

onalen Herkunft des kranialen und distalen Ösophagusabschnitts erfolgt die **lymphogene Metastasierung** von Tumoren oberhalb der Karina nach kranial (zervikale, supraklavikuläre Lymphknoten), die infrakarinaler Tumoren nach kaudal (mediastinale, perigastrische Lymphknoten).

Die **hämatogene Metastasierung** ist ebenfalls abhängig von der Tumorlokalisation: proximal in die Lunge über die Vv. azygos et hemiazygos, distal wegen des portalvenösen Abflusses über die V. gastrica sin. in die Leber. Knochen- und Hirnmetastasen treten später auf.

Diagnostik

Die Lokalisierung erfolgt mit **Röntgenbreischluck**. Die Diagnose wird nach **endoskopischer Biopsieentnahme** histologisch gesichert. Die Tiefenausdehnung kann mit der **Endosonografie** (■ Abb. 1) beurteilt werden, die Evaluation der Ausdehnung in die Umgebung und das Staging erfolgen mittels **CT**. Bei Verdacht auf Infiltration des Tracheobronchialsystems ist eine **Bronchoskopie** indiziert.

Therapie

Die Therapie ist primär **operativ** und abhängig von der Lokalisation (■ Abb. 2). **Chemotherapie** (5-FU, Cisplatin) und **Strahlentherapie** sowie deren Kombination kommen bei lokal fortgeschrittenen Stadien und bei Fernmeta-

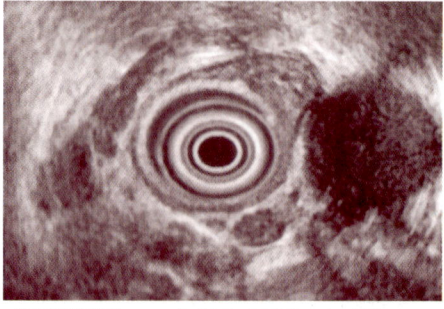

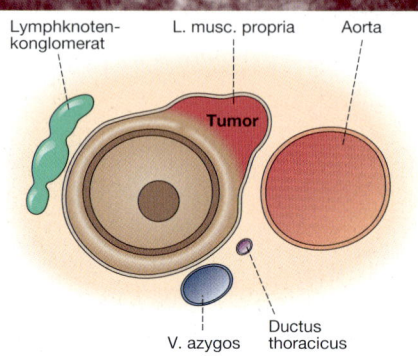

■ Abb. 1: Endosonografie bei Ösophaguskarzinom. [12]

stasierung zur Anwendung. **Palliative Verfahren** zur Beseitigung der Stenose (Dysphagie) sind die endoskopische Bougierung mit Stenteinlage (■ Abb. 3), Lasertherapie oder Afterloading (intraluminale Bestrahlung). Bei fortgeschrittenen Tumoren muss die enterale Ernährung durch Anlage einer PEG (s. S. 22), eines Gastro- oder Jejunostomas sichergestellt sein.

Ziel der **kurativen Tumorresektion**, die nur bei einem Viertel der Patienten möglich ist, ist die operative Entfernung

T1	Infiltration der Tunica mucosa und/oder der Submukosa
T2	Infiltration der Tunica muscularis propria
T3	Infiltration der Adventitia
T4	Infiltration von Nachbarstrukturen bzw. -organen

■ Tab. 1: T-Stadien der TNM-Klassifikation.

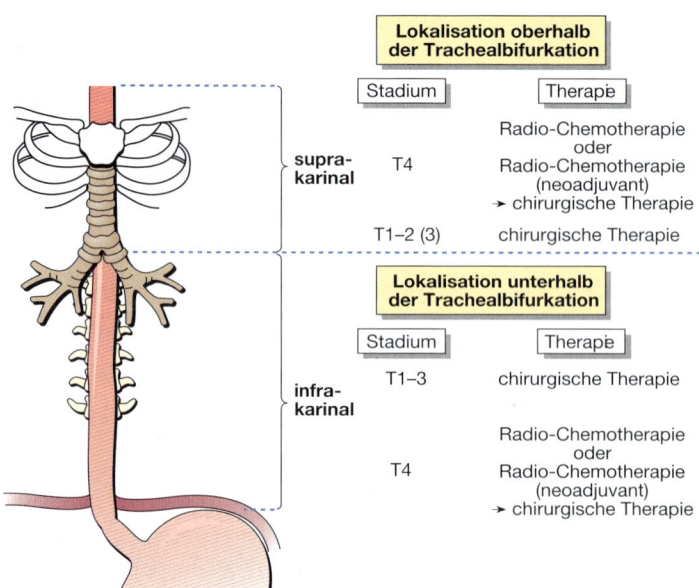

Lokalisation oberhalb der Trachealbifurkation

Stadium	Therapie
T4	Radio-Chemotherapie oder Radio-Chemotherapie (neoadjuvant) → chirurgische Therapie
T1–2 (3)	chirurgische Therapie

Lokalisation unterhalb der Trachealbifurkation

Stadium	Therapie
T1–3	chirurgische Therapie
T4	Radio-Chemotherapie oder Radio-Chemotherapie (neoadjuvant) → chirurgische Therapie

suprakarinal / infrakarinal

■ Abb. 2: Therapie beim Ösophaguskarzinom. [5]

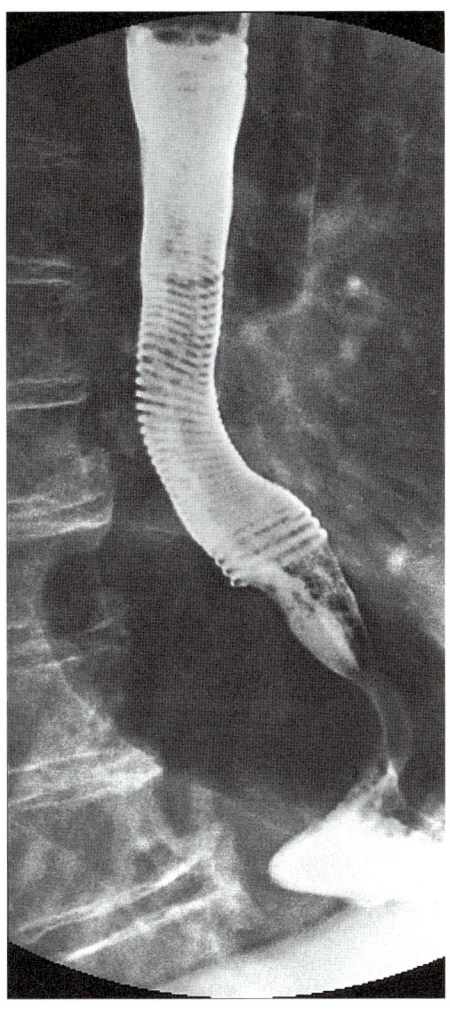

■ Abb. 3: Stent als palliative Therapie. [5]

– Standardösophagektomie: Entfernung allein des Ösophagus unter Belassen der Lymphknoten
– **En-bloc-Ösophagektomie** (Standard): abdomino-rechtsthorakaler Zweihöhleneingriff: Entfernung der Speiseröhre plus Zwei-Feld-Lymphadenektomie (= Mediastinektomie)
– **Transmediastinale (transhiatale) Ösophagektomie:** transabdominales und transzervikales, stumpfes Herauslösen des Ösophagus ohne Thorakotomie; eine Lymphadenektomie ist nur im unteren Mediastinum, im Bauchraum und zervikal möglich; ggf. bei Karzinomen des distalen Ösophagus

Die OP-Letalität liegt unter 10%. Als Komplikationen können Anastomoseninsuffizienz und -stenose, Interponatnekrose, Fistelbildung, Nervenschädigung, Blutung und Pneumonie auftreten.

Rekonstruktive Verfahren
▶ **Magenhochzug** (Standard, ■ Abb. 4): Interposition des gesamten Magens oder Bildung eines Magenschlauchs
▶ **Koloninterponat:** Colon transversum oder ascendens als Ersatzorgan der 2. Wahl
▶ **Dünndarminterponat** (Ausnahme): selten reicht die Länge des Gefäßstiels

aus, ggf. mikrovaskulärer Gefäßanschluss an die Halsgefäße

Prognose
Die Prognose ist wegen des späten Auftretens der Symptome und der raschen Metastasierung schlecht. Die 5-JÜR aller Ösophaguskarzinome liegt bei 5%, bei kompletter Tumorentfernung beträgt sie 40%, bei allen operablen Karzinomen 20%. Unterschiede zwischen Platten- und Adenokarzinom bestehen nur im Stadium I, wobei hier die 5-JÜR beim Plattenepithelkarzinom bei 50% und beim Adenokarzinom immerhin bei 80% liegt.

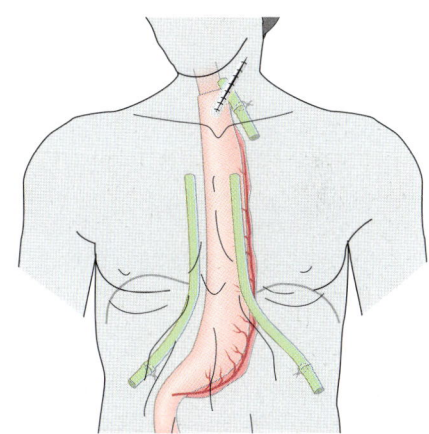

■ Abb. 4: Magenhochzug mit einliegenden Wunddrainagen. [12]

des Karzinoms samt Lymphabflusswegen mit tumorfreiem Randsaum (R0). Eine gewisse Radikalität ist dabei auch deswegen erforderlich, da das Tumorwachstum submukös **longitudinal** erfolgt. Infrakarinale Karzinome können häufiger radikal reseziert werden, da dies bei suprakarinalen oft wegen der engen Nachbarschaft zur Trachea nicht möglich ist (■ Abb. 2). Die Lymphadenektomie erfolgt als Zwei- (Mediastinum und abdominal), ggf. als Drei-Feld-Lymphadenektomie (zusätzlich zervikal bei proximalen Tumoren).

Operative Verfahren
▶ **Endoskopische Tumorresektion:** bei oberflächlichen, auf die Mukosa beschränkten Tumoren
▶ **Subtotale Ösophagektomie** unter Belassen eines Ösophagusstumpfs (Länge je nach Tumorlokalisation) und Ersatz des Ösophagus (s. u.)

Zusammenfassung

✖ Bei den Ösophaguskarzinomen lassen sich Platten- und Adenokarzinome unterscheiden. Während das Adenokarzinom fast immer auf dem Boden eines Barrett-Ösophagus entsteht und dann im distalen Abschnitt zu finden ist (AEG, Typ I), stehen beim Plattenepithelkarzinom exogene Noxen im Vordergrund.

✖ Klinisch bleiben Ösophaguskarzinome lange stumm. Leitsymptom ist die Dysphagie.

✖ Die Diagnose wird histologisch nach endoskopischer Biopsieentnahme gestellt. Das Staging erfolgt mit bildgebenden Verfahren.

✖ In frühen Stadien ist bei kurativem Ansatz die En-bloc-Ösophagektomie indiziert. Ist die Tumorerkrankung fortgeschritten, kommen Chemo- und Strahlentherapie ggf. in Kombination zur Anwendung. Palliative Maßnahmen zielen v. a. auf die Beseitigung der Stenose und die Sicherstellung der enteralen Ernährung ab.

Gastroduodenale Ulkuskrankheit

Ein Ulkus ist ein gutartiges Schleimhautgeschwür. Der Schleimhautdefekt reicht im Gegensatz zur Erosion bis tief in die Muscularis propria.

Epidemiologie
Knapp 1 % der Bevölkerung leidet an der Ulkuskrankheit, das Ulcus duodeni (Ulkus im Duodenum) ist dabei fünfmal häufiger als das Ulcus ventriculi (Magenulkus). Bei Letzterem liegt außerdem der Altersgipfel deutlich höher. Ist beim Magenulkus die Geschlechtsverteilung ausgeglichen, so sind Männer vom Duodenalulkus öfter betroffen.

Pathogenese
Dem Ulkus liegt eine **gestörte Schleimhauthomöostase** zwischen protektiven und aggressiven Faktoren zugrunde (❙ Abb. 1, ❙ Tab. 1). Bei 95 % der Patienten mit Duodenalulkus und 70 % mit Magenulkus kann Helicobacter pylori (H. p.) nachgewiesen werden.

Akute Ulzera
Bei akuten Ulzera kommt es zur vorübergehenden Störung des Gleichgewichts. Leitsymptom ist die **Blutung.**

▶ **Ulcus Dieulafoy:** Exulceratio simplex im proximalen Magen: spontane Arrosion abnormer submuköser Gefäße
▶ **Arzneimittelulkus** (❙ Abb. 1)
▶ **Stressulkus:** im Rahmen außergewöhnlicher Stresssituation: Operationen und Schock (Sepsis, Ileus, Peritonitis, Polytrauma); Ursache ist eine Minderdurchblutung mit Zusammenbruch der Mukosabarriere → Stressulkusprophylaxe (Ranitidin, ggf. PPI) bei Patienten auf Intensivstation.

Chronische Ulzera
Chronische Ulzera (Ulkuskrankheit) bilden sich bei **persistierender Homöostasestörung.**

Ulcus ventriculi
Der Altersgipfel liegt zwischen dem 50. und 70. Lj.
Nach Johnson lassen sich drei Typen unterscheiden:

▶ **Typ I:** typische Lokalisation an der kleinen Kurvatur oberhalb der Incisura angularis (60 % der Fälle); meist Hypoazidität und eine chronisch aktive Typ-B-Gastritis (H. p.)
▶ **Typ II:** Kombination aus Magen- und Duodenalulkus
▶ **Typ III:** prä- bzw. intrapylorisches Ulcus ventriculi: Hypersekretion mit Hyperazidität

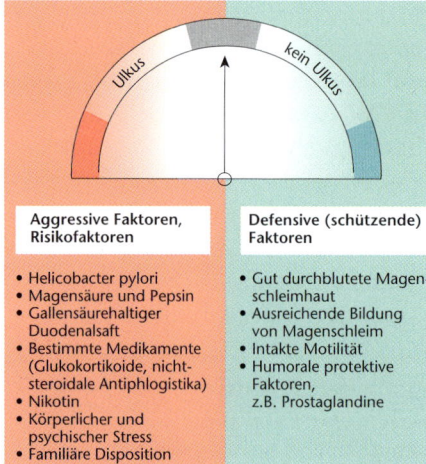

Aggressive Faktoren, Risikofaktoren
- Helicobacter pylori
- Magensäure und Pepsin
- Gallensäurehaltiger Duodenalsaft
- Bestimmte Medikamente (Glukokortikoide, nichtsteroidale Antiphlogistika)
- Nikotin
- Körperlicher und psychischer Stress
- Familiäre Disposition

Defensive (schützende) Faktoren
- Gut durchblutete Magenschleimhaut
- Ausreichende Bildung von Magenschleim
- Intakte Motilität
- Humorale protektive Faktoren, z.B. Prostaglandine

❙ Abb. 1: Aggressive und defensive Faktoren an der Magenschleimhaut. [43]

	Ulcus ventriculi	Ulcus duodeni
Magensäure- und Pepsinhypersekretion	(+)	++
NSAR	+++	++
Helicobacter pylori (H. p.)	++	+++
Rauchen	~	+

❙ Tab. 1: Auswirkung aggressiver Faktoren auf die Ulkusentstehung in Magen und Duodenum.

Ulcus duodeni
Der Altersgipfel liegt zwischen dem 30. und 50. Lj. Häufigste Lokalisation ist der Bulbus duodeni (95 %). Hauptursachen sind die Hypersekretion von Magensaft und die H. p.-Infektion. 80 % der Patienten rauchen. Eine extragastrale Ulkusneigung besteht außerdem bei anderen Grunderkrankungen wie dem Gastrinom (Zollinger-Ellison-Syndrom).

Klinik
Die Patienten klagen über Oberbauchschmerzen, Inappetenz, postprandiales Völlegefühl, seltener Erbrechen und Gewichtsverlust. Typisch für das Duodenalulkus sind neben den epigastrischen Schmerzen der Nüchternschmerz mit postprandialer Linderung, Druck- und Völlegefühl sowie Meteorismus.

Diagnostik
Wichtigstes Verfahren ist die **Ösophago-Gastro-Duodenoskopie** (ÖGD). Vor allem bei Ulcus ventriculi erfolgt eine Biopsieentnahme zum Ausschluss der wichtigsten Differenzialdiagnose des Magenkarzinoms.

Therapie
Konservativ
Die Ulkuskrankheit wird primär konservativ therapiert: **Säuresenkung** (1. Wahl: Protonenpumpenhemmer = PPI, z. B. Omeprazol) und bei nachgewiesener H. p.-Infektion eine **Eradikationstherapie (Tripeltherapie:** PPI + Clarithromycin + Amoxicillin [franz.] oder Metronidazol [ital.]), Kontrollgastroskopie nach sechs bis acht Wochen. Unter konservativer Therapie heilen bis zu 98 % der Ulzera aus.

Operativ
Die operative Therapie ist eine **Ausnahme** und chronisch rezidivierenden, therapie-

resistenten Ulzera sowie Komplikationen vorbehalten. Zu den nicht resezierenden Verfahren zählen Ulkusübernähung (s. u.), Umstechung (s. u.) und Vagotomie (v. a. bei Duodenalulkus). Verfahren der Wahl ist ansonsten die **Magenresektion** (❙ Abb. 2) **samt Geschwür,** ggf. in Kombination mit einer Vagotomie:

▶ **Billroth I:** Resektion der distalen zwei Drittel des Magens mit End-zu-End- oder End-zu-Seit-Anastomose mit dem Duodenum (Gastroduodenostomie)
▶ **Billroth II:** Resektion der distalen zwei Drittel des Magens mit Verschluss des Duodenums und Anastomose mit dem Jejunum (Gastrojejunostomie). Die anzuschließende Jejunalschlinge wird dabei entweder vor dem Mesocolon transversum in den Oberbauch verlagert (antekolisch) oder hinter dem Colon transversum (retrokolisch). Zur Vermeidung der Exposition der Magenschleimhaut mit Gallen- und Duodenalsekreten müssen diese über eine **Enteroanastomose** abgeleitet und so vom Magen ferngehalten werden (grüne Linie in ❙ Abb. 2):
– **Braun-Fußpunkt-Anastomose:** an der Basis der ersten Schlinge
– **Roux-Y-Anastomose** (Standard): Y-förmige End-zu-Seit-Anastomose des auf das Duodenum folgenden Jejunalsegments auf das an den Magen angeschlossene Jejunalsegment

Komplikationen sind Verletzungen der Gallenwege, Anastomosen- und Stumpfinsuffizienzen, Refluxösophagitis sowie v. a. bei Billroth-II-Resektionen **Dumping- und Schlingen-Syndrome** (s. S. 90).

Komplikationen

Perforation

Hierunter versteht man den Austritt von Magen- und Duodenalinhalt nach Durchsetzung aller Wandschichten in die freie Bauchhöhle mit der Gefahr einer **Peritonitis** (akutes Abdomen, Sepsis, Schock). Typisches Symptom ist ein plötzlich einsetzender stechender Schmerz. Es handelt sich um eine **absolute Operationsindikation**: Ulkusexzision und Übernähung (█ Abb. 3) über eine mediane Oberbauchlaparotomie.

Penetration

Hierbei kommt es zum Durchbruch des Ulkus ohne peritoneale Beteiligung, z. B. in benachbarte Organe mit Fistelbildung (am häufigsten Pankreas → Pankreatitis; Kolon → Diarrhö; Leberpforte). Charakteristisch sind ausstrahlende, therapieresistente Schmerzen. Meist besteht OP-Indikation, i. d. R. wird eine Resektion (Billroth I) durchgeführt, bei gastrokolischen Fisteln die Resektion des betroffenen Kolonsegments.

Blutung (█ Tab. 2)

Die Blutung ist die **gefährlichste Komplikation!** Werden größere Gefäße arrodiert, ist die Blutung lebensbedrohlich. Die Letalität liegt insgesamt bei ca. 10%. Leitsymptome sind Hämatemesis (präpylorische Ulzera) und Teerstuhl (Meläna; postpylorisch) sowie je nach Ausmaß hämorrhagischer Schock oder Anämie.
Eine **notfallmäßige Gastroskopie** mit Blutstillung ist indiziert: **Clipapplikation** (Forrest Ia, IIa) oder **Unterspritzung** (Fibrin, Suprarenin). Außerdem ist eine suffiziente Schocktherapie erforderlich. Besteht ein hohes Rezidivrisiko oder ist die Blutstillung endoskopisch nicht möglich, so muss die Blutstillung **offen operativ** erfolgen: Umstechung, ggf. Resektion.

Stenose

Eine Magenausgangsstenose kann die Folge chronisch rezidivierender Ulzera sein. Protrahiertes Erbrechen und eine hypochlorämische Alkalose können darauf hinweisen. Die Therapie besteht entweder in einer endoskopischen Dilatation oder operativ in einer Pylorotomie bzw. Antrektomie.

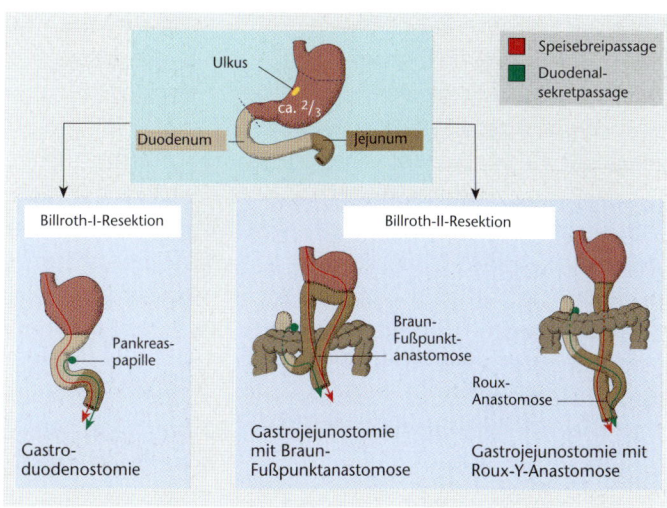

█ Abb. 2: Billroth-Operationen. [36]

Entartung

Das Risiko für die Entstehung eines Adenokarzinoms im Bereich von Fundus, Korpus und Antrum (nicht der Kardia und des gastroösophagealen Übergangs) ist bei einer H. p.-Infektion erhöht. Ferner ist im Langzeitverlauf das Risiko für ein MALT-Lymphom höher.

Stadium	Befund
Ia	Spritzende Blutung
Ib	Sickerblutung
IIa	Ulkus mit Gefäßstumpf
IIb	Ulkus mit Koagel
III	Ulkus ohne aktive oder stattgehabte Blutung

█ Tab. 2: Forrest-Stadien der Blutungsaktivität bei gastroduodenalem Ulkus.

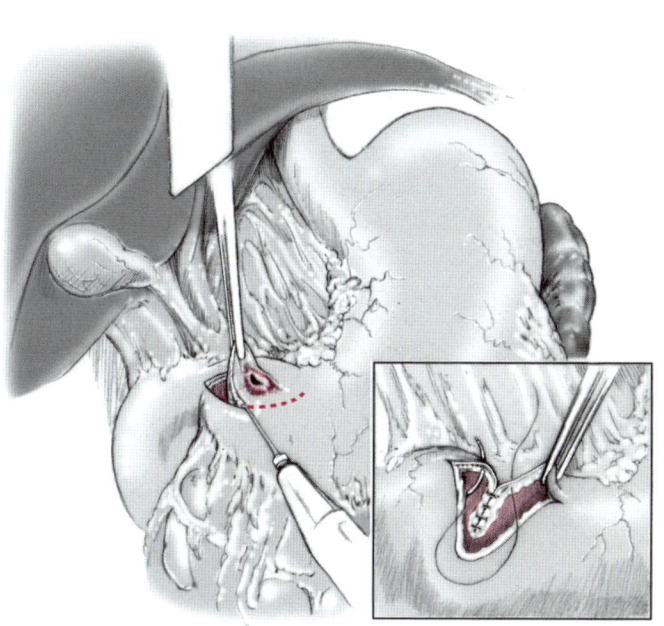

█ Abb. 3: Ulkusexzision bei Perforation, anschließend Nahtverschluss. [37]

Zusammenfassung

✖ Der gastroduodenalen Ulkuskrankheit liegt ein Ungleichgewicht zwischen schleimhautprotektiven und -aggressiven Faktoren zugrunde.

✖ Leitsymptome sind epigastrische Schmerzen und Dyspepsie.

✖ Diagnostischer Goldstandard ist die Endoskopie.

✖ Therapiert wird primär konservativ mit Hemmung der Säureproduktion und H. p.-Eradikation.

✖ Die operative Therapie ist eine Ausnahme und chronisch-rezidivierenden und therapieresistenten Ulzera sowie den Komplikationen wie Perforation, Penetration und Blutung vorbehalten.

Magenkarzinom

95 % der bösartigen Tumoren des Magens sind **Adenokarzinome**, d. h. epithelialen Ursprungs. Seltener sind MALT-Lymphome und Sarkome. Die Inzidenz der Magenkarzinome insgesamt ist rückläufig, die des gastroösophagealen Übergangs nimmt jedoch zu. Magenkarzinome betreffen häufiger Männer bei einem durchschnittlichen Alter von etwas über dem 60. Lj. Aus ethnischen und ernährungstechnischen Gründen tritt das Magenkarzinom in China, Japan und Finnland um ein Vielfaches häufiger auf.

Lokalisation

❱ **AEG:** Adenokarzinome des gastroösophagealen Übergangs:
– AEG Typ I: Karzinom bei Barrett-Ösophagus (s. S. 84).
– AEG Typ II: geht von der Schleimhaut der Kardia aus (**Kardiakarzinom** im engeren Sinne)
– AEG Typ III: subkardiales oder Funduskarzinom
❱ **Korpus** (v. a. kleine Kurvatur)
❱ **Antrum**
❱ **Multizentrisch:** 10%

Risikofaktoren

In folgenden Fällen ist das **Risiko** erhöht:

❱ Genetische Prädisposition
❱ Zufuhr exogener Noxen: Ernährung (Nitrosamine, Aflatoxine etc.)
❱ Bestimmte Grunderkrankungen:
– Infektion mit Helicobacter pylori (H. p., Typ-B-Gastritis)
– Chronisch-atrophische Autoimmungastritis (Typ-A-Gastritis)
– Chronisches Ulcus ventriculi
– Magenpolypen
– M. Ménétrier (Gastritis polyposa mit Riesenfaltenbildung)

– Zustand nach Magenteilresektion: Magenstumpf- oder Anastomosenkarzinom

Frühkarzinom (early cancer)

Es handelt sich um ein Karzinom mit guter Prognose, das auf Mukosa und Submukosa begrenzt ist (T1), **unabhängig** vom Lymphknotenstatus. Die 5-JÜR liegt bei 90%.

Klassifikation

❱ **Nach Laurén:** intestinaler (polypös: gute Prognose) oder diffuser (infiltrativ: schlechte Prognose) Typ
❱ **Nach Borrmann:** vier Wachstumsformen: polypös, schüsselförmig, ulzerierend/infiltrierend, diffus-infiltrierend (szirrhös)
❱ **WHO-Klassifikation:** papilläres, tubuläres und muzinöses Adenokarzinom sowie weitere Subtypen bis hin zum undifferenzierten Karzinom
❱ **TNM- und UICC-Klassifikation:** T-Klassifikation ❚ Abb. 1
– N1: Metastasen in 1–6 regionären Lymphknoten
– N2: Metastasen in 7–15 regionären Lymphknoten
– N3: Metastasen in ≥ 16 regionären Lymphknoten

Ausbreitung

Außer der klassischen Tumorausbreitung mit lokaler Infiltration und lymphogener sowie hämatogener Metastasierung ist die Bildung von **Abtropfmetastasen** in die Bauchhöhle möglich (Netz, Mesenterium, Peritoneum, Ovarien = **Krukenberg-Tumor**, Douglas-Raum).

❱ **Lymphogene Metastasierung:** Lymphabflusskompartimente (K):

– K I: Lymphabflussstationen an großer und kleiner Kurvatur
– K II: Lymphabflussstationen im Bereich des Truncus coeliacus, A. hepatica propria, A. lienalis
– K III: paraaortale und mesenteriale Lymphabflussstationen
❱ **Hämatogene Metastasierung:** portalvenös (V. coronaria ventriculi) → Lebermetastasen

Klinik

Nicht selten ist das Magenkarzinom bis in die Spätstadien **asymptomatisch.** Symptome sind dyspeptische Beschwerden und uncharakteristische, diffuse Oberbauchschmerzen (Literaturtipp: „Homo faber", Max Frisch), ggf. kommen Völlegefühl, Inappetenz, Leistungsknick und Gewichtsverlust hinzu. Einige Patienten berichten über Abneigung gegen den Verzehr von Fleisch. Ulzeration und Blutung können zu Hämatemesis und Teerstuhl führen.

Diagnostik

Bei chronischen epigastrischen Schmerzen ist unbedingt eine **Endoskopie mit Biopsieentnahme** zum Ausschluss eines Malignoms erforderlich. Die röntgenologische Doppelkontrastuntersuchung des Magens **(MDP)** ist bei unklarem Endoskopiebefund angezeigt. Weitere bildgebende Verfahren dienen dem Staging der Erkrankung: **Endosonografie, Oberbauchsonografie** sowie **CT** (❚ Abb. 2) von Abdomen und Thorax. Der Beurteilung der Resektabilität, der Biopsieentnahme und der Beantwortung der Frage nach Peritonealmetastasen dient die **diagnostische (Staging-)Laparoskopie.**
Tumormarker können sich als Verlaufsparameter eignen (CEA, CA 19-9, CA 72-4).

Therapie

Bei kurativem Ansatz (30% der Patienten) ist die **Gastrektomie** jeweils samt **Lymphadenektomie** (Kompartimente I + II) und die **Resektion von großem und kleinem Netz** Standard. Wegen des Ausbreitungsverhaltens ist der sichere Resektionsabstand beim intestinalen Typ geringer (4 cm) als beim diffusen Typ nach Laurén (6 cm), sodass hier

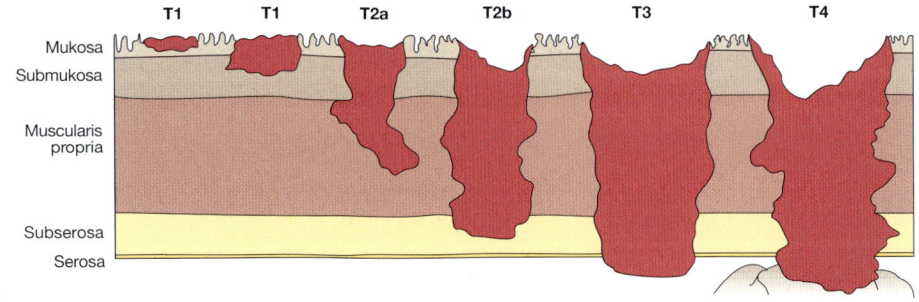

❚ Abb. 1: T-Stadien des Magenkarzinoms. [5]

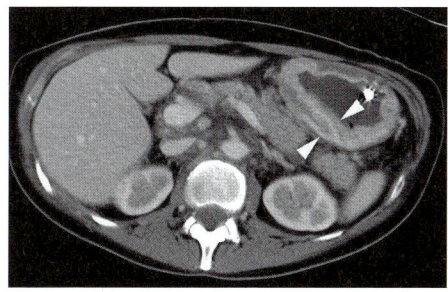

■ Abb. 2: Antrumkarzinom im CT: Wandverdickung am Übergang zum Korpus (Pfeile). [26]

eine **subtotale 4/5-Resektion** möglich sein kann. Gegebenenfalls ist zusätzlich eine Splenektomie (Stadien III, IV), Pankreasteilresektion oder beim Kardiakarzinom eine transhiatale Resektion des distalen Ösophagus notwendig. Operabilität kann in einigen Fällen durch neoadjuvante Chemotherapie (Downstaging; 5-FU, Cisplatin) erreicht werden.

Indikationen zur palliativen Resektion sind Blutung und Obstruktion. Weitere palliative Maßnahmen sind Chemotherapie zur **Tumorkontrolle** und **Sicherung der Magenpassage** durch Laser-/ Schlingenabtragung, Tubus- oder Stenteinlage (■ Abb. 3a). Bei Korpus- oder Antrumstenosen kann die Passage durch Anlage einer Gastroenterostomie (■ Abb. 3b) wiederhergestellt werden.

Rekonstruktion nach Gastrektomie

Hier lassen sich Verfahren mit und ohne **Duodenalpassage** unterscheiden und solche mit und ohne Rekonstruktion eines **Reservoirs** (■ Abb. 4). Am häu-

figsten kommt die **Roux-Y-Ösophagojejunostomie** (■ Abb. 4a) zur Anwendung.

Prognose

Die Prognose ist stadienabhängig. Im Gegensatz zum Frühkarzinom hat das fortgeschrittene Magenkarzinom nach Operation eine 5-JÜR von nur ca. 20%.

Der operierte Magen

▶ **Dumpingsyndrom**
– **Frühdumpingsyndrom:** rasche Passage hyperosmolarer Nahrung führt zum Flüssigkeitsübertritt vom Intravasal- in das Darmlumen mit Entzug von Plasmavolumen bis zu 20% und orthostatischem Kollaps
– **Spätdumpingsyndrom:** Blutzuckerschwankungen aufgrund eines postprandialen reaktiven Hyperinsulinismus

▶ **Schlingensyndrome**
– Syndrom der **zuführenden** Schlinge: Stenose der zuführenden Schlinge führt zu Stase und Abflussbehinderung mit der Gefahr der Keimbesiedelung
– Syndrom der **abführenden** Schlinge: Abknickung, Stenose oder Invagination mit Entleerungsstörung des Restmagens
– Syndrom der **blinden** Schlinge: Überwucherung mit Darmbakterien mit Dekonjugation von Gallensäuren (→ Maldigestion) sowie Umsatz von und Mangel an Vitamin B_{12}

▶ **Refluxgastritis:** Exposition des Magens mit Gallensäuren
▶ **Ulcus pepticum jejuni:** Exposition der jejunalen Schleimhaut mit Magensäure

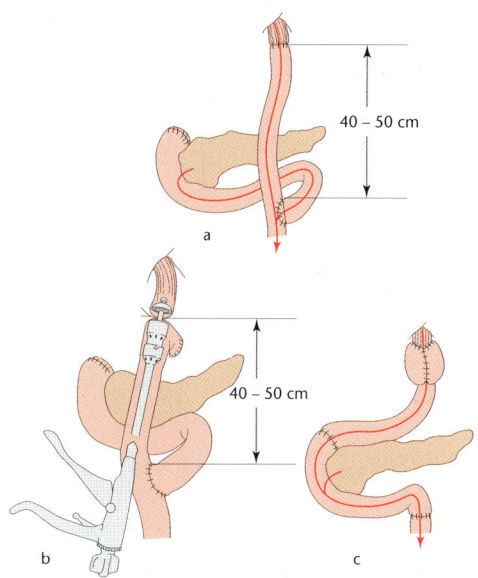

Ersatzmagenbildung:

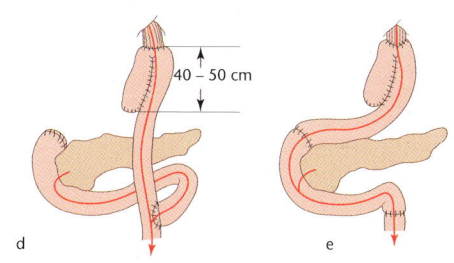

■ Abb. 4: Rekonstruktionstechniken nach Gastrektomie: a) Roux-Y-Ösophagojejunostomie, b) Prinzip der Maschinennaht mit einem zirkulären Stapler, c) Jejunuminterponat, d) Ersatzmagenbildung mit der Roux-Y-Methode, e) Ersatzmagenbildung als Interpositionsmethode. Modif. nach [5]

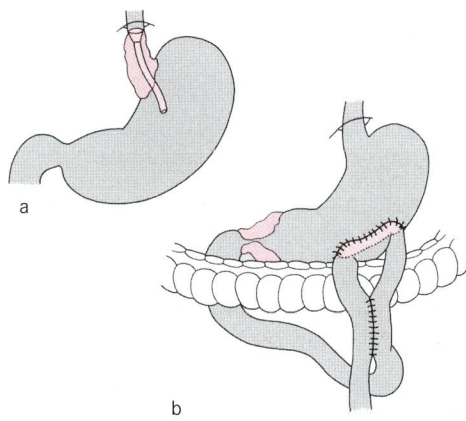

■ Abb. 3: Palliativverfahren: a) endoösophagealer Tubus, b) Gastroenterostomie. [5]

Zusammenfassung

✳ **Risikofaktoren:** genetische Disposition, exogene Noxen, Vorerkrankungen des Magens

✳ **Einteilung:** Lokalisation, Histopathologie (Laurén, WHO), Wachstum (Borrmann), Stadien (TNM, UICC)

✳ **Frühkarzinom:** T1-Tumor mit günstiger Prognose – nicht zu verwechseln mit dem Carcinoma in situ (= kein Überschreiten der Basallamina)

✳ **Klinik:** asymptomatisch bzw. uncharakteristisch

✳ **Diagnostik:** endoskopische Biopsieentnahme, Bildgebung

✳ **Kurativer Therapieansatz:** operative Therapie: (4/5-)Gastrektomie, Lymphadenektomie, Entfernung von kleinem und großem Netz

✳ **Palliative Therapiestrategien:** Chemotherapie, Sicherung der Magenpassage

Chronisch entzündliche Darmerkrankungen

Die genauen Ursachen der chronisch entzündlichen Darmerkrankungen **(CED) Colitis ulcerosa** (CU) und **Morbus Crohn** (MC) sind nicht ausreichend geklärt. In 10% der Fälle ist keine Zuordnung möglich (indeterminierte Kolitis). Die CED treten v. a. in den westlichen Industrienationen auf.

Ätiologie und Pathogenese

Die exakte Ätiologie ist unbekannt. Vermutet wird eine durch Erreger- und Umweltantigene ausgelöste inadäquate Reaktion des Immunsystems in einem genetisch prädisponierten Individuum. In folgenden Fällen ist das Risiko erhöht:

▶ Genetische Prädisposition (Verwandte 1. Grades; NOD2-Gen bei MC, Mutationen des IL-1-Rezeptor-Antagonisten-Gens bei CU)
▶ Assoziation mit HLA-Antigenen:
– MC: B44, Cw5
– CU: B5, Bw52, DR2
▶ Umweltfaktoren: Antigene; NSAR können Schübe auslösen; Rauchen bessert den Krankheitsverlauf und senkt das Risiko bei CU, erhöht das Risiko bei MC.

Die CED wurden lange Zeit als psychosomatische Erkrankungen angesehen, heute geht man von einer primär organischen Ursache aus. Psychische Beeinträchtigungen sind eher Epiphänomen denn Prädisposition.

Morbus Crohn = Ileitis terminalis

Unter „Morbus Crohn" versteht man eine chronisch-rezidivierende, alle Wandschichten betreffende (= transmurale) Entzündung, die prinzipiell den gesamten GI-Trakt von Mund bis Anus befallen kann. Ein diskontinuierlicher und segmentaler Befall ist typisch. Häufigste Lokalisation ist mit ca. 80% das **terminale Ileum.** Der MC neigt zu Fistel- und Stenosebildung. Das Karzinomrisiko ist bei Befall des Kolons und langer Krankheitsdauer erhöht. Der Manifestationsgipfel liegt zwischen dem 20. und 40. Lj.

Neben der akuten Klinik (s. u.) stehen im Langzeitverlauf Komplikationen im Vordergrund, v. a. **Fistelbildungen:** enteroenteral, enterokolisch, enterovesikal, enterovaginal und enterokutan. Mündungen dieser äußeren Fisteln finden sich häufig in der **Perianalregion** (Analfistel, s. S. 108). **Strikturen** mit Stenosen und Subileus sind ebenfalls häufig.

Colitis ulcerosa

Die Colitis ulcerosa ist eine chronisch-rezidivierende Entzündung von Mukosa und Submukosa, die immer vom Rektum ausgeht, auf den Dickdarm begrenzt ist und sich kontinuierlich nach proximal ausbreitet (▮ Tab. 1).
Das **Entartungsrisiko** ist abhängig von Erkrankungsdauer, Ausdehnung und Patientenalter bei Erstdiagnose. Nach 30 Jahren Krankheitsdauer beträgt es über 20%. Daher werden bei Risikopatienten jährlich in der Koloskopie Stufenbiopsien entnommen und bei intraepithelialen Neoplasien eine Proktomukosektomie durchgeführt.

Klinik

Diarrhö kennzeichnet beide Erkrankungen (▮ Tab. 1), bei MC v. a. **schmerzhaft,** bei CU v. a. **blutig-schleimig.** Bei akutem Einsetzen der Schmerzen können diese als Appendizitis fehlgedeutet werden. Die Patienten klagen außerdem über Leistungsknick, Fieber und Gewichtsverlust.

Extraintestinale Beteiligung:

▶ **Gelenke**
▶ **Haut:** Erythema nodosum, Aphthen der Mundschleimhaut (v. a. MC); Pyoderma gangraenosum (v. a. CU: großflächige, schmerzhafte Hautulzeration)
▶ **Leber und Gallenwege:** fettige Degeneration der Leber, Pericholangitis, primär-sklerosierende Cholangitis (▮ Tab. 1)
▶ **Augen:** Iritis, Episkleritis, Uveitis
▶ **Nephro- und Cholelithiasis**

Diagnostik

▶ **MC:** Laborchemisch sind die Entzündungsparameter erhöht. Die Diagnose wird mit **MRT** oder der **Sellink-Darmpassage** (Bariumpassage, ▮ Abb. 1) gestellt: **Pflastersteinrelief** (= Ulzera und Strikturen), submuköse/-seröse Fistelgänge (Marshak-Zeichen). **Koloileoskopie** mit Biopsieentnahme am terminalen Ileum zur Diagnosesicherung.
▶ **CU:** Sigmoidoskopie mit Entnahme von Stufenbiopsien (Biopsien in verschiedenen Kolonabschnitten) zur Diagnosesicherung, Koloskopie bis zum terminalen Ileum zum Erfassen der Ausdehnung. Bei der Endoskopie kommt es oft zu **Kontaktblutungen,** ferner sind **Pseudopolypen** sichtbar: Inseln gesun-

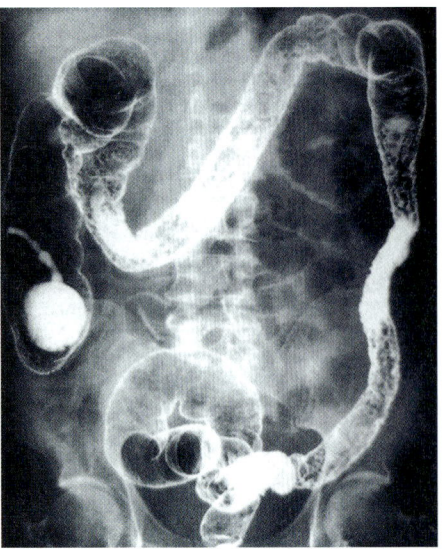

▮ Abb. 1: MC im Kolonkontrasteinlauf. Langstreckige Stenosierungen und typisches Pflastersteinrelief. [7]

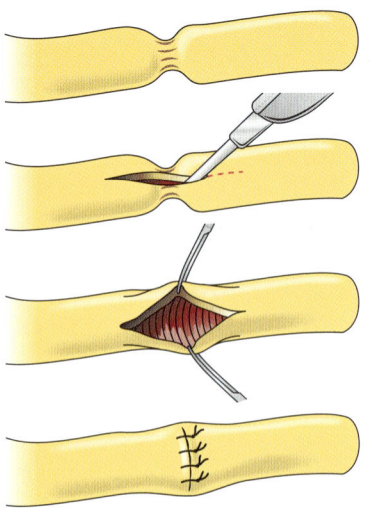

▮ Abb. 2: Strikturoplastik: Längsinzision der Striktur und quere Vernähung. [5]

der Schleimhaut, umgeben von Ulzerationen.

Therapie
Konservativ
◗ Diät, ggf. parenterale Ernährung: nur im Schub
◗ Entzündungshemmende, immunsupprimierende bzw. -modulierende Medikamente:
– **5-Amino-Salicylate (5-ASA)**
– **Glukokortikoide**
– **Immunsuppressiva:** Azathioprin, 6-Mercaptopurin, ggf. Methotrexat in therapierefraktären Fällen und zur Remissionserhaltung; bei schwerer CU Ciclosporin A und Tacrolimus
– **Biologicals:** Infliximab (Anti-TNF-α-Antikörper) bei MC
– **Antibiotika:** bei Superinfektionen, Fisteln
– **Probiotika:** probiotische Keime bei CU zur Unterstützung der Darmflora

Operativ

> Beim M. Crohn kann der gesamte GI-Trakt betroffen sein, sodass eine Heilung chirurgisch nur bei der Colitis ulcerosa möglich ist.

◗ **MC:** Zu beachten ist die **hohe Rezidivrate** nach Operationen. Einzelne besonders aktive Darmabschnitte können ohne Lymphadenektomie sparsam reseziert werden. Ansonsten ist die operative Therapie in **Notfallsituationen** (Ileus, Perforation, toxischer Verlauf, Blutungen) und bei **Komplikationen** indiziert: Exzision von Fisteln (50% der OP Indikationen) und Stenosen, Strikturoplastik (◗ Abb. 2), Drainage von Abszessen. Bei 80% der Crohn-Patienten ist im Verlauf eine OP erforderlich.
◗ **CU:** OP-Indikation ist gegeben bei:
– **Therapieresistenz** bei chronisch-rezidivierendem Verlauf
– **Medikamentennebenwirkungen** in der Langzeittherapie (z. B. Glukokortikoide)
– **assoziiertem Karzinom:** Nachweis von Neoplasien oder manifestem Karzinom

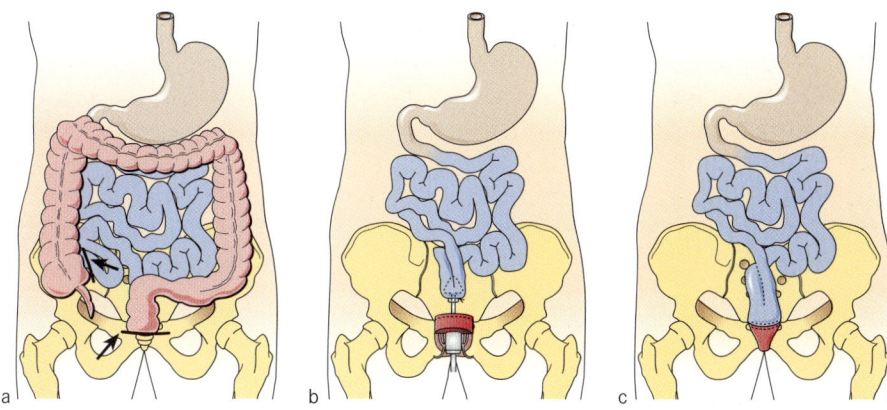

◗ Abb. 3: Proktokolektomie mit ileoanaler Pouch-Anlage: Nach Entfernung des Kolons (a) wird aus den letzten 30 cm des terminalen Ileums ein J gefaltet, aufgetrennt und werden die Schenkel miteinander verbunden (b). Das so entstandene Reservoir wird an den Analkanal anastomosiert (c). [5]

– **toxischem Megakolon:** entzündungsbedingte Schädigung der intramuralen Nervenplexus mit Dilatation und Minderperfusion (Peritonitis, Perforation, septischer Schock); Kolektomie mit Loop-Ileostomaanlage und Rektumblindverschluss (s. S. 96)
– **Perforation:** Abszessdrainage, Kolektomie im Intervall
– **Blutung:** je nach Ausmaß Kolektomie, zwei- oder dreizeitige ileoanale Pouch-Anlage

Verfahren der Wahl ist die **Proktokolektomie mit ileoanaler J-Pouch-Anlage** (pouch = Reservoir; ◗ Abb. 3). Das funktionelle Ergebnis ist befriedigend. Komplikationen sind neben solchen großer Abdominaleingriffe Inkontinenz, Ejakulationsstörungen und die **Pouchitis** (Remanifestation der CU im Pouch: 20–30%). Letztere spricht meist gut auf Metronidazol an.

Differenzialdiagnose
Außer den CED müssen infektiöse und ischämische Kolitiden bedacht werden.

	Colitis ulcerosa (CU)	Morbus Crohn (MC)
Lokalisation	Auf das Kolon beschränkt	Gesamter GI-Trakt
Rektumbeteiligung	Immer	20%
Ileumbeteiligung	Selten als Backwash-Ileitis	80%
Ausbreitung	Kontinuierlich: Rektum → oralwärts	Segmentaler Befall
Endoskopie	Unscharf begrenzte, flache Ulzerationen, Pseudopolypen	Skip lesions: diskontinuierliche Entzündung; scharf begrenzte, tiefe Ulzerationen, Pflastersteinrelief
Histologie	Mukosa + Submukosa; Kryptenabszesse; Schleimhautatrophie	Transmural; nicht verkäsende Granulome (pathognomonisch), Fibrose
Klinik	Schleimig-blutige Durchfälle (selten schmerzhaft); Tenesmen; keine perianalen Symptome	Schmerzhafte Durchfälle (selten blutig); perianale Erscheinungen.
Verlauf	Häufig akuter Beginn, Verlauf in Schüben, z. T. mit kompletten Remissionen; seltener chronisch-kontinuierlicher Verlauf	Meist schleichender Beginn, Verlauf in Schüben mit inkompletten Remissionen
Extraintestinale Manifestation	Selten, ggf. sklerosierende Cholangitis	Häufig
Komplikationen	Blutung, toxisches Megakolon, Kolonkarzinom	Stenosen (Konglomerattumoren), Abszesse, Fisteln, Fissuren, Strikturen
Therapie	Konservativ; Heilung durch Kolektomie	Konservativ; Resektion: nicht kurativ, komplikationsreich

◗ Tab. 1: Differenzialdiagnose Colitis ulcerosa und Morbus Crohn.

Appendizitis

Die Entzündung der Appendix vermiformis, fälschlicherweise im Volksmund als „Blinddarmentzündung" bezeichnet, ist eine der häufigsten Ursachen für ein akutes Abdomen. Der Altersgipfel liegt bei männlichen Patienten zwischen dem 10. und 14. Lj. und bei weiblichen zwischen dem 15. und 19. Lj. Ab dem 30. Lj. sinkt die Inzidenz wegen der Atrophie appendikulärer Lymphfollikel. Die akute Appendizitis kann jedoch prinzipiell in jedem Alter auftreten.

Anatomie und Lagevarianten
Das Lumen des Zökums setzt sich dorsomedial in das der Appendix fort. Die drei Tänien konvergieren am Abgang des Wurmfortsatzes und überziehen diesen als Längsmuskulatur. Er ist ein **lymphatisches Organ** („Bauchmandel"). Die Appendix liegt i. d. R. **intraperitoneal** und hat daher ein eigenes Mesenterium (Mesoappendix). Ihre Lage in der Bauchhöhle ist recht variabel (▌ Abb. 1):

▶ Retrozökal: 65 %
▶ In das kleine Becken absteigend: 30%

Konsequenzen dieser Lagevariabilität sind (differenzial)diagnostische Schwierigkeiten im Falle eines akuten Abdomens.

Ätiologie und Pathogenese
In über zwei Dritteln der Fälle einer akuten Appendizitis findet sich ein **Verschluss des Lumens** (Kotsteine, Fremdkörper, Parasiten, Adhäsionen von außen). Die so verursachte Stase des Mukosasekrets führt zu Druckanstieg und Hypoxie der Appendixwand. Bakterien dringen ein.
Andere Ursachen sind **enterogene** oder selten **hämatogene** Infektionen (lokale Resistenzminderung, Hyperplasie des lymphatischen Gewebes).

Formen/Stadien
▶ **Katarrhalisch:** mildeste und häufigste Form mit Rötung, Schwellung und Schmerz; reversibel
▶ **Phlegmonös:** diffus entzündliche Infiltration der Wand
▶ **Nekrotisierend** (gangränös)
▶ **Abszedierend**: Überschreiten der Organgrenzen, Abkapselung

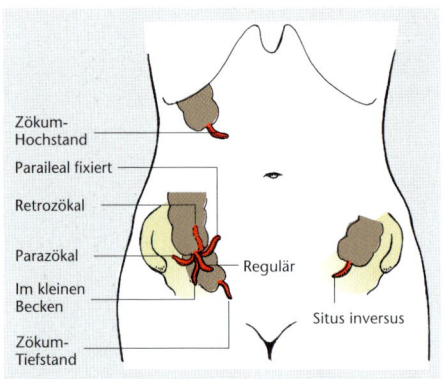

▌ Abb. 1: Lagevarianten der Appendix. [1]

Klinik
Die akute Appendizitis geht mit **akuten Bauchschmerzen** einher (akutes Abdomen). Sie beginnen als **viszerale** (dumpfe, schlecht lokalisierbare) **Schmerzen** im Epigastrium und periumbilikal und **wandern** dann als **somatische Schmerzen** in den rechten Unterbauch. Typisch dabei ist die Entwicklung eines **Dauerschmerzes** aus einem **Kolikschmerz**. Im rechten Unterbauch findet sich bei Palpation eine reflektorische Abwehrspannung, die bei Ausweitung eine Peritonitis anzeigt.
Frühsymptome sind Appetitlosigkeit, Übelkeit und Erbrechen, Spätsymptome Wind- und Stuhlverhalt. Diarrhö ist eher selten. Rückgang der Schmerzen und Verschlechterung des AZ mit peritonitischen Zeichen (s. S. 136) zeigen eine Perforation an.

Diagnostik
Bei der **Palpation** lassen sich auf typische Weise **Schmerzen provozieren** (▌ Abb. 2):

▶ **McBurney-Punkt** (a): Druck auf den Mittelpunkt der Strecke zwischen Nabel und rechter Spina iliaca ant. sup.: Druck- und Loslassschmerz
▶ **Blumberg-Zeichen** (b): Schmerz im Bereich der Appendix beim Loslassen des auf der Gegenseite eingedrückten Unterbauchs (gekreuzter Loslassschmerz)
▶ **Lanz-Punkt** (c): Druckschmerz auf dem rechten Drittelpunkt der Verbindungsstrecke beider Spinae iliacae anteriores superiores
▶ **Rovsing-Zeichen** (d): Schmerzen im Bereich der Appendix bei retrogradem

Ausstreichen des Kolons vom Sigma nach oral
▶ **Douglas-Schmerz** (e): Patient gibt bei der digital-rektalen Untersuchung rechtsseitige Schmerzen an (v. a. bei Appendixlage im kleinen Becken)
▶ **Psoas-Zeichen:** Schmerzen im rechten Unterbauch bei Flexion im Hüftgelenk gegen Widerstand (→ Reizen der Psoasfaszie; v. a. bei retrozökaler Appendixlage)
▶ **Sitkowski-Zeichen:** Zunahme der Schmerzen in Linksseitenlage
▶ **Obturator-Zeichen:** Zunahme der Schmerzen bei Innenrotation des rechten Beins

Des Weiteren finden sich eine **oral-rektale Temperaturdifferenz** und laborchemisch (stark) erhöhte **Entzündungsparameter** (CRP, Leukozytose). **Sonografisch** pathologische Befunde sind eine entzündlich verdickte Wand, echoarmes Lumen (Eiter), Appendikolithen, fehlende Kompressibilität und Flüssigkeit um die Appendix, das Zökum und im Douglas-Raum. Normalbefunde wären hier ein Durchmesser von ca. 6 mm und ein echoreiches Lumen. Besonderheiten ergeben sich bei **alten Patienten** (Indolenz), **Schwangeren** (Verlagerung des Zökums nach außen kranial) und **Kindern** (häufiges Sym-

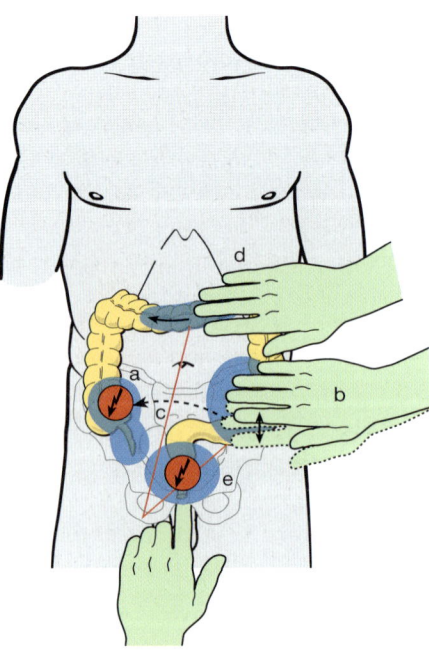

▌ Abb. 2: Druck- (blau) und Schmerzpunkte (rot) bei akuter Appendizitis. [5]

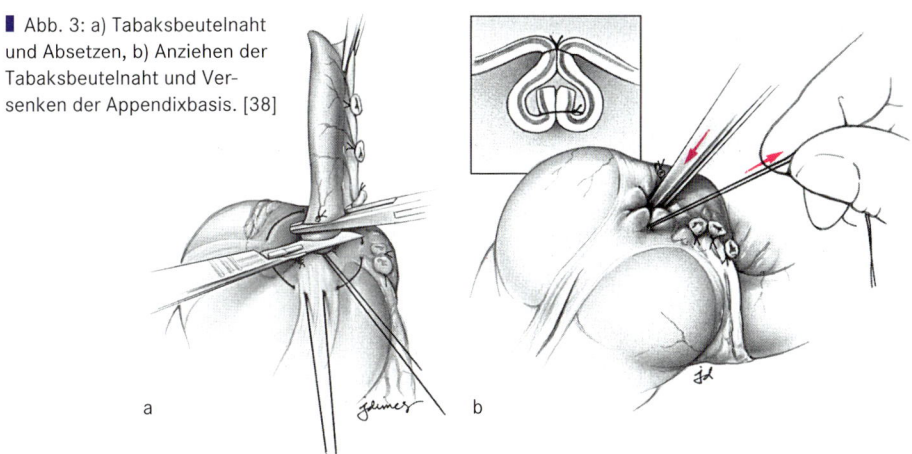

■ Abb. 3: a) Tabaksbeutelnaht und Absetzen, b) Anziehen der Tabaksbeutelnaht und Versenken der Appendixbasis. [38]

ptom: Bauchschmerz mit schlechter Lokalisierung).

Differenzialdiagnose

Zur Differenzialdiagnose des akuten Abdomens siehe Seite 132. Vorsicht ist wegen der Lagevariabilität geboten!

Therapie

> Bei jeder Form der akuten Appendizitis ist die sofortige Appendektomie indiziert.

Der Eingriff ist auch dann angezeigt, wenn eine akute Appendizitis nicht ausgeschlossen werden kann.
Die Appendektomie erfolgt offen oder laparoskopisch (Standard):

❱ **Offen:** Wechselschnitt (= Hautschnitt und Schnitt entlang der Fasern des M. obliquus ext.) oder Pararektalschnitt (bessere Übersicht, erweiterbar); Eröffnen des Peritoneums und Aufsuchen der Appendix. Die Gefäße der Mesoappendix werden unterbunden und diese abgesetzt. Nach Absetzen der Appendix an der Basis (■ Abb. 3a) wird der Stumpf mit Tabaksbeutel- oder Z-Naht im Zökum versenkt (■ Abb. 3b).
❱ **Laparoskopisch** (Standard): im Frühstadium, bei chronischer Appendizitis und als Möglichkeit der diagnostischen Abklärung. Der operative Ablauf entspricht dem des offenen Verfahrens, alternativ kann die Appendix mitsamt Mesoappendix abgesetzt werden. Sie wird durch einen Trokar im rechten Unterbauch geborgen. Absolute **Kontra-**

indikationen für die laparoskopische Entfernung sind Perforation, Zökumwandphlegmone, Zökum- oder Appendixkarzinom, relative sind perityphlitischer Abszess, Adhäsionen und phlegmonös-gangränöse Appendizitis.

Komplikationen

❱ **Freie Perforation:** Durchbruch in die freie Bauchhöhle mit diffuser Peritonitis
❱ **Gedeckte Perforation:** freie Ausbreitung in der Peritonealhöhle wird durch Deckung der Perforation verhindert (z. B. durch entzündliche Adhäsionen: Dünndarmschlingen, Netz): begrenzte Einschmelzung = **Abszessbildung:**
– Perityphlitischer Abszess: druckemp-

findliche Resistenz zwei Tage nach Einsetzen der Symptomatik → Abszessdrainage und Appendektomie
– Retrozökaler Abszess: Diagnose schwierig
– Douglas-Abszess: Palpation (s. o.)
– Sonstige (ilioinguinal, lumbal, subphrenisch)
❱ **Operative Komplikationen:** Bauchdecken- und Douglas-Abszess (→ Drainage)

Prognose

Die Letalität der akuten Appendizitis beträgt ca. 0,3 %. Die Todesursache ist dann meist eine kotige Peritonitis nach freier Perforation mit resultierendem septischem Schock.

Zusammenfassung

✖ Die akute Appendizitis ist eine der häufigsten Ursachen eines akuten Abdomens.

✖ Bei Diagnostik und Differenzialdiagnose muss der Lagevariabilität der Appendix und der Besonderheit bestimmter Patientengruppen wie Kindern, Alten und Schwangeren Rechnung getragen werden.

✖ Typische Klinik ist der zunächst epigastrisch-periumbilikal lokalisierte viszerale Schmerz, der als somatischer Schmerz in den rechten Unterbauch wandert.

✖ Die Diagnose wird primär klinisch gestellt.

✖ Bei akuter Appendizitis ist die sofortige Appendektomie indiziert.

✖ Gefährlichste Komplikation ist die Perforation mit Abszessbildung bzw. Peritonitis.

Divertikulose und Divertikulitis

Divertikel sind Ausstülpungen eines intestinalen Hohlorgans (Definition und Formen s. S. 82). Treten multiple Divertikel auf, spricht man von einer **Divertikulose.** Meist handelt es sich um falsche Divertikel (= nicht alle Wandschichten sind betroffen). Bei 15–25% der Divertikelträger entzünden sich die mit Darminhalt gefüllten Ausstülpungen: **Divertikulitis.**

Ätiologie und Pathogenese
Es handelt sich um eine Zivilisationskrankheit. Ätiologisch verantwortlich sind:

▶ Ballaststoffarme, fettreiche Nahrung
▶ Verminderte Darmwandresistenz im Alter (Inzidenzzunahme im Alter)
▶ Chronische Obstipation
▶ Übergewicht, Adipositas

Lokalisation
Mit 95 % ist die häufigste Lokalisation einer Divertikulose das **Sigma.** Ursache hierfür ist der große Eigendruck bei kleinem Lumen. Schwachstellen sind Durchtrittsorte von Gefäßen durch die Muskularis (▌ Abb. 1), durch die sich die Mukosa vorwölbt.

Klinik
Die **Divertikulose** ist meist ein Zufallsbefund und i. d. R. **asymptomatisch.** Ansonsten treten krampfartige **Schmerzen im linken Unterbauch** mit Zunahme nach Nahrungsaufnahme auf, ggf. manifestieren sich nicht entzündete Divertikel als peranale Blutung. Von manchen Autoren wird bei Auftreten von Symptomen von Divertikulitis gesprochen, sodass hier per Definition die Divertikulose **immer asymptomatisch** ist.
Die Divertikulitis tritt typischerweise in Schüben auf. Die Patienten klagen über **akut einsetzende Schmerzen** im linken Unterbauch („Linksappendizitis"), ggf. mit Ausstrahlung in den Rücken und Blutungen. Auch Fieber, Übelkeit und Erbrechen sowie Diarrhö und Obstipation können begleitend auftreten. Bei alten und immunsupprimierten Patienten kann diese akute Symptomatik abgeschwächt sein. Folgen eines **chronischen Verlaufs** sind Symptome spastisch und entzündlich bedingter Stenosen.

Diagnostik
Bei der **Palpation** zeigen sich Schmerzen und Abwehrspannung im linken Unterbauch, ggf. ist eine druckschmerzhafte Walze zu tasten. Im Labor steigen bei Divertikulitis die **Entzündungswerte** an (Leukozytose, CRP). Beteiligung von Blase oder Ureter lassen sich durch Untersuchungen des Urins nachweisen.
Bei den bildgebenden Verfahren ist die **Röntgenuntersuchung** mit Kolonkontrastdarstellung (▌ Abb. 2) bei der Divertikulose Verfahren der Wahl. Bei Verdacht auf Perforation ist die Verwendung von bariumhaltigem Kontrastmittel wegen der Komplikation einer Bariumperitonitis kontraindiziert. Wasserlösliche Kontrastmittel können ohne Weiteres verwendet werden. Bei Perforationsverdacht ist außerdem die Koloskopie kontraindiziert. Ansonsten ist das **CT** (▌ Abb. 3) Standard. Mit ihm lassen sich die entzündlichen Veränderungen des Sigmas samt Divertikel und Abszessen darstellen. Die **Sonografie** kommt ergänzend zur Anwendung.

Differenzialdiagnose
Zwei wichtige Differenzialdiagnosen sind das Reizdarmsyndrom (Colon irritable; Ausschlussdiagnose) und das Kolonkarzinom.

Komplikationen
Eine gefährliche Komplikation ist die **Blutung.** Bei massiver, unkontrollierbarer Blutung besteht OP-Indikation: Segmentresektion mit primärer End-zu-End-Anastomose. Die Blutungsquelle kann ab einer Blutung von 0,5 ml/min mit einer **selektiven Angiografie** der Aa. mesentericae sup. et inf. oder alter-

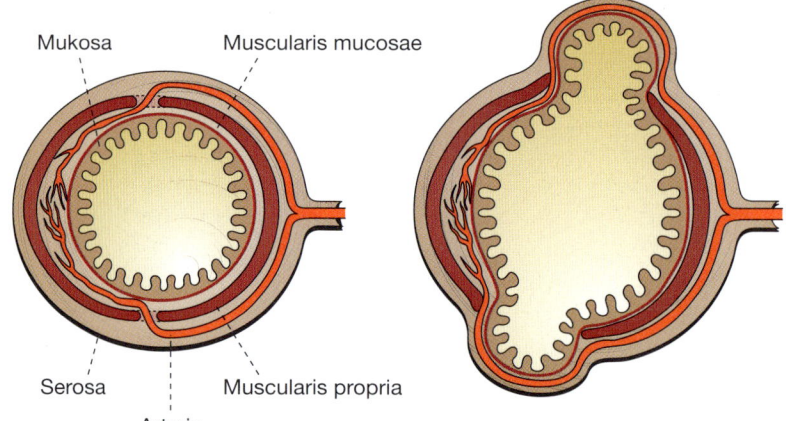

Mukosa — Muscularis mucosae

Serosa — Muscularis propria

Arterie

a   b

▌ Abb. 1: Kolondivertikel: a) Prädilektionsstellen sind die Durchtrittspforten der Vasa recta durch die Muscularis propria, b) typische (falsche) Divertikel. [52]

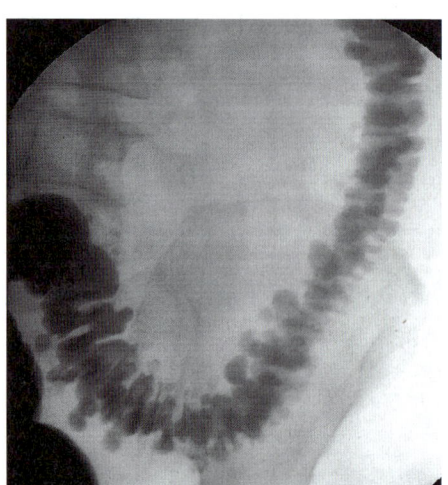

▌ Abb. 2: Kolonkontrasteinlauf bei Divertikulose. [6]

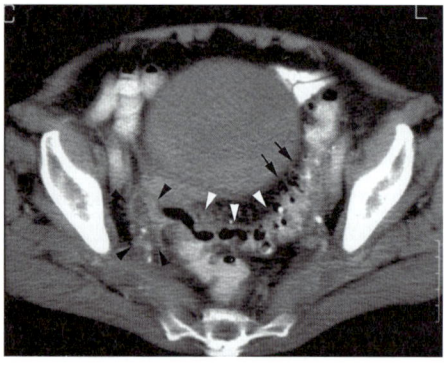

▌ Abb. 3: CT bei Divertikulitis: Verdickte Sigmawand (weiße Pfeile) und multiple Divertikel (schwarze Pfeile); lokale Abszessbildung (schwarze Dreieckspfeile). [26]

nativ mittels **CT-Angiografie** ausgemacht werden. Gelingt die Lokalisierung nicht, kann eine subtotale Kolektomie mit ileorektaler Anastomose erforderlich werden.

Weitere Komplikationen sind gedeckte und freie **Perforation** (Abszessbildung/Peritonitis; in der Bildgebung „freie Luft"), **Fistelbildung** und **Ileus.** Unter den Fisteln ist die kolovesikale Fistel zwischen Sigma und Blasenhinterwand am häufigsten, deren Symptome Pneumaturie, rezidivierende HWI und Fäkalurie sind. Eine retroperitoneale Entzündungsausbreitung kann auf den Ureter übergreifen und Stenosen sowie Dysurie verursachen.

Therapie
Divertikulose
Bei Divertikulose wird versucht, Komplikationen zu vermeiden und eventuelle Symptome zu lindern. Dies geschieht durch diätetische Maßnahmen (faserreiche Kost).

Divertikulitis
▶ **Konservativ:** beim ersten unkomplizierten Schub; Nahrungskarenz, Bettruhe, parenterale Flüssigkeitszufuhr, Antibiotika. Dieses Vorgehen ist bei zwei Dritteln der Patienten erfolgreich.
▶ **Operativ:** Die Indikation ist absolut gegeben bei Perforation (Abszess, Peritonitis), Stenose, Fistelbildung zu Blase, Vagina, Ovar, Rektum und Bauchdecke sowie bei Ileus. Relativ besteht sie bei Symptompersistenz im Rahmen eines konservativen Versuchs oder beim Rezidiv. In diesem Fall ist der elektive Standardeingriff die offene oder laparoskopische **Segmentresektion mit End-zu-End-Anastomosierung.** Lässt der Zustand des Patienten eine Operation zu, kommt dieser Eingriff bei **gedeckter Perforation** ebenfalls zur Anwendung. Falls nicht, wird der Abszess CT- oder sonografiegesteuert perkutan drainiert und das befallene Segment im Intervall entfernt. Bei **freier Perforation** mit Peritonitis erfolgt die Segmentresektion als Notfalleingriff meist zweizeitig: Resektion und Anlage eines **doppelläufigen Ileostomas** oder eines Kolostomas oral der Resektion und Blindverschluss des Rektums (**Hartmann-Operation** = Standard, ▪ Abb. 4; Stoma, s. S. 104); außerdem Lavage der Peritonealhöhle. Erst nach drei bis vier Monaten kann bei blandem Verlauf in einer zweiten OP die Kontinuität wiederhergestellt werden.

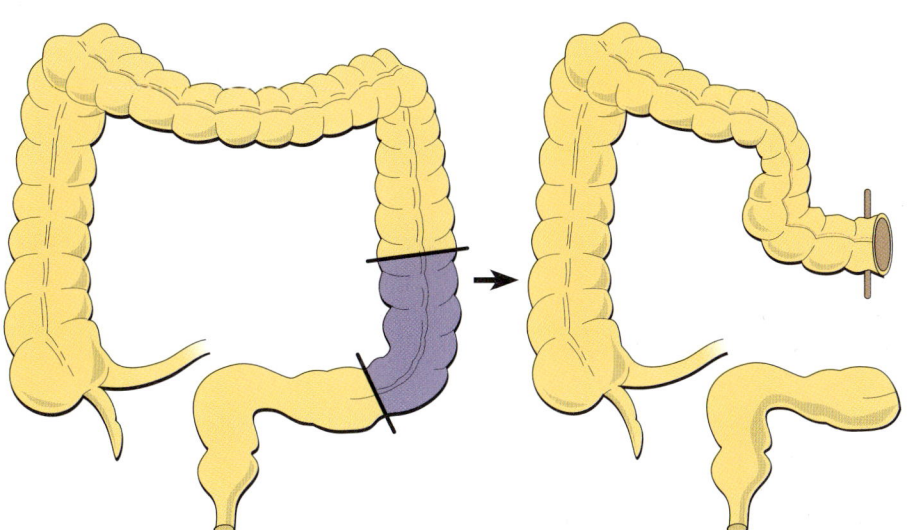

▪ Abb. 4: Operation nach Hartmann: Resektion des Sigmas und oberen Rektums mit Rektumblindverschluss und endständigem Deszendensstoma; bei perforierter Sigmadivertikulitis und als palliatives Verfahren bei irresektablem Rektumkarzinom. [5]

Zusammenfassung
✖ Häufigste Lokalisation der Divertikulose ist das Colon sigmoideum.

✖ Die Inzidenz nimmt mit dem Alter zu (5% nach dem 50. Lj., 70% im 85. Lj.).

✖ Komplikation der Divertikulose ist die Divertikulitis. Fieber, linksseitige ausstrahlende Unterbauchschmerzen und Palpieren einer walzenförmigen Resistenz sind typisch für eine Sigmadivertikulitis.

✖ Eine Divertikulitis lässt sich laborchemisch sowie in der Bildgebung und Endoskopie diagnostizieren: CT; Abdomenleeraufnahme, ggf. mit Kontrastmittel (kein Barium); Koloskopie/Sigmoidoskopie im Intervall.

✖ Typische Komplikationen der Divertikulitis sind Perforation, Blutung, Stenose und Fistelbildung.

✖ Die Therapie der Divertikulitis ist nur beim ersten unkomplizierten Schub konservativ. Bei wiederholten Schüben und Komplikationen wird das betroffene Segment reseziert, falls möglich einzeitig mit End-zu-End-Anastomosierung, beim Notfalleingriff meist zweizeitig: Hartmann-Operation (Kolostoma + Blindverschluss des Rektums) oder doppelläufiges Ileostoma.

Benigne kolorektale Tumoren und Präkanzerosen

Bei den benignen Tumoren und Präkanzerosen des Kolons handelt es sich überwiegend um **Schleimhautpolypen.** Neben den wesentlich häufigeren **neoplastischen Polypen** (= kolorektale Adenome) gibt es auch nicht neoplastische Polypen (angeboren, hyperplastisch, entzündlich, lymphoid). Bei Letzteren besteht im Gegensatz zu den Adenomen keine oder nur geringe Entartungstendenz.

Adenome sind benigne Tumoren des Drüsenepithels, die durch Dysplasien unterschiedlichen Grades gekennzeichnet sind. Sie sind fakultative Präkanzerosen und können in ein invasives Adenokarzinom übergehen (Adenom-Karzinom-Sequenz). Häufigste Lokalisation ist das **Rektosigmoid.**

Ätiologie und Pathogenese

In der Mehrzahl der Fälle treten Adenome sporadisch auf, selten im Rahmen eines Polyposesyndroms.

Adenome weisen genetische Veränderungen auf, die für ihre Entstehung verantwortlich gemacht werden. Mutationen in APC, KRAS und TP53 finden sich oft in tubulären Adenomen, in pseudopapillären Adenomen oft BRAF-Mutationen und DNA-Hypermethylierung.

Morphologie

Morphologisch werden folgende Adenomtypen unterschieden (▌ Abb. 1):

▶ **Tubulär** (75 %): gestieltes Wachstum; Entartungsrisiko ca. 5%
▶ **Villös** (10%): zottenartige Architektur; wachsen meist breitbasig und sind größer als tubuläre Adenome; Entartungsrisiko bis zu 40%
▶ **Tubulovillös** (15%): Entartungsrisiko ca. 25%
▶ **Pseudopapillär**: sägezahnartige Architektur

Klinik

Adenome sind meistens **asymptomatisch.** Selten sind (kleinere) Blutungen, sehr selten Invagination oder beim villösen Adenom sekretorische Aktivität (Schleimabsonderungen, Diarrhö mit Gefahr von Flüssigkeits- und Elektrolytverlusten). Bei tiefem Sitz können sie auch anal prolabieren (DD: Hämorrhoiden).

Diagnostik

Verfahren der Wahl ist nach der obligaten **digital-rektalen Untersuchung** die **Koloskopie** (▌ Abb. 2), ggf. Rektoskopie. Neueres Verfahren ist die **virtuelle Endoskopie** mittels CT-Datensatz, bei der allerdings auch eine vorbereitende Darmspülung erforderlich ist. Auch der **Kolonkontrasteinlauf** hat eine gute Aussagekraft. Zur Bestimmung der Eindringtiefe kann die **Endosonografie** herangezogen werden. Bei Polypose sind **humangenetische Untersuchungen** durchzuführen.

Differenzialdiagnose

Das **Kolonkarzinom** ist die wichtigste Differenzialdiagnose. Es ist stets durch **Biopsie** auszuschließen.

Therapie

Kolorektale Adenome sind in toto zu entfernen, da es sich um Präkanzerosen handelt. Das Entartungsrisiko ist abhängig vom Adenomtyp (villös > tubulovillös > tubulär) sowie von Größe und Grad der Dysplasie. Kleine tubuläre Adenome können endoskopisch mit einer Diathermieschlinge abgetragen werden (▌ Abb. 3), größere (≥ 3 cm) lassen sich oft nur mit einer Darmresektion entfernen. Meist ist allerdings eine endoskopische Entfernung möglich. Villöse Adenome bis 20 cm ab ano können mit der **TEM** (transanale endoskopische Mikrochirurgie) mit speziellen Instrumenten (Hochfrequenzmesser, Nahtgeräte) entfernt werden. Eine Segmentresektion ist bei Polypose und bei nicht ausreichend radikaler Entfernung erforderlich.

Anschließend wird **histologisch** ein Karzinom ausgeschlossen. Lässt sich hierbei die Entartung des Adenoms nachweisen, erfolgt die Therapie des Karzinoms stadienadaptiert (s. S. 102).

Adenom-Karzinom-Sequenz

Sie entspricht der Mehrschritt-Theorie der Kanzerogenese, d. h. ein kolorektales Karzinom entsteht infolge einer Serie genetischer Veränderungen, die zu Epithelalterationen führen (▌ Abb. 4): vom Adenom über Epitheldysplasien bis hin zum Karzinom. Über 90% der Kolonkarzinome entwickeln sich auf dem Boden von Adenomen. Stationen in diesem Stufenmodell können übersprungen werden.

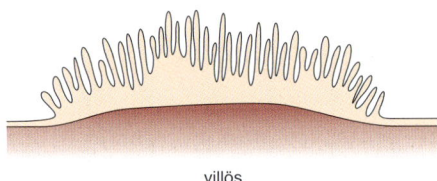
kolorektale Adenome

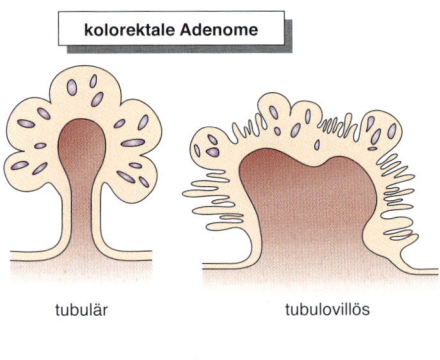
tubulär   tubulovillös

villös

▌ Abb. 1: Adenomtypen. [8]

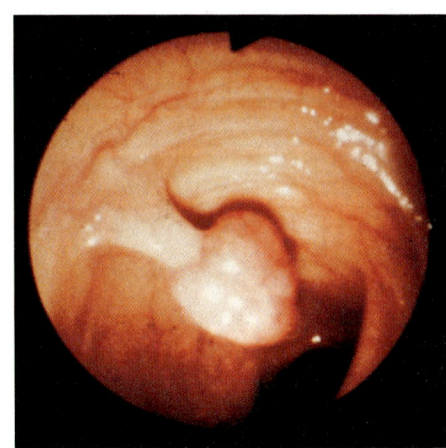

▌ Abb. 2 (links): Gestielter Kolonpolyp in der Endoskopie. [13]

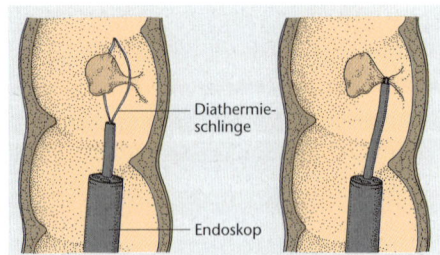
Diathermieschlinge

Endoskop

▌ Abb. 3 (oben): Endoskopische Polypektomie mit der Diathermieschlinge. [36]

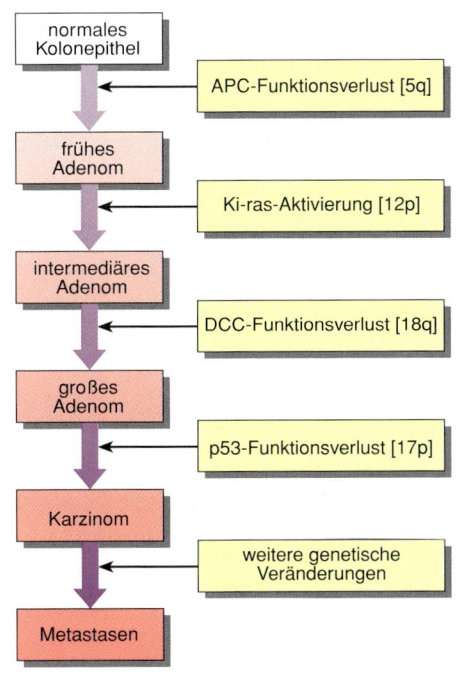

Abb. 4: Kolorektale Kanzerogenese: Adenom-Karzinom-Sequenz. [8]

Polyposesyndrome

Bei Vorliegen von **mehr als 100 Kolon-polypen** spricht man von Polypose.

Familiäre adenomatöse Polypose (FAP, Adenomatosis coli)

Es handelt sich um eine durch zahlreiche kolorektale Adenome gekennzeichnete **obligate Präkanzerose.** Fast alle Patienten entwickeln bis zum 35.–40. Lj. ein kolorektales Karzinom. Die FAP und ihre Varianten werden autosomal-dominant mit hoher Penetranz vererbt und sind verursacht durch Keimbahnmutationen im APC-Gen (Tumorsuppressorgen auf 5q21). In knapp einem Drittel der Fälle handelt es sich um eine Neumutation. Familienangehörige von FAP-Patienten sollten sich koloskopieren und eine Genanalyse durchführen lassen. FAP-assoziiert tritt die kongenitale Hypertrophie des retinalen Pigmentepithels (CHRPE) auf. Varianten sind die **attenuierte FAP** mit weniger als 100 Polypen und das **Gardner-Syndrom,** bei dem extraintestinale Manifestationen wie Osteome, Lipome, Epidermoidzysten und Hyperodontie im Vordergrund stehen. Polypen gemeinsam mit dem Auftreten eines Hirntumors (meist Medulloblastom) kommen im Rahmen des **Turcot-Syndroms** vor,

mit dem Auftreten kartilaginärer Exostosen beim **Zanca-Syndrom.** Zur Karzinomprophylaxe sollten Patienten mit klassischer FAP kontinenzerhaltend proktokolektomiert werden (Abb. 5), wenn vertretbar nach Abschluss der Pubertät. Verfahren der Wahl ist die **totale Proktokolektomie mit ileoanaler J-Pouch-Anlage** (s. S. 92).

Peutz-Jeghers-Syndrom

Diese Erkrankung wird autosomal-dominant mit variabler Penetranz vererbt. Ihr liegt meist eine Keimbahnmutation im LKB1/STK11-Gen auf 19p13 zugrunde, das für eine Serin-Threonin-Kinase kodiert, die in intrazelluläre Signalkaskaden eingebunden ist. Es finden sich multiple gestielte Polypen im gesamten GI-Trakt. Leitsymptom ist die Hyperpigmentierung von Lippen- und Mundschleimhaut. Die Entartungsrate der Polypen beträgt ca. 3%, daher sind regelmäßige Kontrollen erforderlich.

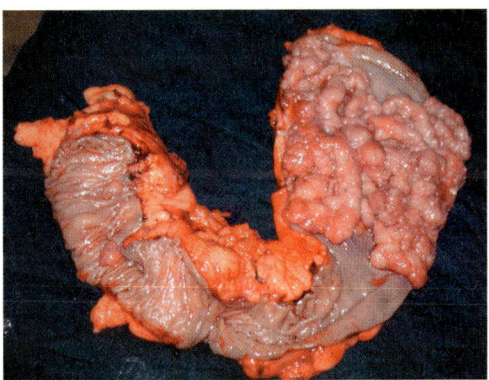

Abb. 5: Operationspräparat bei FAP. [5]

Juvenile Polyposis coli

Sie manifestiert sich überwiegend vom 1. bis 25. Lj. Das Entartungsrisiko liegt bei 10%. Endoskopische Entfernung oder Segmentresektion kommen als Therapie infrage.

Hereditäres kolorektales Karzinom ohne Polypose (HNPCC)

Die HNPCC ist eine autosomal-dominant vererbte Erkrankung (Lynch-Syndrom), die durch frühes Auftreten kolorektaler Karzinome und solcher anderer Organe (Endometrium, Ovar, Magen, Dünndarm etc.) gekennzeichnet ist. Ursachen sind Mutationen in DNA-Mismatch-Reparatur-Genen (v. a. MLH1, MSH2) mit der Folge einer Mikrosatelliteninstabilität. 1–5% der kolorektalen Karzinome entstehen im Rahmen einer HNPCC. Der Altersgipfel liegt in der fünften Lebensdekade und somit früher als bei sporadischem Karzinom. Häufigste Lokalisation ist das **proximale Kolon** (60% bis zur linken Flexur).

Zusammenfassung

✖ Unter den gutartigen kolorektalen Tumoren sind die benignen neoplastischen Polypen (= Adenome) die häufigsten. Für sie besteht im Sinne der Adenom-Karzinom-Sequenz in Abhängigkeit von Typ, Größe und Grad der Dysplasie ein Risiko für die Entartung zu einem invasiven Adenokarzinom.

✖ Die Therapie besteht daher in der endoskopischen oder operativen Entfernung bzw. Segmentresektion.

✖ Bei der FAP handelt es sich um eine autosomal-dominant vererbte Erkrankung mit Polypen im gesamten Kolorektum und extraintestinaler Manifestation. Sie ist eine obligate Präkanzerose, weswegen die prophylaktische totale Proktokolektomie mit ileoanaler Pouch-Anlage indiziert ist.

Kolorektales Karzinom I

Das kolorektale Karzinom ist in Deutschland nach dem Bronchialkarzinom das zweithäufigste Karzinom des Mannes und bei der Frau nach Mamma- und Uteruskarzinom das dritthäufigste. Die Jahresinzidenz liegt bei 25/100 000. Häufigkeitsunterschiede mit Nord-Süd-Gefälle deuten auf sozioökonomische Faktoren bei der Entstehung hin: In den Entwicklungsländern ist dieser Tumor sehr selten. Ab dem 40. Lj. steigt das Risiko mit zunehmendem Alter deutlich an. Das durchschnittliche Alter bei Diagnosestellung liegt bei etwa 70 Jahren.

Ätiologie und Pathogenese
Über 90% der Kolonkarzinome entwickeln sich aus Adenomen (Adenom-Karzinom-Sequenz, s. S. 98). Dabei entstehen 70% sporadisch.
Die exakten Ursachen der Tumorentstehung sind ungeklärt. Sie setzen sich aus exogenen und endogenen Risikofaktoren zusammen:

▶ **Exogen:** karzinogene Substanzen (z. B. C2-Abusus), Nahrung und ihre Abbauprodukte: fettreiche, ballaststoff- und faserarme Nahrung → längere Verweildauer der Karzinogene. Cholesterinmetaboliten, sekundäre Gallensäuren und toxische Stoffwechselmetaboliten haben eine epithelschädigende und proliferationsfördernde Wirkung.
▶ **Endogen:**
– Kolorektale Adenome (s. S. 98)
– Chronisch entzündliche Darmerkrankungen, v. a. Colitis ulcerosa (s. S. 92)
– Polyposesyndrome (s. S. 98): FAP (1% der kolorektalen Karzinome), Gardner-Syndrom, Peutz-Jeghers-Syndrom
– HNPCC (s. S. 98): 5% der kolorektalen Karzinome
– Kolorektale Tumoren in der Familienanamnese

Lokalisation
Kolonkarzinome sind solche Karzinome, deren aboraler Rand bei der Messung mit dem Rektoskop ≥ 16 cm von der Anokutanlinie entfernt ist. Ist die Entfernung geringer, handelt es sich um ein **Rektumkarzinom.**

Zökum und Colon ascendens	15%
Colon transversum	15%
Colon descendens	10%
Rektum und Sigmoid	**60%**

■ Tab. 1: Lokalisation des kolorektalen Karzinoms.

Die Lokalisationsverteilung ist ■ Tabelle 1 zu entnehmen. Am häufigsten ist der Tumor im Rektum und Sigmoid gelegen, allerdings nehmen derzeit proximal lokalisierte Karzinome zu.
In 2–5% der Fälle ist das Karzinom **multipel** lokalisiert.

Morphologie
Histologisch handelt es sich meist um Adenokarzinome in unterschiedlichen Differenzierungsgraden (Grading) bis hin zum undifferenzierten Karzinom. In 20% der Fälle bilden die Karzinome Schleim (Siegelringzellkarzinom, muzinöses Adenokarzinom).
Makromorphologisch sind polypöse (v. a. im Rechtskolon), ulzeröse (v. a. Rektum, am häufigsten), manschettenförmig-stenosierende (v. a. Deszendens und Sigma) und diffus-infiltrierende Karzinome zu unterscheiden.

Ausbreitung und Metastasierung
Kolorektale Karzinome wachsen tendenziell in die Tiefe, weniger in longitudinaler Richtung. Daher ist beim Rektumkarzinom ein Resektionsabstand von 2 cm nach anal ausreichend. **Lokales Wachstum** führt nach Überschreiten der Organgrenzen zur Infiltration benachbarter Organe wie Magen, Pankreas, Leber, Bauchwand, Retroperitoneum, Blase, Uterus, Ovarien und Ureteren.
Während das Wachstum des Primärtumors eher langsam ist, ist das der Metastasen wesentlich schneller.
Die **lymphogene Metastasierung** geschieht früh in regionäre und mesenteriale Lymphknoten entlang der arteriellen Versorgungsstraßen. Bei einem Tumor im Bereich der **Riolan-Anastomose**, d. h. im mittleren Bereich des Colon transversum, ist daher die Metastasierung über die Lymphabflussbahnen entlang sowohl der A. mesenterica superior als auch inferior möglich.
Beim Rektumkarzinom ist sie abhängig von der Höhenlokalisation: im oberen Drittel nach kranial (Rectalis-superior-Gefäße), im mittleren Drittel zusätzlich nach lateral in die Beckenlymphknoten (Rectalis-media-Gefäße) und im unteren Drittel zusätzlich zur kranialen und lateralen Ausbreitung in die iliakalen und inguinalen Lymphknoten (kaudal).
Hämatogen erfolgt die Metastasierung entsprechend der Lokalisation und dem venösen Abfluss meist primär über die **Pfortader** in die **Leber,** seltener primär in die **Lunge** (bei tief sitzendem Rektumkarzinom über den Plexus rectalis inf. in die V. cava inf.) und schließlich sehr selten in Gehirn, Knochen und Nebennieren.

Klassifikation
Die Dukes-Klassifikation ist inzwischen obsolet und durch die **TNM-** und **UICC-Stadieneinteilung** weitgehend ersetzt (■ Tab. 2, 3).

T1	Tumor infiltriert die Submukosa
T2	Tumor infiltriert die Muscularis propria
T3	Tumor infiltriert die Subserosa bzw. das nicht peritonealisierte parakolische bzw. pararektale Gewebe
T4	Tumor infiltriert das viszerale Peritoneum und/oder direkt andere Organe/Strukturen
N1	Metastasen in einem bis drei parakolischen bzw. pararektalen Lymphknoten
N2	Metastasen in vier oder mehr parakolischen bzw. pararektalen Lymphknoten

■ Tab. 2: TNM-Klassifikation des kolorektalen Karzinoms.

UICC	TNM	Dukes
I	T1 N0 M0 T2 N0 M0	A
IIA	T3 N0 M0	B1
IIB	T4 N0 M0	B2
IIIA	T1 N1 M0 T2 N1 M0	C
IIIB	T3 N1 M0 T4 N1 M0	
IIIC	Jedes T, N2, M0	
IV	Jedes T, jedes N, M1	D

■ Tab. 3: Übersicht über die Klassifikationen des kolorektalen Karzinoms.

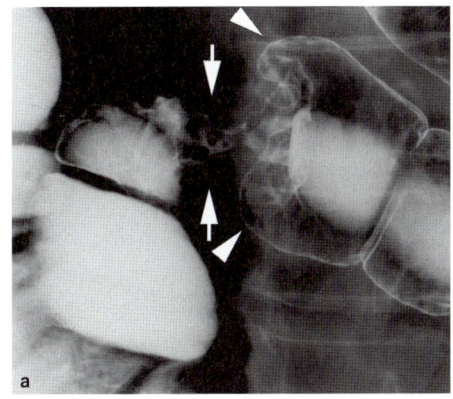

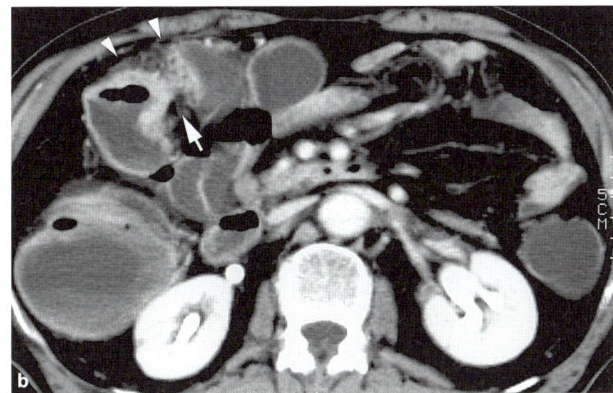

Abb. 1: Stenosierendes Karzinom im Colon transversum. a) Kolonkontrasteinlauf mit Stenose (↑): Aspekt eines „Apfelbutzens". Am Rand des Karzinoms findet sich die sog. Tumorschulter (Dreieckspfeile). b) Stenose im Abdomen-CT (↑), Lymphangiosis carcinomatosa (Dreieckspfeile). [26]

Klinik

Die Patienten sind aufgrund des langsamen Tumorwachstums in Frühstadien meist asymptomatisch. Verdächtig sind **Blut** und **Schleim** im Stuhl, wobei der Blutverlust auch okkult geschehen kann. Bei proximalem Sitz treten Teerstühle, bei distalem Sitz eher sichtbare Blutbeimengungen auf. Eine resultierende **Anämie** führt zu Müdigkeit und Leistungsknick. Daneben können die Patienten über **Stuhlunregelmäßigkeiten** wie Obstipation und Diarrhö klagen, ebenso über Gewichtsverlust, Tenesmen, Meteorismus und Flatulenz mit Schleimabgang. Auch unspezifische **Schmerzen** und Missempfindungen können Hinweise sein.

Spätsymptome sind (stenosebedingte) **Bleistiftstühle** und **Ileus**. Eine Zerstörung des Sphinkters führt zur **Stuhlinkontinenz.**

Tumoren des proximalen Kolons werden erheblich größer, bevor sie symptomatisch werden, als dies bei linksseitigen Tumoren der Fall ist, bei denen das zirkuläre Wachstum in engem Lumen früher zu Stenosen und Ileus führt.

Diagnostik

Bei Blut- und Schleimbeimengungen im Stuhl sowie anhaltenden Stuhlunregelmäßigkeiten gerade bei Patienten über 45 muss an ein kolorektales Karzinom gedacht und dieses ausgeschlossen werden.

Nach der **Anamnese** ist die **digital-rektale Untersuchung** obligater Standard bei der körperlichen Untersuchung. Hierbei lassen sich Karzinome bis 8 cm ab ano palpieren, das sind ca. 30 % der kolorektalen Karzinome. Außerdem lassen sich ggf. bei der **Palpation des Abdomens** und der **Inspektion des Afters** verdächtige Befunde erheben. Mit dem **Haemoccult®-Test** (Guajak-Test) lässt sich okkultes Blut im Stuhl mit Testkarten nachweisen.

Apparatives Verfahren der ersten Wahl ist die Endoskopie, v. a. die **totale Koloskopie** (Sensitivität 98 %), ggf. mit Biopsieentnahme. Der **Kolonkontrasteinlauf** ist in 90 – 95 % der Fälle positiv, allerdings nur noch selten angezeigt, und zwar dann, wenn die Koloskopie nicht vollständig möglich ist (Abb. 1a).

Dem lokalen Staging dienen das **CT** (Abb. 1b), beim Rektumkarzinom die **endorektale Sonografie** (Eindringtiefe und Beurteilung der Lymphknoten, Abb. 2a) und ein **Becken-CT** (Abb. 2b) bzw. **-MRT.**

Mittels **Abdomensonografie** (ggf. CT) und **Röntgen-Thorax** werden Metastasen gesucht.

Die Bedeutung der Tumormarker CEA und CA 19-9 liegt allenfalls in der Verlaufskontrolle in der Nachsorge.

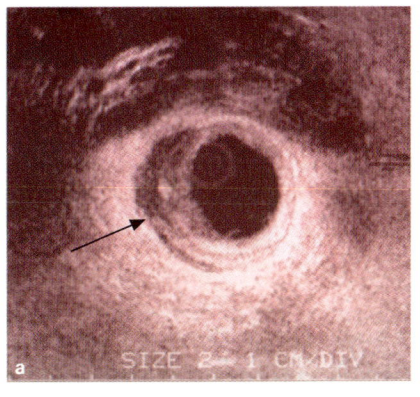

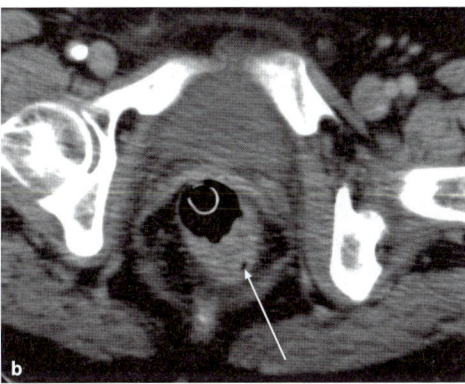

Abb. 2: Rektumkarzinom: Wandverdickung (↑) in der Endosonografie (a) und im CT (b). [5]

Zusammenfassung

✖ Die meisten kolorektalen Karzinome entwickeln sich auf dem Boden von Adenomen.

✖ Leitsymptome sind peranaler Blutabgang, Schmerzen und Veränderung der Stuhlgewohnheiten.

✖ Goldstandard der Diagnostik ist nach der obligaten digital-rektalen Untersuchung die Koloskopie mit der Möglichkeit der Biopsieentnahme.

Kolorektales Karzinom II

Bei den meisten kolorektalen Karzinomen (> 90%) ist die operative Therapie das Verfahren der Wahl. Ziel ist die kurative Tumorresektion (R0). Obligat ist eine **perioperative Antibiotikaprophylaxe** (s. S. 6).

Therapie des Kolonkarzinoms

Bei kurativem Ansatz besteht der operative Eingriff in der **En-bloc-Resektion** des tumortragenden Kolonabschnitts mit Sicherheitsabstand (7 cm oral; 2 cm aboral) samt **En-bloc-Lymphadenektomie,** ggf. Entfernung infiltrierter Nachbarorgane (■ Tab. 4, ■ Abb. 3). Am Karzinom selbst wird zur Verhinderung einer Tumorzelldissemination nicht geschnitten (No-touch-Technik). Bei nicht kurativem Ansatz kann zur Verhinderung eines Ileus eine Stomaanlage (s. S. 104) oder eine Umgehungsoperation (Seit-zu-Seit) erforderlich werden.
Für die weitere Therapieplanung sind die Ergebnisse der Operation (Vollständigkeit der Resektion: R-Status), Staging, Grading und Lymphknotenstatus, d. h. die Auswertung von mindestens zwölf entfernten Lymphknoten, erforderlich. Ein Algorithmus ist ■ Abbildung 4 zu entnehmen.

Therapie des Rektumkarzinoms

Die Erhaltung der Kontinenz ist nur möglich, wenn ein Sicherheitsabstand von 2 cm nach aboral eingehalten werden kann. Neben der Entfernung der pararektalen Lymphknoten (TME, PME) ist außerdem die **Lymphadenektomie** entlang der A. rectalis sup. bis an die Aortenbifurkation Standard (■ Abb. 5).

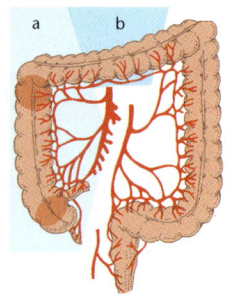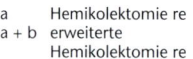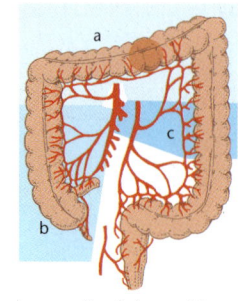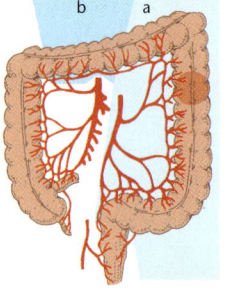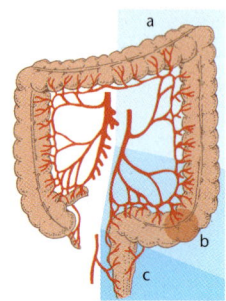

■ Abb. 3: Resektionsverfahren beim Kolonkarzinom. [36]

a	Hemikolektomie re	a	Querkolonresektion
a + b	erweiterte Hemikolektomie re	a + b/c	erweitert rechts/links
		a + b + c	subtotale Kolektomie
a	Hemikolektomie li	b	Sigmaresektion
a + b	erweiterte Hemikolektomie li	a + b	erweitert Sigmaresektion
		b + c	Rektumresektion

▶ **Lokale Resektion:** Vollwandexzision: **TEM** (transanal endoskopisch mikrochirurgisch) oder transanal nach Parks: bei T1-Tumoren und großen (villösen) Adenomen (nur bei N0)
▶ **Anteriore Rektumresektion** (nach Dixon): im proximalen Rektumdrittel (Tumorrand ≥ 12 cm ab ano) mit partieller mesorektaler Exzision **(PME);** Vereinigung von Deszendens und Rektumstumpf entweder abdominal per Handnaht oder transanal mittels Stapler
▶ **Tiefe anteriore Rektumresektion** (nach Dixon, ■ Abb. 6): im mittleren Drittel (6 – 12 cm ab ano) mit totaler mesorektaler Exzision **(TME),** ggf. Anlage eines protektiven Ileo- oder Kolostomas mit Rückverlagerung nach sechs bis zwölf Wochen
▶ **Abdominoperineale Rektumresektion** (nach Miles, ■ Abb. 7): bei Infiltration des Sphinkters oder unzureichendem Sicherheitsabstand; **Entfernung des Sphinkters** und

Lokalisation	Resektionsverfahren
Zökum und Colon ascendens	Hemikolektomie rechts
Rechte Kolonflexur, rechtes Colon transversum	Erweiterte Hemikolektomie rechts
Colon transversum	Querkolonresektion
Linkes Colon transversum, linke Kolonflexur	Erweiterte Hemikolektomie links
Colon descendens	Hemikolektomie links
Colon sigmoideum	Sigmaresektion

■ Tab. 4: Resektionsverfahren beim Kolonkarzinom in Abhängigkeit von der Lokalisation.

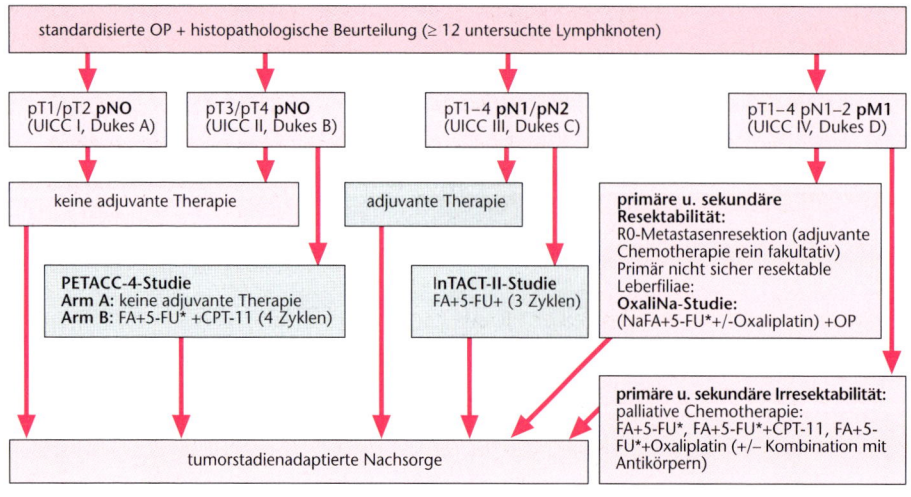

■ Abb. 4: Therapie des Kolonkarzinoms (FA = Folinsäure; 5-FU = 5-Fluorouracil; * = hoch dosiert über 24 h; CPT-11 = Irinotecan). Bei der adjuvanten Therapie bei UICC III ist eine Kombinationschemotherapie Standard (Oxaliplatin + Leucovorin + 5-FU). [3]

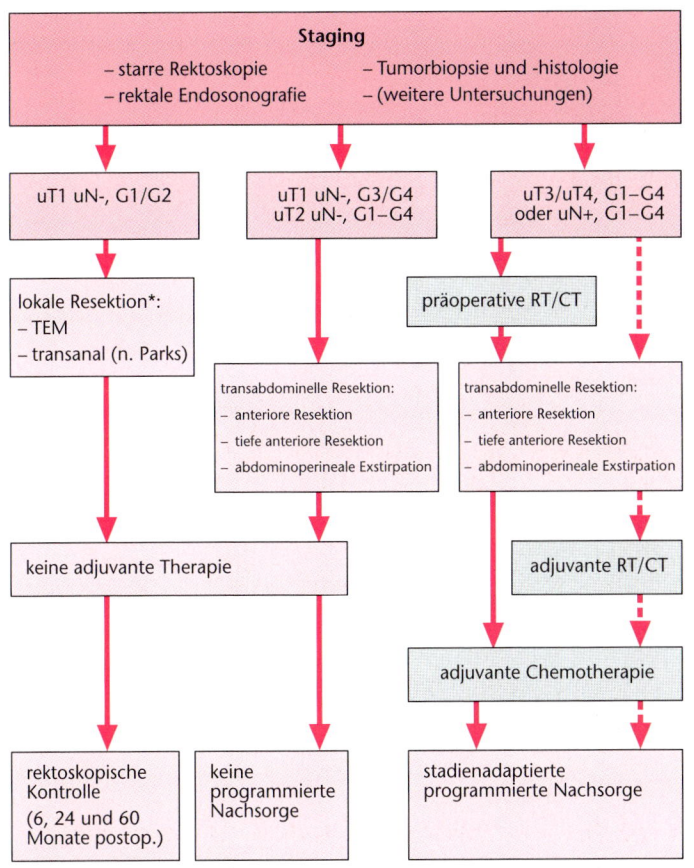

Staging
- starre Rektoskopie — Tumorbiopsie und -histologie
- rektale Endosonografie — (weitere Untersuchungen)

| uT1 uN-, G1/G2 | uT1 uN-, G3/G4 uT2 uN-, G1–G4 | uT3/uT4, G1–G4 oder uN+, G1–G4 |

lokale Resektion*:
– TEM
– transanal (n. Parks)

präoperative RT/CT

transabdominelle Resektion:
– anteriore Resektion
– tiefe anteriore Resektion
– abdominoperineale Exstirpation

transabdominelle Resektion:
– anteriore Resektion
– tiefe anteriore Resektion
– abdominoperineale Exstirpation

keine adjuvante Therapie

adjuvante RT/CT

adjuvante Chemotherapie

rektoskopische Kontrolle (6, 24 und 60 Monate postop.)

keine programmierte Nachsorge

stadienadaptierte programmierte Nachsorge

■ Abb. 5: Therapiealgorithmus bei primärem Rektumkarzinom (* = Vollwandexzision; u = endosonografisch). [3]

damit Stuhlkontinenz; infiltrierte angrenzende Organe werden en bloc mitreseziert (multiviszerale Resektion)
▶ **Hartmann-Operation** (s. S. 96): im Notfall (Perforation, Ileus) oder bei Patienten mit hohem OP-Risiko

Palliative Maßnahmen beinhalten die **Radiotherapie** (schmerzhafte Infiltration, Inoperabilität), die Anlage eines entlastenden Stomas und (transanale) **eingeschränkt radikale Verfahren** zur Tumormassenreduktion: Elektrokoagulation, Kryochirurgie oder Laser.

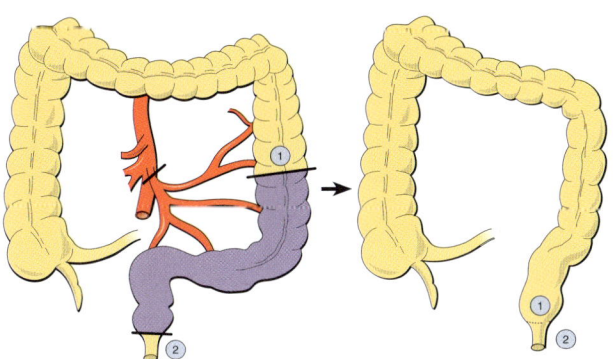

■ Abb. 6: Tiefe anteriore Rektumresektion – anterior bezieht sich dabei auf den transabdominalen Zugang: Sigma- und Rektumresektion bis 2 cm oberhalb der Linea dentata und stammnahe Ligatur der A. mesenterica inf. TME: Resektion des kompletten Mesorektums und damit der Lymphknoten, anschließend Deszendorektostomie, ggf. -anostomie („ultratief", meist mit Anlage eines J-Pouchs = Reservoir). [5]

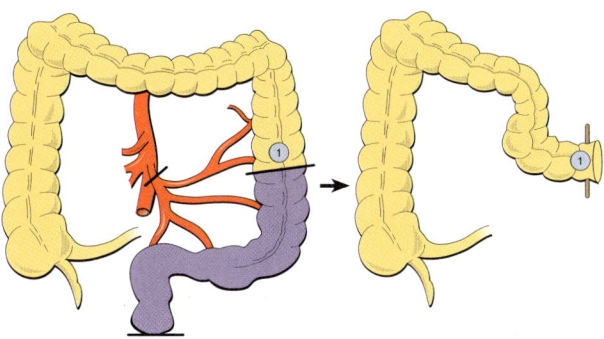

■ Abb. 7: Abdominoperineale Rektumexstirpation: Sigma-, Rektum- und Anusresektion samt Sphinkterapparat unter stammnaher Ligatur der A. mesenterica inf. und Anlage eines definitiven endständigen Deszendostomas. [5]

Komplikationen
▶ **Tumorwachstum:** Obstruktionsileus, Darmperforation mit Peritonitis, Fistelbildung zu angrenzenden Strukturen und Infiltration von Nachbarorganen: Ureterstenosen, Miktions- oder Potenzstörungen
▶ **Postoperativ:** kardiopulmonale Komplikationen, Blutung, Infektion, Anastomoseninsuffizienz (→ Relaparotomie + protektives Enterostoma), beim Rektumkarzinom außerdem Störungen von Miktion und Sexualität (Impotenz), partielle Stuhlinkontinenz trotz kontinenzerhaltenden Verfahrens

Nachsorge
Zur Früherkennung von Rezidiven und Metastasen dienen Anamnese, körperliche Untersuchung, Tumormarker (CEA, CA 19-9), Sonografie, Röntgen-Thorax, Endoskopie und CT.

Prognose
5-JÜR (UICC-Stadium): 80% (I), 60–70% (II), 30–40% (III), 5–20% (IV).

Sekundärprävention
▶ **Okkultes Blut im Stuhl:** ab 35. Lj. Haemoccult®-Test
▶ **Vorsorge-Koloskopie:** wird ab dem 55. Lj. (bei erhöhtem Risiko ab 40. Lj.) von den Kassen bezahlt; Wiederholung bei unauffälligem Befund alle zehn Jahre.

Zusammenfassung
✖ Bei > 90% der kolorektalen Karzinome ist die operative Therapie das Verfahren der Wahl.
✖ Prinzipien bei kurativem Ansatz sind En-bloc-Resektion des tumortragenden Darmabschnitts mit Lymphadenektomie und bei Infiltration benachbarter Organe die multiviszerale Resektion.
✖ Stadienadaptiert erfolgt die Anwendung (neo)adjuvanter Chemotherapie, beim Rektumkarzinom ist außerdem die Strahlentherapie zentraler Bestandteil.

Stoma

Definition und Ätiologie

Unter einem intestinalen Stoma (*gr.* für „Mündung") wird die chirurgisch hergestellte Öffnung eines Darmteils durch die Bauchwand bezeichnet („künstlicher Darmausgang"). Der Begriff Anus praeter(naturalis) ist veraltet. Neben den Stomata des Dünn- und Dickdarms wird prinzipiell jede künstlich angelegte Öffnung eines Hohlorgans zur Oberfläche als „Stoma" bezeichnet, z. B. Tracheostoma, Gastrostoma, Urostoma.

Die Anlage eines künstlichen Darmausgangs ist ein häufiger Eingriff in der Viszeralchirurgie, der für den Patienten einen tiefen Einschnitt in sein bisheriges Leben bedeutet. In über zwei Dritteln der Fälle sind Krebserkrankungen die Ursache für die Stomaanlage, in ca. 20% entzündliche Darmerkrankungen und in den restlichen Fällen Fehlbildungen und Unfälle.

Formen

Je nachdem, welcher Darmabschnitt an die Oberfläche ausgeleitet wird, spricht man von Jejunostoma, Ileostoma, Zökostoma, Aszendostoma, Transversostoma, Deszendostoma oder Sigmoidostoma, wobei Stomata des Kolons als Kolostoma zusammengefasst werden. Es gibt **endständige** Stomata, d. h. mit lediglich zuführendem Schenkel und **doppelläufige** Stomata mit zu- und abführendem Schenkel mit der Möglichkeit der Spülung des abführenden Schenkels (❚ Abb. 1). Stomata können außerdem vorübergehend angelegt werden (**temporär**, z. B. bei Ileus) oder **permanent**. Temporäre Stomata schützen als protektive, doppelläufige Deviationsstomata für einen gewissen Zeitraum nach der Operation die Darmanastomosen (z. B. doppelläufiges Ileostoma nach tiefer anteriorer Rektumresektion). Dabei besteht nach derzeitiger Evidenz kein eindeutiger Vor- bzw. Nachteil für die Ileostomie gegenüber der Kolostomie. Die Rückverlagerung erfolgt i. d. R. drei bis sechs Monate nach dem primären Eingriff.

Die häufigsten Formen sind:

▶ **Endständiges Deszendostoma:** Hartmann-OP (s. S. 96), abdominoperineale Rektumresektion (s. S. 102)

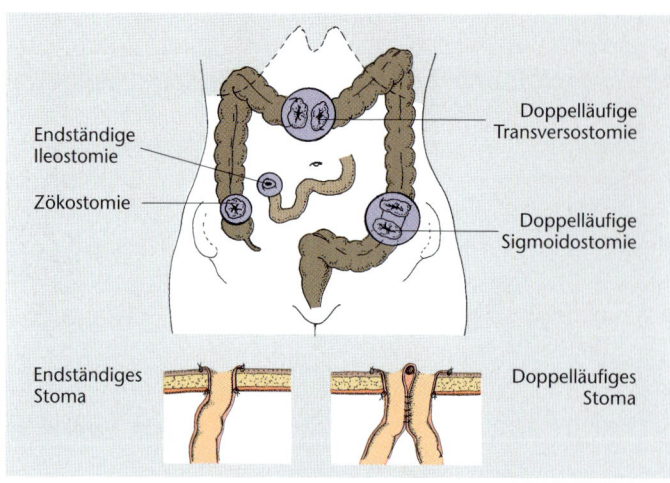

❚ Abb. 1: Verschiedene Enterostomaarten sowie Prinzipien des endständigen und doppelläufigen Stomas im Querschnitt. [36]

Endständige Ileostomie
Zökostomie
Doppelläufige Transversostomie
Doppelläufige Sigmoidostomie
Endständiges Stoma
Doppelläufiges Stoma

▶ **Doppelläufiges Ileostoma:** als protektives Stoma

Indikationen

▶ **Entzündliche Darmerkrankungen:**
– Colitis ulcerosa: toxisches Megakolon (Proktokolektomie, subtotale Kolektomie)
– Perforierte Divertikulitis mit Peritonitis (Hartmann-OP)

▶ **Präkanzerosen:** protektives Ileostoma bei Proktokolektomie mit ileoanaler J-Pouch-Anlage (Colitis ulcerosa, FAP)

▶ **Malignome:**
– Protektives Ileostoma bei kontinenzerhaltenden Eingriffen
– Permanentes Stoma in der nicht kontinenzerhaltenden Tumorchirurgie

▶ **Ileus**
▶ **Anorektale Verletzungen**
▶ **Ausgedehntes Fistelleiden**
▶ **Kongenitale Fehlbildungen**
▶ **Therapieresistente neurodegenerative Erkrankungen mit Kontinenzverlust**
▶ **Anastomoseninsuffizienz**

Chirurgische Technik
Optimale Stomaposition

▶ Einsehbarkeit und Erreichbarkeit durch den Patienten: präoperative Prüfung im Stehen, Sitzen und Liegen (→ selbstständige Stomaversorgung)
▶ 10 × 10 cm Areal mit ebener Haut
▶ Ausreichender Abstand zu:
– Ossären Strukturen (Beckenkamm, Rippenbogen)
– Nabel
– Narben, Laparotomiewunden
– Einziehungen und Bauchfalten
– Medianlinie
▶ Nicht auf Gürtelhöhe

Die optimale Lage ist paramedian durch den M. rectus abdominis (❚ Abb. 2a).

Vorgehen

Während das **Kolostoma** auf Hautniveau oder leicht erhaben positioniert wird, ist beim **Ileostoma** die Positionierung ca. 4 cm über Hautniveau erforderlich, da aufgrund des aggressiven Dünndarmsekrets die Gefahr von Hautmazerationen besteht.

Der Eingriff erfolgt meist offen am Ende größerer abdominaler Eingriffe (Laparotomie). Die Anlage eines Stomas kann alternativ laparoskopsich erfolgen, z. B. bei alleiniger Stomaanlage oder im Zuge von Resektionen bei analen Erkrankungen, z. B. Kolostomaanlage vor primärer lokaler Radiotherapie eines Analkarzinoms.

Zunächst wird die **Stomaausleitungsstelle** in geeigneter Größe präpariert. Dabei führen Einengung zur Stomanekrose und eine zu weite Ausleitungsöffnung zu Stomaprolaps, -retraktion und -hernie. Beim Kolostoma wird der proximale Darmabschnitt bei guter Durchblutung und spannungsfrei durch das Loch gezogen und das Stoma mukokutan durch Naht fixiert (❚ Abb. 2). Die Fixation auf Faszienebene und ggf. des Mesokolons an der seitlichen Bauchdecke erfolgt nur bei permanentem Stoma (❚ Abb. 2b). Beim Ileostoma wird der Darm nach Eröffnung und Ausleitung nach außen umgestülpt und allein durch mukokutane Naht fixiert (❚ Abb. 3).

Stomaversorgung

Die verschiedenen Stomaversorgungen dienen der Aufnahme von Stuhl und

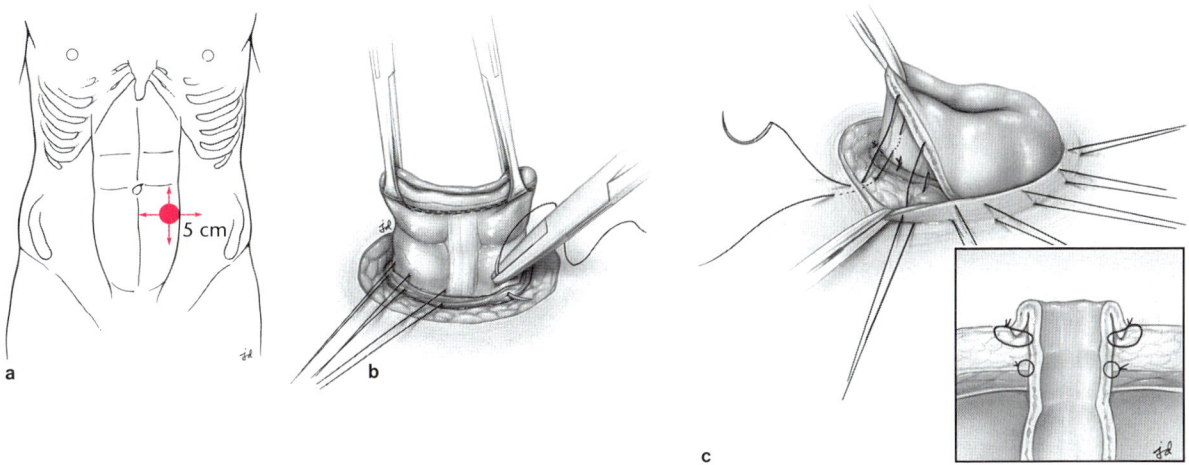

■ Abb. 2: Endständiges, permanentes Kolostoma: a) ideale Position, b) Fixierung des Kolonabschnitts an der Muskelfaszie mit Einzelknopfnähten, c) mukokutane Fixierung mit Rückstichnähten. [38]

Gasen, eine willentliche Stuhlentleerung ist nicht mehr möglich. Die Versorgung besteht aus einer Basisplatte und Auffangbeuteln sowie ggf. Pasten, die Unebenheiten wie Hautfalten ausgleichen sollen. Regelmäßige Hautpflege und Reinigung sind wichtig. Patienten mit Kolostoma (nicht Ileostoma) haben die Möglichkeit der Irrigation (Spülung), d. h. eines Einlaufs zur Stuhlentleerung, was dem Patienten für 12 – 24 h Ausscheidungsfreiheit und den temporären Verschluss des Stomas mit einer Klappe ermöglicht (kein Beutel notwendig).

Ernährung
Prinzipiell erfordert ein Stoma Disziplin in der Ernährung: Saure, ballaststoff- und faserreiche Nahrung sollte vermieden werden. Bei Ileostoma muss den Flüssigkeits- und Elektrolytverlusten Rechnung getragen werden. Je nach Ausmaß der Darmresektion ist die Malassimilation z. B. bestimmter Vitamine und Mineralstoffe zu beachten.

Komplikationen
▶ **Prolaps** des Darms
▶ **Retraktion:** Stoma sinkt unter das Hautniveau
▶ **Parastomale Hernie**
▶ **Nekrose**
▶ **Hautmazerationen** und -entzündungen (peristomale Dermatitis)
▶ **Siphonbildung** des prästomalen Darms mit Entleerungsstörung
▶ **Kurzdarmsyndrom** mit Wasser- und Elektrolytverschiebung (v. a. bei Ileostoma mit verkürztem Dünndarm)

Knapp die Hälfte der Komplikationen ist anlagebedingt und daher weitgehend vermeidbar.

Stoma aus Patientensicht
Neben den physischen Beeinträchtigungen durch die Grunderkrankung und die Stomaanlage besteht für die Patienten durch den Verlust der willkürlichen Kontrolle der Stuhlentleerung und der Minderung der körperlichen

Ästhetik außerdem eine **erhebliche psychische Belastung.** Die Lebensqualität ist hinsichtlich Arbeitsfähigkeit, Freizeitaktivität und Sexualität beeinträchtigt, was eine konsequente psychosoziale Betreuung unerlässlich macht. Ebenso essenziell sind die prä- und postoperative Beratung und Schulung, die wesentliche Voraussetzungen für eine selbstständige Stomapflege und adäquate Ernährung sind.

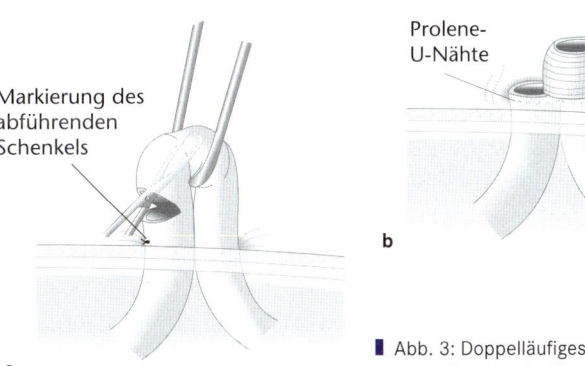

■ Abb. 3: Doppelläufiges Ileostoma: a) Fixation der Ileusschlinge an der Haut, b) Ileostoma in situ. [38]

Zusammenfassung
✖ Häufigste Ursache der Notwendigkeit eines Stomas ist eine Krebserkrankung.

✖ Es ist zwischen temporärem Stoma mit dessen Rückverlagerung nach einigen Monaten und dem permanenten Stoma zu unterscheiden.

✖ Protektive, d. h. die Anastomosen schützende Stomata sind temporäre, doppelläufige Ileo- oder Kolostomata. Ein weiteres Beispiel für ein temporäres Stoma ist das endständige Deszendostoma bei der Hartmann-OP.

✖ Optimale Position und chirurgische Technik kann einer Reihe von Stomakomplikationen wie Retraktion, Prolaps, Hernie, Nekrose und Schädigung der Bauchhaut vorbeugen.

Anorektale Erkrankungen I

Anatomie

Aufgabe des Anorektums ist die **Kontinenz** samt kontrollierter **Defäkation.** Dies wird durch koordiniertes Zusammenspiel zwischen willkürlicher und unwillkürlicher Motorik der folgenden Strukturen bewerkstelligt (❚ Abb. 1):

❱ **M. sphincter ani int.:** unwillkürlicher Verschluss, Dauertonus
❱ **M. sphincter ani ext.:** willkürlicher Verschluss, über den N. pudendus innerviert
❱ **Beckenboden:**
– Puborektalschlinge
– M. levator ani
❱ **Schleimhautpolster an der Linea dentata:** Corpus cavernosum recti mit Plexus haemorrhoidalis, eine von der A. rectalis sup. gespeiste arteriovenöse Shuntverbindung

Rektumprolaps

Ätiologie und Pathogenese

Beim vollständigen Rektumprolaps stülpen sich alle Wandschichten des Rektums nach außen vor (zirkuläre Fältelung, ❚ Abb. 2, 3), beim partiellen die Rektumvorderwand. Frauen, v. a. Multipara jenseits des 50. Lj., sind häufiger betroffen. Ursache ist eine Insuffizienz des Beckenbodens, primär bei Bindegewebsschwäche oder sekundär als Folge einer Schädigung, z. B. nach Geburtstrauma oder bei chronischer Obstipation. Der Sphinkter wird auseinandergedrängt, sodass seine Funktion beeinträchtigt wird.

Klinik

Die Patienten klagen aufgrund des obstruierenden Vorfalls oft über Obstipation mit Stuhlentleerungsstörung, außerdem über Fremdkörpergefühl, Nässen und Sekretion von Schleim mit Juckreiz. Es kann zu Ulzerationen und Blutungen kommen.

Therapie

Die Therapie besteht beim akuten Prolaps in der **manuellen Reposition,** um Nekrosen zu verhindern. Das weitere Vorgehen besteht neben der **Kräftigung der Beckenbodenmuskulatur** in der **operativen Behandlung:** intraabdominale, vorzugsweise laparoskopische Fixierung des Rektums **(Rektopexie)** meist in Kombination mit einer **Sigmaresektion** (OP nach Frykman-Goldberg). Bei Patienten in schlechtem Allgemeinzustand, bei denen kein abdominaler Eingriff möglich ist, sind verschiedene **perineale Verfahren** möglich: Rektumresektion – total nach Altemeier oder partiell nach Delorme. Bei Kindern ist die Therapie stets primär konservativ (Reposition, Stuhlregulation, ggf. Biofeedbacktherapie).

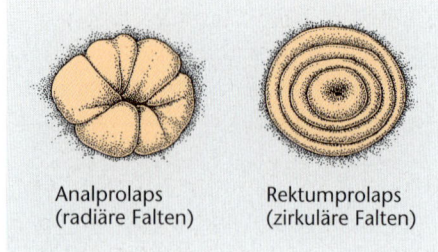

❚ Abb. 2: Schleimhautrelief bei Rektum- und Analprolaps. [1]

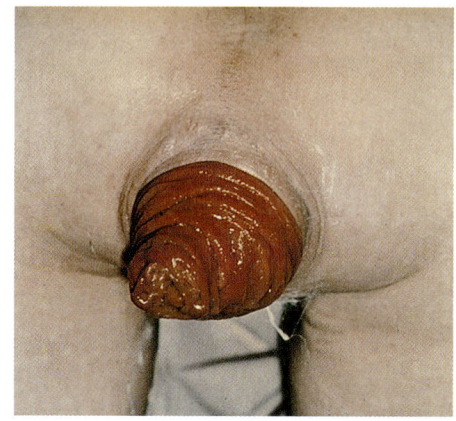

❚ Abb. 3: Kompletter Rektumprolaps. [3]

Analprolaps (Mukosaprolaps)

Hierbei prolabiert die Mukosa des proximalen Analkanals bzw. distalen Rektums mit **radiären Schleimhautfalten** (❚ Abb. 2). Dies beruht auf einer insuffizienten Fixierung des Anoderms auf dem Schließmuskel und tritt als Komplikation bei Hämorrhoiden auf bzw. wird von einigen Autoren mit Hämorrhoiden IV. Grades gleichgesetzt. Symptome sind Stuhlinkontinenz, Schmerzen, Sekretion und Ekzembildung mit Juckreiz. Die Mukosa sollte, außer bei Nekrose/Gangrän, konservativ abgeschwollen werden. Später erfolgt analog der Therapie bei Hämorrhoiden die Hämorrhoidektomie.

Hämorrhoiden

Ätiologie und Pathogenese

Hypertrophie (Überfüllung) und Ektasie des Plexus haemorrhoidalis können zum Prolaps in den distalen Analkanal führen und Beschwerden verursachen (Hämorrhoidalleiden). Von diesen arteriell gespeisten „inneren", von Analschleimhaut bedeckten Hämorrhoiden werden

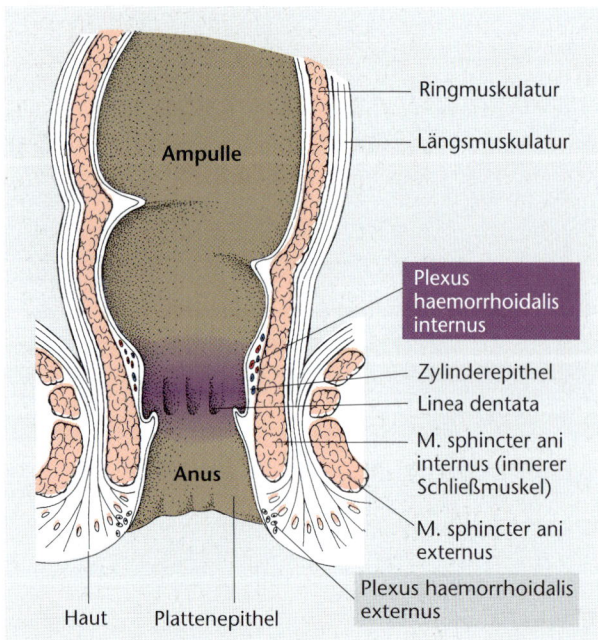

Ringmuskulatur
Längsmuskulatur
Ampulle
Plexus haemorrhoidalis internus
Zylinderepithel
Linea dentata
M. sphincter ani internus (innerer Schließmuskel)
Anus
M. sphincter ani externus
Plexus haemorrhoidalis externus
Haut   Plattenepithel

❚ Abb. 1: Anatomie des Anorektums. [36]

die unterhalb der Linea dentata liegenden, fälschlicherweise als solche bezeichneten „äußeren Hämorrhoiden" unterschieden (= Perianalvenenthrombose). Ätiologische Faktoren sind erbliche Prädisposition, eine vorwiegend sitzende Lebensweise, chronische Obstipation mit verstärktem Pressen bei der Defäkation, Schwangerschaft, Adipositas und portale Hypertonie. Diese Faktoren behindern den venösen Abfluss v. a. an **drei Prädilektionsstellen**, die den drei Ästen der A. rectalis sup. entsprechen: 3, 7 und 11 Uhr in Steinschnittlage (s. S. 4; ▌Abb. 6).
Die **Prävalenz** von Hämorrhoiden bei 30-Jährigen liegt bei über 70%, sie haben allerdings nur bei Beschwerden Krankheitswert. Männer sind doppelt so häufig betroffen.

Klinik und Diagnostik

Je nach Ausprägung erfolgt die Unterteilung in vier Schweregrade (▌Tab. 1, ▌Abb. 4). Die Erkrankung macht sich bemerkbar durch schmerzlose hellrote Blutungen (Toilettenpapier, Auflagerung auf dem Stuhl), Brennen, Juckreiz, schleimige Sekretion und eine weiche bis derbknotige Vorwölbung. Thrombosierung und Inkarzerationen führen später zu erheblichen Schmerzen.
Die Diagnose wird per **Inspektion,** bei der **digital-rektalen Untersuchung** und mittels **Proktoskopie** gestellt. Im Zweifel müssen chronisch entzündliche Darmerkrankungen und ein Karzinom mithilfe der Koloskopie ausgeschlossen werden.

Therapie

Die Therapie (▌Tab. 1) besteht zunächst in der Patientenaufklärung bzgl. **Stuhlregulation** (ballaststoffreiche Kost, ausreichend Flüssigkeit, ggf. Laxanzien), **Analhygiene** und Vermeiden übermäßigen Pressens bei der Defäkation. Vorübergehend können steroid- bzw. lokalanästhetische Zäpfchen verabreicht werden. Lokale Therapiemöglichkeiten sind **Salben- und Sitzbäderanwendung** (▌Abb. 5). Bei der **Sklerosierung** wird durch Einspritzen verödender Substanzen, Kryotherapie, Infrarotkoagulation oder Elektrokauterisation eine narbige Gewebsschrumpfung verursacht. Im

Grad	Befund	Therapie
1	Vorwölbung in das Proktoskop, kein Prolaps unterhalb der Linea dentata	Sklerosierung
2	Prolaps in den Analkanal unterhalb der Linea dentata unter Pressen, spontane Reposition	Gummibandligatur n. Barron, Sklerosierung
3	Prolaps nach außen unter Pressen und bei Defäkation, keine spontane Reposition → digitale Reposition	Gummibandligatur, ggf. OP
4	Extraanal fixierter Prolaps nach außen, irreponibel	OP

▌Tab. 1: Gradeinteilung der Hämorrhoiden und Therapie.

Rahmen der **Gummibandligatur nach Barron** führt ein eingebrachter Gummiring an der Hämorrhoidenbasis zur Gefäßthrombosierung und Nekrose. Das abgeschnürte Gewebe geht irgendwann samt Gummiband mit dem Stuhl ab. Operatives Verfahren ist die **submuköse Hämorrhoidektomie** nach Milligan-Morgan (▌Abb. 6), Parks oder Longo (= Staplerhämorrhoidektomie). Allen Verfahren gemeinsam ist die Exzision des Hämorrhoidalknotens unter Ligatur der zuführenden Arterienäste und weitgehender Erhaltung des Anoderms. Bei ausgedehntem Befund wird ein analplastischer Eingriff erforderlich. Komplikationen sind Inkontinenz, Nachblutung oder (selten) Stenose des Analkanals.

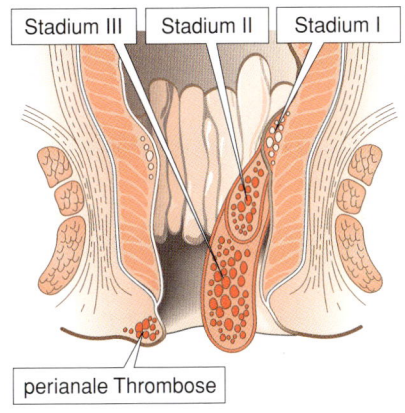

▌Abb. 4: Hämorrhoiden und perianale Thrombose. [47]

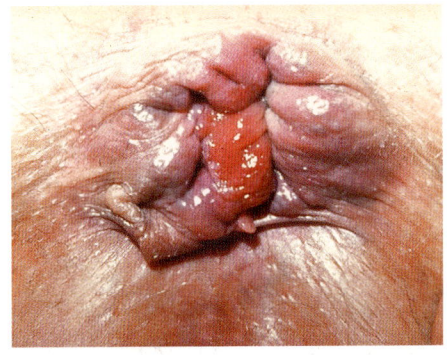

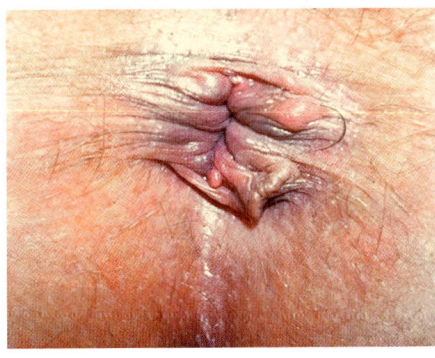

▌Abb. 5: Hämorrhoiden: Entzündlich geschwollene Hämorrhoiden (oben), deutlicher Rückgang nach zweiwöchiger Salbenbehandlung (unten). [16]

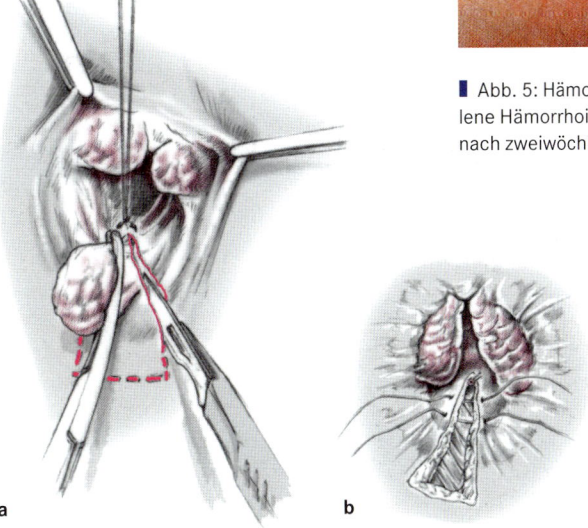

▌Abb. 6: Hämorrhoidektomie nach Milligan-Morgan: Umschneidung und Abpräparieren des Hämorrhoidalgewebes (a), Naht der inneren Mukosa unter Offenlassen der äußeren Haut als Drainageöffnung (b). [3]

Anorektale Erkrankungen II

Perianalvenenthrombose

Beim Hämorrhoidalleiden muss differenzialdiagnostisch die Perianalvenenthrombose, die sich als schmerzhafter, prall gespannter, livider Knoten an der Anokutanlinie bemerkbar macht (❚ Abb. 7), abgegrenzt werden. Wie auf Seite 106 beschrieben, wird fälschlicherweise auch der Begriff „äußere Hämorrhoiden" verwendet. Ursache ist meist starkes Pressen (Geburtsakt, Defäkation).

Die Exzision in Lokalanästhesie ist bei frischen Thrombosen Therapie der Wahl, postoperativ lässt der Schmerz meist deutlich nach. Die primär konservative Behandlung ist ebenfalls gerechtfertigt, insbesondere bei älteren Thrombosen, da jede Thrombose spontan innerhalb von zwei bis drei Wochen ausheilt. Stuhlregulation und lokal antiphlogistische Maßnahmen stehen im Vordergrund. Nach Ausheilung bleibt eine Mariske (= Analfalte) zurück. Die chirurgische Entfernung von **Marisken** wiederum ist nur dann indiziert, wenn sie Beschwerden wie Juckreiz infolge einer Ekzementstehung verursachen, die durch erschwerte Analhygiene bedingt ist.

Sinus pilonidalis

Dieser auch als Rekrutenabszess (Jeep's disease) bezeichneten **Steißbeinfistel** liegen ein persistierender Neuroporus (angeboren) bzw. ein Eindringen von Epidermis und Haaren in die Tiefe zugrunde. Es handelt sich um eine chronisch-entzündliche Erkrankung in der Medianlinie im Bereich der Rima ani, bei der sich ein epithelialisierter Hohlraum zwischen Steißbeinspitze und Analrand ausbildet. Ist er abgekapselt, so handelt es sich um eine **Pilonidalzyste,** bei Verbindung nach außen um eine **Pilonidalfistel.** Betroffen sind oft junge, stark behaarte Männer. Die Erkrankung wird zur Acne inversa gerechnet.

Eine Talgretention mit Abszedierung führt zu Schmerzen, Rötung und z. T. putridem Sekret. Der entzündete Sinus muss unter Mitnahme aller Fistelgänge radikal en bloc bis in die Tiefe exzidiert werden, bei größeren Sinus mit an-

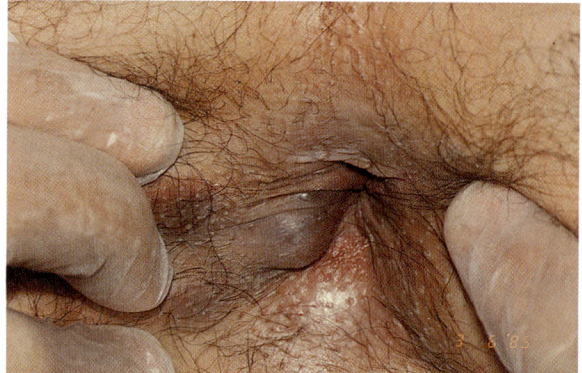

❚ Abb. 7: Perianale Thrombose bei 8 Uhr in SSL. [3]

schließend offener Wundversorgung (Sitzbäder).

Analabszesse

Abszesse sind die akute Form, Fisteln die chronische Form der perianalen Entzündung. Häufigste Abszessursache ist die **Entzündung der Proktodealdrüsen** (kryptoglandulär) mit anschließendem Durchbruch nach außen (perkutan) oder nach innen (z. B. in die Blase) mit dem Resultat einer Fistel. Weitere Ursachen sind fortgeleitete Entzündungen, z. B. bei Appendizitis, und Ulzera der Rektumschleimhaut bei CED (s. S. 92).

Klinisch bestehen **Schmerzen** und ein fluktuierender, prall-elastischer Tumor, Rötung, Fieber, ggf. Schüttelfrost. Schwerwiegende Komplikationen ergeben sich durch die Ausbreitung in die glutealen Weichteile, das Becken und das Skrotum.

Neben **Inspektion** und **digital-rektaler Untersuchung** hilft die **Prokto-** bzw. **Rektoskopie** bei der Diagnosestellung, ggf. auch die **Endosonografie** (hoch gelegene Abszesse). Sie sind allesamt bei starken Schmerzen oft nur in Narkose möglich.

Die Einteilung analer Abszesse erfolgt nach der Lokalisation (❚ Abb. 8). Am häufigsten ist mit ca. 80% der perianale, intermuskuläre Abszess.

Unterhalb der Levatormuskulatur gelegene Abszesse werden unter Schonung der Sphinktermuskulatur operativ freigelegt, drainiert und gespült. Bei ausgedehntem Befund kann die Anlage eines temporären Stomas notwendig werden. Supralevatorische, intrapelvine Abszesse werden von perineal her drainiert. Anschließend erfolgt die Fistelsuche. Dabei darf eine Sondierung nur vom Erfahrenen vorgenommen werden.

Analfisteln

Die Ursachen dieser chronischen Form der perianalen Entzündung entsprechen denen der Analabszesse. Die innere Öff-

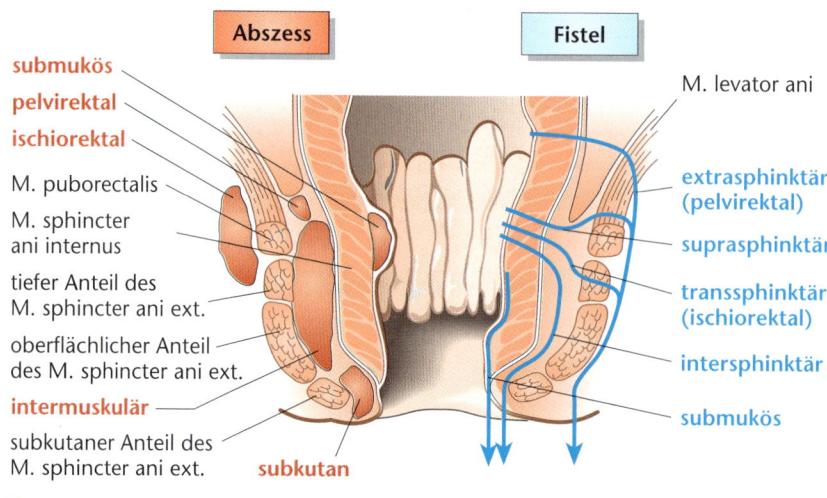

❚ Abb. 8: Periproktitische Abszesse und Fisteln. [39]

nung (Ostium) analer Fisteln liegt typischerweise auf Höhe der Linea dentata. Liegt sie oberhalb, besteht dringender Verdacht auf M. Crohn. Von **kompletten Fisteln** wird gesprochen, wenn ein inneres und äußeres Ostium vorhanden ist und somit eine Verbindung zwischen Analkanal und Haut besteht. **Inkomplette Fisteln** besitzen nur ein Ostium. Sie sind entweder innere (vom Darm ausgehend) oder äußere Fisteln (von der Haut ausgehend). Die Einteilung n. Parks erfolgt nach der Lage zum Sphinkter (■ Abb. 8). Dabei sind die intersphinktäre (50%) und die transsphinktäre Fistel (35%) am häufigsten. Das äußere Ostium findet sich meist im Bereich der hinteren Kommissur, d. h. bei 6 Uhr SSL. Fisteln machen sich durch **Juckreiz** und **Sekretion** (Ekzem) bemerkbar. Bei großen kompletten Fisteln ist Kotabgang möglich.

Die **Diagnose** wird **klinisch** und mittels **Endosonografie** gestellt. Differenzialdiagnostisch muss an einen Pilonidalsinus, ein Analekzem und an CED, v. a. M. Crohn, gedacht werden.

Komplikationen sind Abszedierung nach Verschluss eines Ostiums und die maligne Entartung nach jahrelangem Bestehen.

Mit Diagnosestellung ist die Indikation zur **operativen Therapie** gegeben: Die Fistulektomie n. Parks kommt bei inter- und transsphinktären Fisteln zur Anwendung, bei der die innere Fistelöffnung samt darunter liegendem Sphinkter und dann das äußere Ostium exzidiert werden, anschließend offene Wundbehandlung. Ein mehrzeitiges Vorgehen wird für supra- und extrasphinktäre Fisteln bevorzugt: Fistelspaltung, Naht der inneren Öffnung, ggf. Anlage eines temporären Stomas. Je nach Ausmaß ist die Deckung mit einem Verschiebelappen notwendig. Subkutane und submuköse Fisteln werden ovalär ausgeschnitten und primär verschlossen.

Analfissur

Eine Analfissur ist ein schmerzhafter Längsriss (Ulzeration) des Anoderms im unteren Bereich des Analkanals, der zu 90% dorsal bei 6 Uhr SSL lokalisiert ist (■ Abb. 9). Ätiologische Faktoren sind ein chronisch erhöhter Sphinktertonus, harte Kotballen (Skybala), chronische Obstipation, anale Sexualpraktiken, Läsionen bei vorbestehenden Erkrankungen

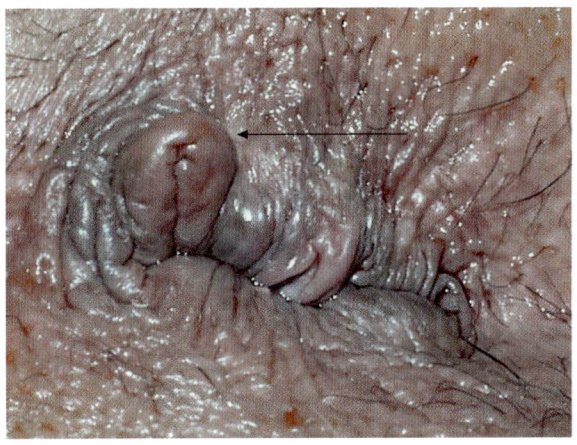

■ Abb. 10: Vorpostenfalte (↑) bei chronischer Analfissur. [5]

wie Hämorrhoiden oder Kryptitiden und M. Crohn. Der schmerzhafte Einriss führt wiederum reflektorisch zu erhöhtem Sphinktertonus und im weiteren Verlauf zur Fibrosierung des Schließmuskels (Teufelskreis).

Die Patienten klagen über **heftigen Schmerz** bei und nach Defäkation, Blutung, Juckreiz, Schleimsekretion und chronische Obstipation.

Im Sinne einer Komplikation kann es zur **Chronifizierung** der akuten Fissur kommen, die durch Hautverdickung distal der Fissur (Vorpostenfalte, ■ Abb. 10), Blutungen und Obstipation gekennzeichnet ist.

Die **Diagnose** wird anhand von Inspektion und der digitalrektalen Untersuchung gestellt, die meist Lokalanästhesie erfordert.

Die **Therapie** der **akuten Fissur** geschieht **konservativ,** und zwar lokal-antiphlogistisch: abschwellende Salben oder Zäpfchen (= Suppositorien), Sitzbäder. Wichtig ist die zusätzliche Stuhlregulation mit Laxanzien. Der Sphinktertonus kann durch Anwendung von Analdehnern gesenkt werden. Eine weitere Option ist die Injektion von Botulinustoxin, dessen Wirkung allerdings nur für wenige Wochen anhält. Bei **chronischer Fissur** oder **Rezidiv** wird **operativ** vorgegangen, Verfahren der Wahl ist die laterale (3 Uhr SSL) submuköse Sphinkterotomie n. Parks (■ Abb. 11), bei der allerdings ein postoperatives Stuhlinkontinenzrisiko von 1 – 11 % besteht.

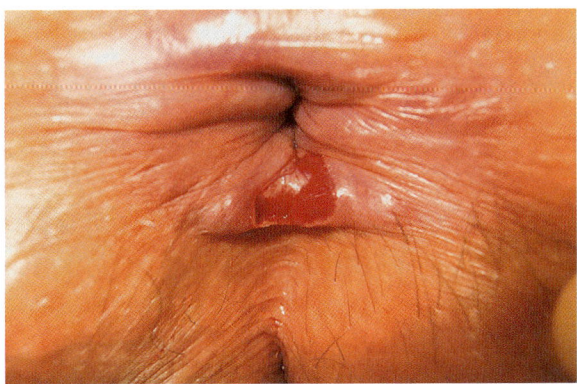

■ Abb. 9: Akute Analfissur bei 6 Uhr SSL. [3]

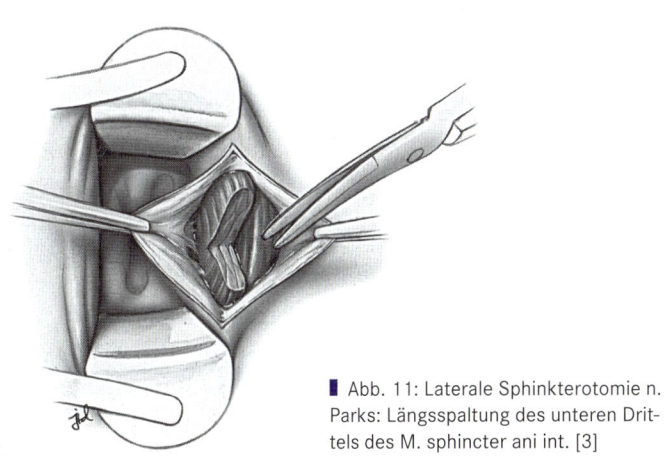

■ Abb. 11: Laterale Sphinkterotomie n. Parks: Längsspaltung des unteren Drittels des M. sphincter ani int. [3]

Anorektale Erkrankungen III

Stuhlinkontinenz

Zu Stuhlinkontinenz (Incontinentia alvi) kommt es bei Insuffizienz des analen Verschlussmechanismus. ▮ Abbildung 12 gibt eine Übersicht über mögliche Ursachen. Meist liegen schwere Erkrankungen zugrunde, die gemeinsam mit der Inkontinenz eine schwerwiegende physische wie psychische Beeinträchtigung für den Patienten bedeuten. Nach Anamnese und Klinik erfolgt die Einteilung in vier Schweregrade:

▶ **I:** Stressinkontinenz, Verschmutzung der Wäsche
▶ **II:** Kontrollverlust für Winde und flüssigen Stuhl
▶ **III:** Kontrollverlust für breiigen Stuhl
▶ **IV:** komplette Inkontinenz für alle Stuhlformen

Diagnostik

Diagnostisch wird zunächst nach **Anamnese** und **Inspektion** der Sphinktertonus bei der **digital-rektalen Untersuchung** geprüft, der durch anale **Sphinktermanometrie** objektiviert werden kann. Die **Endosonografie** dient der Darstellung der Sphinkteren und **endoskopische Verfahren** wie Proktorekto- und Koloskopie der Suche nach zugrunde liegenden Erkrankungen. Außerdem werden **neurologische Untersuchungen** (EMG, NLG-Messung) und das **dynamische Beckenboden-MRT** herangezogen.

Therapie

Die Therapie erfolgt in Abhängigkeit von der Grunderkrankung: Bei muskulären Erkrankungen ist eine operative Therapie möglich, nicht aber bei neurologischen. **Konservative Maßnahmen** umfassen Sphinktertraining, Biofeedback-Verfahren und Stuhlregulierung inkl. Irrigation zur gezielten Stuhlentleerung.
Bei den operativen Eingriffen gibt es **rekonstruktive Maßnahmen** und **Sphinkterersatzplastiken.** Erstere erstrecken sich von einfacher Naht nach Geburtstrauma bis hin zur Raffung des äußeren Sphinkters und der Levatorplatte vor oder hinter dem Anus. Sensorische Inkontinenz kann ggf. durch

plastische Rekonstruktionen gebessert werden. Bei den Sphinkterersatzplastiken wird eine Muskel- oder Sehnenschlinge um den Sphinkter gebildet, z. B. bei der Grazilisplastik (▮ Abb. 13), oder ein komplett artifizieller Sphinkter implantiert (aufblasbare Luftmanschette). Ultima Ratio ist ein permanentes Kolostoma.

Abb. 12: Ursachen der Stuhlinkontinenz

Störung der Impulsverarbeitung:
• Schlaganfall
• Alzheimer-Demenz
• Multiple Sklerose
• Gehirntumor

Psychische/ psychiatrische Störung:
• Rückfall in kleinkindliche Verhaltensweisen (Kinder, bei Psychosen)
• Konflikte mit Betreuungspersonen

Gehirn

Unterbrechung der Impulsüberleitung:
• Querschnittslähmung
• Spina bifida
• Multiple Sklerose

Rückenmark

Sensorische Störung:
• Hämorrhoiden-OP (sensible Darmschleimhaut mitentfernt)
• Diarrhoe
• Rektumprolaps (Vorstülpen sensibler Darmschleimhaut nach außen)
• Dickdarmentzündung

Muskuläre Störung:
• Tumoren/nach Tumor-OP
• Fistelspaltung
• Dammriss während der Geburt mit Verletzung des Schließmuskels
• Infiltrierende Abszesse
• Beckenbodensenkung
• Überdehnung durch Obstipation
• Nachlassende Verschlusskraft im Alter

Kontinenzorgan mit Rezeptoren

▮ Abb. 12: Ursachen der Stuhlinkontinenz. [36]

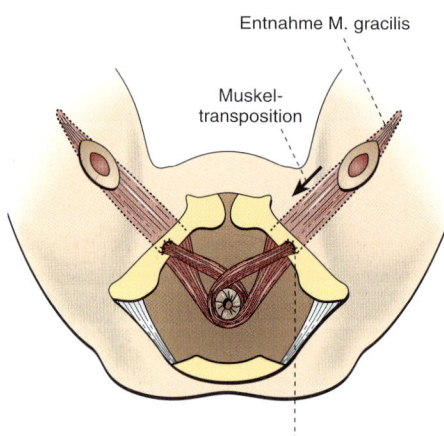

Entnahme M. gracilis

Muskeltransposition

Fixation des Sehnenansatzes nach Schlingenbildung um den Analkanal am ipsilateralen Tuber ischiadicum

▮ Abb. 13: Grazilisplastik: Transposition des M. gracilis von der Oberschenkelinnenseite und Umschlingen des Analkanals. Zusätzlich muss eine elektrische Dauerstimulation erfolgen. [5]

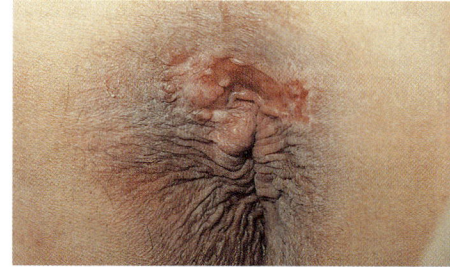
a

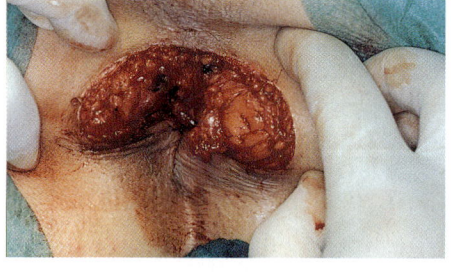
b

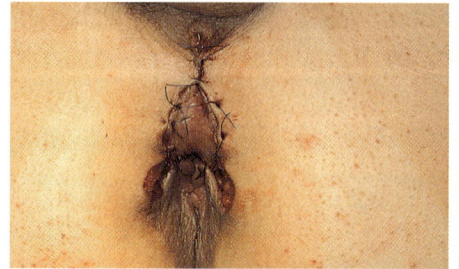
c

▮ Abb. 14: Perianaler M. Bowen mit umschriebener Ulzeration (a); radikale Exzision im Gesunden (b) und Defektdeckung mit VY-Plastik (c) (s. S. 146). [3]

Analkarzinom

Analkarzinome werden in Analkanalkarzinome (75 %) und Analrandkarzinome (25%) unterteilt. Letztere sind Tumoren der haartragenden Haut (Zona cutanea). Etwa 5% der kolorektalen Karzinome sind am Anus lokalisiert. Das Carcinoma in situ in den Analrandabschnitten wird als **Morbus Bowen** (❚ Abb. 14) bezeichnet.
Risikofaktoren sind HSV- und HPV-Infektionen sowie chronisch entzündliche Prozesse (Abszesse, Fisteln, Fissuren). In den meisten Fällen handelt es sich um Plattenepithelkarzinome, die früh lymphogen v. a. in die perirektalen und inguinalen Lymphknoten metastasieren, hämatogen in Lunge und Leber. Außerdem infiltrieren sie umgebende Strukturen und Organe (Sphinkterapparat, Prostata, Vagina).

Klinik und Diagnostik

Die Klinik besteht in den typischen Symptomen anorektaler Erkrankungen wie Juckreiz, Schmerzen und Blutungen, der äußere Aspekt entspricht nicht selten dem von Hämorrhoiden. Zentrale Diagnostik sind die **Endosonografie** und das **CT.**

Therapie

Kann ein Sicherheitsabstand von 1 cm eingehalten werden, wird der Tumor im Gesunden exzidiert und eine adjuvante Radiochemotherapie durchgeführt. Kann der Sicherheitsabstand nicht eingehalten werden, ist die **primäre Radiochemotherapie** (60 Gy; Mitomycin-C/5-FU) indiziert, mit der eine vollständige Remission in bis zu 90% der Fälle erreicht werden kann. Eine abdominoperineale Rektumexstirpation (s. S. 102) ist selten erforderlich. Die 5-JÜR ist stadienabhängig und liegt im Mittel bei 70%.

Zusammenfassung

- ✖ **Rektumprolaps:** vollständig ↔ partiell; Beckenbodeninsuffizienz; Frauen (v. a. Multipara) häufiger betroffen; akut: manuelle Reposition, operativ: Sigmaresektion und Rektopexie n. Frykman-Goldberg, perineale Rektumresektionen n. Altemeier/Delorme; bei Kindern primär streng konservativ

- ✖ **Analprolaps:** zunächst konservative Therapie (Abschwellen), bei vitaler Gefährdung der Schleimhaut Operation (Cave: Gangrän), ansonsten Operation nach Abschwellung (Hämorrhoidektomie)

- ✖ **Hämorrhoiden:** Ektasie und Hypertrophie des Plexus haemorrhoidalis (Schleimhautpolster zur Kontinenz); Beschwerden → Hämorrhoidalleiden; Einteilung in vier Schweregrade; Prädilektion bei 3, 7 und 11 Uhr SSL; hellrote, oft schmerzlose Blutung, Juckreiz, Sekretion; Proktoskopie; Therapie neben lokalen Maßnahmen adaptiert an Schweregrad: Sklerosierung, Gummibandligatur, Hämorrhoidektomie

- ✖ **Perianalvenenthrombose:** schmerzhafter, prall-livider Knoten an der Anokutanlinie; operative (Exzision) oder konservative Therapie (lokal-antiphlogistisch, Stuhlregulation)

- ✖ **Sinus pilonidalis:** epithelialisierter Hohlraum zwischen Steißbeinspitze und Analrand (Steißbeinfistel); Talgretention mit Abszedierung führt zu Rötung und Schmerzen; Exzision

- ✖ **Analabszesse:** Abszesse sind die akute, Fisteln die chronische Form der perianalen Entzündung; Entzündung der Proktodealdrüsen, fortgeleitete Entzündungen, CED; Schmerzen, prall-elastischer Tumor, Rötung, Fieber; Freilegung und Ausräumung (infralevatorisch) bzw. (ggf. bildgesteuerte) Drainage (supralevatorisch)

- ✖ **Analfisteln:** komplett ↔ inkomplett; inneres Ostium meist auf Höhe der Linea dentata; Lage oberhalb als Hinweis auf Crohn-Fistel → möglichst konservative Therapie; Juckreiz, Sekretion; operative Entfernung, ggf. plastische Deckung.

- ✖ **Analfissur:** schmerzhafter Längsriss des Anoderms → reflektorische Sphinktertonuserhöhung (Circulus vitiosus); meist bei 6 Uhr SSL; heftiger Defäkationsschmerz; Vorpostenfalte; akute Fissur: konservative Therapie (lokal-antiphlogistisch, Stuhlregulation); chronische Fissur oder Rezidiv: operative Therapie (laterale submuköse Sphinkterotomie n. Parks)

- ✖ **Stuhlinkontinenz:** Einteilung in vier Schweregrade; Therapie der Grunderkrankung, Sphinkter- und Beckenbodentraining, Biofeedback-Verfahren, Irrigation zur gezielten Darmentleerung, rekonstruktive operative Verfahren und Sphinkterersatzplastiken (Muskelplastiken mit elektrischer Stimulation oder artifizielle Sphinkteren)

- ✖ **Analkarzinom:** Exzision, Radiochemotherapie, abdominoperineale Rektumexstirpation
  - – Analkanalkarzinome (oberhalb der Linea dentata)
  - – Analrandkarzinome (unterhalb der Linea dentata)

Gastrointestinale Blutung

Einteilung

Blutungen vom Ösophagus bis zur Flexura duodenojejunalis (Treitz-Band) werden als obere Gastrointestinalblutung (80%) und solche distal davon als untere Gastrointestinalblutung (20%) bezeichnet.

Ätiologie und Pathogenese

▶ **Obere GI-Blutung** (■ Abb. 1):
- Ulzera (50%): Einteilung nach Forrest (s. S. 88 und ■ Abb. 3)
- Erosive Gastritis (20%)
- Gastroösophageale Varizen (15%): Leberzirrhose mit portaler Stauung – gefährlichste Blutungen (Letalität 30%)
- Mallory-Weiss-Syndrom (5–10%): Mukosaeinrisse am gastroösophagealen Übergang durch Druckanstieg bei starkem Erbrechen/Würgen

▶ **Untere GI-Blutung** (■ Abb. 2, ■ Tab. 1):
- Hämorrhoidalblutung (80%)
- Divertikelblutung
- Colitis ulcerosa
- Meckel-Divertikel
- Angiodysplasien
- Tumoren von Kolon, Sigma, Rektum

Klinik

▶ **Hämatemesis:** Bluterbrechen (≠ Bluthusten = Hämoptyse): rot bis kaffeesatzartig (Hämatinbildung infolge des Kontakts mit der Magensäure); Leitsymptom der oberen GI-Blutung
▶ **Hämatochezie:** frisches Blut im Stuhl: i. d. R. untere GI-Blutung, auch bei (massiver) oberer GI-Blutung (dann häufig hämorrhagischer Schock)
▶ **Meläna:** Teerstuhl (schwarz, glänzend, klebrig): ≥ 50 ml Blut wurden innerhalb von fünf bis acht Stunden fermentiert; i. d. R. bei oberer GI-Blutung
▶ **Okkulte Blutung:** asymptomatisch oder auffällig durch Anämie
▶ **Schmerzen:** nur bei Wandschädigung
▶ Übelkeit, Völlegefühl
▶ Symptome des Volumenmangels bis hin zum Schock

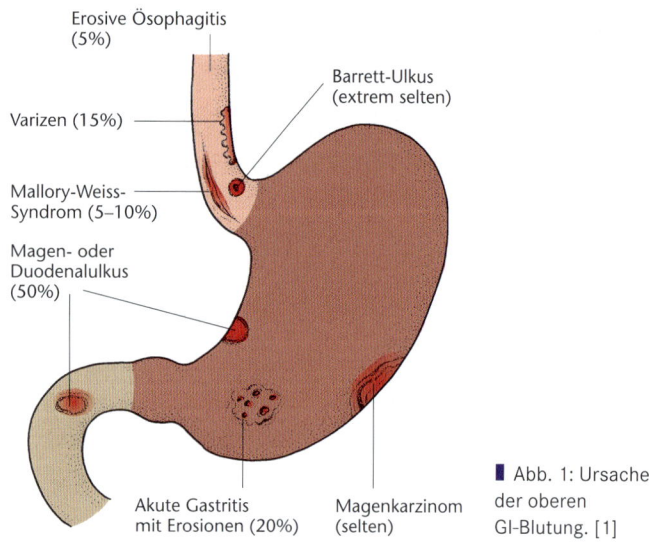

■ Abb. 1: Ursachen der oberen GI-Blutung. [1]

Erosive Ösophagitis (5%)
Barrett-Ulkus (extrem selten)
Varizen (15%)
Mallory-Weiss-Syndrom (5–10%)
Magen- oder Duodenalulkus (50%)
Akute Gastritis mit Erosionen (20%)
Magenkarzinom (selten)

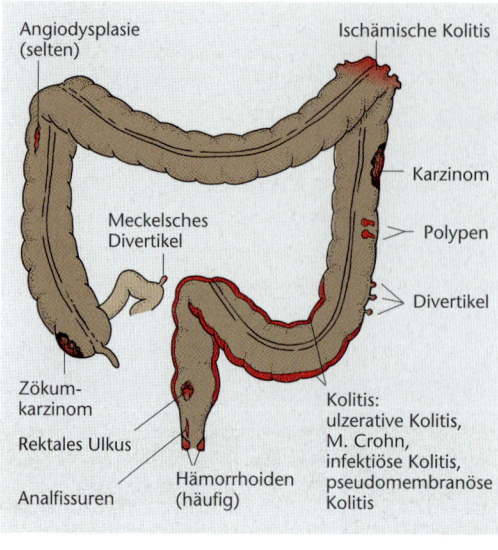

■ Abb. 2: Ursachen der unteren GI-Blutung. [1]

Angiodysplasie (selten)
Ischämische Kolitis
Karzinom
Meckelsches Divertikel
Polypen
Divertikel
Zökumkarzinom
Rektales Ulkus
Kolitis: ulzerative Kolitis, M. Crohn, infektiöse Kolitis, pseudomembranöse Kolitis
Analfissuren
Hämorrhoiden (häufig)

Diagnostik

Durch Informationen aus Blutungsart und Beschaffenheit der Ausscheidung, Anamnese und körperlicher Untersuchung lassen sich Hinweise auf mögliche Ursachen finden (Ulzera, Lebererkrankungen etc.). Wichtigste **Laborparameter** sind Blutbild, Gerinnungs-, Leber- und Nierenparameter sowie die zur Transfusion von Blutbestandteilen notwendigen Untersuchungen. Diagnostischer Standard ist die **Endoskopie** mit dem Ziel, die Blutungsquelle aufzuspüren und die Blutung zu stoppen. Zuerst wird immer eine **Ösophagogastroduodenoskopie** (ÖGD, ■ Abb. 3) durchgeführt. Findet sich hier kein pathologischer Befund, ist eine untere GI-Blutung anzunehmen. Hier gestaltet sich die Blutungslokalisation durchaus schwierig: digital-rektale Untersuchung, Koloskopie, CT, selektive Angiografie, Szintigrafie mit markierten Erythrozyten (sensitiv, aber ungenaue Lokalisation) und als Ultima Ratio die explorative Laparotomie, v. a. bei massiver unterer GI-Blutung.

Differenzialdiagnose

Bei **schwarzem Stuhl** sind außerdem orale Eisentherapie, Kohle- und Wismutpräparate, Blaubeeren und Spinat als Ursachen zu bedenken.

Therapie

Basismaßnahmen

Intensivmedizinische Überwachung (Hb, ZVD etc.) und Therapie, v. a. des hämorrhagischen Schocks, Legen einer Magensonde, ggf. Spülung.

Blutstillung gastroösophagealer Varizen

▶ **Endoskopie:** Clips, Gummibandligatur, Gewebekleber; additive i. v. Gabe von Vasokonstriktoren (Vasopressin-, Somatostatinanaloga) zur Senkung des Pfortaderdrucks; im blutungsfreien Intervall zur Rezidivprophylaxe Ligatur und Sklerosierung
▶ **Kompression mittels Ballontamponade:** falls eine endoskopische Blutstillung nicht möglich oder nicht erfolgreich ist:

Kinder	Meckel-Divertikel, Invagination, CED
Jugendliche und Erwachsene < 60. Lj.	Hämorrhoiden, CED, Divertikulose, Polypen
Erwachsene > 60. Lj.	Angiodysplasien, Divertikulose, Hämorrhoiden, Karzinome, Polypen

■ Tab. 1: Typische Ursachen der unteren GI-Blutung in Abhängigkeit vom Alter.

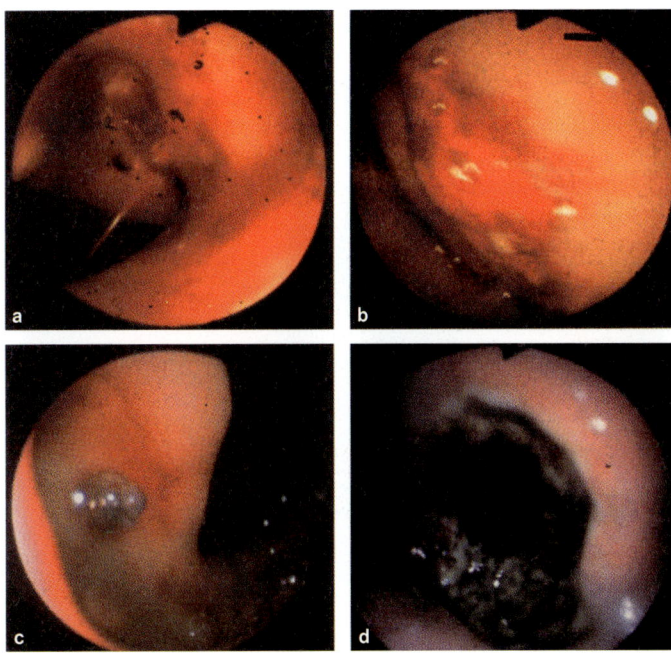

■ Abb. 3: Blutungsaktivitäten in der Notfallendoskopie (Forrest-Stadien):
a) arteriell-spritzend (Ia), b) Sickerblutung (Ib), c) Gefäßstumpf am Ulkusgrund
(IIa), d) Koagel am Ulkusgrund (IIb). [3]

Sengstaken-Blakemore-Sonde (■ Abb. 4) bei ösophagealen
Varizen oder **Linton-Nachlas-Sonde** bei Fundusvarizen (■ Abb. 5);
nach 12 h muss die Kompression zur Verhinderung von Schleimhaut-
nekrosen vorübergehend aufgehoben werden.
◗ **OP:** Notfallindikation bei den durch die o. g. Maßnahmen nicht
beherrschbaren Blutungen (persistierender Schock) oder mehrfa-
chen Rezidiven; Umstechung, Übernähung, ggf. Transsektion oder
resezierende Verfahren; Senkung des Pfortaderdrucks durch Anlage
eines transjugulären portosystemischen Shunts (**TIPS**, s. S. 122)

Nichtvariköse, obere GI-Blutung
Zur Therapie des blutenden Ulkus siehe Seite 88.

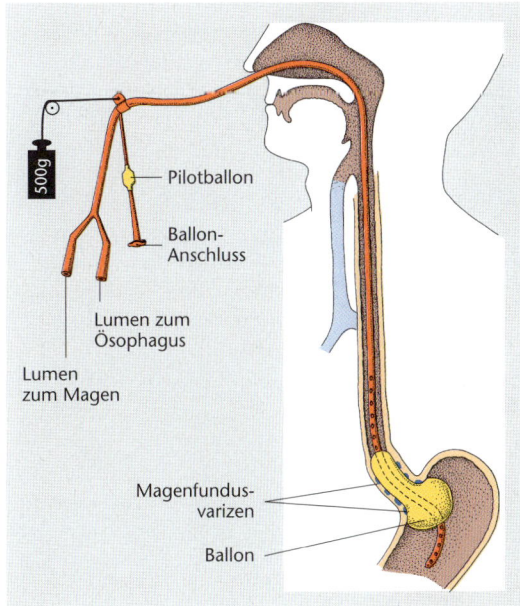

■ Abb. 5:
Linton-
Nachlas-
Sonde. [36]

Blutstillung bei unterer GI-Blutung
◗ **Endoskopisch**
◗ **Selektive Angiografie:** gezielte Blutstillung durch Embolisation
◗ **Operativ:** Resektion des betroffenen Darmsegments (ggf. subto-
tale Kolektomie), bei Hämorrhoidalblutung Gefäßumstechung

Komplikationen
Neben den Komplikationen des Blut- und Volumenverlusts sowie
der Rezidivblutung ist bei der oberen GI-Blutung v. a. bei massiver
Hämatemesis und eingeschränkter Vigilanz die Gefahr einer **Aspira-
tionspneumonie** gegeben (→ ggf. Schutzintubation vor ÖGD).

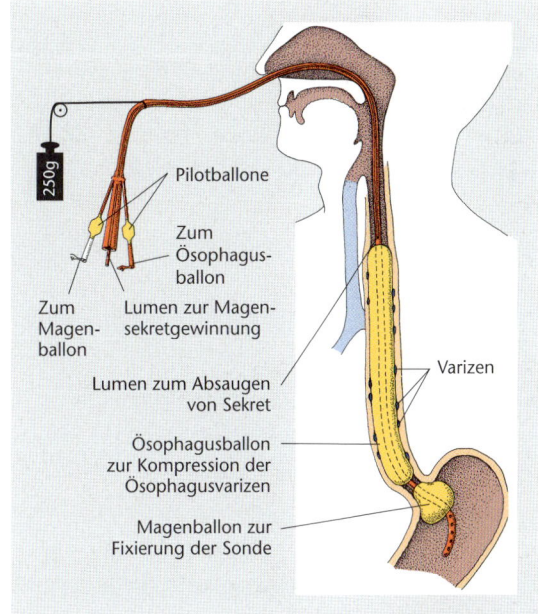

■ Abb. 4:
Sengstaken-
Blakemore-
Sonde. [36]

Zusammenfassung
✖ Bei den gastrointestinalen Blutungen ist die obere
mit 80% die häufigste. Sie macht außerdem 90% der
hämodynamisch relevanten Blutungen aus.
✖ Häufigste Ursachen sind bei der oberen GI-Blutung
das Ulkus, die erosive Gastritis und gastroösopha-
geale Varizen, bei der unteren GI-Blutung mit Abstand
die Hämorrhoiden.
✖ Leitsymptome sind Meläna, Hämatemesis (DD:
Hämoptyse) und Hämatochezie. Eine okkulte Blutung
ist immer verdächtig auf eine maligne Erkrankung,
v. a. das kolorektale Karzinom.
✖ Im Zentrum der Diagnostik und Therapie steht die
Endoskopie, v. a. die Ösophagogastroduodenoskopie.
✖ Die Therapie erstreckt sich von medikamentösen
Methoden über endoskopische und angiografische
Verfahren bis hin zu operativen Eingriffen mit
Umstechung, Übernähung und Resektion.

Cholelithiasis

Als Cholelithiasis (Prävalenz 15%) werden Gallensteine in der Gallenblase (Cholezystolithiasis) und im Gallengang (Choledocholithiasis) zusammengefasst.

Anatomie und Physiologie

Bei Schluss der Papilla Vateri (█ Abb. 1) im Nüchternzustand wird die von der Leber synthetisierte Galle (bis 1 l/Tag; Bilirubin, Biliverdin, konjugierte Gallensäuren, Phospholipide, Cholesterin, Eiweiß, Elektrolyte) in der Gallenblase gespeichert und eingedickt. Nahrungsaufnahme bewirkt mit vagaler Reizung über Cholezystokinin eine Gallenblasenkontraktion, der Sphincter Oddi relaxiert und die Galle gelangt in das Duodenum.

Ätiologie und Pathogenese

Häufigster Ort der Steinbildung ist die Gallenblase. Steine im D. choledochus stammen meist auch aus der Gallenblase, ihre primäre Bildung im Ductus stellt in Europa eine Seltenheit dar (Rezidiv nach Cholezystektomie, Abflusshindernis). Steine verlegen entweder den D. cysticus oder wandern in den D. choledochus, in dem sie zu enormer Größe heranwachsen können. Der Prozess der **Lithogenese** ist multifaktoriell bedingt:

▶ Gallenzusammensetzung: ↓ Gallensäuren, ↑ Cholesterin, ↑ Bilirubin
▶ Schädigung der Gallenblasenwand
▶ Störung der Gallenblasenentleerung
▶ Abflusshindernis

Bei den **Steinarten** sind zu unterscheiden:

▶ Cholesterinsteine (10%): röntgennegativ
▶ Pigmentsteine (10%): Hauptbestandteil ist Bilirubinat; bei chronischer Hämolyse, Cholestase oder Gallenwegsinfektionen (Bakterien spalten das Bilirubinglukuronid), röntgendicht
▶ Cholesterinmischsteine (80%): Cholesterin, Kalziumsalze, Phospholipide, Polysaccharide, Gallensäuren, Proteine; ↑ Kalziumgehalt → röntgendicht

Prädisponierende Faktoren, Fünf-F-Regel:

▶ Fat: Adipositas, fettreiche Ernährung, Hyperlipidämie
▶ Female: Frauen dreimal häufiger betroffen
▶ Forty: Inzidenz steigt mit dem Lebensalter (ab 40. Lj.)
▶ Fair (helles Haar): genetische bzw. ethnische Faktoren
▶ Fertile/family: Östrogene, orale Kontrazeptiva, Schwangerschaft, Multipara

Klinik

Gallensteine sind **asymptomatisch,** solange der Gallenfluss neben ihnen aufrechterhalten werden kann („Steinträger"). Steine in der Gallenblase verursachen daher selten Beschwerden und sind häufig Zufallsbefunde. Der Patient wird zum Gallensteinkranken, wenn **Koliken** und **Schmerzen** oder **Komplikationen** (█ Abb. 2) auftreten. Unspezifische Symptome sind Fettunverträglichkeit, Völlegefühl und Brechreiz.

Gallenkolik

Koliken sind wehenartige Schmerzen, die durch Kontraktion eines Hohlorgans gegen Widerstand entstehen. Der Patient klagt über plötzlich, meist postprandial einsetzende **wellenförmige Schmerzen** im rechten Oberbauch, die in die Head-Zone (rechte Schulter) übertragen werden und in den Rücken ausstrahlen können. Zwischen Schmerzintensität und Steingröße besteht kein Zusammen-

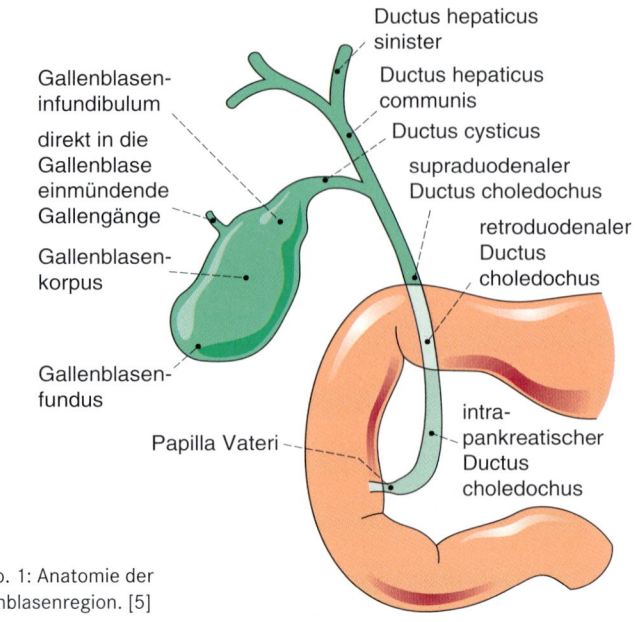

█ Abb. 1: Anatomie der Gallenblasenregion. [5]

hang. Auslöser ist oft eine fettreiche Mahlzeit. Verursacht ein eingeklemmter Zystikusstein einen Stau und damit die akute, schmerzhafte Gallenblasenüberdehnung, handelt es sich um einen **Gallenblasenhydrops.** Bei chronischer Überdehnung und Entzündung kann die Gallenblasenwand verkalken (Porzellangallenblase).

Stauungsikterus

Ein Abflusshindernis in den Gallenwegen (nicht im D. cysticus) führt zum Übertritt der Gallebestandteile in die Blutbahn: **mechanischer Verschlussikterus** (█ Abb. 3). Skleren und Haut färben sich gelb, der Urin bierbraun, der Stuhl wird entfärbt (acholisch). Die Ablagerung von Gallesalzen in die Haut bei schwerem Ikterus verursacht quälenden Juckreiz.

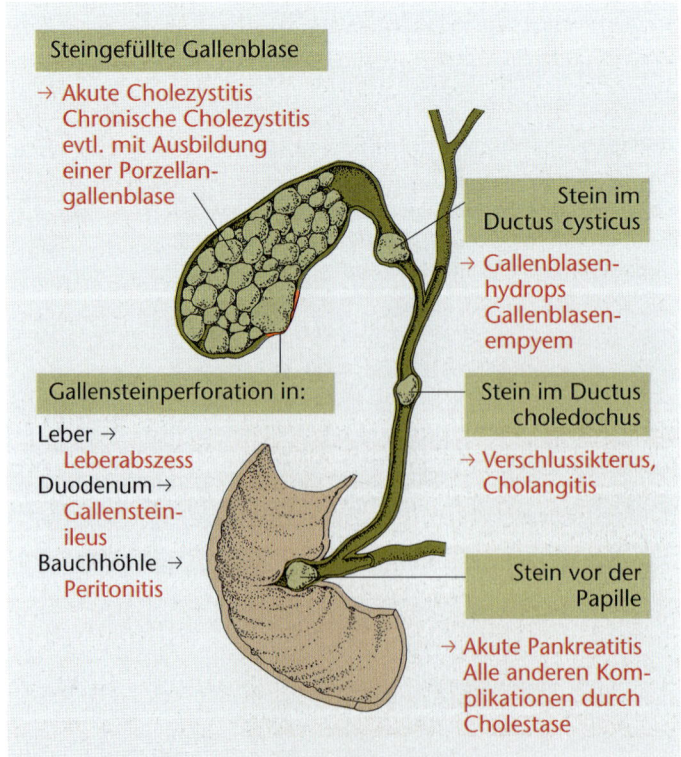

█ Abb. 2: Komplikationen durch Gallensteine. [36]

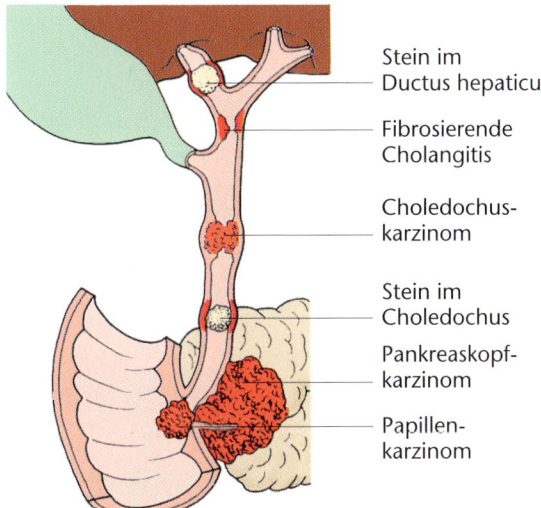

Stein im
Ductus hepaticus

Fibrosierende
Cholangitis

Choledochus-
karzinom

Stein im
Choledochus

Pankreaskopf-
karzinom

Papillen-
karzinom

Das **Mirizzi-Syndrom** ist gekennzeichnet durch die Trias Zystikusstein, Cholezystitis und Hepatikusstenose. Hepatikusstenose und der durch sie verursachte Verschluss-ikterus entstehen durch Kompression von außen durch den Zystikusstein oder eine entzündliche Stenose.

Diagnostik

Während der **Palpation** der Gallenblasen-region kommt es bei tiefer Inspiration zum schmerzbedingten Unterbrechen des Ein-atmens **(Murphy-Zeichen).**
Beim Verschlussikterus sind **laborchemisch** das konjugierte (direkte) Bilirubin, die Cho-lestaseparameter (AP, γ-GT) und bei länge-rem Bestehen die Transaminasen erhöht.
Bildgebendes Verfahren der Wahl ist die **Sonografie** (■ Abb. 4). Bei fraglichem Nach-weis kann eine **MR-Cholangiografie** (MRC) angefertigt werden. In der Abdomen-leeraufnahme sind röntgendichte Steine ebenfalls sichtbar. Die Aussagekraft der **Endosonografie** ist auch gut.
Bei der **endoskopischen retrograden Cholangio-Pankreatikografie** (ERCP) kön-nen intra- und extrahepatische Gallengänge sowie der D. pancreaticus dargestellt und direkt eine Therapie angeschlossen werden

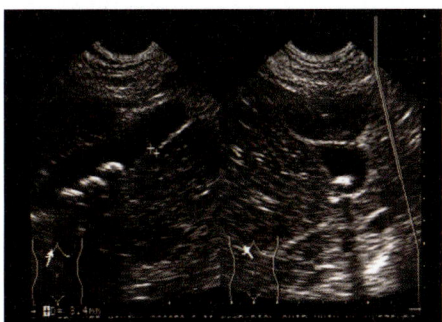

■ Abb. 4: Gallensteine in der Sonografie: echoreiche Konkremente mit dorsalen Schallschatten. [47]

■ Abb. 3: Mögliche Ursachen eines Verschlussikterus. Modif. nach [5]

(■ Abb. 5a): Papillotomie, Steinextraktion bei Choledocholithiasis, ggf. Einlage eines Stents und Biopsieentnahme.
Ist eine ERCP nicht möglich, können die Gallenwege auch in der perkutanen transhe-patischen Cholangiografie (PTC, ■ Abb. 5b) durch Kontrastmittelapplikation dargestellt und Galle drainiert werden (PTCD).

Differenzialdiagnose

▶ **Rechtsseitiger Oberbauchschmerz:** Cholezystitis, Ulzera, Refluxösophagitis, Pankreatitis, Nieren-/Ureterkolik, Appen-

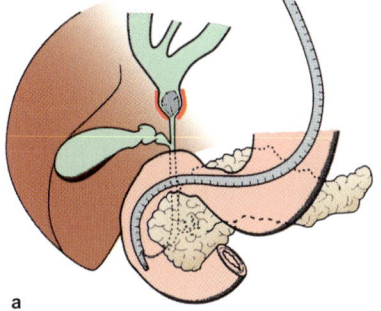
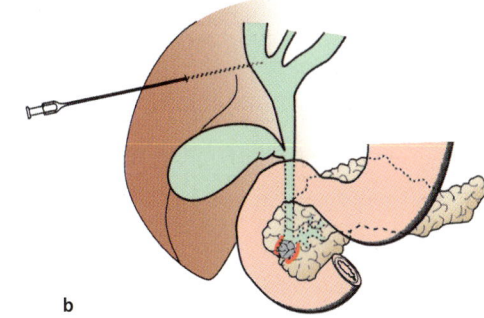

a   b

■ Abb. 5: a) ERCP, b) PTC und Drainage. Man beachte die gestaute Gallenblase bei Verschluss unterhalb der Zystikusmündung. Modif. nach [5]

dizitis, Myokardinfarkt, Lungenembolie, mesenteriale Ischämie, entzündliche Pro-zesse der Leber

▶ **Verschlussikterus:** siehe ■ Abbildung 3

Therapie

Verfahren der Wahl bei Beschwerden ist die **laparoskopische Cholezystektomie** (s. S. 116), ggf. auch die offene Entfernung. Medikamentöse Litholyse und extrakorpo-rale Stoßwellen (Lithotripsie) sind von unter-geordneter Bedeutung.
Bei isolierter Choledocholithiasis ist die **endoskopische Papillotomie** (EPT) und **Steinextraktion** mittels Körbchen oder Fogarty-Katheter (s. S. 76) Verfahren der Wahl (■ Abb. 5a). Große Steine können zu-vor durch Lithotripsie zerkleinert werden. Bei Vorliegen einer Cholezystolithiasis wird der Patient anschließend **cholezystekto-miert** (therapeutisches Splitting). Ist die endoskopische Steinentfernung nicht mög-lich, wird die **offene Choledochusrevi-sion** (Choledochotomie, Papillotomie) mit Steinentfernung, **T-Drainage** (s. S. 172) und meist offener Cholezystektomie erforderlich. Die Akuttherapie der Kolik umfasst **Spas-molytika** (N-Butylscopolamin) und **Anal-getika** wie Metamizol, alternativ Pethidin (Cave: keine anderen Opioide → Spasmus des Sphincter Oddi).

Zusammenfassung

✖ Am häufigsten sind asymptomatische Cholesterinmischsteine.

✖ Prädisposition: Fünf-F-Regel

✖ Klinik: Gallenkolik, Verschlussikterus (nicht bei Cholezystolithiasis)

✖ Diagnostik: Murphy-Zeichen, Labor, Sonografie, MRC, ERCP

✖ Therapie:

  – Cholezystolithiasis mit Beschwerden: laparoskopische Cholezystektomie

  – Choledocholithiasis: endoskopische Steinextraktion; therapeutisches

    Splitting; offene Choledochusrevision

Entzündungen der Gallenwege

Akute Cholezystitis

Häufigste Ursache der akuten Entzündung der Gallenblasenwand ist die **Cholezystolithiasis,** sodass sich Häufigkeit und Risikofaktoren beider Krankheitsbilder weitgehend decken. Etwa ein Fünftel der Gallensteinträger entwickelt eine akute Cholezystitis oder eine Cholangitis. Weitere Ursachen sind Abknicken/Torsion des D. cysticus, Parasiten (Askariden), externe Kompression (Tumoren), Übergreifen entzündlicher Prozesse aus der Nachbarschaft (Pankreatitis) oder postoperative bzw. traumatisch bedingte Minderperfusion. Finden sich keine Konkremente, wird von akalkulöser Cholezystitis gesprochen.

Pathogenese
Obstruktion des D. cysticus (z. B. durch Stein) → Stase → Überdehnung → ischämisch-mechanische Mukosaschädigung → Kontraktion und Sekretion von Entzündungsmediatoren → sterile Entzündungsreaktion → Infektion durch Keimaszension aus dem Duodenum (E. coli, Enterokokken, Klebsiellen, Enterobacter, Salmonellen).

Verlaufsformen
Blande Cholezystitis ↔ phlegmonös ↔ gangränös ↔ Empyem (Eiterfüllung).

Klinik und Diagnostik
Die typische Klinik umfasst kolikartige, rechtsseitige Oberbauchschmerzen mit Abwehrspannung (Murphy-Zeichen, s. S. 114), ggf. begleitet von Fieber, Schüttelfrost, Übelkeit, Erbrechen und Ikterus durch eine entzündliche Mitbeteiligung der Leber. Im **Labor** sind die Entzündungsparameter, ggf. auch Bilirubin und die Transaminasen erhöht. In der **Oberbauchsonografie** lassen sich eine vergrößerte Gallenblase mit Wandverdickung (≥ 4 mm) und eine Dreischichtung (pericholezystitischer Flüssigkeitssaum) darstellen (■ Abb. 1). Die Perforation kann in der **Abdomenleeraufnahme** ausgeschlossen werden, ein **CT** wird bei unsicherer Diagnose angeordnet.

Komplikationen
▶ **Gallenblasenempyem** (Letalität 15 %): eiterbildende Bakterien; Fieber ≥ 39 °C, Leukozytose ≥ 15/nl, Schüttelfrost; Sepsisgefahr
▶ **Gallenblasengangrän:** Perforation (Letalität 20 %) → Peritonitis
▶ **Biliointestinale Fistel:** Gefahr eines Gallensteinileus
▶ Rezidivierende Cholezystitis, Cholangitis, Begleitpankreatitis

Therapie
▶ **Allgemeine Maßnahmen:** stationäre Aufnahme, Nahrungskarenz, Bettruhe, Flüssigkeits- und Elektrolytbilanzierung, Schmerztherapie und Spasmolyse sowie systemische Gabe von Antibiotika (Cephalosporine)
▶ **Operative Therapie:** Frühoperation innerhalb 24–48 h, meist als laparoskopische Cholezystektomie, bei Choledocholithiasis therapeutisches Splitting (s. S. 114); bei Komplikationen (s. o.) Notfalloperation. Die Cholezystektomie im entzündungsfreien Intervall nach ca. sechs Wochen ist aufgrund der höheren Komplikationsrate der Frühoperation unterlegen.

Chronische Cholezystitis

Die chronische Entzündung der Gallenblase geht meist aus einer akuten Entzündung hervor und kann in eine funktionslose, amotile **Schrumpfgallenblase** (Wandverdickung/-fibrosierung) oder nach Verkalkung in eine **Porzellangallenblase** (s. S. 114) übergehen. In 10 % der Fälle findet sich eine bakterielle Besiedlung. Meist sind die Patienten **asymptomatisch** oder klagen über uncharakteristische, dyspeptische Beschwerden. Koliken und Entzündungszeichen zeigen sich nur im akuten Schub. Zur Vermeidung von Komplikationen (Stenosen der Gallenwege, Karzinom bei Porzellangallenblase) wird auch bei asymptomatischen Patienten die **laparoskopische Cholezystektomie** empfohlen.

Cholangitis

Diese akute, bakteriell bedingte Entzündung der Gallenwege ist meist Folge einer Stauung auf dem Boden einer Choledocholithiasis (Keimaszension). Seltenere Ursachen sind Gallengangstumoren, -stenosen oder Parasitenbefall. Klinisch zeigen sich rechtsseitige Oberbauchschmerzen, Ikterus und intermittierend Schüttelfrost mit Fieber (**Charcot-Trias**). Bei Persistenz des Abflusshindernisses und Fortschreiten der Entzündung können eine gramnegative **Sepsis, Leberabszesse** und eine **Leberparenchymschädigung** die Folgen sein.
Im **Labor** sind erhöhte Entzündungsparameter und oft eine Erhöhung von Bilirubin, γ-GT, Transaminasen und AP zu sehen. Wichtigste apparative Untersuchung ist die **Sonografie,** in der Steine und Stauung nachgewiesen werden können. Differenzialdiagnostisch abzugrenzen ist die chronisch-progressive Entzündung der Gallenwege bei **primär sklerosierender Cholangitis** (PSC).
ERC(P) und PTC(D) vervollständigen die Diagnostik und ermöglichen die **Therapie** mit Papillotomie und Steinextraktion. Daneben ist der septische Zustand des Patienten zu therapieren (Nahrungskarenz, Antibiotika, Flüssigkeits- und Elektrolytbilanzierung etc.). Nach Beseitigung des Abflusshindernisses klingt die Cholangitis meist rasch ab. Sind endoskopische Verfahren nicht ausreichend wirksam oder möglich, ist die **offene, chirurgische Intervention** angezeigt, bei Steinleiden als Choledochusrevision mit T-Drainage (s. S. 172) und Cholezystektomie, bei stenosierenden Tumoren als Drainageoperation (biliodigestive Anastomose, s. S. 120).

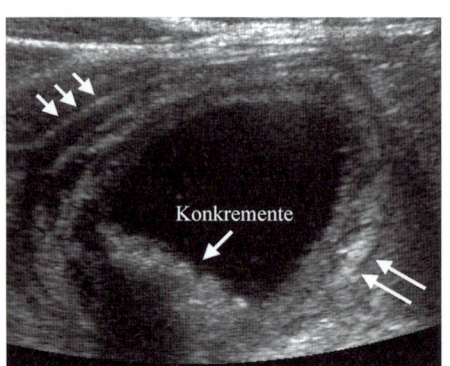

■ Abb. 1: Geschichtete Gallenblasenwand (↑↑↑) und Konkremente bei akuter Cholezystitis. [13]

Cholezystektomie

Laparoskopisch

▶ **Vorteile:** ↓ Schmerzen, ↑ Rekonvaleszenz, ↓ Liegezeit, ↑ kosmetisches Ergebnis

▶ **Vorgehen:** Platzieren der Trokare in Rückenlage (▪ Abb. 2), Durchtrennen des peritonealen Überzugs und Präparation im **Calot-Dreieck** (▪ Abb. 3; wichtige Landmarke: Dreieck zwischen D. hepaticus comm., D. cysticus und vorderem Leberrand); Darstellen,

Clippen und Durchtrennen von D. cysticus (▪ Abb. 4) und A. cystica (▪ Abb. 5), retrogrades Herauslösen aus dem Gallenblasenbett und Bergen der Gallenblase unter Verwendung eines Beutels, Drainage für 24 h

Offen

Der Zugang erfolgt über einen rechtsseitigen Rippenbogenrandschnitt oder Transrektalschnitt. Das **retrograde Verfahren** erfolgt analog zum oben geschilderten Vorgehen, die **antegrade Entfernung** ist dann erforderlich, wenn Präparation und Identifikation von D. cysticus und A. cystica nur schwer möglich sind, sodass hierbei zunächst

die Gallenblase aus ihrem Bett gelöst wird und dann die Strukturen unterbunden und durchtrennt werden (↑ Blutverlust).

Komplikationen

▶ Verletzung von Gallenblase und Gallenwegen (Leckage, biliäre Peritonitis, Verschlussikterus)
▶ Blutung (A. hepatica, A. cystica, Leberbett)
▶ Infektion, Serom
▶ Postcholezystektomie-Syndrom: fortbestehende Beschwerden meist aufgrund übersehener Konkremente, Stenosen und Strikturen oder persistierender Abflussstörungen

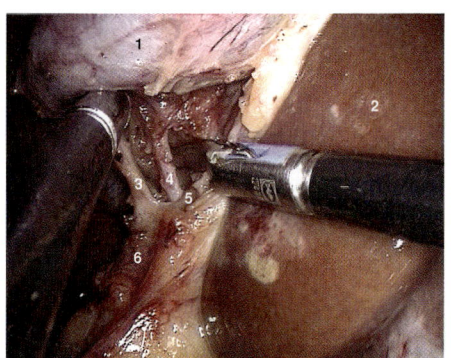

▪ Abb. 3: Präparation des Calot-Dreiecks: 1 = Gallenblase; 2 = Leber; 3 = D. cysticus; 4 = A. cystica; 5 = D. hepaticus; 6 = D. choledochus. [5]

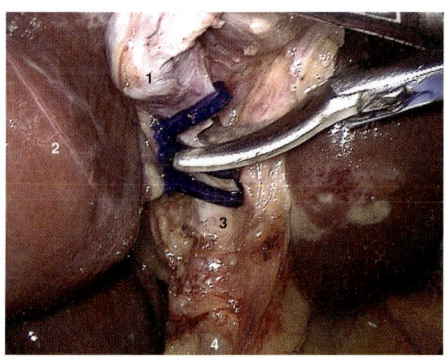

▪ Abb. 4: Durchtrennen des D. cysticus nach Clippen: 1 = Infundibulum; 2 = Leber; 3 = D. cysticus; 4 = D. choledochus. [5]

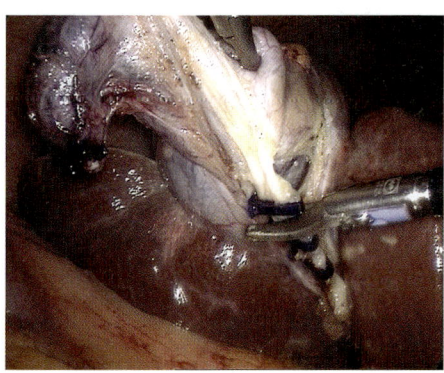

▪ Abb. 5: Durchtrennen der A. cystica nach Clippen. [5]

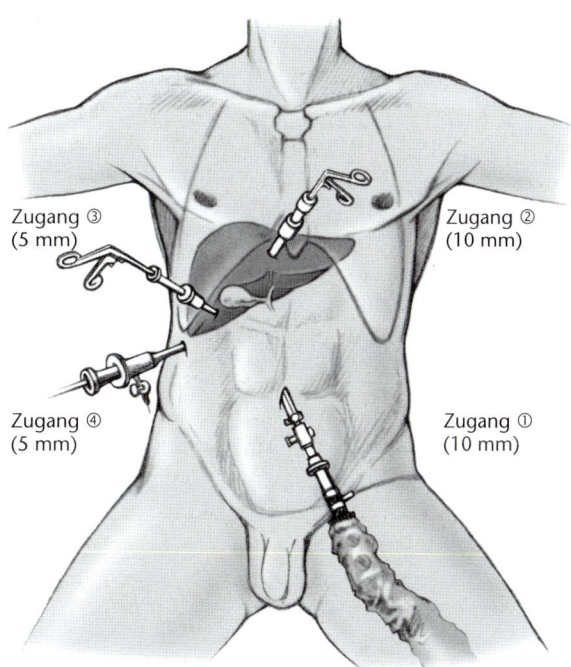

Zugang ③ (5 mm)

Zugang ② (10 mm)

Zugang ④ (5 mm)

Zugang ① (10 mm)

▪ Abb. 2: Trokarplatzierung über vier Zugänge. [3]

Zusammenfassung

✖ **Akute Cholezystitis:** Komplikation der Cholezystolithiasis; Oberbauchschmerz, Koliken, Fieber; Oberbauchsonografie (Wandverdickung, Dreischichtung); laparoskopische Cholezystektomie innerhalb 24 – 48 h oder im entzündungsfreien Intervall nach sechs Wochen

✖ **Chronische Cholezystitis:** meist nach akuter Cholezystitis; Schrumpf-/Porzellangallenblase; auch bei asymptomatischen Patienten laparoskopische Cholezystektomie

✖ **Cholangitis:** meist Folge einer Stauung bei Choledocholithiasis; Charcot-Trias; Sonografie (Steine, Stauung); endoskopische (ERCP/PTC mit Steinextraktion; Schienung) oder offene (Choledochusrevision; biliodigestive Anastomose) Beseitigung der Ursache

Tumoren der Leber

Benigne Tumoren

▶ **Leberzelladenom:** Es sollte wegen **Rupturgefahr** (Blutung in die freie Bauchhöhle), der schwierigen Abgrenzung zum HCC und seines **Entartungsrisikos** operativ entfernt werden.

▶ **Kavernöses Hämangiom:** gutartige, häufige Gefäßneubildung, meist asymptomatisch, akute Schmerzen bei Thrombosierung. OP-Indikation besteht nur bei großen, symptomatischen Hämangiomen, alternativ Embolisation.

▶ **Fokal-noduläre Hyperplasie** (FNH): gutartige Hyperplasie mit zentralem Bindegewebsnidus, meist stark vaskularisiert. Große Herde verursachen Druckgefühl und Appetitlosigkeit. Charakteristisch ist die Darstellung in der Sonografie als „Mercedesstern": zentrale Narbe + radiäre Septen. OP ist nur bei Beschwerden nötig.

▶ **Leberzysten:** kongenital (solitäre Zysten, Zystenleber), Echinokokkuszysten (Hunde-/Fuchsbandwurm)

Maligne Tumoren

Hepatozelluläres Karzinom (HCC)

Ätiologie und Epidemiologie
Die Entartung der Hepatozyten macht 80% der primären Lebermalignome aus und erfolgt zu 70% auf dem Boden einer **Leberzirrhose.** Diese wiederum ist verursacht durch C2-Abusus, chronische Hepatitis B/C, Hämochromatose und α_1-Antitrypsin-Mangel. Weitere Faktoren der Karzinogenese sind Aflatoxine (Schimmelgifte), Chemikalien wie Arsen und Medikamente.
Während das HCC in Westeuropa selten ist, kommt es in Asien und Afrika aufgrund der hohen Prävalenz chronischer Hepatitiden wesentlich häufiger vor. Betroffen sind v. a. Männer über 50 Jahren.

Ausbreitung
Das Wachstum erfolgt **primär diffusinfiltrierend** und in einem Drittel der Fälle **multilokulär.** Das Karzinom **metastasiert frühzeitig hämatogen** in Lunge (30–50%), Zwerchfell, Skelett, Nebennieren, ZNS und Peritoneum. Die lymphogene Metastasierung ist selten.

Eine Variante stellt das **fibrolamelläre Karzinom** dar, das nicht zirrhoseassoziiert auftritt, Transcobalamin produziert ($\uparrow$ Vitamin B_{12}) und eine wesentlich bessere Prognose aufweist (5-JÜR: 50–60%).

Klinik und Diagnostik
Symptomatisch wird das HCC erst im Spätstadium, sodass es bei asymptomatischen Patienten diagnostiziert wird, die aufgrund einer Lebererkrankung regelmäßig kontrolliert werden, oder durch Spätsymptome wie Oberbauchschmerzen, B-Symptomatik, tastbaren Tumor oder Organinsuffizienz (Aszites) auffällig wird.
Laborchemisch kann zum einen der Tumormarker α-**Fetoprotein** (AFP) erhöht, zum anderen können Parameter einer **pathologischen Leberfunktion** wie Bilirubin ($\uparrow$), INR ($\uparrow$), Cholinesterase ($\downarrow$) und Albumin ($\downarrow$) verändert sein. Die Lokalisation erfolgt mit **Sonografie** und **CT** bzw. **MRT** (mit leberspezifischem Kontrastmittel Endorem®). Hepatozyten können im Herdbereich mithilfe der **Szintigrafie** dargestellt werden. Die Indikation zur **Feinnadelbiopsie** sollte individuell gestellt werden, ist aber bei potenziell resektablen Tumoren aufgrund der Gefahr der Tumorzelldissemination nicht gegeben. Bei resektablem Karzinom muss v. a. bei Zirrhose die Restfunktion der zu verbleibenden Leber evaluiert werden. Der Suche nach Metastasen dienen v. a. Röntgen bzw. CT des Thorax.

Therapie
▶ **Kurativer Ansatz** (20% der Patienten):
– **Resektion:** bei resektablen Tumoren nur, wenn post resectionem eine ausreichende Leberfunktion gewährleistet ist; ohne Zirrhose: anatomische Resektion mit ≥ 1 cm Sicherheitsabstand
– **Transplantation:** siehe Seite 172
▶ **Palliativer Ansatz:** transarterielle Chemoembolisation (TACE, ▌Abb. 1), perkutane Alkoholinjektion (PAI), ablative Verfahren wie Radiofrequenzablation (RFA) oder laserinduzierte Thermotherapie (LITT); lokale oder transarterielle Chemotherapie und Applikation von Tamoxifen bei Expression von Östrogenrezeptoren werden kontrovers diskutiert.

Prognose
Unbehandelt liegt das mediane Überleben bei ca. sechs Monaten, nach kurativ-chirurgischer Resektion bei ca. drei Jahren.

Cholangiozelluläres Karzinom (CCC)

Beim CCC handelt es sich um ein vom intrahepatischen Gallengangsepithel ausgehendes Adenokarzinom, das ca. 20% der primären Malignome ausmacht. Der Häufigkeitsgipfel liegt bei Männern ab dem 60. Lj. Das Risiko ist erhöht bei Parasitenbefall, primär sklerosierender Cholangitis (PSC), Gallen-

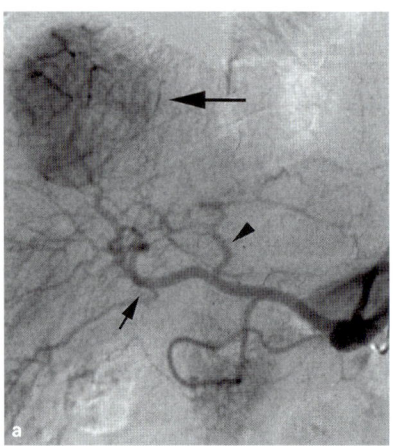 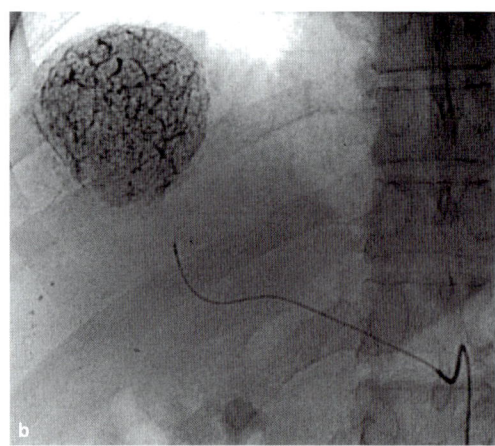

▌ Abb. 1: a) Angiografie eines stark vaskularisierten HCC (großer Pfeil) im rechten Leberlappen; kleiner Pfeil: rechte Leberarterie; Dreieckspfeil: linke Leberarterie. b) Applikation eines röntgendichten Gemischs (Carboplatin, Lipiodol®) nach Vorschieben eines Katheters in die rechte Leberarterie und Anreicherung im Tumor. [26]

gangszysten oder der kongenitalen Leberfibrose. Die Metastasierung erfolgt lymphogen und hämatogen in Lunge und Knochen.

Wie beim HCC treten Symptome wie Druckgefühl, Ikterus und B-Symptomatik erst in späten Stadien auf.

Nur 10% der Tumoren sind resektabel, die Transplantation ist keine Option (Rezidivrisiko).

Lebermetastasen

In Europa sind Metastasen die häufigsten Malignome der Leber. Die Mehrzahl stammt von einem **kolorektalen Karzinom.** Meist werden Metastasen im Rahmen des **Stagings** des Primärtumors (❚ Abb. 2) oder in der **Nachsorge** diagnostiziert.

Metastasen eines kolorektalen Karzinoms werden reseziert, wenn ein Sicherheitsabstand ≥ 1 cm möglich ist (Segmentresektion, Hemihepatektomie). Ein Lokalrezidiv des Primärtumors und extrahepatische Manifestationen müssen dazu ausgeschlossen sein. Bei synchroner Diagnosestellung im Rahmen des Stagings werden die Metastasen simultan mit dem kolorektalen Karzinom reseziert. Die systemische oder lokale Chemotherapie ist bei multiplem Befall angezeigt. Ebenso kann hier die bildgesteuerte LITT oder RFA zur Anwendung kommen. Können Metastasen beim kolorektalen Karzinom im Gesunden (R0) reseziert werden, beträgt die Heilungschance ca. 40%.

Resezierende Verfahren

Außer bei Leberzirrhose folgt nach Resektion eines Leberanteils dessen **Parenchymregeneration.** Zur Minderung

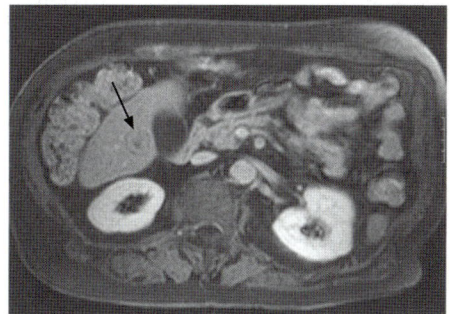

❚ Abb. 2: Lebermetastase (↑) eines kolorektalen Karzinoms im MRT. [26]

des Blutverlusts während des Eingriffs kann das Lig. hepatoduodenale temporär-intermittierend abgeklemmt werden (↓ arterioportaler Zufluss; **Pringle-Manöver,** ❚ Abb. 3). Meist wird zusätzlich eine Cholezystektomie durchgeführt. Komplikationen sind Blutung, Infektion (Abszess, Sepsis), Pleuraerguss und postoperative Leberinsuffizienz. Die operative Letalität beträgt in Abhängigkeit von der Grunderkrankung bis zu 15%.

Typische, anatomiegerechte Resektion

Die anatomische, an der Segmentgliederung der Leber (❚ Abb. 4) orientierte Resektion hat den Vorteil der unbeeinträchtigten Durchblutung und Gallendrainage der Restleber sowie des geringeren Blutungsrisikos.

▶ **Segmentresektion:** Mono-/Bi-/Multisegmentresektion
▶ **Hemihepatektomie rechts:** rechts der Kava-Gallenblasen-Linie (V–VIII)
▶ **Erweiterte Hemihepatektomie rechts:** Erweiterung nach links auf die Segmente I u./o. IV, Resektion der mittleren Lebervene
▶ **Trisegmentektomie rechts:** rechts des Lig. falciforme (I, IV–VIII)
▶ **Hemihepatektomie links:** links der Kava-Gallenblasen-Linie (I–IV)
▶ **Erweiterte Hemihepatektomie links:** I–V, VIII

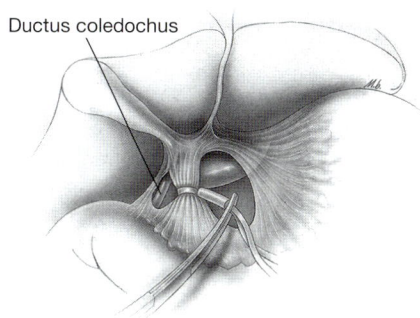

❚ Abb. 3: Pringle-Manöver: Abklemmen des Lig. hepatoduodenale unter Aussparung des D. choledochus (↓ Fluss in A. hepatica propria, V. portae). [38]

▶ **Trisegmentektomie links:** Resektion der Segmente II–V, VIII, ggf. I

Atypische Resektion

Sie kommt v. a. bei kleineren, peripheren Herden zur Anwendung, bei gutartigen Tumoren und parenchymsparendem **Débridement bei Trauma.** Für die Blutarmut bei der Resektion sind Ultraschall- oder Wasserstrahldissektor geeignet.

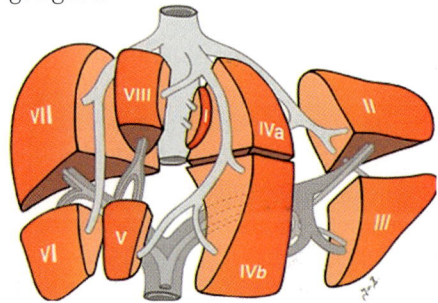

❚ Abb. 4: Segmenteinteilung (I–VIII) der Leber nach Couinaud. I = Lobus caudatus. [5]

Zusammenfassung

✖ **Benigne Tumoren:** Adenom, Hämangiom, FNH, Zysten
✖ **HCC:** meist Folge einer Leberzirrhose; diffus-infiltrierendes Wachstum, zu einem Drittel multilokulär, v. a. hämatogene Metastasierung in die Lunge; AFP, Sonografie, CT, MRT; kurativ: anatomische Resektion, Transplantation; palliativ: TACE, PAI, RFA, LITT
✖ **CCC:** Adenokarzinom des intrahepatischen Gallengangsepithels; nur 10% sind resektabel
✖ **Metastasen:** häufigstes Malignom der Leber; gute Studienlage bei Metastasen des kolorektalen Karzinoms (häufigster Primärtumor): Resektion mit Sicherheitsabstand ≥ 1 cm, Chemotherapie bei multiplem Befall, LITT/RFA
✖ **Leberresektion:** typisch ↔ atypisch; Parenchymregeneration außer bei Zirrhose möglich; Pringle-Manöver

Gallenblasen- und Gallengangskarzinom

Gallenblasenkarzinom

Gallenblasenkarzinome werden häufig bei **älteren Frauen** über 60 diagnostiziert (w : m = 3 : 1). Sie sind zu 75 % mit einer Cholezystolithiasis assoziiert, wobei ein ursächlicher Zusammenhang nicht nachgewiesen ist. Das Risiko ist dabei vier- bis fünfmal erhöht, bei einer Porzellangallenblase ist das Entartungsrisiko noch höher.
In 90% der Fälle handelt es sich um **Adenokarzinome.**

Lokalisation, Ausbreitung und Klassifikation

Bevorzugte Lokalisationen sind Fundus und Korpus, selten befindet sich das Karzinom im D. cysticus. Es wächst **lokal infiltrierend** in die angrenzenden Lebersegmente und die an der peritonealen Seite angrenzenden Strukturen (▮ Tab. 1) mit der Gefahr einer Peritonealkarzinose. **Lymphogen** metastasiert es in die portalen und peripankreatischen Lymphknoten sowie entlang der A. hepatica und A. mesenterica sup. in die paraaortalen Lymphknoten. Die **hämatogene** Metastasierung erfolgt primär portalvenös in die Leber, ansonsten in Lungen, Skelett, Nieren, Nebennieren, Milz, Haut und Ovarien. Die Einteilung erfolgt in der TNM- (▮ Tab. 1) und UICC-Klassifikation.

Klinik

Symptome wie Oberbauchschmerz, Übelkeit, Erbrechen und Gewichtsverlust sind **unspezifisch** und **treten spät auf.** Ein Ikterus zeigt sich erst, wenn der Tumor den D. choledochus infiltriert und verschlossen hat.

Diagnostik

Oft ist in der **Anamnese** ein chronisches Gallensteinleiden mit rezidivierenden entzündlichen Schüben zu erheben.
In der **Sonografie** (▮ Abb. 1) kann sich eine verdickte Gallenblasenwand darstellen, die lokale Ausdehnung und Infiltration sowie die Verhältnisse bzgl. der Gallengänge lassen sich mittels **CT** und **MRCP** klären. Gelegentlich handelt es sich auch um einen Zufallsbefund im Rahmen der histologischen Untersuchung nach Cholezystektomie.

Therapie

▶ **Kurativ** (20%):
– Carcinoma in situ, T1: Cholezystektomie (bevorzugt offen)
– T2: Cholezystektomie + Resektion des Gallenblasenbetts mit ca. 3 cm Saum im Lebergewebe oder anatomische Segmentresektion (Segmente IVb + V); Lymphadenektomie entlang des Lig. hepatoduodenale, ggf. bis zum Truncus coeliacus
▶ **Palliativ** (80%): T3, T4: endoskopisch/interventionelle Galleableitung über transhepatische/transduodenale Drainagen; radikale, ausgedehnte Operationen (Leberteilresektionen etc.) bieten keine besseren Überlebenschancen; eine palliative Chemotherapie (5-FU) wird im Einzelfall erwogen.

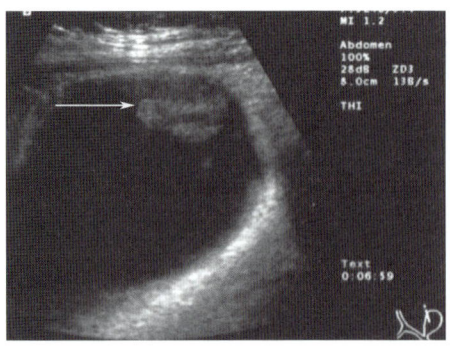

▮ Abb. 1: Gallenblasenkarzinom in der Sonografie: polypöse Raumforderung (→) im Fundusbereich. [26]

Prognose

Aufgrund der späten Diagnosestellung liegt die Gesamt-5-JÜR unter 10%. Nur die 5-JÜR der Zufallsbefunde bei CIS und T1-Tumoren liegen über 50%.

Gallengangskarzinom

Extrahepatische Gallenwegskarzinome finden sich im Gegensatz zu den Gallenblasenkarzinomen tendenziell eher bei Männern. Kausale Faktoren der Tumorentstehung sind noch nicht nachgewiesen. Cholelithiasis liegt bei 25–50% der Patienten vor, ein Zusammenhang mit Choledochuszysten, Leberegeln (Parasiten) und der primär sklerosierenden Cholangitis (PSC) wird diskutiert. Auch bei den Gallengangskarzinomen handelt es sich zu 90% um Adenokarzinome.

Klassifikation

Tumoren im:

▶ **Oberen Drittel** (60%): Hepatikusgabel bis D. cysticus; Hepatikusgabeltumoren = **Klatskin-Tumoren**
▶ **Mittleren Drittel** (20%): Einmündung D. cysticus bis Oberkante Duodenum
▶ **Unteren Drittel** (20%): Oberkante Duodenum bis Papille

Klinik

Leitsymptom ist der progrediente, **schmerzlose Verschlussikterus,** insbesondere bei Klatskin-Tumoren, der mit Stuhlentfärbung und Braunfärbung des Urins einhergeht. Wichtige Differenzialdiagnose ist der durch einen Pankreaskopftumor verursachte Ikterus.

	Gallenblasenkarzinom	Gallengangskarzinom
T1	Infiltration der Schleimhaut (T1a) oder Muskularis (T1b)	Tumor auf Gallengang beschränkt
T2	Infiltration des perimuskulären Bindegewebes, keine Ausbreitung jenseits der Serosa o. in die Leber	Tumor infiltriert jenseits des Gallengangs
T3	Tumor perforiert Serosa u./o. infiltriert direkt die Leber u./o. ein(e) Nachbarorgan/-struktur, z. B. Magen, Duodenum, Kolon, Pankreas, Netz extrahepatische Gallengänge	Tumor infiltriert Leber, Gallenblase, Pankreas u./o. unilaterale Äste der V. portae (rechts o. links) o. der A. hepatica propria (rechts o. links)
T4	Infiltration des Stamms der V. portae o. A. hepatica o. Infiltration von ≥ 2 Nachbarorganen/-strukturen	Tumor infiltriert ≥ 1 Nachbarstruktur: Hauptstamm der V. portae o. ihrer Äste bilateral, A. hepatica comm. o. Nachbarstrukturen/-organe wie Kolon, Magen, Duodenum, Abdominalwand
N1	Infiltration regionärer LK, LK am D. cysticus, choledochus u./o. Lig. hepatoduodenale	Regionäre Lymphknotenmetastasen
N2	Infiltration der LK um Pankreaskopf, periduodenal, periportal, zöliakal u./o. oben mesenterial	

▮ Tab. 1: TNM-Klassifikation des Gallenblasen- und Gallengangskarzinoms.

Ein schmerzloser Ikterus ist immer malignitätsverdächtig, insbesondere für ein Gallengangs- und Pankreaskarzinom.

Ebenfalls können Allgemeinsymptome wie Gewichtsverlust und Abgeschlagenheit auftreten. Fieber und Schüttelfrost sind Hinweis auf eine begleitende **Cholangitis,** Aszites kann auf eine tumorbedingte **Pfortaderthrombose** hinweisen. Tumoren im unteren Drittel können durch Kompression und Infiltration einen **Dünndarmileus** verursachen.

Diagnostik
Eine schmerzlos vergrößerte Gallenblase (schmerzloser Hydrops) kann im rechten Oberbauch palpabel sein (zusammen mit Ikterus: **Courvoisier-Zeichen**). Im Labor sind direktes Bilirubin und die Cholestaseparameter erhöht, erhöhte Pankreasenzyme (Lipase, Amylase) können durch Tumoren im unteren Drittel verursacht werden. Die Bestimmung des **CA 19-9** kann der Verlaufsbeurteilung dienen. In der **Sonografie** werden die Leber (Beteiligung, Metastasen) und das Ausmaß der Gallengangsstauung beurteilt. Mit der **Endosonografie** kann die lokale Ausbreitung gut bewertet werden. In der **ERCP** (ggf. PTC) können Höhenlokalisation und Tumorausdehnung evaluiert, Material für Zytologie und Histologie gewonnen und eine **Gallendrainage** begonnen werden. Dem Staging und der Operabilitätsbeurteilung dient außerdem das **CT.** Mit der CT-/MR-Angiografie lässt sich eine Aussage über die Infiltration der mesenterialen Gefäße treffen. Im Zweifelsfall lässt sich die Operabilität in der **diagnostischen Laparotomie** klären, in der auch eine histologische Schnellschnittuntersuchung möglich ist.

Klatskin-Karzinom (Hepatikusgabelkarzinom)
Es ist oft hoch differenziert und weist eine geringere Wachstumstendenz und eine spätere Metastasierung auf als Tumoren des mittleren und unteren Drittels. Sie sind allerdings nur in einem Viertel der Fälle resektabel. Nach **Bismuth** und Corlette erfolgt folgende Einteilung:

▶ **I:** D. hepaticus comm. befallen, nicht die Hepatikusgabel → Gabelresektion
▶ **II:** D. hepaticus comm. und Hepatikusgabel befallen → Gabelresektion
▶ **III:** Infiltration des rechten (IIIa) oder linken (IIIb) D. hepaticus → Hemihepatektomie rechts bzw. links
▶ **IV:** Befall beider Ductus hepatici → meist inoperabel

Papillenkarzinom
Es lassen sich ampullärer und duodenaler Typ unterscheiden, je nach Sitz des Karzinoms. Die Lokalisation an der Papilla Vateri führt früh zum Verschlussikterus. Dieser kann auch durch benigne Tumoren (Adenome) verursacht sein. Aufgrund der frühzeitig auftretenden Symptome ist die Prognose günstiger als bei anderen Tumoren der Gallenwege.

Therapie
▶ **Kurativ:**
– **Proximales und mittleres Drittel:** Resektion der extrahepatischen Gallenwege, Cholezystektomie und Lymphadenektomie des Lig. hepatoduodenale; bei Leberinfiltration Leberresektion erforderlich; Gallenwegsstumpf wird zur Drainage an eine Jejunumschlinge in Roux-Y-Technik anastomosiert (▌ Abb. 2)
– **Distales Drittel:** Operation nach Whipple (s. S. 130): partielle Duodenopankreatektomie mit Lymphadenektomie
▶ **Palliativ:** nicht operative Sicherung des Gallenabflusses (s. S. 114, ▌ Abb. 5):

endoskopische transpapilläre Drainage in den Dünndarm (ggf. Stenteinlage) oder perkutane transhepatische Cholangiodrainage (PTCD: in den Dünndarm oder nach außen); photodynamische Therapie (PDT) zusätzlich zum endoskopischen Stenting bietet einen Überlebensvorteil. Palliative Operationen werden nur noch selten durchgeführt: biliodigestive Anastomose mit Jejunumschlinge in Roux-Y-Technik, d. h. Hepatiko(choledocho)jejunostomie (▌ Abb. 2). Bei stenosierenden Tumoren kann das Lumen auch durch **lokale Strahlentherapie** (Afterloading) erweitert werden.

Prognose
Die 5-JÜR der Tumoren im proximalen Drittel liegt bei 10%, die des mittleren und distalen Drittels bei 30–45%.

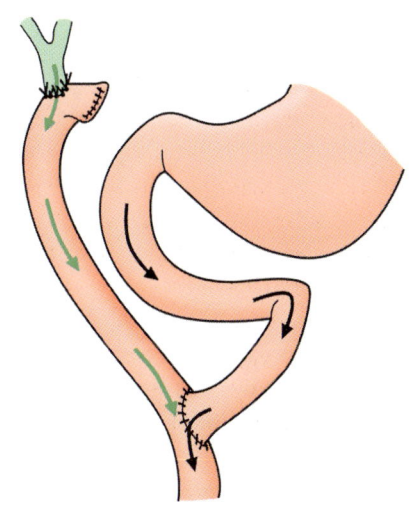

▌ Abb. 2: Choledochojejunostomie mit einer Y-förmig ausgeschalteten Jejunumschlinge. Modif. nach [5]

Zusammenfassung
✖ 90% Adenokarzinome

✖ **Gallenblasenkarzinom:** gehäuft bei Cholezystolithiasis; Klinik spät und unspezifisch → schlechte Prognose; CIS/T1: offene Cholezystektomie; T2: Cholezystektomie + Sicherheitssaum in der Leber oder Segmentresektion IVb + V; Lymphadenektomie; T3/T4: palliative Gallendrainage

✖ **Gallengangskarzinom:** schmerzloser Ikterus; Courvoisier-Zeichen, Cholestaseparameter, CA 19-9, (Endo-)Sonografie, ERCP, diagnostische Laparoskopie; Klatskin-Karzinom = Hepatikusgabelkarzinom (I–IV); Papillenkarzinom: frühzeitiger Verschlussikterus; kurativ: Gallengangsresektion, Cholezystektomie, Lymphadenektomie, Whipple-OP; palliativ: nicht operative Gallendrainage, PDT, Afterloading

Portale Hypertonie

Portale Hypertonie ist definiert als eine Erhöhung des Pfortaderdrucks über 10 – 12 mmHg (normal 5 – 10 mmHg). Es besteht also ein erhöhter Druckgradient (> 5 mmHg) zwischen Pfortader und V. cava inf.

Ätiologie, Pathogenese und Klinik

Die Leber stellt den Hauptwiderstand des Pfortaderstromgebiets dar. Gemäß dem Ohm-Gesetz ($p = Q \times R$) ist der Pfortaderdruck p dem Strömungswiderstand in den Lebergefäßen R direkt proportional, d. h. bei gleichbleibendem transhepatischem Fluss Q steigt der Pfortaderdruck mit dem Strömungswiderstand an. Der erhöhte Widerstand kann prä-, intra- und posthepatisch lokalisiert sein.

Prähepatisch

▶ **Milzvenenthrombose:** meist Folge von Erkrankungen des Pankreas. Zwar treten keine Allgemeinsymptome der portalen Hypertonie auf („segmentale portale Hypertonie"), allerdings kommt es zum Rückstau über die Vv. gastricae breves und damit zu Fundusvarizen.
▶ **Pfortaderthrombose:** posttraumatisch, postinfektiös, externe Kompression (Tumoren)

Intrahepatisch

▶ **Leberzirrhose:** häufigste Ursache der portalen Hypertonie (Ursachen der Leberzirrhose, s. S. 118). Erhöhung des intrahepatischen Gefäßwiderstands + erhöhter portaler Zustrom (hyperdynamische Zirkulation)
▶ **Schistosomiasis:** häufigste Ursache weltweit; präsinusoidaler Block
▶ **Tumoren**
▶ **Sarkoidose**
▶ **Kongenitale Leberfibrose**
▶ **Diffuse Infiltration durch maligne Zellen:** myeloproliferative Erkrankungen
▶ **Idiopathisch:** Fibrosierung der kleinen Lebervenen ungeklärter Ursache

Posthepatisch

▶ **Budd-Chiari-Syndrom:** thrombotisch bedingter Verschluss der Lebervenen
▶ **Venookklusive Erkrankungen**
▶ **Erkrankungen des Herzens:** konstriktive Perikarditis, Insuffizienz und Klappenerkrankungen des rechten Herzens

Folgen des erhöhten Widerstands im Pfortaderstromgebiet mit Rückstau in die zuführenden Gefäße sind eine **Splenomegalie** (→ Hypersplenismus) und die Ausbildung **portokavaler Kollateralkreisläufe.** Dies geschieht über die V. gastrica sin. in die Vv. oesophageae, von dort über die V. azygos in die obere Hohlvene mit der Folge von **Ösophagusvarizen.** Rückstau über die Milzvene in die Vv. gastricae breves führt zu **Magenfundusvarizen.** Weitere portokavale Anastomosen sind solche über die **Periumbilikal-** und **Bauchwandvenen** (→ Caput medusae, ▌ Abb. 2) und die Venen des **Plexus rectalis.**

Die Blutung aus gastroösophagealen Varizen ist eine der häufigsten und gefährlichsten **Komplikationen** der portalen Hypertonie. Über zwei Drittel der Zirrhotiker entwickeln Varizen, ein Drittel erleidet eine Varizenblutung. Außerdem verursachen die Kollateralkreisläufe („Leberbypass") einen reduzierten First-pass-Effekt und eine verminderte Entgiftung (↑ Ammoniak → hepatische Enzephalopathie). Einen Überblick über die Pathogenese des Aszites bei portaler Hypertonie gibt ▌ Abbildung 1. Er kann mit Dyspnoe, Nabelhernien und einer Verschlechterung der Nierenfunktion einhergehen.

Diagnostik

Neben der Diagnostik der Grunderkrankung, der Anamnese und der Inspektion (▌ Abb. 2) ist zunächst die **körperliche Untersuchung** wichtig: Sie beinhaltet v. a. die Palpation der Leber- und Milzgröße sowie die Perkussion mit lageabhängig wandernder Flankendämpfung bei Aszites.
Aszites, hepatische Enzephalopathie (Grad 1 – 4) und die **Laborparameter** Albumin, Bilirubin und Quick gehen in die **Child-Pugh-Klassifikation** ein, die der Einschätzung der Leberfunktionseinschränkung dient. Alternativ steht der **MELD-Score** zur Verfügung (s. S. 172).
Mit der **Sonografie** lassen sich Aszites (≥ 100 ml), zirrhotische Leberveränderungen und als Zeichen der portalen Hypertonie eine erweiterte, vermindert atemvariable Pfortader sowie erweiterte Milzgefäße mit Splenomegalie nachweisen.

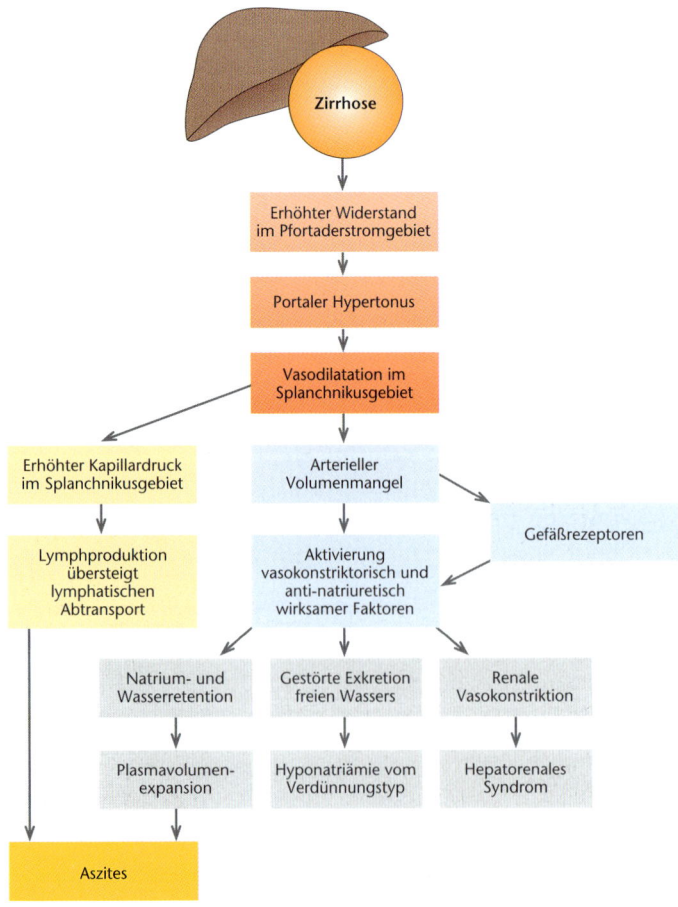

▌ Abb. 1: Pathogenese von Aszites, Verdünnungshyponatriämie und hepatorenalem Syndrom bei Leberzirrhose. [15]

Typisch in der **Farb-Doppler-Sonografie** sind verminderter Fluss und Flussumkehr. Schichtbilddiagnostik (CT/MRT) oder die digitale Subtraktionsangiografie (DSA) werden bei speziellen Fragestellungen (z. B. präoperativ) angewendet.

Risikofaktoren für eine Varizenblutung können in der **Ösophagogastroduodenoskopie** (ÖGD) evaluiert werden: Varizengröße (≥ 5 mm), Red spots (typische Oberflächenveränderungen) und das Vorhandensein von Fundusvarizen.

Zur **Messung des Pfortaderdrucks** steht die direkte Messung durch transhepatische Kanülierung eines Pfortaderasts zur Verfügung oder es wird als indirekte Messung der Lebervenendruckgradient durch Messung des Lebervenenverschlussdrucks bestimmt.

Therapie

Einzig kausale Behandlungsmöglichkeit ist die **Lebertransplantation** (s. S. 172).

Senkung des portalen Drucks

▶ **Transjugulärer intrahepatischer portosystemischer Shunt** (TIPS): Dieses interventionelle Verfahren ist indiziert bei rezidivierenden Varizenblutungen oder notfallmäßig bei akuter Varizenblutung, wenn andere Maßnahmen versagen. Dabei wird über die V. jugularis ein Stent vorgeschoben und mit ihm eine intraparenchymatöse Verbindung zwischen einem Pfortaderast und einer Lebervene geschaffen (∎ Abb. 3). Komplikationen sind Stentdislokation, -stenosierung, -verschluss und Verletzung der Leberkapsel.

▶ **Operativ angelegter portosystemischer Shunt:** Die Indikation operativer Eingriffe wird aufgrund der effektiven nicht operativen Verfahren und der hohen OP-Letalität zurückhaltend gestellt. Zum einen kann die Leber mit einem subhepatischen Shunt total (V. portae + V. cava inf. End-zu-Seit), alternativ selektiv (Seit-zu-Seit) umgangen werden. Die totale Umgehung geht mit effektiver Drucksenkung, aber mit hohem Enzephalopathierisiko einher, sodass Verfahren mit selektiver bzw. flussadaptierter **Umgehung** vorgezogen werden:

– **Flussadaptierte** portokavale Anastomose (∎ Abb. 4)
– Distale **splenorenale** Anastomose mit Unterbindung der V. gastrica sin. (Warren-Shunt)
– **Mesenterikokavale** Anastomose (H-Shunt): Verbindung zwischen V. mesenterica sup. und V. cava inf. über eine Gefäßprothese

Therapie der Varizenblutung

Zur Verhinderung der ersten Blutung wird Varizenträgern die Primärprophylaxe mit nicht kardioselektiven β-**Blockern** (Propranolol) empfohlen. Die therapeutischen Möglichkeiten der **Blutstillung bei akuter Varizenblutung** sind auf Seite 112 beschrieben. Zur Rezidivblutungsprophylaxe kommen Sklerosierung und Gummibandligatur zum Einsatz.

Als weiteres operatives Verfahren im Sinne einer Notfalltherapie steht die **Transsektion** des Ösophagus, ggf. mit Devaskularisation und Splenektomie,

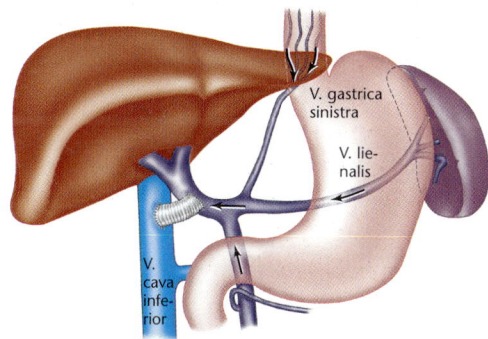

∎ Abb. 3: TIPS: Stent zwischen rechter Lebervene und rechtem Pfortaderast. [11]

zur Verfügung. Allerdings wird der portalvenöse Druck dadurch nicht gesenkt.

Therapie des Aszites: Stufentherapie

▶ **Stufe 1:** Flüssigkeits- und NaCl-Restriktion, Bettruhe
▶ **Stufe 2:** Diuretika (Spironolacton, ggf. + Furosemid)
▶ **Stufe 3:** Aszitespunktion (Parazentese), Albuminsubstitution; Anlage eines peritoneosystemischen Shunts: Reinfusion der Aszitesflüssigkeit aus der Peritonealhöhle in die V. jugularis über einen Katheter (Le-Veen- oder Denver-Shunt)

∎ Abb. 4: Laterolaterale flussadaptierte portokavale Anastomose über eine Gefäßprothese. [11]

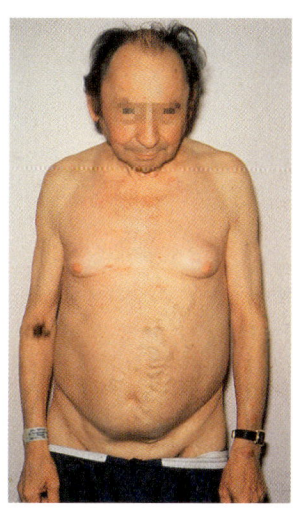

∎ Abb. 2: Aszites, dilatierte oberflächliche Venen und Gynäkomastie bei Leberzirrhose mit portaler Hypertonie. [34]

Zusammenfassung

✖ Häufigste Ursache in Westeuropa: Leberzirrhose, weltweit: Schistosomiasis
✖ Wesentliche Komplikationen: gastroösophageale Varizen, Aszites, hepatische Enzephalopathie
✖ Diagnostik: Untersuchung des Pfortadersystems: Sonografie; gastroösophageale Varizen: ÖGD
✖ Die Varizenblutung kann in 90% der Fälle endoskopisch gestillt werden. Nicht beherrschbare Blutungen werden bevorzugt mit TIPS, ansonsten operativ behandelt. Die Therapie des Aszites erfolgt nach einem Stufenschema.

Akute Pankreatitis

Die akute Pankreatitis ist eine Entzündung des exokrinen Pankreas, die sich als folgende Verlaufsformen manifestiert:

▶ Mild, **ödematös:** selbstlimitierend, niedrige Morbidität und Letalität
▶ Schwer, **hämorrhagisch-nekrotisierend** als Weiterentwicklung der ödematösen Pankreatitis

Ätiologie und Pathogenese
Die Vielzahl ätiologischer Faktoren ist ▌Tabelle 1 zu entnehmen, wobei **C2-Abusus** und **Gallensteine** (biliär) die weitaus häufigsten Ursachen sind. Bei C2-Abusus sind vorwiegend Männer zwischen dem 30. und 45. Lj. betroffen, von der biliären Pankreatitis bei Cholelithiasis eher Frauen zwischen dem 50. und 70. Lj. Typische Auslöser sind Alkoholexzesse und voluminöse, fettreiche Mahlzeiten. Sowohl eine direkte Azinuszellschädigung als auch eine intraduktale Enzymaktivierung (→ Autodigestion = Selbstverdauung) können eine akute Pankreatitis verursachen (▌Abb. 1). Während es bei der ödematösen Form lediglich zu einem interstitiellen Ödem und einer Leukozytenin-

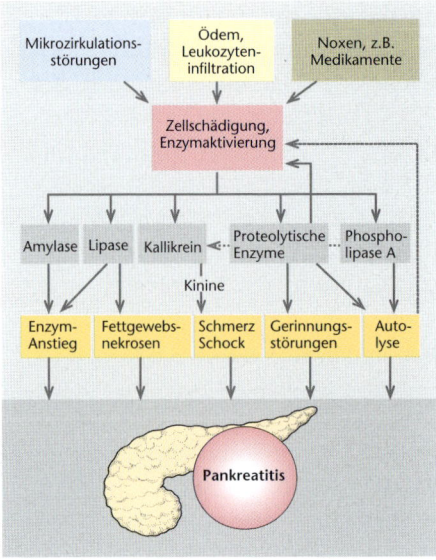

▌Abb. 1: Pathogenese der akuten Pankreatitis. Bei Cholelithiasis ist der Druckanstieg im Pankreasgang durch die Abflussbehinderung der entscheidende Faktor. [1]

filtration kommt, stehen bei der nekrotisierenden Form Enzymaktivierung mit ausgeprägter Autodigestion, ausgedehnte Parenchymnekrosen (▌Abb. 2) und solche des peripankreatischen Gewebes sowie Multiorganversagen und Infektion der Nekrosen im Vordergrund.

Komplikationen
Bei der nekrotisierenden Pankreatitis sind die Komplikationen durchaus schwerwiegend und umfassen neben der Nekrose Aszites, Cholestase mit Ikterus, Hypokalzämie und Hypokaliämie mit EKG-Veränderungen, tetanischen Krämpfen und Herzrhythmusstörungen, Hyperglykämien, einen paralytischen Ileus sowie einen (meist linksseitigen) Pleuraerguss. Bei Infektionen der Nekrosen (Keimaszension aus der Gallenblase), die ohne Antibio-

tikatherapie wahrscheinlich sind, besteht die Gefahr lokaler und systemischer Ausbreitung (Abszess, Sepsis mit ARDS, Multiorganversagen). Blutungen und Thrombosen durch Arrosion großer Gefäße sind selten.

Nach ca. sechs Wochen kann es nach einer nekrotisierenden Pankreatitis zur Ausbildung eines **Pankreasabszesses** und einer **postakuten Pseudozyste** kommen.

Klinik
Charakteristisch ist ein akut einsetzender, bohrend-dumpfer **Oberbauchschmerz,** der gürtelförmig in den Rücken ausstrahlen kann. Bei biliärer Ursache können rechtsseitige Kolikschmerzen hinzutreten. Weitere Symptome sind ▌Abb. 3 zu entnehmen.

Diagnostik
Bei der körperlichen Untersuchung ist eine **elastische Bauchdeckenspannung** typisch („Gummibauch"). Verminderte oder fehlende Darmgeräusche weisen auf einen paralytischen (Sub-)Ileus hin. Selten manifestieren sich bei der hämorrhagisch-nekrotisierenden Form **charakteristische Hautveränderungen** als petechiale Blutungen/Hämorrhagien bzw. als Folge subkutaner Fettgewebsnekrosen: Periumbilikal (**Cullen-Zeichen,** ▌Abb. 4), in den Flanken (**Grey-Turner-Zeichen**) bzw. in der Leistenregion (**Fox-Zeichen**).
Im Laborbefund fallen **erhöhte Pankreasenzyme** (Lipase [pankreasspezifisch], α-Amylase) auf. Die **CRP-Bestimmung** dient der Einschätzung des Schweregrads („Nekrosemarker"). Standard der Bildgebung ist das **CT** (▌Abb. 5). Weitere Verfahren wie **konventionelles Röntgen** (freie Luft, Pleuraerguss) und **Sonografie** (Ödem, Aszites, Nekrosen, Zysten, Gallensteine) können bei der Beurteilung des Ausmaßes, der Abgrenzung der Differenzialdiagnosen und der Verlaufsbeurteilung hilfreich sein.

Differenzialdiagnose
Differenzialdiagnostisch stehen alle Ursachen des **akuten Abdomens** (s. S. 132) im Raum.

Toxische und metabolische Faktoren	Alkohol (30–40%)
	Hyperlipidämie
	Urämie
	Hyperkalzämie
	Medikamente
	▶ Sicher: Azathioprin, Sulfonamid, Thiazide, Furosemid, Pentamidin, Virostatika in der HIV-Therapie, Tetrazykline, Östrogene, L-Asparaginase, 6-Mercaptopurin, Methyldopa
	▶ Wahrscheinlich: Chlortalidon, Glukokortikoide, Etacrynsäure
Vaskuläre Faktoren	Schwerer Schock
	Periarteriitis nodosa
	Embolie
	Hypothermie
	Maligne Hypertonie
Mechanische Faktoren	**Gallensteine (30–40%)**
	Traumata (stumpfes Bauchtrauma)
	Iatrogen (OP, ERCP)
	Pankreastumor
	Duodenaldivertikel
Infektionen	Viren (Mumps, Coxsackie, Adenovirus, CMV)
	Mykoplasmen, Tbc
	Wurmerkrankungen

▌Tab. 1: Ätiologie der akuten Pankreatitis.

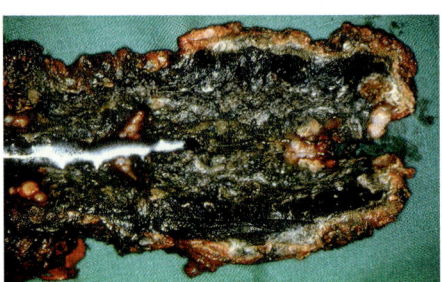

▌Abb. 2: Nekrotisierende Pankreatitis (OP-Präparat): Die schwarz-grünlichen Bereiche sind nekrotische Areale. [49]

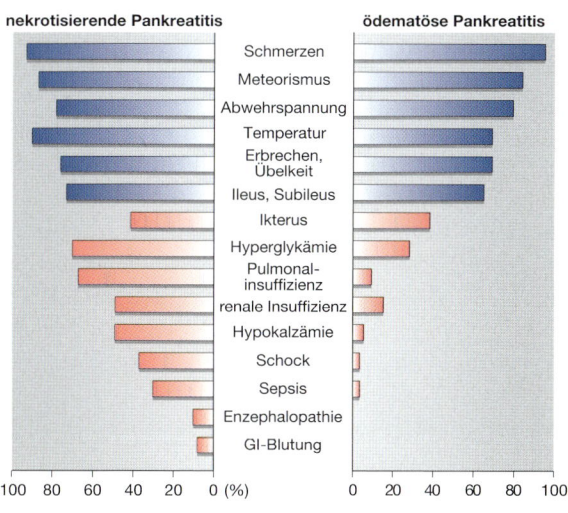

nekrotisierende Pankreatitis | ödematöse Pankreatitis

Schmerzen
Meteorismus
Abwehrspannung
Temperatur
Erbrechen, Übelkeit
Ileus, Subileus
Ikterus
Hyperglykämie
Pulmonalinsuffizienz
renale Insuffizienz
Hypokalzämie
Schock
Sepsis
Enzephalopathie
GI-Blutung

100 80 60 40 20 0 (%)   0 20 40 60 80 100 (%)

▌ Abb. 3: Häufigkeit der Symptome bei nekrotisierender und ödematöser Form der akuten Pankreatitis. [10]

Therapie
Konservativ
▶ **Milde, ödematöse Form:** symptomatische Therapie: Nahrungskarenz, Infusionen, Analgesie; engmaschige Überwachung

▶ **Schwere, nekrotisierende Form:**
– Intensivmedizinische Therapie und Überwachung (ZVK, ggf. Beatmung etc.)
– Nahrungs- und Flüssigkeitskarenz mit parenteraler Ernährung (initial)
– Volumen- und Elektrolytsubstitution (hoher Bedarf)
– Magensonde
– Senkung der Magensäureproduktion (PPI)
– Analgesie (Metamizol, gering spasmogene Opiate, PDK)

– Systemische Antibiotika (Imipenem/Cilastatin o. Ciprofloxacin + Metronidazol)
– ERCP (endoskopische retrograde Cholangiopankreatikografie), ggf. mit Papillotomie, Steinextraktion und Drainage bei Obstruktion der Gallenwege

Operation
Die Indikation ist aufgrund der hohen operativen Letalität zurückhaltend zu stellen. Indiziert ist sie bei:

▶ Progredienten, persistierenden, therapierefraktären Nekrosen und Komplikationen (Abszesse, Pseudozysten)
▶ Infektion der Nekrosen oder Pseudozysten

▶ Entwicklung einer chronisch obstruktiven Pankreatitis mit Gangabbruch

Die Nekrosen werden ausgeräumt (**Nekrosektomie,** s. S. 130) und die Bursa omentalis mehrmals gespült (Lavage). Aufgrund der hohen Rezidivrate bei biliärer Genese erfolgt während desselben Aufenthalts entweder zusammen mit der Nekrosektomie oder nach einigen Tagen eine Cholezystektomie (s. S. 116).

Prognose
Die Letalität der ödematösen Form liegt bei ca. 1 %, während selbst in Zentren intensivmedizinischer Maximalversorgung 10 – 20 % der Patienten mit nekrotisierender Pankreatitis versterben. Hierbei ist die Infektion der Nekrosen prognostisch entscheidend.

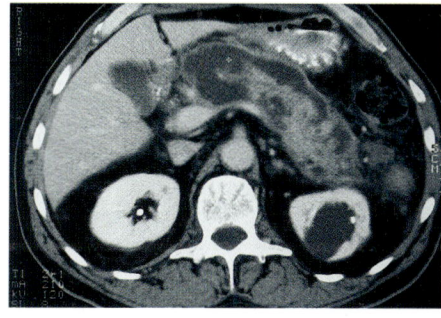

▌ Abb. 5: Akute Pankreatitis im Kontrastmittel-CT: Nekrosen im Kopfbereich. [28]

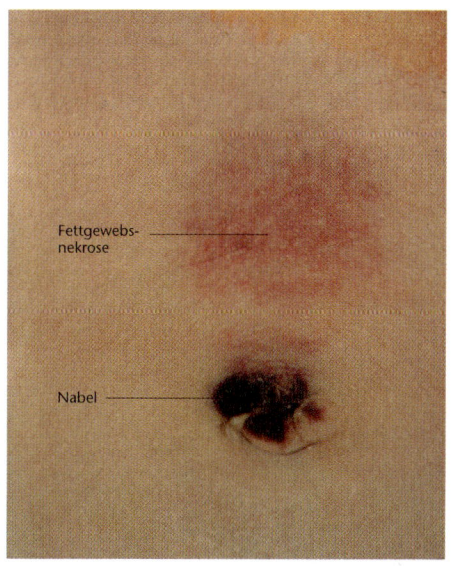

Fettgewebsnekrose

Nabel

▌ Abb. 4: Cullen-Zeichen: Einblutung in den Nabel. Durch zirkulierende Lipase sind zusätzlich intrakutane Fettnekrosen entstanden. [18]

Zusammenfassung
✖ Häufigste Ursachen: Gallensteinleiden und Alkoholabusus
✖ Charakteristisches Symptom: akut einsetzender, gürtelförmig in den Rücken ausstrahlender Oberbauchschmerz
✖ Diagnostik:
– Körperliche Untersuchung: elastische Bauchdeckenspannung, Cullen-, Grey-Turner-, Fox-Zeichen
– Labor: Pankreasenzyme, Elektrolyte, CRP
– Bildgebung: CT, Sonografie, konventionelle Röntgenaufnahmen, ggf. ERCP
✖ Therapie der nekrotisierenden Pankreatitis:
– Konservativ: intensivmedizinische Therapie und Überwachung
– Operativ bei Infektion der Nekrosen, Progredienz und Therapieresistenz: Nekrosektomie mit offener oder geschlossener Nachbehandlung (Spülung + Drainage), bei biliärer Genese zusätzlich Cholezystektomie

Chronische Pankreatitis

Die chronische Entzündung des exokrinen Pankreas mit rezidivierenden oder progredienten Veränderungen führt zur zunehmenden irreversiblen Zerstörung zunächst des exokrinen, später auch des endokrinen Parenchyms. Es kommt zur Organfibrosierung mit Kalkeinlagerungen. Exokrine (Malassimilation) und endokrine Insuffizienz (DM) sind das Endstadium der Erkrankung.

Ätiologie und Pathogenese

Hauptfaktor der Entstehung einer chronischen Pankreatitis ist der **chronische Alkoholabusus,** der in 75 – 90% der Fälle vorliegt. Die kritische Schwelle bei Frauen liegt bei 40 g Alkohol/Tag ($\approx$ 1 Liter Vollbier), bei Männern bei 80 g ($\approx$ 2 Liter Vollbier) über einen mittleren Zeitraum von zehn Jahren. Chronischer Alkoholkonsum verändert die Zusammensetzung des Pankreassekrets: $\uparrow$ Protein, $\uparrow$ Ca, $\downarrow$ Bikarbonat, $\downarrow$ H_2O. Folgen sind Sekreteindickung und Konkrementbildung mit Präzipitation von Kalziumbikarbonat und Protein, was zu Stase, Obstruktion der Pankreasgänge und Autodigestionsvorgängen führen kann (Abb. 1).
Seltenere Ursachen der chronischen Entzündung sind Hyperkalzämie (Hyperparathyreoidismus), chronische Urämie, Hypoproteinämie, Medikamente sowie autoimmunologische und hereditäre Faktoren (Mutationen im Trypsinogen-Gen oder Serinproteaseinhibitor-Gen).

Einteilung

Die chronische Pankreatitis wird in der **Marseille-Klassifikation** nach morphologischen Veränderungen eingeteilt:

- Fokale Nekrose
- Segmentale oder diffuse Fibrose
- Kalzifizierungen
- Obstruktive, chronische Pankreatitis (Tumoren, Narben, Divertikel des Duodenums, Pancreas divisum). Nach Beseitigung der Obstruktion sind die pathologischen Veränderungen teilweise reversibel.

Klinik

Die Patienten klagen über rezidivierende, akut anfallartige, seltener persistierende **Oberbauchschmerzen,** die in den Rücken, seltener in die linke Schulter ausstrahlen können. Der Schmerz tritt postprandial, aber auch nahrungsunabhängig auf und bessert sich typischerweise in vornübergebeugter Position und bei Wärmeapplikation. Weitere Symptome sind Diarrhö, Übelkeit, Erbrechen und Meteorismus. Das Endstadium ist gekennzeichnet durch fehlenden Schmerz, Gewichtsabnahme, Steatorrhö, Aszites, Ödeme und DM (Abb. 2).

Diagnostik

Die **laborchemischen Veränderungen** entsprechen weitgehend denen bei der akuten Pankreatitis, wobei die Pankreasenzyme auch im Normbereich liegen können. Bei Obstruktion der Gallenwege sind die Cholestaseparameter erhöht, bei DM die Serumglukose. Der Erfassung einer exokrinen Insuffizienz dienen **Funktionstests** (Pankreolauryltest) und die Bestimmung der Elastase-1 im Stuhl. Die endokrine Funktion wird mit der **Diabetes-Diagnostik** evaluiert (Serumglukose, oraler Glukosetoleranztest).
Unter den radiologischen Verfahren eignen sich die **Abdomen-Übersichtsaufnahme** (Verkalkungen), das **CT** und die **Sonografie** (Kalkablagerungen, Gallensteine, Pseudozysten, Abszesse, Verlaufsbeurteilung).

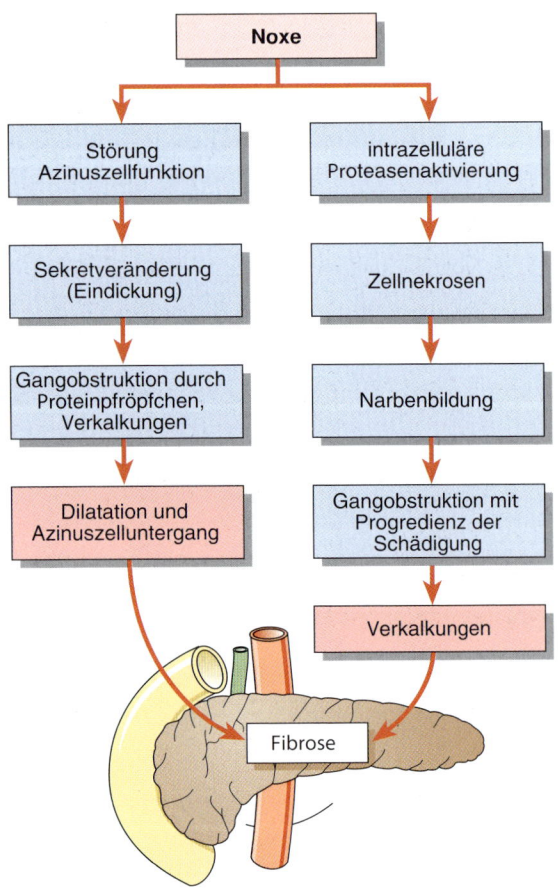

Abb. 1: Pathogenese der chronischen Pankreatitis. [5]

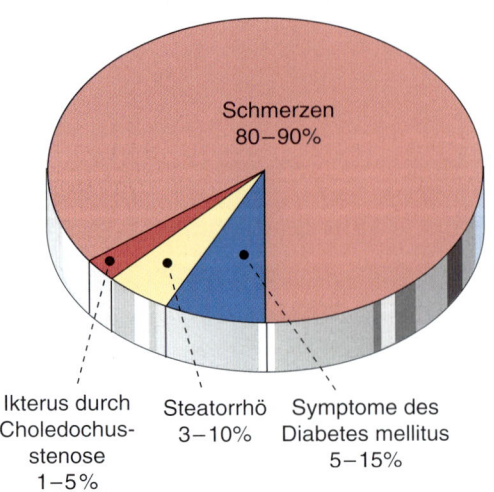

Abb. 2: Leitsymptome der chronischen Pankreatitis. [5]

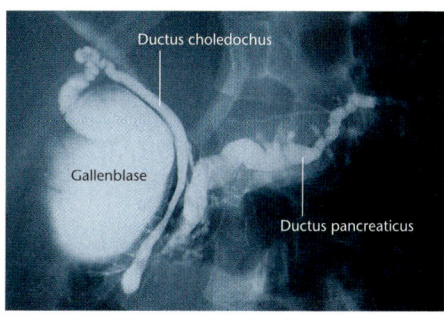

Ductus choledochus

Gallenblase

Ductus pancreaticus

■ Abb. 3: ERCP: Chronische Pankreatitis als Folge eines Gallensteinleidens. Der Pankreasgang ist erweitert und geschlängelt. [37]

In der **ERCP** (■ Abb. 3) können Veränderungen der Ductus pancreaticus und choledochus diagnostiziert werden, bei Bedarf Biopsien entnommen und zur Entlastung bei Cholestase eine Papillotomie durchgeführt werden. Eine **kombinierte Darstellung** der Morphologie, der Gangstrukturen und der Gefäße ist in der **All-in-one-MRT** im Sinne einer kombinierten Schnittbild-MRT, MRCP und MR-Angiografie in einer Sitzung möglich („One stop shopping").

Komplikationen

▶ **Pankreaspseudozysten** (■ Abb. 4): abgekapselte, aber nicht von Epithel ausgekleidete, durch Parenchymeinschmelzung entstehende Zysten, deren Inhalt reich an Pankreasenzymen ist. Komplikationen der Zysten sind neben der lokalen Kompression Infektion mit Sepsis, freie Ruptur mit Peritonitis, Penetration in angrenzende Organe und Arrosion von Gefäßen mit Blutung.
▶ **Gastroduodenale Ulzera:** ↓ Bikarbonatgehalt des Pankreassekrets
▶ **Aszites, Pleuraergüsse**
▶ **Milzvenen-, Pfortaderthrombose:** Folgen können Blutungen aus gastroösophagealen Varizen und ein Hypersplenismus sein (portale Hypertonie, s. S. 122).
▶ **Stenosen** der intrapankreatischen Gallenwege, des Magenausgangs (Kompression des Duodenums mit Magenentleerungsstörung)

Therapie
Konservativ
▶ **Alkoholkarenz** und Vermeiden pankreastoxischer Medikamente (■ Tab. 1 auf S. 124); kohlehydrat- und eiweißreiche Kost in häufigen, kleinen Portionen

▶ Suffiziente **Schmerztherapie**
▶ Ggf. Substitution **fettlöslicher Vitamine** und **Elektrolyte**
▶ Substitution der **Verdauungsenzyme** bei exokriner (z. B. Kreon®) und **Insulinsubstitution** bei endokriner Insuffizienz
▶ Therapie im entzündlichen Schub wie bei akuter Pankreatitis
▶ Endoskopische Beseitigung von Abflussbehinderungen durch Gallensteine und Strikturen (ERCP: Papillotomie, Steinextraktion, ggf. Stenteinlage)
▶ Drainage von Pseudozysten und Abszessen

Operativ
Eine Operation (s. S. 130) ist prinzipiell angezeigt, wenn konservative Maßnahmen nicht zur Besserung führen. Ausschließlich chirurgisch wird in folgenden Fällen therapiert:

▶ **Karzinomverdacht:** In bis zu 5 % der Fälle einer langjährigen Pankreatitis besteht ein Pankreaskarzinom.
▶ Nicht beherrschbares **Schmerzsyndrom**
▶ (Mechanische) Komplikationen

Prognose
Die Prognose wird im Wesentlichen von der eingehaltenen **Alkoholkarenz** bestimmt.

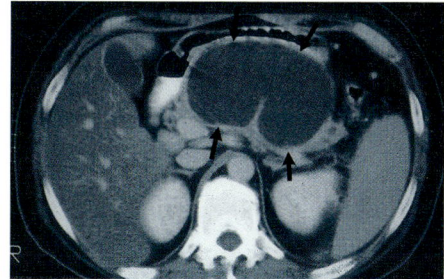

■ Abb. 4: Pankreaspseudozyste im CT (↑). [42]

Zusammenfassung

✖ Häufigste Ursache: langjähriger Alkoholabusus

✖ Neben den Oberbauchschmerzen manifestiert sich die Erkrankung durch die exokrine Pankreasinsuffizienz mit Steatorrhö und die endokrine Insuffizienz mit Diabetes mellitus.

✖ Diagnostik: Labor (Pankreasenzyme); exokrine Insuffizienz: Funktionstests, Elastase-1 im Stuhl; endokrine Insuffizienz: Diabetesdiagnostik; Bildgebung: Abdomenübersicht, CT, Sonografie, All-in-one-MRT; ERCP: Diagnostik und Therapie (Papillotomie, Steinextraktion)

✖ Komplikationen: Pankreaspseudozysten, Ulzera, Aszites, Pleuraergüsse, Milzvenen- und Pfortaderthrombose, mechanische Stenosen

✖ Therapie:
 – Konservativ: Alkoholkarenz (prognosebestimmend), Schmerztherapie, Substitution, Therapie des akuten Schubs, endoskopische Verfahren (Steinextraktion, Dilatation von Gangstenosen, Drainage von Zysten und Abszessen)
 – Operativ

Pankreaskarzinom

Über 90% der malignen Pankreastumoren sind duktale Adenokarzinome (~ Pankreaskarzinom). Damit sind sie die mit Abstand häufigsten Malignome der Bauchspeicheldrüse. Daneben gibt es das muzinöse Zystadenokarzinom, das Azinuszellkarzinom und endokrine Tumoren.

Epidemiologie

Die jährliche Inzidenzrate beträgt 10/100 000 und unterscheidet sich aufgrund der **hohen Malignität** kaum von der Mortalitätsrate. Die 5-JÜR ist unter den häufigen Tumoren mit durchschnittlich 5–10% die niedrigste. Ursachen hierfür sind die häufig erst spät auftretende Symptomatik und die frühe Metastasierung. Der Häufigkeitsgipfel liegt zwischen der sechsten und achten Lebensdekade, vor dem 45. Lj. ist das Karzinom selten. Männer sind häufiger betroffen als Frauen (3:2).

Ätiologie und Pathogenese

Als Risikofaktoren spielen Rauchen, fett- und proteinreiche Ernährung sowie Umweltfaktoren (Karzinogene wie z.B. Nitrosamine) eine Rolle. Langjährige chronische Pankreatitis (s. S. 126) erhöht das Risiko ebenfalls.

Fast immer entspringt das Adenokarzinom dem Gangepithel, seltener den Azini, und infiltriert das Pankreasstroma. Es kommt zu Schleimproduktion und Fibrosierung.

Etwa zwei Drittel der Tumoren sind im **Pankreaskopf** und Proc. uncinatus lokalisiert, der Rest in Korpus und Kauda.

Klassifikation

Die Einteilung erfolgt nach der TNM-Klassifikation (▌ Tab. 1).

Klinik

In frühen Stadien fehlt häufig eine ausgeprägte Symptomatik, insbesondere bei Karzinomen im Korpus-Kauda-Bereich. Leitsymptom bei Pankreaskopfkarzinomen, v.a. bei periampullärer Lokalisation, ist der meist **schmerzlose Verschlussikterus.** Die gestaute Gallenblase kann zusätzlich prallelastisch palpabel sein **(Courvoisier-Zeichen).** Weitere Symptome wie Abgeschlagenheit, Inappetenz, B-Symptome (Gewichtsverlust, Nachtschweiß, Fieber), Übelkeit, diffuse Oberbauchschmerzen und tumorbedingte Thrombosen sind uncharakteristisch. Die in fortgeschrittenen Stadien auftretenden Rückenschmerzen sind Hinweis auf Inoperabilität.

Diagnostik

Laborchemisch können sowohl **Cholestaseparameter** (Bilirubin, AP, γ-GT) als auch **Pankreasenzyme** erhöht sein. Als Tumormarker sind in einem Teil der Fälle **CEA** bzw. **CA 19-9** erhöht. Sie können als Verlaufsparameter in der Nachsorge herangezogen werden (▌ Abb. 1).

Zunächst wird eine **Oberbauchsonografie** durchgeführt, bei der nicht nur Differenzialdiagnosen des Ikterus, sondern auch potenzielle Metastasen abgeklärt werden können. Tumorausmaß und Vergrößerung regionaler Lymphknoten können im **Spiral-CT** festgestellt werden (▌ Abb. 2). Dabei lässt sich außerdem die Frage nach Operabilität klären.

Die **ERCP** ist v.a. bei Verschlussikterus indiziert. Dabei wird endoskopisch die Papilla Vateri drainiert und kontrastiert. Typisches Zeichen ist hierbei das durch den Abbruch oder die Stenosierung der D. choledochus und pancreaticus entstehende **Double-duct-Zeichen** (▌ Abb. 3). Infiltriert das Karzinom Duodenum oder Papille, lassen sich endoskopisch Biopsien entnehmen. Therapeutisch kann neben der Drainage ein **Stent** eingesetzt werden.

Bei der **MRCP** können Morphologie, Gefäßstatus und Pankreas-/Gallengänge kombiniert beurteilt werden. Auch die **Endosonografie** gewinnt zunehmend an Bedeutung. Die Feinnadelbiopsie ist umstritten – auf sie wird wegen der potenziellen Metastasierung außer bei Nachweis von Fern-

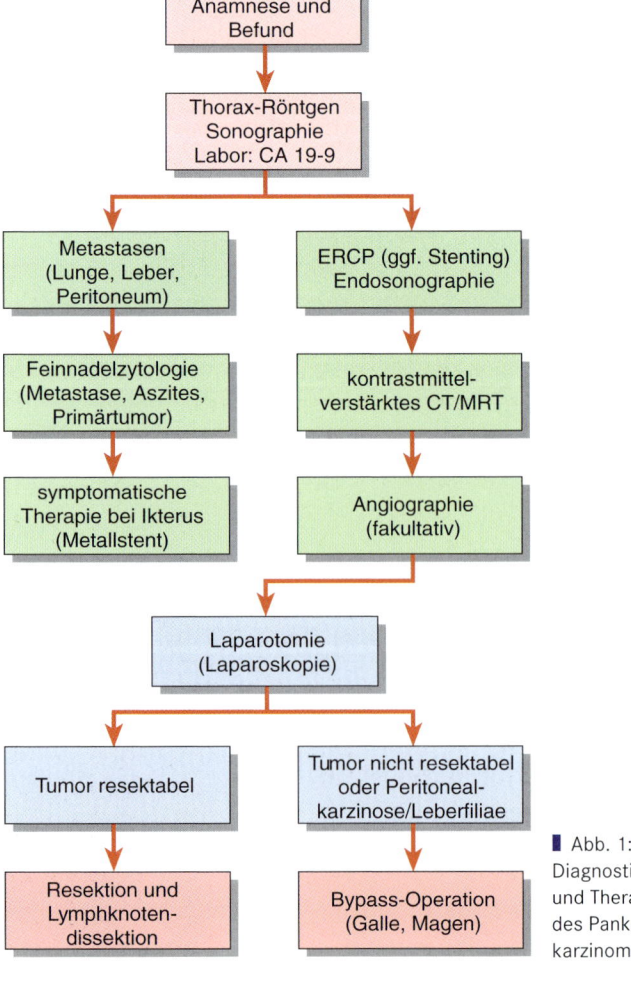

▌ Abb. 1: Diagnostik und Therapie des Pankreaskarzinoms. [5]

T1	Tumor auf das Pankreas beschränkt, ≤ 2 cm im größten Durchmesser
T2	Tumor auf das Pankreas beschränkt, ≥ 2 cm im größten Durchmesser
T3	Ausbreitung in das peripankreatische Gewebe ohne Infiltration der großen Gefäße
T4	Infiltration der großen Gefäße: Truncus coeliacus, A. mesenterica sup.
N1	Regionale Lymphknotenmetastasen
M1	Fernmetastasen (entfernte Lymphknoten, Peritonealkarzinose, hämatogen v.a. in Leber und Lunge, seltener Nebennieren, Nieren und Skelett)

▌ Tab. 1: TNM-Klassifikation des Pankreaskarzinoms.

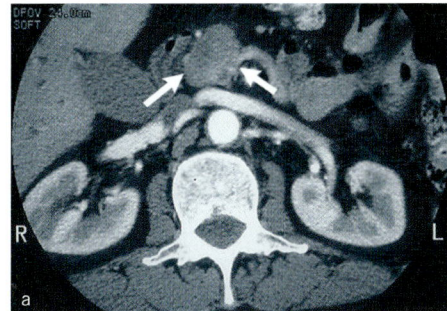

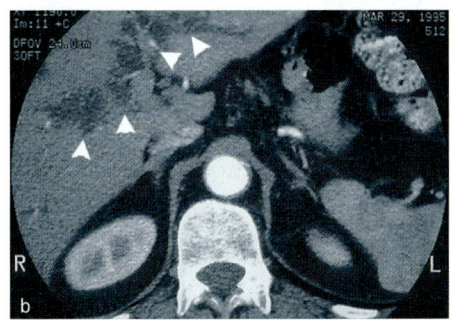

■ Abb. 2: Pankreaskopfkarzinom (↑) im CT (a), das zu einem Aufstau und einer Dilatation der intrahepatischen Gallenwege (Dreieckspfeile) geführt hat (b). [42]

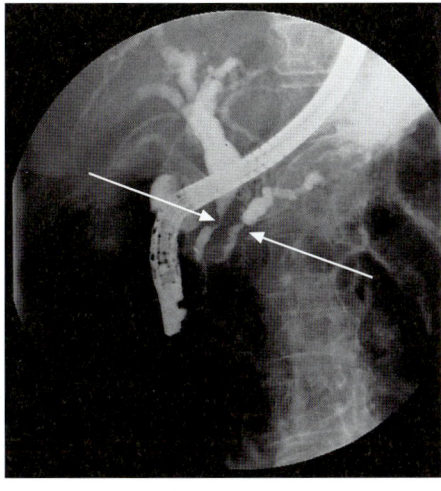

■ Abb. 3: Double-duct-Zeichen (↑) in der ERCP bei Pankreaskopfkarzinom: Stenose in D. choledochus und pancreaticus. [5]

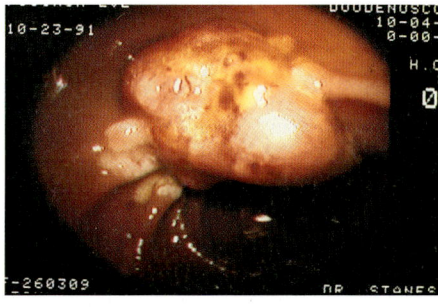

■ Abb. 4: Endoskopie bei Papillenkarzinom. [5]

metastasen verzichtet. Zum Ausschluss einer Peritonealkarzinose und von Lebermetastasen ist ggf. eine diagnostische Laparoskopie oder Laparotomie notwendig.

Differenzialdiagnose

Weitere Ursachen des Verschlussikterus (s. S. 114) sowie andere Tumoren und entzündliche Erkrankungen der Bauchspeicheldrüse müssen bedacht werden.

Therapie

Aufgrund der in vielen Fällen verzögerten Diagnose, der frühen lymphogenen und hämatogenen Metastasierung (v. a. in die Leber) und nicht zuletzt durch den retroperitonealen Situs liegt die Resektabilität primär bei ca. einem Drittel. Durch neoadjuvante Therapiestrategien (Radiochemotherapie) kann diese Rate auf 50 % angehoben werden **(Downstaging).**

▶ **Pankreaskopfkarzinom:** partielle Duodenopankreatektomie (Operation nach Whipple, s. S. 130), ggf. unter Erhalt des Pylorus

▶ **Korpus- und Kaudakarzinom:** Pankreaslinksresektion samt Splenektomie

Bei jeder Operation ist eine **radikale Lymphadenektomie** obligat. In vielen Fällen ist vor der Laparotomie eine **diagnostische Laparoskopie** indiziert. Die komplette Pankreatektomie gilt heute als obsolet, da aus ihr ein nicht einstellbarer Diabetes mellitus resultiert. Ist auch nach neoadjuvanter Therapie keine R0-Resektion möglich, wird der Patient palliativ mit **Radiochemotherapie** oder **Chemotherapie** behandelt. Auch die Drainage der Gallenwege (bevorzugt endoskopisch/perkutan) stellt eine palliative Strategie dar. Gegebenenfalls kann eine operativ angelegte Drainage erforderlich werden (biliodigestive Anastomose: Hepatiko(choledocho)jejunostomie, s. S. 120) und bei Duodenalstenose eine **Gastroenterostomie** (■ Abb. 5) angelegt werden. Un-

erlässlich ist eine suffiziente **Schmerztherapie.**

Prognose

Die OP-Letalität beträgt 5 – 10 %. Ohne Resektion liegt die mittlere Überlebenszeit bei sechs Monaten. Mit Operation und adjuvanter Chemotherapie können in ausgewählten Zentren 5-JÜR von über 30 % erreicht werden.

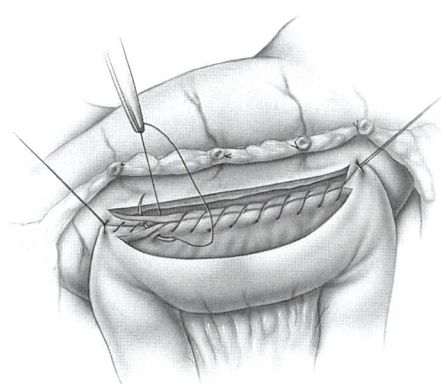

■ Abb. 5: Gastroenterostomie bei Duodenalstenose: Seit-zu-Seit-Anastomosierung der Magenhinterwand mit einer antekolisch hochgezogenen Jejunumschlinge. [38]

Zusammenfassung

✖ Häufigste Lokalisation: Pankreaskopf (zwei Drittel der Fälle)

✖ Leitsymptom: schmerzloser Verschlussikterus

✖ Diagnostik: Courvoisier-Zeichen, Cholestaseparameter, Pankreasenzyme, CA 19-9, (Endo-)Sonografie, CT, MRCP, ERCP (Double-duct-Zeichen), diagnostische Laparoskopie/Laparotomie.

✖ Therapie: (modifizierte) Operation nach Whipple bei Pankreaskopfkarzinom, Pankreaslinksresektion mit Splenektomie bei Korpus-/Kaudakarzinom; Lymphadenektomie; palliativ: Gallendrainage, ggf. operativ angelegte biliodigestive Anastomose; Gastroenterostomie; (Radio-)Chemotherapie

OP Pankreas

Zugang

Der Zugang erfolgt über eine quere Oberbauch- oder mediane Laparotomie (▌ Abb. 1). Dabei kann sich über verschiedene Wege Zugang zur Bursa omentalis und damit zum Pankreas verschafft werden:

▶ Durchtrennung des Omentum majus (Lig. gastrocolicum und Lig. duodenocolicum; häufiger Zugang)
▶ Durchtrennung des Omentum minus (Lig. hepatogastricum und Lig. gastroduodenale)
▶ Durchtrennung des Mesocolon transversum

Akute Pankreatitis

Nekrosen des Pankreas und des peripankreatischen Gewebes werden entfernt **(Nekrosektomie).** Dabei wird auf Resektionen möglichst verzichtet. Nach Spaltung der Kapsel werden die Nekrosen digital bis an die vitalen Grenzen ausgeräumt (▌ Abb. 2). Für die postoperative Entfernung sich bildender Nekrosen gibt es verschiedene Konzepte für die Lavage der Bursa omentalis:

▶ **Geschlossen:** Lavage des peripankreatischen Raums, anschließend Verschluss der Abdominalhöhle nach Einbringen von Spülkathetern und Drainagen (▌ Abb. 3)
▶ **Offen** (open packing): Das Abdomen wird zwischen den Spülungen steril abgedeckt (beatmeter und relaxierter Patient). Als Variante (Etappenlavage) kann die Bauchdecke auch durch Ein-

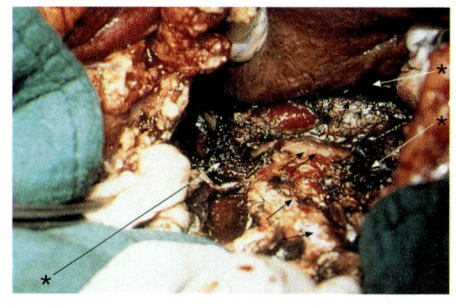

▌ Abb. 2: Intraoperativer Blick in die Bursa omentalis nach Nekrosektomie bei akuter, nekrotisierender Pankreatitis (Pfeile: vitales Restpankreas; Pfeile mit Stern: peripankreatische Nekrosen). [5]

nähen eines Schienengleitverbands (= Reißverschluss) temporär verschlossen oder eine geplante Relaparotomie durchgeführt werden.

Chronische Pankreatitis

Die operative Therapie richtet sich nach der zugrunde liegenden morphologischen Veränderung. Dazu gehören:

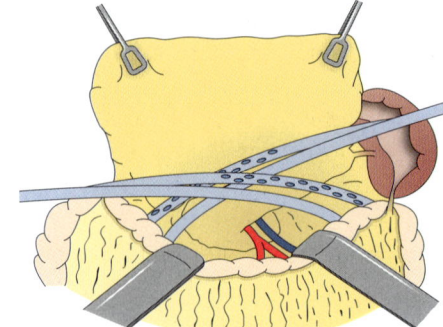

▌ Abb. 3: Schema der geschlossenen postoperativen Peritoneallavage. [5]

▶ Stenose mit proximaler Dilatation des D. pancreaticus: **longitudinale Pankreatikojejunostomie** (Drainageoperation nach Puestow): Längseröffnung des Ductus und Seit-zu-Seit-Anastomosierung mit einer ausgeschalteten Jejunumschlinge in Roux-Y-Technik
▶ Obstruktion des D. choledochus: **Choledochojejunostomie** (Umgehungsoperation)

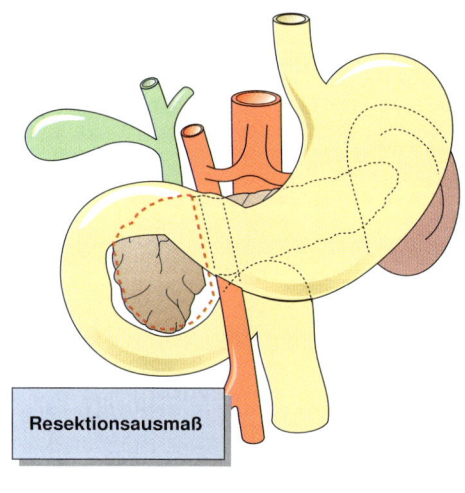

Resektionsausmaß

Rekonstruktion nach duodenumerhaltender Pankreaskopfresektion

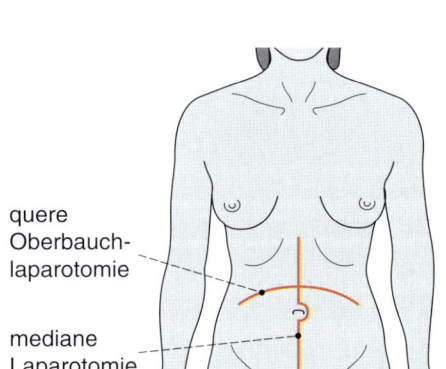

quere Oberbauchlaparotomie

mediane Laparotomie

▌ Abb. 1: Typische Pankreasschnittführungen. [5]

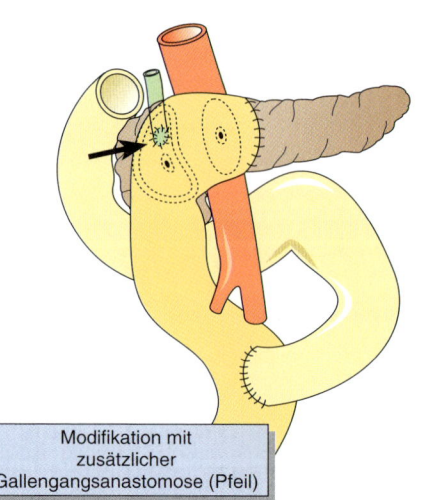

Modifikation mit zusätzlicher Gallengangsanastomose (Pfeil)

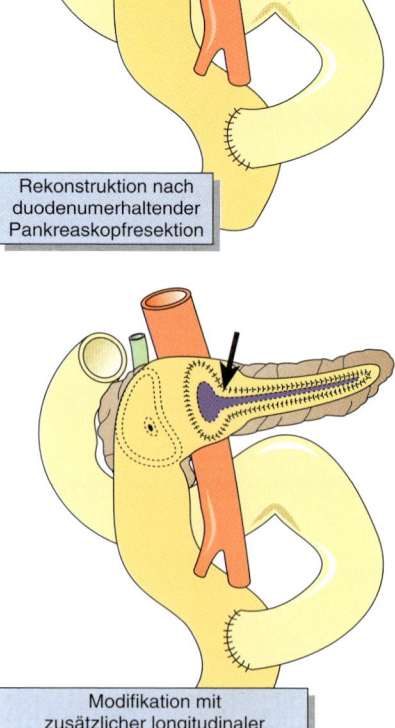

Modifikation mit zusätzlicher longitudinaler Pankreasgangsanastomose (Pfeil)

▌ Abb. 4: Duodenumerhaltende Pankreaskopfresektion. [10]

▸ Große Pseudozyste (> 5 cm): **Pseudozystojejunostomie** in Roux-Y-Technik

Die **duodenumerhaltende Pankreaskopfresektion** (ggf. Pankreaslinksresektion oder Operation nach Whipple) kommt bei chronischen Schmerzen, Stenosekomplikationen, Pfortader- und Milzvenenthrombosen, Fistelbildung und bei Karzinomverdacht zur Anwendung, wenn sich die pathologischen Prozesse vorwiegend im Pankreaskopf abspielen.

Dabei werden der Magen, das Duodenum und die Gallenwege erhalten und der Pankreaskopf aus dem Duodenum „herausgeschält", End-zu-Seit-Pankreatikojejunostomie und Seit-zu-Seit-Pankreatikojejunostomie in Roux-Y-Technik (▌ Abb. 4).

Operation nach Whipple

Häufigster operativer Eingriff beim Pankreaskarzinom ist die beim Pankreaskopfkarzinom indizierte **Duodenopankreatektomie** nach **Kausch-Whipple** samt Lymphadenektomie. Bei der klassischen Whipple-Operation (▌ Abb. 5) werden außerdem zwei Drittel des Magens entfernt und als Billroth-II-Operation (s. S. 88) rekonstruiert. Von einer Vielzahl der Zentren wird heute als Standardeingriff die modifizierte Operation mit Erhalt des Pylorus und 2 – 4 cm des Duodenums empfohlen: Durchtrennung des Pankreas in Höhe der Pfortader, Cholezystektomie, En-bloc-Resektion des tumortragenden Pankreaskopfes, D. choledochus, Duodenums, proximaler Jejunumanteile und der Lymphknoten. Die Rekonstruktion erfolgt als Pankreatikojejunostomie, Hepatikojejunostomie und Duodenojejunostomie jeweils End-zu-Seit an dieselbe Jejunalschlinge (▌ Abb. 6).

▌ Abb. 5: Klassische Whipple-OP. [10]

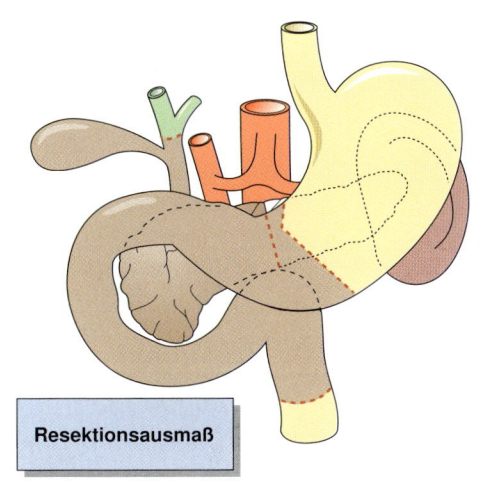

Resektionsausmaß

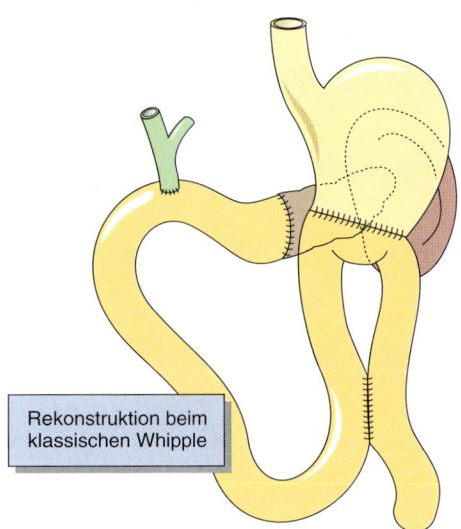

Rekonstruktion beim klassischen Whipple

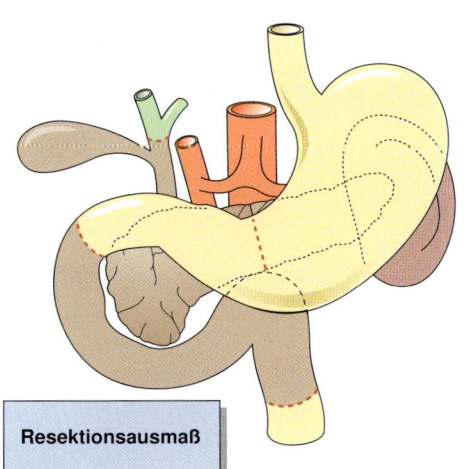

Resektionsausmaß

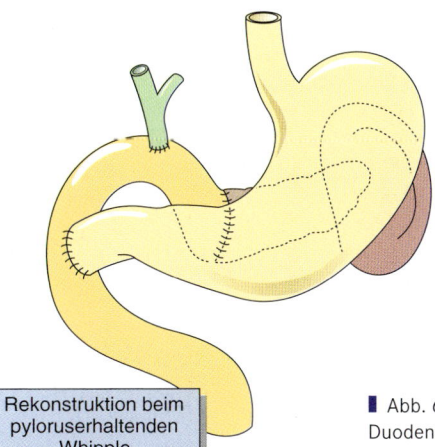

Rekonstruktion beim pyloruserhaltenden Whipple

▌ Abb. 6: Pyloruserhaltende partielle Duodenopankreatektomie (modifizierte Whipple-OP). [10]

Akutes Abdomen

Der Begriff „akutes Abdomen" umschreibt eine klinische Akutsituation unklarer Genese, die durch folgende Phänomene gekennzeichnet ist:

▶ Akute, starke **Bauchschmerzen** mit abdominaler **Abwehrspannung**
▶ **Peristaltikstörung**
▶ Beeinträchtigung des Allgemeinbefindens mit Zeichen der **Kreislaufdekompensation** bis hin zum generalisierten **Schock.**

Es handelt sich um ein plötzlich einsetzendes, **potenziell lebensbedrohliches** Krankheitsbild, das eine sofortige, zügige, akkurate und differenzierte Diagnostik erfordert, um schnellstmöglich eine gezielte Therapie zu beginnen.

Ätiologie
Eine Übersicht gibt ▌ Abbildung 1.

Intraperitoneal
▶ **Ileus:** Darmverschluss (s. S. 134): mechanisch ↔ paralytisch
▶ **Entzündungen** mit (drohender) Perforation: Appendizitis, Divertikulitis, Gastroenteritis, Cholezystitis, Adnexitis, intraabdominale Abszesse
▶ **Perforation/Peritonitis** (s. S. 136): Perforation nach Trauma oder Entzündung, Ulkusperforation
▶ **Vaskuläre Erkrankungen:** mesenteriale Ischämie und Mesenterialinfarkt (s. S. 78), Aortenaneurysma (s. S. 74), intraabdominale Blutung (Aneurysmaruptur, Trauma, GI-Blutung)
▶ **Abdominaltrauma**

Retro-/extraperitoneal
▶ **Pankreatitis**
▶ **Urologische Erkrankungen:** Nierenbecken-/Ureterkoliken, Pyelonephritis, Zystitis, Niereninfarkt, Hodentorsion, akuter Harnverhalt
▶ **Gynäkologische Erkrankungen:** Adnexitis, Extrauteringravidität mit Tubenruptur, Endometriose, Ovarialzyste (Ruptur, Stieldrehung)

Thorakal
▶ **Kardial:** Hinterwandinfarkt, Perikarditis, akute Rechtsherzinsuffizienz (Leberschwellung)
▶ **Pulmonal:** basale Pneumonie, Pleuritis, Lungenembolie

Skelett
Frakturen von Wirbelsäule und Becken, Bandscheibenvorfall.

Systemische Erkrankungen
Diabetische Ketoazidose („Pseudoperitonitis"), Urämie, Porphyrie, hämolytische Sichelzellkrise, Intoxikation.

Leitsymptome
Schmerz
▶ **Somatischer Schmerz:** scharf, stechend, brennend und gut lokalisierbar. Der Schmerzreiz geht vom Peritoneum parietale, von der Bauchwand oder dem Retroperitoneum aus und wird seitengetrennt-segmental durch N. phrenicus und Nn. intercostales übermittelt. Typisch sind Druck-, Erschütterungs- und (kontralateraler) Loslassschmerz. Die Abwehrspannung ist Folge eines reflektorischen Muskelspasmus bei Peritonitis.
▶ **Viszeraler Schmerz:** dumpfer, bohrender und schlecht lokalisierbarer Schmerz, der von den parenchymatösen Organen ausgeht und von vegetativer Symptomatik (Übelkeit, Tachykardie etc.) begleitet wird. Er wird von N. vagus, Nn. splanchnici und N. hypogastricus übermittelt und entsteht durch Druckerhöhung in Hohlorganen, Ischämie oder Wirkung von Mediatoren an den Nervenendigungen.

Die Art der Schmerzen kann dabei wechseln: Sie gehen dabei zunächst als **viszerale Schmerzen** vom Organ aus und gehen bei Übergreifen auf das Peritoneum in **somatische Schmerzen** über. Durch diesen Wechsel ändert sich die Schmerzlokalisation: Typischerweise beginnt eine akute Appendizitis mit periumbilikalen, viszeralen Schmerzen, um später zu somatischen Schmerzen im rechten Unterbauch zu wechseln.

Peristaltikstörung
▶ **Hypoperistaltik:** peritoneale Reizung oder retroperitoneale Prozesse verursachen eine reflektorische Hypoperistaltik bis hin zum paralytischen Ileus. Das Abdomen ist aufgebläht und distendiert (überdehnt). Bei der Auskultation finden sich leise Darmgeräusche bis hin zur „Totenstille".
▶ **Hyperperistaltik:** verursacht durch mechanische Obstruktion oder Infektionen. Sie äußert sich meist in krampfartigen Schmerzen. Auskultatorisch sind klingende und plätschernde, bei Stenosen spritzende Darmgeräusche zu vernehmen.
▶ **Erbrechen:**
– Reflektorisch: als Folge bzw. Begleitsymptom viszeralen Schmerzes, im Rahmen einer Intoxikation oder metabolischen Entgleisung
– Überlauferbrechen: als Folge einer Obstruktion oder Paralyse des GI-Trakts; klares, milchartiges Erbrechen → Stenose oral der Papilla Vateri; galliges Erbrechen → hohe Dünndarmobstruktion; Erbrechen von Kot (Miserere) → distal gelegene Obstruktion oder fortgeschrittene Paralyse

Schock
Zeichen der Kreislaufdekompensation sind Unruhe, Blässe, Kaltschweißigkeit, Tachykardie und Oligurie. Ursachen:

▶ **Volumenmangel:** Blutung, Flüssigkeitsverschiebungen (Ileus, Peritonitis, Pankreatitis)
▶ **Septisch-toxisch:** Bakteriämie, Toxinämie
▶ **Vegetative Reaktion** auf Schmerzreize

Diagnostik
Vitalparameter und EKG
Kreislaufsituation: Puls, RR, Temperatur, Atemfrequenz, O$_2$-Sättigung; EKG: Myokardinfarkt?

Anamnese
▶ **Schmerz:** Beginn, Verlauf, Art, Qualität, Intensität, Lokalisation, Ausstrahlung, Wandern/Wechseln?
▶ **Weitere Symptome:** Erbrechen? Stuhl-/Windverhalt? Durchfall? Fieber? Miktionsschmerz?
▶ **Eigenanamnese:** Vorerkrankungen? Operationen? Traumata? Gewichtsabnahme? Medikamenten-/Drogenabusus? Menstruation? Gravidität?

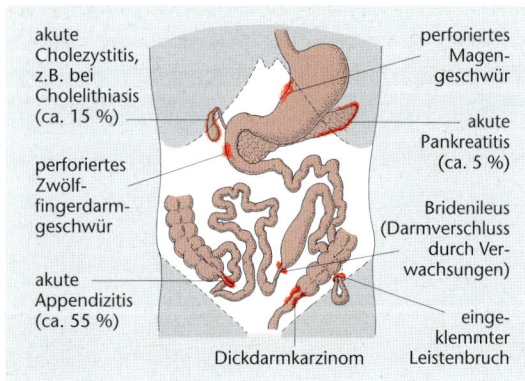

akute Cholezystitis, z.B. bei Cholelithiasis (ca. 15 %)

perforiertes Zwölffingerdarmgeschwür

akute Appendizitis (ca. 55 %)

perforiertes Magengeschwür

akute Pankreatitis (ca. 5 %)

Bridenileus (Darmverschluss durch Verwachsungen)

eingeklemmter Leistenbruch

Dickdarmkarzinom

▌ Abb. 1: Die häufigsten Ursachen des akuten Abdomens. [43]

Körperliche Untersuchung

▶ **Inspektion:** Schonhaltung, Hautkolorit (Blässe, Ikterus), Exsikkose, Hauterscheinungen bei Pankreatitis (s. S. 124), **Facies abdominalis:** eingefallenes Gesicht, schmale Nase, periorale Blässe, spröde Lippen, trockene, ggf. belegte Zunge

▶ **Auskultation:** Peristaltik? Herz, Lunge

▶ **Palpation:** Bauchdecke, Zeichen der Appendizitis (s. S. 94) und Cholezystitis (s. S. 116), Bruchpforten; **digital-rektale Untersuchung:** Resistenzen? Douglas-Schmerz? Portioschiebeschmerz? Füllungszustand der Ampulla recti?

▶ **Perkussion**

Bildgebende Verfahren

▶ **Sonografie** (obligat): Organveränderungen bei Entzündungen, Organverletzungen, freie Flüssigkeit (Blut, Exsudat, Aszites), Ileus (dilatierte Schlingen, Pendelperistaltik), Aortenaneurysma, Tumoren, Abszesse

▶ **Röntgendiagnostik:**

– **Röntgen-Thorax** (obligat): freie Luft bei Hohlorganperforation (z. B. subdiaphragmal), Pneumonie, Pleuraerguss

– **Abdomen-Leeraufnahme** (obligat): im Stehen oder in Linksseitenlage: freie Luft, Spiegelbildung, Luft im Dünndarm (nur bei Kleinkindern physiologisch), Aerobilie, Kalkschatten

– **Abdomen-CT:** Ausschluss von Traumata, Abszessen, Pankreatitis, Aneurysmen

– **Magen-Darm-Passage:** Obstruktion

– **Kontrasteinlauf:** Obstruktion, Perforation, Divertikulitis

– **Angiografie:** Aneurysmen, mesenteriale Ischämie, Blutung

Labor

Blutbild, Entzündungsparameter, Elektrolyte, Nierenwerte, Gerinnung, Transaminasen, Lipase, ggf. Troponin.

Endoskopie

Diagnostisch und therapeutisch bei Verdacht auf gastrointestinale Blutung oder Perforation.

Differenzialdiagnose

Lokalisation und Charakter des Schmerzes

Der Lokalisation (▮ Abb. 2) und dem Schmerzcharakter (s. u.) lassen sich typische Ursachen zuordnen:

▶ **Akut einsetzend:** Perforation (Schmerzpersistenz), Mesenterialischämie (stummes Intervall)

▶ **Kontinuierlich zunehmend:** Entzündungen: Appendizitis, Cholezystitis, Divertikulitis

▶ **Kolik:** Gallen-/Ureterkoliken, mechanischer Ileus

Alter und Geschlecht

Kinder: Appendizitis, Invagination (s. S. 162).

Ältere Patienten: Divertikulitis, Tumoren

Frauen: An gynäkologische Erkrankungen denken!

Therapie

Basismaßnahmen

Zu den Basismaßnahmen gehören die Sicherung der Vitalfunktionen (intravenöser Zugang, Infusionstherapie), ggf. Sicherung der Atemwege (Intubation), Schmerztherapie (z. B. N-Butylscopalamin), ggf. Antibiotika, Diuretika, Magensonde, Blasenkatheter und Monitoring (EKG, Vitalparameter).

Neben der Diagnostik und den Basismaßnahmen ist die **Einschätzung der Bedrohlichkeit** der zugrunde liegenden Erkrankung wesentlich (▮ Tab. 1).

Operative Therapie

Die Indikation und Art der operativen Therapie richtet sich nach der Diagnose. Bei unklaren Befunden ist eine **diagnostische Laparoskopie** indiziert, die im Verlauf der Therapie dienen kann, z. B. zur Organentfernung bei Appendizitis. Bei Verdacht auf intraabdominale Blutung, Peritonitis und Mesenterialischämie wird eine mediane **Laparotomie** durchgeführt.

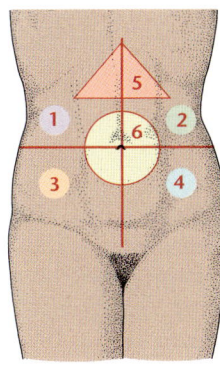

1 Rechter Oberbauch
Hepatitis, Leberzirrhose, Lebertumor, Leberruptur, Gallensteine, Cholezystitis, Ulcus duodeni, Nephrolithiasis, Pyelonephritis, subphrenischer Abszess, basale Pneumonie

2 Linker Oberbauch
Milzruptur, Pankreatitis, Ulcus ventriculi, Ulcus duodeni, Kolitis, Nephrolithiasis, Pyelonephritis, Herzinfarkt, Angina pectoris, subphrenischer Abszess, basale Pneumonie

5 Epigastrisch
Hiatushernie, Ösophagitis, Ulcus ventriculi, Magentumor, Herzinfarkt, Angina pectoris

6 Periumbilikal
Pankreatitis, Appendizitis, Aortenaneurysma, Meckel-Divertikel

3 Rechter Unterbauch
Appendizitis, Ileitis (M. Crohn), Hernien, Salpingitis/Adnexitis, Ovarialzysten, Bauchhöhlenschwangerschaft, Ileus, Uretersteine, Leistenhernie, Hodentorsion, Harnverhalt

4 Linker Unterbauch
Leistenhernien, Divertikulitis, Kolontumor, Salpingitis/Adnexitis, Ovarialzysten, Bauchhöhlenschwangerschaft, Uretersteine, Hodentorsion, Harnverhalt

▮ Abb. 2: Zuordnung der Schmerzangabe nach dem Quadrantenschema. [1]

Zeitpunkt	Indikationen
Sofort-OP	▶ Massive Blutung (rupturiertes Aortenaneurysma, Trauma, Messerstich-/Schussverletzung, nicht beherrschbare GI-Blutung) ▶ Mesenterialinfarkt
Notfall-OP (innerhalb 2 h)	▶ Inkarzerierte Hernie ▶ Hohlorganperforation ▶ Peritonitis
Dringliche OP (innerhalb 8 h)	▶ Akute Appendizitis ▶ Mechanischer Ileus ▶ Toxisches Megakolon
Frühelektive OP (innerhalb 48 h)	▶ Akute Cholezystitis ▶ Akute Divertikulitis ▶ Subtotale Tumorstenose
Elektive OP (frühestens nach 72 h)	Cholezystitis, Divertikulitis und subtotale Stenosen mit klinischer Besserung unter Therapie

▮ Tab. 1: Dringlichkeit des operativen Eingriffs bei akutem Abdomen.

Zusammenfassung

✖ **Wichtigste Ursachen:** Entzündung (am häufigsten Appendizitis), Perforation, Ileus, Mesenterialischämie

✖ **Leitsymptome:** Bauchschmerz, Peristaltikstörung, Kreislaufdekompensation

✖ **Diagnostik:** Vitalparameter, Anamnese, körperliche Untersuchung, Labor; obligate Bildgebung: Sonografie, Röntgen-Thorax, Abdomen-Leeraufnahme; ggf. weitere Bildgebung, Endoskopie, diagnostische Laparoskopie/Laparotomie

✖ **Therapie:** Basismaßnahmen, operative Therapie je nach ursächlicher Erkrankung

Ileus

Bei einem Ileus handelt es sich um eine lebensbedrohliche **Unterbrechung der Darmpassage,** die entweder mechanisch (mechanischer Ileus) oder funktionell durch Lähmung der Darmmotorik (paralytischer Ileus) verursacht wird. In manchen Fällen liegt eine gemischte Ileusform vor. Neben dieser Einteilung lassen sich nach der Lokalisation **hoher** (Duodenum, Dünndarm) und **tiefer Ileus** (Dickdarm) unterscheiden. Eine unvollständige Unterbrechung wird **Subileus** genannt.

Ätiologie

Paralytischer Ileus

▶ **Entzündlich:** Appendizitis, Cholezystitis, Pankreatitis, Peritonitis, Abszesse, Sepsis
▶ **Vaskulär:** hämorrhagische Infarzierung (mesenteriale Ischämie: Thrombose, Embolie, externe Kompression)
▶ **Reflektorisch:** postoperativ nach abdominalen Eingriffen (≠ postoperative Darmatonie für 24–72 h = normal), Koliken, Blutungen, Trauma
▶ **Neurogen:** Herpes zoster, Tabes dorsalis (bei Syphilis)
▶ **Metabolisch:** Hypokaliämie, diabetische Ketoazidose, Urämie
▶ **Hormonell:** Schwangerschaft
▶ **Medikamentös:** Opioide, Antidepressiva, Antiparkinsonika
▶ **Toxisch:** im Endstadium des mechanischen Ileus
▶ **Idiopathisch** = Ogilvie-Syndrom: überwiegend bei älteren Patienten im Zökum-Aszendens-Bereich

Mechanischer Ileus

▶ **Strangulation:** Abschnürung mit Durchblutungsstörung (→ Darmgangrän, ▌Abb. 1):
– **Hernieninkarzeration**
– **Volvulus:** Verdrehung/Verschlingung des Darms samt Mesenterium um seine Achse
– **Invagination:** Einstülpung des Darms in sich selbst (meist bei Kindern, s. S. 162)
▶ **Obstruktion** (Verlegung von innen) oder **Kompression** (Einengung von außen) ohne Durchblutungsstörung:
– **Briden/Adäsionen:** bindegewebige Verwachsungsstränge; häufigste Ursache des mechanischen Ileus, v. a. vier Wochen bis zehn Jahre postoperativ; ggf. auch Strangulation
– **Fremdkörper:** Bezoar (verschluckte Haare, Fasern), Päckchen bei Drogenkurieren („Body packing") etc.
– Atresien
– Tumoren: z. B. kolorektales Karzinom, Lymphom

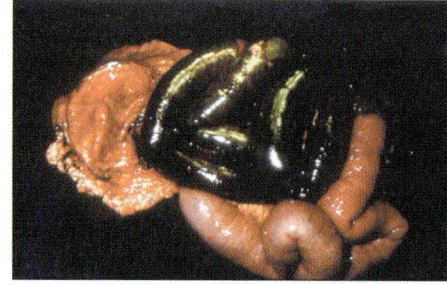

▌ Abb. 1: Strangulationsileus mit hämorrhagischer Infarzierung. [3]

– Entzündungen: z. B. chronisch entzündliche Darmerkrankungen (CED)
– Gallensteinileus: biliointestinale Fistel

> Jeder unbehandelte mechanische Ileus geht in einen paralytischen Ileus über.

Pathogenese

Die funktionelle oder mechanische Unterbrechung der Darmpassage führt zur **Stase** des Darminhalts mit intraluminaler **Druckerhöhung** (Gasbildung), Dehnung der Darmwand (= Distension → erhöhte Wandspannung) und venöser Stauung. Folgen sind eine **Mikrozirkulationsstörung,** ein Wandödem und verminderte Rückresorption mit **Flüssigkeits- und Elektrolytverlusten** bis hin zum hypovolämischen Schock. Es kommt zu **Hypoxie** und damit zur **Mukosaschädigung,** die die Keimdurchwanderung (Translokation) mit Endotoxinämie begünstigt (→ Peritonitis). Folge dieses hypovolämisch-septisch-toxischen Schocks ist das Multiorganversagen.

Klinik

Die Klinik äußert sich als **akutes Abdomen:** abdominale Schmerzen, Erbrechen, Meteorismus, Stuhl- und Windverhalt und im Verlauf Zeichen der systemischen Entzündungsreaktion (SIRS, s. S. 30) und des Schocks.

Paralytischer Ileus

Die Klinik ist zunächst von der Grunderkrankung geprägt (z. B. Appendizitis). Später finden sich Erbrechen, Singultus, diffuse (keine kolikartigen) Bauchschmerzen und ein distendiertes Abdomen.

Mechanischer Ileus

Entscheidend ist die **Lokalisation:**

▶ **Hoher Dünndarmileus:** kolikartige Schmerzen mit frühem, heftigem Erbrechen (klar oder gallig), ggf. Meteorismus; Stuhlgang bis hin zur Diarrhö vorhanden

▶ **Tiefer Ileus:** frühzeitiger Stuhl-/Windverhalt, ausgeprägter Meteorismus, spätes, dann kotiges Erbrechen (Miserere)

Diagnostik

Anamnese

Voroperationen (Bridenileus), CED, B-Symptomatik (Malignom), Stoffwechselerkrankungen, Medikamente.

Körperliche Untersuchung

▶ **Inspektion:** Laparotomienarben, Hernien, Meteorismus, Darmsteifungen („spastische" Darmschlingen)
▶ **Auskultation**
– **Mechanischer Ileus:** hochgestellte, **klingende Darmgeräusche,** bei Stenosen spritzende **Stenosegeräusche**
– **Paralytischer Ileus:** abgeschwächte bis **fehlende Darmgeräusche** („Totenstille"), Auskultation des Aortenpulses („Totenuhr")
▶ **Palpation:** Hernien, Darmsteifungen (Nothnagel-/Wahl-Zeichen); Abwehrspannung: bei paralytischem Ileus entweder bretthart oder weiche Bauchdecke; **digital-rektale Untersuchung**
▶ **Perkussion**

Bildgebende Verfahren

▶ **Sonografie:** Pendel-/Hyperperistaltik (→ Frühphase des mechanischen Ileus)? Mit Luft und Flüssigkeit gefüllte Darmschlingen (▌Abb. 2)? Dilatierte Darmschlingen ohne Peristaltik (→ paralytischer Ileus oder Spätphase des mechanischen Ileus)?
▶ **Abdomen-Leeraufnahme:** im Stehen oder in Linksseitenlage (▌Abb. 3). Eine charakteristische Verteilung lässt auf die Ileuslokalisation schließen (▌Abb. 4).
▶ **CT Abdomen**

Endoskopie

Sie hat v. a. als Koloskopie/Rektoskopie bei mechanischem Dickdarmileus Bedeutung.

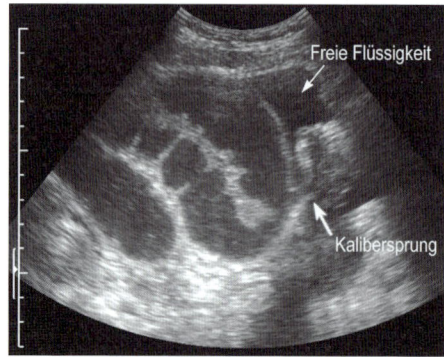

▌ Abb. 2: Ileus in der Sonografie: distendierte Dünndarmschlingen. [5]

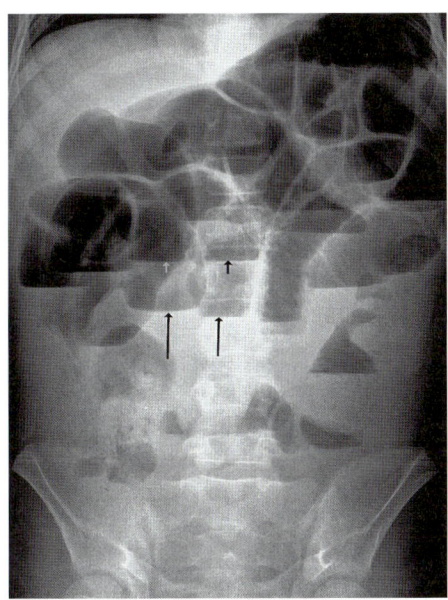

Abb. 3: Ileus in der Abdomen-Leeraufnahme: ge-
blähte Darmschlingen und Spiegelbildung (↑). [26]

Labor und Blutgasanalyse

Typisch sind eine durch das Erbrechen verursachte metabolische Alkalose und Hypokaliämie und ein erhöhtes Laktat bei Mesenterialischämie. Die Labordiagnostik ist v. a.
für die Therapie relevant (Blutbild, Elektrolyte, Gerinnung etc.).

Differenzialdiagnose

Die Differenzialdiagnosen des akuten
Abdomens sind auf Seite 132 beschrieben.

Therapie

Die **konservativen Basismaßnahmen**
entsprechen denen bei akutem Abdomen
(s. S. 132). Unverzichtbar ist dabei
das Legen einer **transnasalen Magensonde.**
Beim **paralytischen Ileus** ist eine konservative oder operative Beseitigung der
Ursache möglich. Besteht keine OP-Indikation (s. u.), ist die **Anregung der
Peristaltik** mit Sympathikolytika, Para-
sympathomimetika oder hyperosmolaren
Substanzen indiziert.

Die Art der operativen Therapie bei **mechanischem Ileus** richtet sich nach der Ursache. Ziele sind die möglichst frühzeitige
Beseitigung des mechanischen Hindernisses
und die Wiederherstellung der Darmpassage: Lösung von Briden, Fremdkörperentfer-
nung, Bruchlückenverschluss bei Hernien,
Derotation bei Volvulus, Desinvagination
bei Invagination etc. Nekrotische Darmabschnitte werden reseziert, anschließend
End-zu-End-anastomosiert. Bei Dickdarmileus oder unsicherer Durchblutungssitua-
tion kann die Operation nach Hartmann
(s. S. 96) oder die Anlage eines doppelläufigen Ileostomas notwendig werden.
Zeitliche Verzögerung der Operation ver-
schlechtert die Prognose (↑ Letalität) des
Patienten, sodass folgender chirurgischer
Leitsatz gilt:

> Über einem Ileus darf die Sonne weder
> auf- noch untergehen.

▶ **Notfallindikation** (Sofort-OP): Strangulation, Mesenterialinfarkt
▶ **Absolute Indikation** (OP innerhalb
weniger Stunden):
– Mechanischer Ileus
– Paralytischer Ileus: bei Peritonitis, wenn
konservativ nicht beherrschbar und nach
mechanischem Ileus
▶ **Relative Indikation:** Chronisch reze-
divierender Ileus bei Verwachsungsbauch,
nach Bestrahlung, bei CED, Subileus
▶ **Keine OP-Indikation:** paralytisch-reflek-
torischer Ileus (z. B. nach Wirbel-/Becken-

Duodenalileus   hoch sitzender
„double bubble"   Dünndarmileus

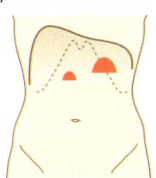 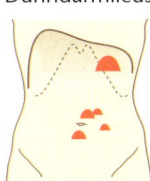

tief sitzender   Dickdarmileus
Dünndarmileus

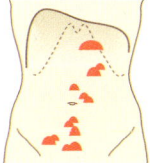 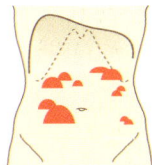

Abb. 4: Röntgenbefunde in Abhängigkeit von der
Lokalisation. [47]

frakturen), paralytisch-metabolischer Ileus,
paralytischer Ileus ohne Peritonitis

Komplikationen

Komplikation des mechanischen Ileus ist
der paralytische Ileus. Peritonitis und hypo-
volämisch-septisch-toxischer Schock mit
Multiorganversagen bedrohen das Leben
des Patienten.

Prognose

Die hohe Letalität (bis 25 %) der Ileus-
krankheit ist bedingt durch die Komorbidität
älterer Patienten und die oft schwere
Grunderkrankung (Malignom, Mesenterialinfarkt).

Zusammenfassung

✖ **Paralytischer Ileus:** Lähmung der Darmmotorik; fehlende Darmgeräusche
(„Totenstille")

✖ **Mechanischer Ileus:** Obstruktion/Kompression (v. a. Briden) oder Strangulation (Inkarzeration, Volvulus, Invagination mit Durchblutungsstörung);
klingende, stenosierende Darmgeräusche

✖ **Klinik:** Schmerzen, Erbrechen, Stuhl-/Windverhalt

✖ **Diagnostik:** Anamnese, körperliche Untersuchung (Auskultation),
Sonografie, Abdomen-Leeraufnahme, CT, Endoskopie, Labor

✖ **Komplikationen:** Schock, Multiorganversagen

✖ **Therapie:** Basismaßnahmen; konservativ bei paralytischem Ileus ohne
OP-Indikation (Anregung der Peristaltik); **OP-Indikation:** mechanischer
Ileus; paralytischer Ileus mit Peritonitis, vaskulärer Ursache, wenn konser-
vativ nicht beherrschbar und nach mechanischem Ileus

Peritonitis

Eine Peritonitis ist eine lokalisierte oder diffuse, meist akut lebensbedrohlich verlaufende Entzündung des Bauchfells.

Ätiologie und Einteilung
▶ **Bakteriell** (95 %)
▶ **Chemisch-toxisch:** lokale Einwirkung steriler Substanzen und Fremdkörper (Galle, Barium etc.)
▶ **Radiogen**

Als wichtigste Formen lassen sich **primäre** und **sekundäre** Peritonitis unterscheiden:

▶ **Primär** (1 %): lymphogene oder hämatogene Streuung einer systemischen Infektion (meist Monoinfektion) bei Risikopatienten ohne Nachweis einer Ursache im Abdominalraum:
– Kinder: meist Streptokokken (v. a. Pneumokokken)
– Frauen: kanalikulär-aszendierende Pelveoperitonitis via Adnexen
– Bei Immunsuppression, Leberzirrhose, Aszites, nephrotischem Syndrom: spontane bakterielle Peritonitis
– Diabetes mellitus, Lupus erythematodes: sterile „Pseudoperitonitis"
▶ **Sekundär** (99%): bakterielle Kontamination der Bauchhöhle:
– **Perforation** eines Hohlorgans: Ulkusperforation, Appendizitis (70% aller Peritonitiden), Cholezystitis, Sigmadivertikulitis, Tumorperforation
– **Penetration** eines entzündlichen Prozesses (intraabdomineller Abszess, ▮ Abb. 1)
– **Durchwanderung** der Intestinalwand bei Entzündung oder Durchblutungsstörung (z. B. Strangulationsileus)
– **Iatrogen:** Perforation bei Endoskopie/ERCP, intraoperative Kontamination, Peritonealdialyse (CAPD-Peritonitis), nach Punktion
– **Postoperativ** (15%): Nahtinsuffizienz, intraoperative Kontamination
– **Traumatisch:** bei perforierendem Trauma

Es existieren weitere Einteilungen nach folgenden Parametern:

▶ **Klinischer Verlauf:** akut, subakut, chronisch

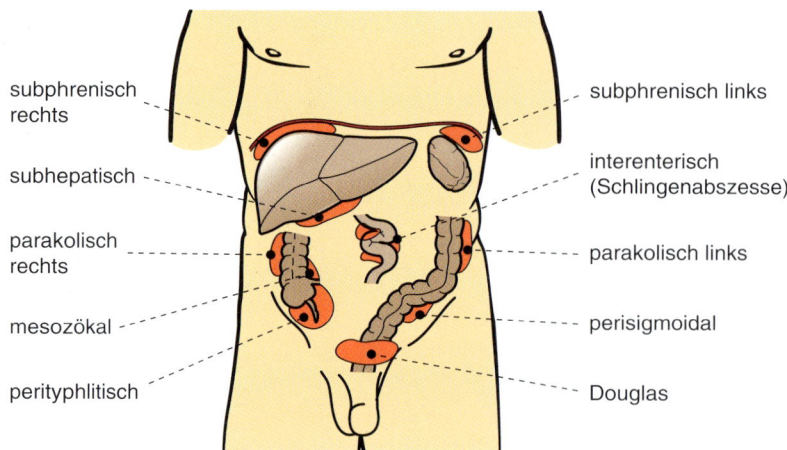

subphrenisch rechts
subhepatisch
parakolisch rechts
mesozökal
perityphlitisch

subphrenisch links
interenterisch (Schlingenabszesse)
parakolisch links
perisigmoidal
Douglas

▮ Abb. 1: Intraabdominelle Abszesse mit häufigster Lokalisation subhepatisch. [5]

▶ **Art des vorherrschenden Exsudats:** fibrinös, eitrig, gallig, kotig
▶ **Ausdehnung:** Ober-/Unterbauch; Ein-/Mehrquadrantenperitonitis (▮ Abb. 2); diffus, zirkumskript, Abszess
▶ **Klinischer Zustand des Patienten** (Stadien n. Teichmann):
– I: kein nachweisbarer Organausfall
– II: Funktionseinschränkung (Insuffizienz) eines Organs nachweisbar
– III: manifeste Insuffizienz zweier oder mehrerer Organe (respiratorisch, hämodynamisch, renal)

Pathogenese
Die peritoneale Kontamination erfolgt meist mit **Bakterien der Darmflora, Aerobiern** (E. coli, Enterokokken, Klebsiellen, Pseudomonas, Citrobacter) und **Anaerobiern** (Clostridien, Bacteroides) und verursacht eine Entzündungsreaktion unter Ausbildung eines zunächst serösen, später fibrinös-eitrigen Exsudats. Dabei prädisponiert das Peritoneum als semipermeable Membran (permeabel für niedermolekulare Substanzen und Bakterien) von ca. 2 m² Gesamtoberfläche und aufgrund seines histologischen Aufbaus (Mesothel, Monozyten, Makrophagen, Granulozyten) für Resorption, Exsudation und Freisetzung inflammatorischer Mediatoren. Die frühzeitige systemische Beteiligung bei einer Peritonitis im Sinne einer **Generalisierung der Immunantwort** (SIRS, Sepsis) erklärt sich durch den Lymphabfluss über den Ductus thoracicus mit seiner Mündung in den linken Venenwinkel und durch die Endotoxinämie. Die systemische Beteiligung bis hin zum septischen

Schock mit Verbrauchskoagulopathie und Multiorganversagen ist auf Seite 30 beschrieben.

Klinik
Klinisch äußert sich die Peritonitis als **akutes Abdomen** im Wesentlichen in vier Komponenten:

▶ **Abdominalschmerz:** Bewegungsabhängige Schmerzen, v. a. bei Erschütterung, **Loslassschmerz** (Blumberg-Zeichen), Schonhaltung und kutane Hyperästhesie
▶ **Abwehrspannung:** brettharte Bauchdecke
▶ **Systemische Entzündung/Schock:** Fieber, Tachykardie, Hypotonie, Oligurie, Facies abdominalis (s. S. 132) bis hin zu Somnolenz und Koma
▶ **Paralytischer Ileus:** Eine generalisierte Peritonitis verursacht eine Darmparalyse.

Diagnostik
Die Diagnostik entspricht der bei akutem Abdomen (s. S. 132). Entscheidend

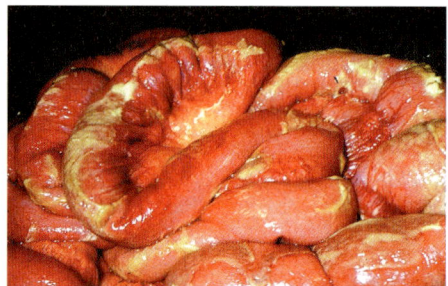

▮ Abb. 2: Vier-Quadranten-Peritonitis nach Sigmaperforation: entzündlich veränderte Darmschlingen mit Fibrinbelägen. [5]

sind Sonografie (freie Flüssigkeit? Abszess? ▮ Abb. 3) und Röntgenaufnahme (Spiegelbildung? Freie Luft? ▮ Abb. 4).

Differenzialdiagnose

Differenzialdiagnostisch kommen alle Ursachen eines akuten Abdomens infrage (s. S. 132).

Therapie
Konservativ

Primär konservativ wird nur bei primärer Peritonitis therapiert: systemische Antibiotikatherapie.

Operativ

Bei allen sekundären Peritonitiden ist die operative Therapie angezeigt, die möglichst früh begonnen wird.

Lokale Peritonitis

▶ **Einzeitige chirurgische Herdsanierung:** Appendektomie, Cholezystektomie, Sigmaresektion, bildgesteuerte perkutane Abszessdrainage etc. Damit ist die primäre Infektionsquelle ausgeschaltet.

Diffuse Peritonitis

▶ **Chirurgische Herdsanierung** (s. o.): Exzision/Übernähung bei Perforationen, Resektion etc.
▶ **Therapie der kontaminierten Bauchhöhle:**
– **Débridement:** Entfernung von avitalem Gewebe, Fibrin und Eiter
– **Peritoneale Lavage** (= Spülung)
– **Drainage**
▶ **Therapie der Infektionsfolgen:**
Ziel ist die kontinuierliche Entfernung des neu gebildeten keimhaltigen Exsudats und die Verhinderung von Sekretstau und Abszedierung nach der Primäroperation durch **Drainage** und eines der folgenden Verfahren peritonealer Lavage:
– **Kontinuierliche, geschlossene Peritoneallavage:** primärer Bauchdeckenverschluss und kontinuierliche Spülung der Peritonealhöhle mit mehreren doppellumigen Spül-Saug-Drainagen
– **Spülung bei offenem Abdomen:** kein Bauchdeckenverschluss, das Abdomen wird zwischen den regelmäßigen Spülvorgängen mit feuchten

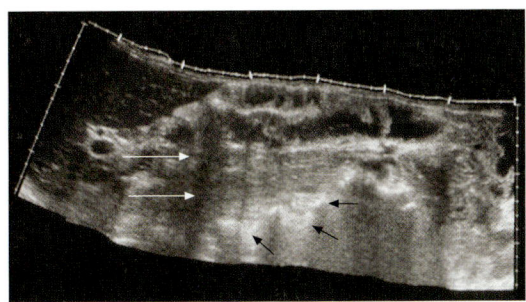

▮ Abb. 3: Sonografie bei perforierter Appendizitis mit Peritonealabszess (weiße Pfeile); schwarze Pfeile: Luftreflexe im Zökum. [5]

Bauchtüchern steril abgedeckt oder (heute selten) offen kontinuierlich gespült
– **Etappenlavage:** geplante (programmierte) Relaparotomie oder temporärer Bauchdeckenverschluss durch Einnähen eines Schienengleitverbands (= Reißverschluss)

Allgemeine Maßnahmen

Zu den allgemeinen Maßnahmen zählen die intensivmedizinische Therapie und die Überwachung inkl. Stressulkusprophylaxe und Antibiotikatherapie (erst kalkulierte Breitbandtherapie, dann gezielt nach Antibiogramm). Bewährt haben sich Cephalosporine oder Fluorchinolone jeweils in Kombination mit Metronidazol, alternativ Carbapeneme.

Komplikationen

▶ **Abszesse:** intraabdominal (▮ Abb. 1) und in Leber, Milz und Pankreas
▶ **Septischer Schock** mit konsekutivem **Multiorganversagen**

▶ **Pilzinfektion** bei längerer Etappenlavage
▶ **Mechanischer Bridenileus** durch entzündlich bedingte Adhäsionen und Verwachsungen (Spätkomplikation)

Prognose

Abhängig von Ursache, Erkrankungsstadium und Komorbidität des Patienten liegt die Letalität der Peritonitis auch heute noch zwischen 10 und 40%.

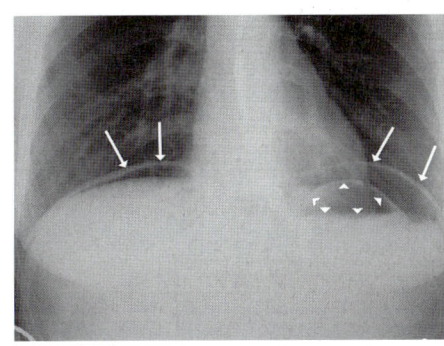

▮ Abb. 4: Freie Luft in der Röntgenaufnahme als Hinweis auf eine Hohlorganperforation: subphrenische Luftsichel (↓) bei Magenulkusperforation; Magenblase (Dreieckspfeile). [26]

Zusammenfassung

✖ **Ätiologie/Einteilung:** bakteriell, chemisch-toxisch, radiogen; primär, sekundär; nach Verlauf, Exsudat, Ausdehnung, klinischem Zustand des Patienten. Am häufigsten ist die sekundäre, bakterielle Peritonitis, v. a. bei akuter Appendizitis.

✖ **Klinik:** Abdominalschmerz, Abwehrspannung, Schock, Ileus

✖ **Diagnostik:** wie bei akutem Abdomen

✖ **Therapie:**

– Primäre Peritonitis: konservativ mit Antibiotika

– Sekundäre, bakterielle Peritonitis: allgemeine Maßnahmen; lokal: einzeitige, chirurgische Herdsanierung; diffus: Herdsanierung, Débridement, Lavage, Drainage; anschließend geschlossene, offene oder Etappenlavage

Allgemeine Hernienchirurgie

Definition und Einteilung

Unter einer Hernie versteht man den Austritt von Eingeweiden (**Bruchinhalt**) in einer Ausstülpung des parietalen Peritoneums (**Bruchsack**) durch eine Lücke der Bauchwand (**Bruchpforte**, 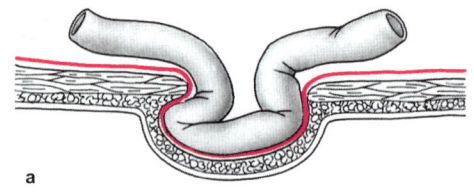 Abb. 1a). Als Bruchinhalt sind am häufigsten Dünndarm und Omentum majus zu beobachten. Abzugrenzen ist die Hernie vom **Prolaps** (Vorfall = Hernia spuria = „falsche Hernie"), bei dem kein Bruchsack vorhanden ist (z. B. Analprolaps). Ist das betroffene Organ Bestandteil des Bruchsacks (retroperitoneale Organe), spricht man von einer **Gleithernie** (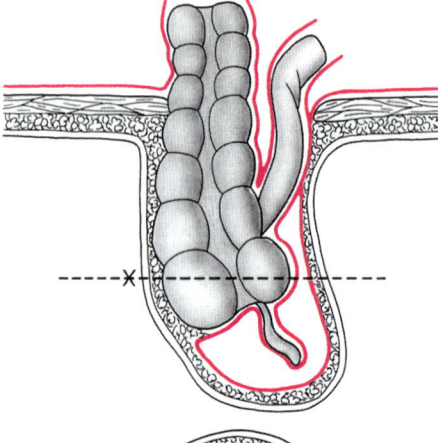 Abb. 1b). Tritt eine Hernie als Symptom einer anderen Erkrankung, z. B. bei Aszites, auf, wird sie als **symptomatische Hernie** bezeichnet.

Es werden **äußere Hernien,** die sich nach außen hin vorwölben (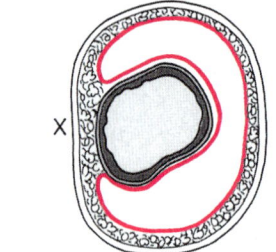 Abb. 2), und **innere Hernien,** die intraabdominell bzw. intrathorakal gelegen sind, unterschieden. Weitere Unterscheidung findet sich in **angeborener** (Hernia congenita: kongenital keine Rückbildung einer Peritonealausstülpung) und **erworbener Hernie** (Hernia acquisita).

Ätiologie und Pathogenese

Über Ursachen gibt 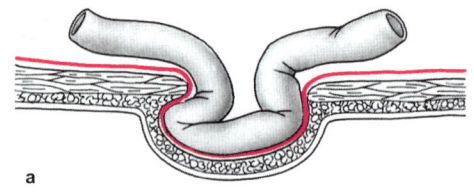 Tabelle 1 Auskunft.

Klinik

Häufig ist ein **ziehender, stechender,** ggf. **ausstrahlender Schmerz** in der Bruchregion, eventuell klagt der Patient über Stuhlunregelmäßigkeiten (→ Passagestörungen). Bei Inkarzeration (s. u.) kommt es zu abdominellen Schmerzen und vegetativen Symptomen wie Übelkeit und Erbrechen bis hin zur Ileussymptomatik (s. S. 134).

Abb. 1: Zusammensetzung einer Hernie:
a) Bruchsack mit Bruchinhalt und Bruchpforte,
b) Gleitbruch mit retroperitonealen Bruchanteilen
(x = Ebene im Querschnitt; rot = Peritoneum). [5]

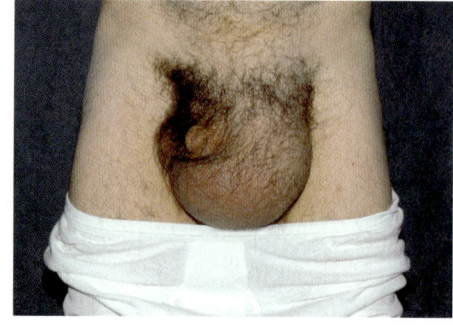

Abb. 2: Skrotalhernie als Maximalvariante der Leistenhernie. [5]

Diagnostik

Während innere Hernien mittels **bildgebender Verfahren** oder intraoperativ diagnostiziert werden, sind äußere Hernien im Wesentlichen durch die **klinische Untersuchung** festzustellen. Die Bruchpforte wird **palpiert** (s. a. Leistenhernie, S. 140) und der Bruchinhalt **auskultiert**. Einschränkungen hierbei bestehen in der erschwerten Untersuchbarkeit des Patienten (z. B. Adipositas) oder bei atypischen oder weniger deutlich ausgeprägten Beschwerden. Als bildgebende Verfahren bieten sich neben der **Sonografie** das **CT**, die **Herniografie** (kontrastmittelgestützte röntgenologische Darstellung) und das **dynamische MRT** an.

Therapie

Jede Hernie sollte **operativ** versorgt werden. Präoperativ kann die **manuelle Reposition** (Taxis) unternommen werden. Die Operation sollte dann zeitnah (innerhalb weniger Tage) durchgeführt werden. Prinzipien sind die Beseitigung des Bruchsacks (**Herniotomie**) und der Verschluss der Bruchpforte (**Hernioplastik,** 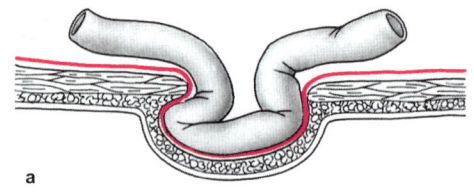 Abb. 3).

▶ **Direkter Bruchlückenverschluss** (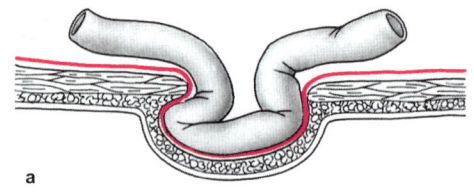 Abb. 3a): Die Ränder der Bruchpforte werden präpariert und diese durch Naht verschlossen (z. B. OP nach Shouldice, s. S. 142). Gegebenenfalls wird ein Kunststoffnetz auf die Naht aufgebracht (Onlay-Technik).

▶ **Spannungsfreie Reparation** (Abb. 3b): Abdeckung der Bruch-

Ursache	Vorkommen
Präformierte Bauchwandlücken	Insuffizienter fetaler Bauchwandschluss, v. a. bei Frühgeborenen (→ kongenital)
Chronisch erhöhter intraabdomineller Druck	Schweres Heben, Adipositas, Schwangerschaft, chronische Obstipation, rezidivierendes Erbrechen, Aszites, Prostatahyperplasie, Miktionsstörungen, häufiges Husten (COPD), Tumoren
Bindegewebsschwäche/ Schwachstellen in der Bauchwand	Störungen des Kollagenstoffwechsels, Ehlers-Danlos-Syndrom/anatomische oder operativ entstandene Schwachstelle

Tab. 1: Ursachen einer Hernie.

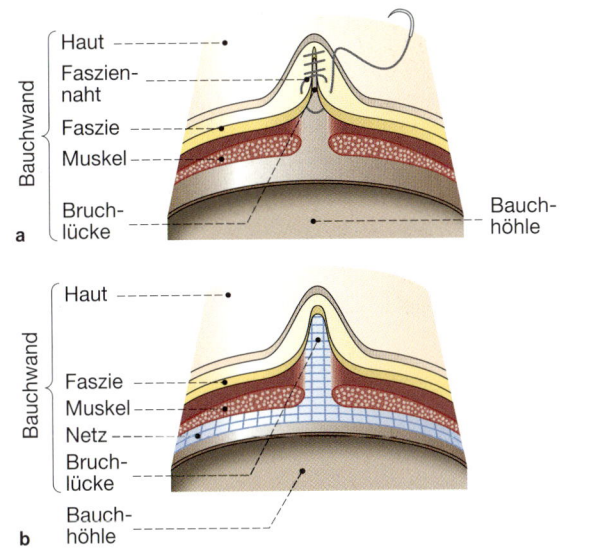

Abb. 3: Hernioplastik: a) direkter Bruchlückenverschluss, b) spannungsfreie Reparation. [5]

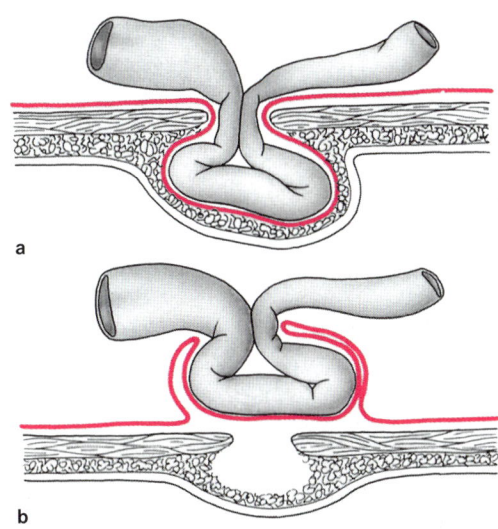

Abb. 4: a) Inkarzeration einer Darmschlinge, b) Zustand nach Reposition eines eingeklemmten Bruchs ohne Beseitigung der Einklemmung: Reposition en bloc. [5]

pforte mit einem Kunststoffnetz von der Innenseite (Sublay-Technik), offen oder laparoskopisch. Durch den intraabdominellen Druck wird das Netz gegen die Bruchpforte gepresst und so fixiert.

Die konservative Therapie mittels Bruchband (ein korsage- bzw. gürtelähnliches Band zur Stabilisierung) ist obsolet.

> Eine Inkarzeration stellt eine absolute Indikation zur Notfalloperation dar.

Ist der Beginn der Einklemmungssymptomatik weniger als sechs Stunden her, kann vom Erfahrenen zunächst eine manuelle Reposition versucht werden. Der Patient sollte dann allerdings zügig einer OP zugeführt werden, in der ggf. nekrotische Darmanteile reseziert werden.

Komplikationen
Bedrohlichste Komplikation ist die **Inkarzeration** (Einklemmung, ▮ Abb. 4), bei der es zunächst zu einem venösen Stau, später durch das zunehmende Wandödem (Drucksteigerung) zu verminderter arterieller Blutzufuhr kommt. Folgen können Gangrän, Perforation und Peritonitis sein.
Bei der **Koteinklemmung** ist die Inkarzeration Folge des sich zunehmend füllenden Darmlumens.
Ist das Omentum majus inkarzerierter Bruchinhalt, so spricht man von einer **Netzeinklemmung,** bei der eher eine entzündliche Symptomatik vorherrscht.
Die Gefahr der manuellen Reposition einer inkarzerierten Hernie besteht in der **Reposition en bloc:** Obwohl der Bruchsack erfolgreich zurückverlagert wird, bleibt die Einklemmung bestehen (▮ Abb. 4b). Weitere Komplikationen sind die **Pseudoreposition** (der peritoneale Bruchring reißt aus, die Einklemmung bleibt bestehen), die **Reposition nekrotischen Darms** und die **Darmperforation.** Verwachsungen zwischen Bruchinhalt und -sack (Hernia accreta) können zu **Irreponibilität** führen.

Zusammenfassung
✖ Eine Hernie ist eine Ausstülpung des Peritoneums durch eine angeborene oder erworbene Lücke. Es lassen sich Bruchpforte, Bruchsack und Bruchinhalt unterscheiden.

✖ Ursachen sind präformierte Bauchwandlücken, erhöhter intraabdomineller Druck und Bindegewebsschwächen.

✖ Charakteristisch ist ein ziehender, stechender Schmerz im Bereich der Bruchpforte.

✖ Komplikationen sind Bruchentzündung und Inkarzeration mit der Gefahr von Gangrän und Peritonitis. Neben der gelungenen Reposition ist die Gefahr der Pseudoreposition und der Reposition en bloc gegeben.

✖ Jede Hernie sollte operativ versorgt werden: manuelle Reposition und Operation innerhalb weniger Tage.

✖ Bei Inkarzeration ist notfallmäßig zu operieren. Vom Erfahrenen kann innerhalb der ersten sechs Stunden präoperativ eine Reposition versucht werden.

Leistenhernie

Bei der Leistenhernie („Leistenbruch")
handelt es sich um die **häufigste Hernie**
(ca. drei Viertel aller Hernien). Zu 90% tritt
sie bei Männern auf, Frauen hingegen sind
von der Schenkelhernie (s. S. 144) öfter
betroffen.

Anatomie

Die Leiste stellt aufgrund ihrer muskulo-
aponeurotischen Lücken und der Druckverhältnisse eine **Prädilektionsstelle** dar.
Die Bauchwand wird hier durch mehrere
Muskelebenen gebildet, die zusammen mit
dem M. rectus abdominis und dem Leistenband in ihrer Lage zueinander den Leistenkanal bilden (∎ Tab. 1). Dieser durchsetzt
die Bauchwand von dorsal lateral kranial
nach ventral medial kaudal und ist
ca. 4–6 cm lang. Er entspringt am Anulus
inguinalis profundus (innerer Leistenring)
und endet am Anulus inguinalis superficialis (äußerer Leistenring, ∎ Abb. 1), einer
Lücke in der Externusaponeurose, durch
die **alle** Leistenhernien hindurchtreten
(äußere Bruchpforte).

Im Leistenkanal des **Mannes** befinden sich:

▶ Samenstrang (Funiculus spermaticus),
bestehend aus:
– Ductus deferens (Samenleiter), A. ductus
deferentis
– A. und V. testicularis, Plexus pampini-
formis
▶ M. cremaster (Fortsetzung der Mm. obliquus internus et transversus abdominis),
A. cremasterica

Bei der **Frau** enthält der Leistenkanal
das Lig. teres uteri mit A. ligamenti teretis
uteri. Bei **beiden Geschlechtern** durch-
zieht der R. genitalis des N. genitofemoralis
den Leistenkanal, außerdem legt sich der
N. ilioinguinalis ein Stück weit dem Samenstrang an.

Klassifikation

Anhand der Lage der **inneren Bruchpforte**
zu den **epigastrischen Gefäßen** (A. und
V. epigastrica inferior) kann man die Leistenhernien in **indirekte** (lateral der Vasa epigastrica) und **direkte** (medial der Vasa epigastrica) Brüche unterteilen (∎ Abb. 2).

Indirekte Leistenhernie

Die Hernie durchsetzt die Schichten der
Bauchdecke in schräger Richtung und folgt
der Anatomie des Leistenkanals (innerer und
äußerer Leistenring, ∎ Abb. 3b). Zwei Drittel
der Leistenhernien sind indirekt. Sie kann
angeboren (= kongenital, ausbleibende Ob-

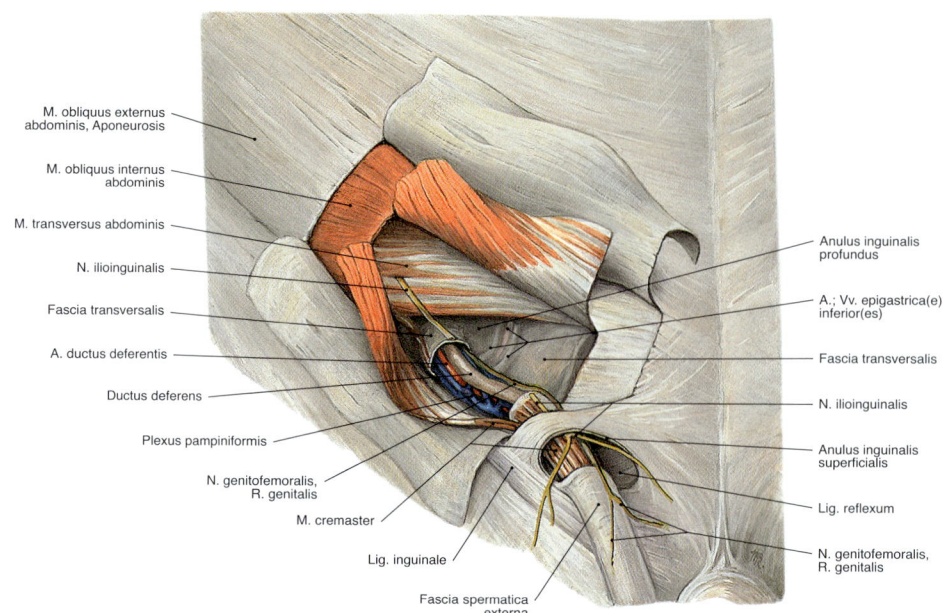

∎ Abb. 1: Leistenkanal: Begrenzungen und durchtretende Strukturen. [4]

literation des Proc. vaginalis peritonei nach
dem Descensus testis) oder **erworben** sein
(Erweiterung des inneren Leistenrings).

> Alle angeborenen Leistenhernien sind in-
> direkte Hernien. Indirekte Hernien kön-
> nen aber sowohl angeboren als auch er-
> worben sein.

Direkte Leistenhernie

> Direkte Leistenhernien sind immer
> erworben.

Die Durchtrittsstelle liegt medial der epigastrischen Gefäße im Bereich der Fossa inguinalis medialis (∎ Abb. 3c). Da hier zur Stabi-
lität der vorderen Bauchwand lediglich die

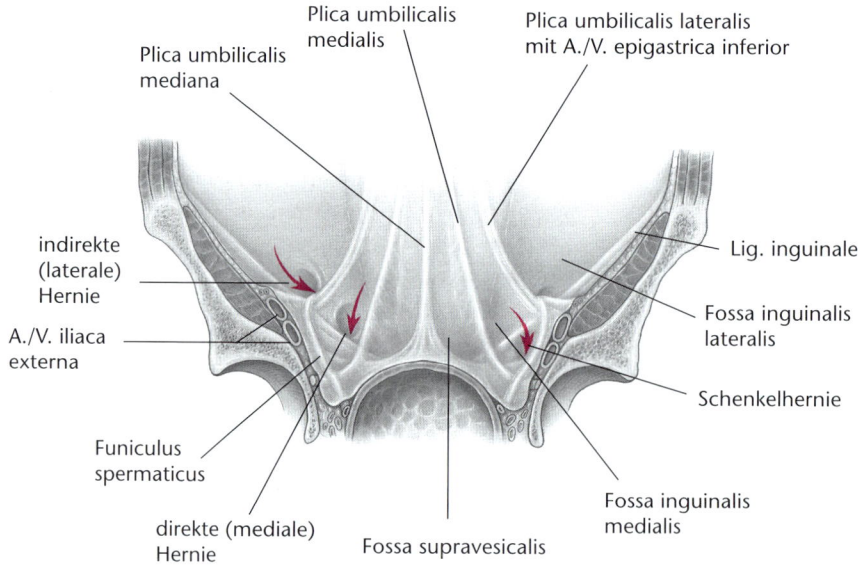

∎ Abb. 2: Vordere Bauchwand von dorsal: Darstellung der Bruchpforten. [24]

Dach	M. obliquus internus abdominis, M. transversus abdominis
Vorderwand	Aponeurose des M. obliquus externus abdominis
Boden	Lig. inguinale (Poupart-Band)
Hinterwand	Fascia transversalis, Peritoneum parietale

∎ Tab. 1: Begrenzungen
des Leistenkanals

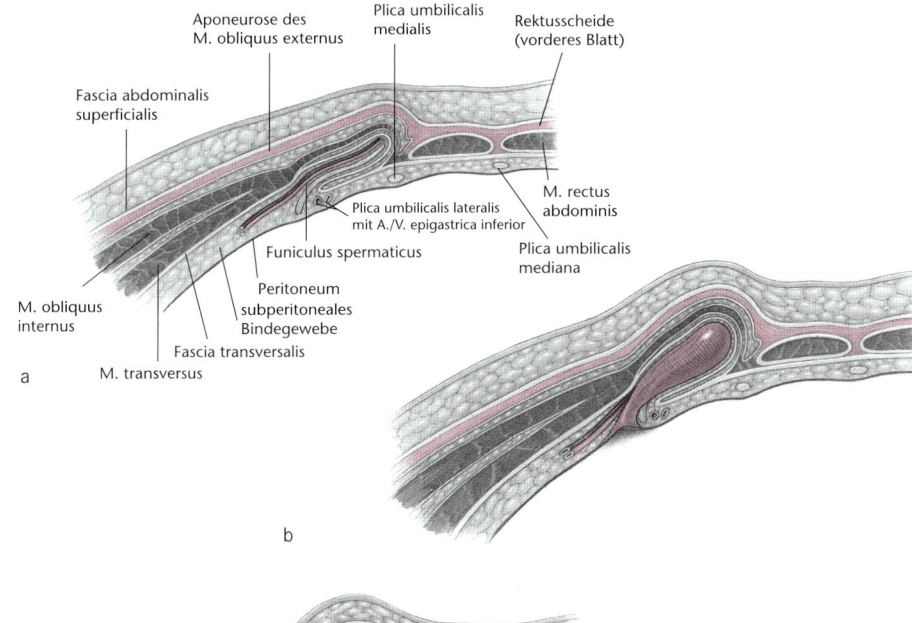

a

b

c

■ Abb. 3: Horizontalschnitt durch die vordere Bauchwand a) im Gesunden, b) indirekte Leistenhernie: Der Bruchsack ist von Kremasterfasern umgeben, c) direkte Leistenhernie: keine Beziehung zum Samenstrang. [24]

Fascia transversalis beiträgt und diese dem intraabdominellen Druck direkt ausgesetzt ist, befindet sich hier ein Locus minoris resistentiae, also ein Ort geringeren Widerstands: das sog. **Hesselbach-Dreieck.** Es wird medial durch den M. rectus abdominis, lateral durch das Lig. interfoveolare bzw. die epigastrischen Gefäße, kranial durch die Transversusarkade und kaudal durch den Tractus iliopubicus bzw. das Lig. inguinale begrenzt.

Klinik
Druckgefühl, Schmerzen und **Schwellung** in der Leistenregion sind wegweisend. Die Symptome können sich in Ruhe oder im Liegen mildern oder verschwinden, sie korrelieren nicht mit der Herniengröße. Je nach Ausmaß wird unterschieden:

▶ **Hernia incipiens:** Vorwölbung in den Leistenkanal
▶ **Hernia completa:** Austritt am äußeren Leistenring
▶ **Hernia scrotalis:** Der Bruchsack reicht bis in das Skrotum (s. S. 138, ■ Abb. 2).
▶ **Hernia labialis:** Der Bruchsack reicht bis in die Labien.

Diagnostik
Essenziell ist neben Anamnese und körperlicher Untersuchung die **Palpation.** Diese wird sitzend am stehenden Patienten durch-

geführt (■ Abb. 4). Durch Invaginieren der Skrotalhaut mit dem Zeigefinger in den äußeren Leistenring wird der Leistenkanal ertastet. Gegebenenfalls ist ein Anprall des Bruchsacks beim Husten des Patienten zu spüren. Stets sind beide Seiten zu palpieren, da Leistenhernien zu ca. 15% beidseits auftreten.
Zusätzlich können bei unklaren Befunden eine Sonografie oder andere bildgebende Verfahren (z. B. dynamisches MRT) in Anspruch genommen werden.

Differenzialdiagnose
Auszuschließen sind **Tumoren** im Leistenbereich (Lymphome, Weichteiltumoren, Me-

tastasen), **entzündliche Schwellungen** (Abszess, granulomatöse Erkrankungen, Lymphadenitis) und eine **Schenkelhernie.** Auch Koxarthrose oder Insertionstendopathien können Leistenschmerzen verursachen.
Bei der Skrotalhernie muss an Hydrozele funiculi spermatici et testis (→ Diaphanoskopie: Durchleuchten mit einer starken Lichtquelle), an Varikozele und an Hodentumoren gedacht werden.

Therapie
Die Möglichkeiten der manuellen Reposition sind bereits im allgemeinen Teil (s. S. 138) beschrieben.
Jede Leistenhernie sollte wegen Inkarzerationsgefahr operiert werden. Auch ältere und multimorbide Patienten können diesem risikoarmen Eingriff zugeführt werden.
Die Operation wird entweder als direkter, offener Bruchlückenverschluss oder als spannungsfreie Reparation mit Einlage eines Kunststoffnetzes (offen oder laparoskopisch) durchgeführt (s. S. 142).

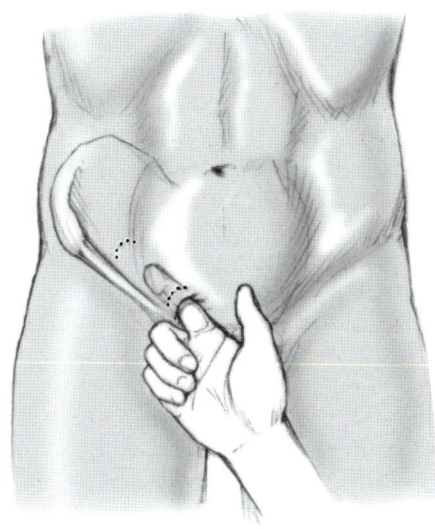

■ Abb. 4: Untersuchung des Leistenkanals. [3]

Zusammenfassung

✖ Die Leistenhernie ist die häufigste Bruchform, zu 90% sind Männer betroffen.

✖ Es werden nach der Lage zu den Vasa epigastrica indirekte (lateral) und direkte (medial) Hernien unterschieden.

✖ Symptome sind Ziehen, Schmerzen und ggf. eine Vorwölbung in der Leistengegend.

✖ Die Diagnose wird hauptsächlich klinisch gestellt.

✖ Jede Leistenhernie sollte operiert werden. Inkarzeration ist eine absolute Indikation zur Notfalloperation.

OP Leistenhernie

Ziel aller Verfahren ist die **Stärkung der Leistenkanalhinterwand.** Offene Verfahren können in Regional- und Spinalanästhesie, laparoskopische Verfahren müssen in Allgemeinanästhesie durchgeführt werden.

Offene Verfahren

Präparation

Den offenen Verfahren gemeinsam ist ein leistenparalleler Hautschnitt oberhalb des Leistenbands mit anschließender Spaltung der Externusaponeurose und des M. cremaster, Freilegen und Präparation des Bruchsacks nach Anschlingen des Samenstrangs (▮ Abb. 1a), Eröffnung des Bruchsacks und Rückverlagerung des Bruchinhalts in die Bauchhöhle (▮ Abb. 1b), Verschluss (Naht) des Bruchsacks an seiner Basis und dessen Resektion (▮ Abb. 1c). Bei der direkten Hernie wird der Bruchsack nicht reseziert.

Verfahren nach Shouldice

Prinzip der Technik nach Shouldice ist die **Dopplung der Fascia transversalis.**
Nach Resektion des Bruchsacks wird die Fascia transversalis gespalten und mit fortlaufender Naht gedoppelt: Naht des kaudalen Faszienrandes unter den kranialen von medial (▮ Abb. 2a), anschließend des kranialen auf den kaudalen (▮ Abb. 2b). M. obliquus internus und M. transversus abdominis werden unter dem Samenstrang an das Lig. inguinale und Tub. pubicum genäht (▮ Abb. 2c).

Verfahren nach Lichtenstein

Statt der Fasziendopplung nach Shouldice wird hier die Bruchpforte **spannungsfrei** durch präperitoneale Einlage eines teilresorbierbaren **Kunststoffnetzes** verschlossen. Die Transversalisfaszie wird nicht eröffnet. Das

Netz wird am M. obliquus int. und am Lig. inguinale angenäht (▮ Abb. 3a). Der innere Leistenring wird neu gebildet, indem das Netz lateral gespalten wird (gestrichelte Linie), der mediale Netzschenkel um den Samenstrang geschlungen und anschließend gemeinsam mit dem lateralen Netzschenkel am Leistenband fixiert wird (▮ Abb. 3b). So wird der Durchtritt der Samenstranggebilde am inneren Leistenring verstärkt. Anschließend Naht der Externusaponeurose, unter der der Samenstrang zu liegen kommt.

Verfahren nach Rutkow (plug and patch)

Zusätzlich zu den Schritten der Lichtenstein-Prozedur werden zur weiteren Verstärkung ein oder mehrere Kunststoffschirme in die Bruchpforte eingebracht.

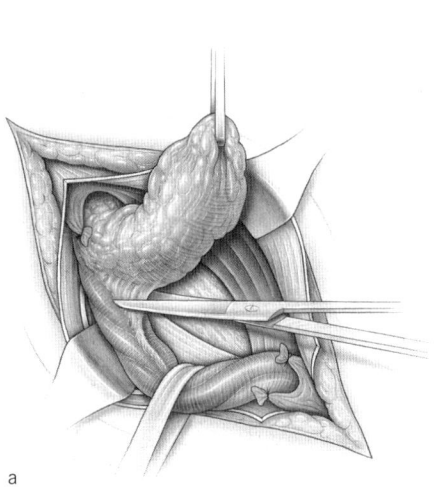
a
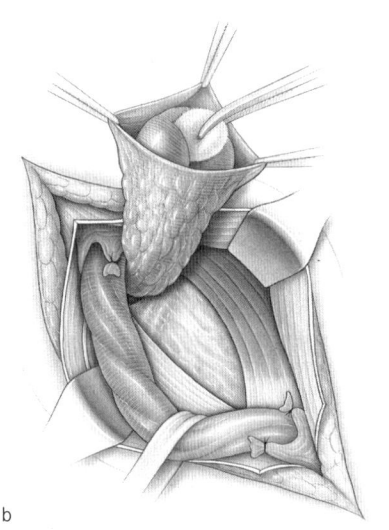
b
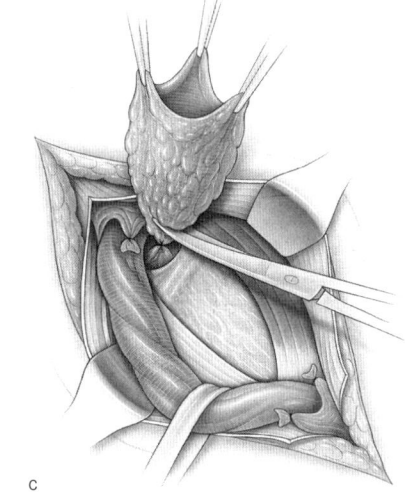
c

▮ Abb. 1: Präparation der indirekten Leistenhernie. [24]

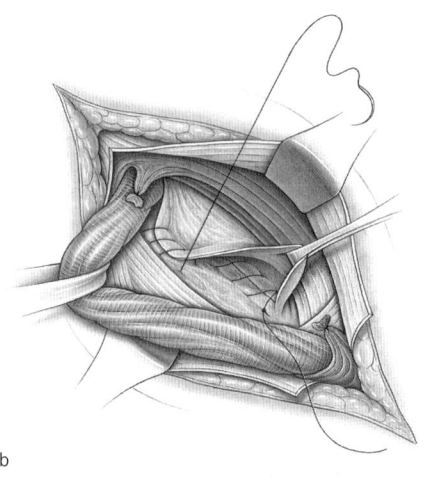
a
b
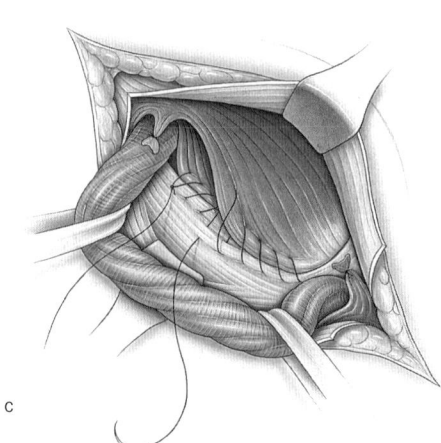
c

▮ Abb. 2: Verfahren nach Shouldice: Dopplung der Fascia transversalis. [24]

Laparoskopische Verfahren

Neben ihren Vorteilen als minimalinvasive Operationen (frühe Belastbarkeit, ↓ Schmerzen) bieten sie sich zur Versorgung **beidseitiger** und von **Rezidivhernien** an.

Transabdominale präperitoneale Plastik (TAPP)

Laparoskopischer intraperitonealer Eingriff (→ Pneumoperitoneum): Dabei erfolgt die transabdominale Reposition der Hernie nach Darstellung des Bruchsacks und der epigastrischen Gefäße (■ Abb. 4). Daran schließen sich die präperitoneale Netzeinlage und der Verschluss des Peritoneums an. Komplikationen der TAPP sind die des intraperitonealen Eingriffs (z. B. Verletzung von Darm).

Total extraperitoneale Plastik (TEP)

Laparoskopischer extraperitonealer Eingriff: Der Trokar wird infraumbilikalparamedian in einen präperitonealen Raum (kaudal der Linea arcuata) hinter

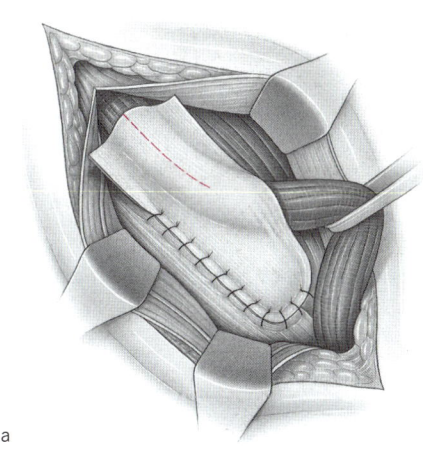
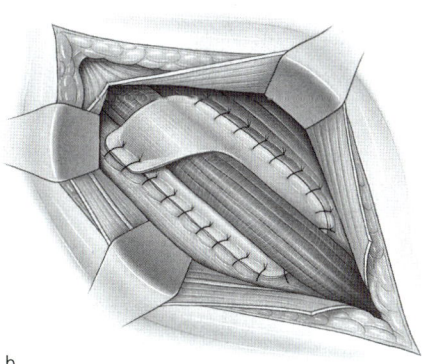

a

b

■ Abb. 3: Verfahren nach Lichtenstein: präperitoneale Einlage eines Kunststoffnetzes. [24]

■ Abb. 4: Posteriore endoskopische transperitoneale Ansicht der Leistenregion bei TAPP (rechte Leiste). [3]

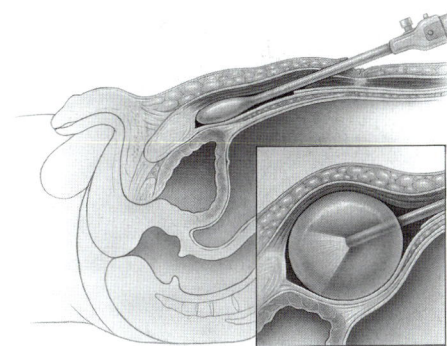

direkt
Vasa epigastrica
Os pubis
indirekt
Vasa testicularis
Ductus deferens

dem Rektusmuskel (■ Abb. 5) eingebracht: Mobilisieren und Reponieren des Bruchsacks, präperitoneale Netzeinlage. Nachteil: Unübersichtlichkeit.

Verfahrenswahl

Entscheidend sind Hernienform (primär, Rezidiv; ein- oder beidseitig) und Besonderheiten des Patienten. Bei primären Leistenhernien junger Patienten (≤ 35. Lj.) wird die Technik nach Shouldice bevorzugt, bei älteren Patienten das Verfahren nach Lichtenstein. Bei beidseitigen oder Rezidivhernien wird endoskopisch vorgegangen.

Komplikationen

Allgemeine Komplikationen sind auf Seite 138 beschrieben. Nach der Operation muss ein Zug am Hoden zur Reposition des Samenstrangs ausgeübt werden (im OP auch liebevoll als „EKG" = „Eier-Kontroll-Griff" bezeichnet). Operativ besteht die Gefahr der Wundinfektion sowie der Hämatom- und Seromentstehung, die zum Druckanstieg im Leistenkanal führen kann. Weitere Komplikationen können durch

die Verletzung, Durchtrennung, Einengung und Irritation folgender Strukturen entstehen:

▶ Vasa spermatica: Hodenschwellung, Orchitis, Hodennekrose und Hodenatrophie
▶ Ductus deferens: Infertilität
▶ Nn. ilioinguinalis, genitofemoralis und iliohypogastricus: Sensibilitätsstörungen sowie akute und chronische Schmerzsyndrome

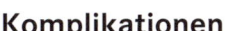

■ Abb. 5: TEP: Ballondistension des präperitonealen Raums. [3]

Zusammenfassung

✖ Ziel aller operativen Verfahren ist die Stabilisierung der Hinterwand des Leistenkanals.

✖ Bei primären einseitigen Leistenhernien werden die offenen Verfahren nach Shouldice (Dopplung der Transversalisfaszie) und Lichtenstein (präperitoneale Netzeinlage) bevorzugt.

✖ Bei beidseitigen und Rezidivhernien haben die endoskopischen Verfahren (TAPP, TEP) Vorteile.

Sonstige Hernien

Schenkelhernie

Zu den Hernien der Leistengegend gehört auch die Schenkelhernie (Synonym: Femoralhernie). Sie tritt vorwiegend rechts und häufig bei **adipösen Frauen** nach dem 50. Lj. auf. Sie ist **immer erworben.**

Die Bruchpforte liegt unterhalb des Leistenbands, der Bruch tritt meist in der **Lacuna vasorum** medial der V. femoralis und lateral des Lig. lacunare Gimbernati aus (s. S. 140, ▌ Abb. 2). Die Gefahr der Inkarzeration ist aufgrund der anatomischen Enge erhöht.

Klinisch imponieren Schenkelhernien selten durch Vorwölbungen oder Schwellungen, sondern werden oft erst **bei Inkarzeration,** z. B. im Rahmen der Ileusabklärung, diagnostiziert. **Dysurie** und **Hämaturie** weisen auf einen Gleitbruch der Blase hin.

Jede Schenkelhernie muss operativ versorgt werden, entweder über einen **inguinalen** (eher beim Mann, hier treten Schenkelhernien mit Leistenhernien kombiniert auf) oder einen **femoralen** (= kruralen) Zugang (eher bei der Frau). Auch **laparoskopische Verfahren** (TAPP, TEP, s. S. 142) sind möglich. Die Komplikationen entsprechen denen bei Leisteneingriffen. Bei Inkarzeration ist meist eine Laparotomie erforderlich.

Narbenhernie

Bei der Narbenhernie handelt es sich um eine Hernie nach Inzision der Bauchwand (z. B. **Laparotomienarbe**). Narbenhernien entwickeln sich meist im ersten Jahr nach der Operation. Prädisponierend sind konsumierende Grunderkrankungen, postoperative Wundinfektion und -dehiszenz, Vitamin- und Eiweißmangel, Anämie und Steroidtherapie. Auch die chirurgische Technik ist entscheidend (Nahttechnik und -material), Längsschnitte sind anfälliger als Querschnitte. Müssen Patienten postoperativ häufig husten, werden sie maschinell beatmet oder entwickeln einen Ileus, erhöht dies ebenfalls das Risiko (↑ intraabdomineller Druck). Narbenbrüche sind eine Blickdiagnose (▌ Abb. 1) oder lassen sich im Narbenverlauf palpieren.

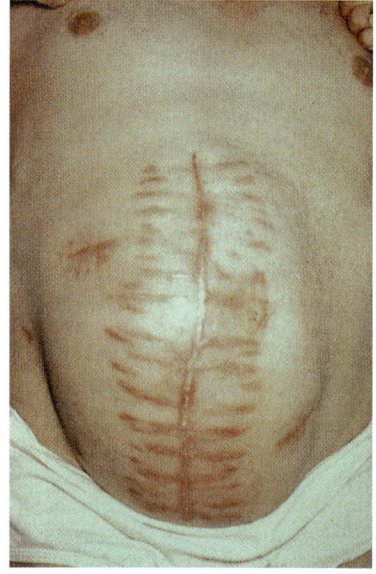

▌ Abb. 1: Narbenhernie nach medianer Laparotomie. [5]

Prinzipiell sollte wegen der Inkarzerationsgefahr die operative Beseitigung angestrebt werden, wobei diese frühestens vier bis sechs Monate nach dem Primäreingriff erfolgt. Dabei kommt bei sehr kleinen Fasziendefekten (z. B. **Trokarhernien**) der Verschluss der Bruchpforte durch Fasziendopplung zur Anwendung (Mayo-Technik), ansonsten erfolgt die **spannungsfreie Reparation** mit Einlage eines Netzes:

▌ **Sublay-Technik:** retromuskulär-präperitoneal: auf das hintere Blatt der Rektusscheide/Fascia transversalis (bevorzugte Technik, ▌ Abb. 2).
▌ **Onlay-Technik:** epifaszial, z. B. auf das vordere Blatt der Rektusscheide zur Verstärkung der Fasziennaht (erhöhte Komplikationsrate).

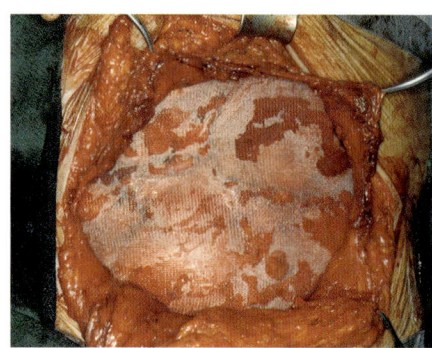

▌ Abb. 2: Versorgung der Narbenhernie durch Netzeinlage in Sublay-Technik: Das Netz liegt präperitoneal-retromuskulär. [5]

Nabelhernie

Bruchpforte der Nabelhernie ist der **Anulus umbilicalis** (▌ Abb. 3). Ein Nabelbruch kann angeboren oder erworben (meist bei adipösen oder schwangeren Frauen) sein. Während sich angeborene Hernien im Kindesalter meist spontan verschließen, wird der erworbene Nabelbruch aufgrund der Inkarzerationsgefahr operativ versorgt, bei kleinen Hernien durch direkte Naht, ansonsten spannungsfrei in Sublay-Technik.

Epigastrische Hernie

Die Bruchpforte ist zwischen dem Xiphoid und dem Nabel in der **Linea alba** lokalisiert (▌ Abb. 4). Meist enthält die Hernie präperitoneales Fett, selten Netzanteile. Symptome können Schmerzen im mittleren Oberbauch sein. Die chirurgische Therapie erfolgt analog zu der des Nabelbruchs.

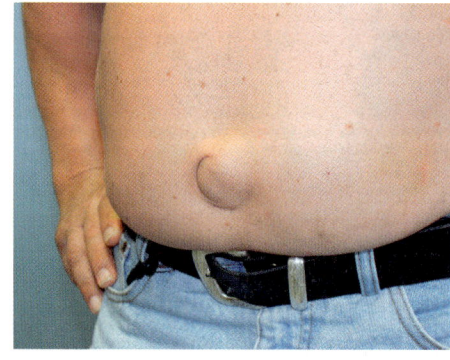

▌ Abb. 3: Nabelhernie. [5]

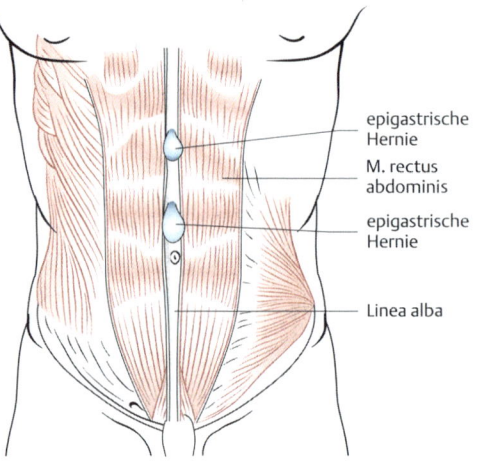

epigastrische Hernie

M. rectus abdominis

epigastrische Hernie

Linea alba

▌ Abb. 4: Epigastrische Hernien. [22]

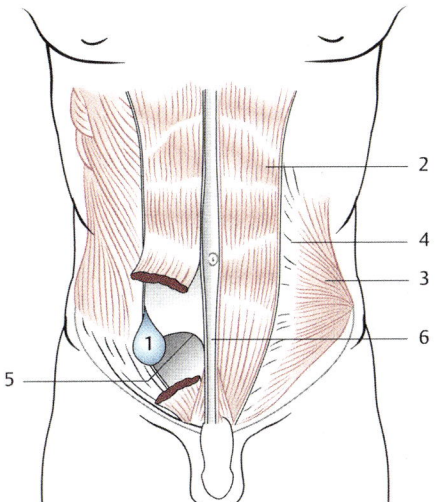

a Spieghel-Hernie.
1 Spieghel-Hernie
2 M. rectus abdominis
3 M. transversus abdominis
4 Linea semilunaris (Spieghel)
5 Linea arcuata
6 Linea alba

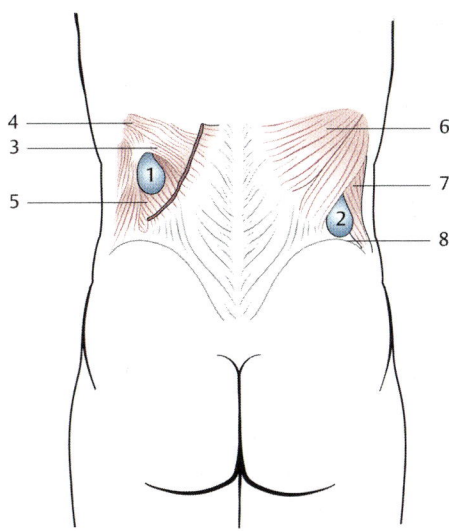

b Hernia lumbalis.
1 Hernia lumbalis superior (Grynfelt)
2 Hernia lumbalis inferior (Petiti)
3 M. iliocostalis
4 M. serratus posterior inferior
5 M. obliquus internus abdominis
6 M. latissimus dorsi
7 M. obliquus externus abdominis
8 Crista iliaca

■ Abb. 5: Seltene Hernienformen. [22]

Rektusdiastase

Bei **Auseinanderweichen der Mm. recti abdominis** im Bereich der Linea alba nach lateral kommt es bei Steigerung des intraabdominellen Drucks zur Vorwölbung. Aufgrund der großflächigen Dehiszenz ist die Inkarzerationsgefahr sehr gering, die Therapie ist daher primär konservativ (Bauchmuskeltraining). Bei Beschwerden können die Muskeln operativ adaptiert werden.

Seltene Hernien

Oft werden diese Brüche im Rahmen eines Ileus diagnostiziert (atypische Ileuszustände). Alle Hernien werden operativ versorgt.

▶ **Spieghel-Hernie** (■ Abb. 5a): Die Bruchpforte befindet sich zwischen Linea semilunaris und der lateralen Rektusscheide meist auf Höhe der Linea arcuata. Auf der betroffenen Seite kann der Bruch durch Unterbauchschmerzen auffallen.

▶ **Hernia lumbalis** (■ Abb. 5b): Die Bruchpforte befindet sich im oberen oder unteren Lendendreieck. Die uncharakteristischen Symptome sind bewegungsabhängige lumbale Schmerzen.

▶ **Hernia obturatoria:** Der Bruch tritt durch das Foramen obturatum unter dem horizontalen Schambeinast hindurch und kommt unterhalb des M. pectineus zu liegen. Irritation des N. obturatorius kann Schmerzen an der Oberschenkelinnenseite verursachen.

▶ **Hernia ischiadica:** Bruch durch das Foramen ischiadicum unterhalb des M. gluteus maximus, ggf. ischialgiforme Schmerzen. Nach der Bruchpforte unterscheidet man hier weiter in Hernia supra- oder infrapiriformis und Hernia spinotuberosa (vor dem Lig. sacrotuberale).

▶ **Hernia perinealis:** Bruch vor (als Hernia pudendalis oder labialis) oder hinter (als Hernia ischiorectalis) dem M. transversus perinei durch den Beckenboden

Innere Hernien

Fällt Darm in peritoneale Taschen oder Duplikaturen, handelt es sich um innere Hernien: Bursa omentalis, Flexura duodenojejunalis (Treitz-Hernie), Mesokolon, Zökum, Sigma oder postoperativ bei schlecht oder nicht verschlossenen Mesenterialschlitzen. Auch sie manifestieren sich meist als Inkarzeration im Rahmen eines Ileus. Jede innere Hernie wird daher operativ beseitigt. Auch Zwerchfellhernien sind innere Hernien.

Zusammenfassung

✖ Die Schenkelhernie ist immer erworben und tritt überwiegend bei Frauen auf. Es handelt sich um einen Bruch unterhalb des Leistenbands meist durch die Lacuna vasorum. Er ist oft nicht zu palpieren. Die Hernie wird über einen inguinalen oder femoralen Zugang offen, alternativ laparoskopisch beseitigt. Sie neigt wegen der anatomischen Enge zur Inkarzeration, bei der dann eine Laparotomie notwendig wird.

✖ Laparotomienarben besitzen nicht die elastische Festigkeit der Bauchwand. Hier besteht ein gewisses Risiko für Narbenhernien. Es gibt eine Vielzahl prädisponierender Faktoren, die intraabdominelle Druckerhöhung, Störung der Wundheilung und die chirurgische Technik beinhalten. Therapeutischer Standard ist der spannungsfreie Verschluss mit Netzeinlage in Sublay-Technik.

Rekonstruktive Chirurgie

Hauttransplantation

Die autologe (Spender = Empfänger) Transplantation von Haut ist indiziert bei flächenhaften Hautdefekten. Sie ist auf Knochen, Sehnen, Nerven oder Fremdmaterial als Untergrund nicht erfolgreich, sondern erfordert ein granulationsbildendes Transplantatbett, damit Kapillaren einsprossen können. Das Transplantat wird am Wundrand eingenäht oder aufgeklebt, anschließend mit einem Verband fixiert. Während der ersten Stunden und Tage wird es über Diffusion ernährt. Komplikationen sind Hämatom (Serom) und Infektion.

Vollhaut
Das Transplantat enthält **Epidermis und Dermis** (▌Abb. 1). Vorteile sind die mechanische Belastbarkeit, die geringe Kontraktionstendenz und ein gutes kosmetisches Resultat. Nachteil ist der Hebedefekt, der entweder durch primären Wundverschluss heilt (Gesäßfalte, Inguinalregion) oder wiederum mit Spalthaut gedeckt werden muss. Ferner muss das Transplantatbett völlig infektfrei sein.

Spalthaut
Spalthaut wird als dünnes, mittleres oder dickes Transplantat mit einem Dermatom (eine Art Hobel) tangential abgetragen und enthält **Epidermis und Teile der Dermis** (▌Abb. 1). Durch das Zurücklassen der Hautanhangsgebilde kommt es fast immer zur spontanen Heilung. Das Transplantat kann maschinell zu einem Netz zerschnitten und so vergrößert werden (**Meshgraft**, s. S. 150). Die offenen Bezirke dieses Gitters ermöglichen den Sekretabfluss und epithelialisieren bald. Vorteile sind die einfache Entnahme mit geringem Defekt (an der gesamten Körperoberfläche möglich) und die Einsatzmöglichkeit auch auf infiziertem Untergrund. Nachteile sind die geringe mechanische Belastbarkeit, die Schrumpfungsbereitschaft und das schlechtere kosmetische Ergebnis.

Lappenplastiken

Lappen sind Gewebeblöcke aus Haut und subkutanem Fettgewebe (ggf. mit weiteren Geweben), die im Gegensatz zum Hauttransplantat über ein **eigenes Gefäßsystem** verfügen. Je nach Vorgang spricht man von Schwenk-, Rotations-, Verschiebe- oder Transpositionslappen. Komplikationen sind Lappenminderperfusion mit Nekrosen, Infektionen, Hämatome und Einheilungsstörungen. Die Einteilung der Lappen ist uneinheitlich und überschneidet sich. Sie kann geschehen nach:

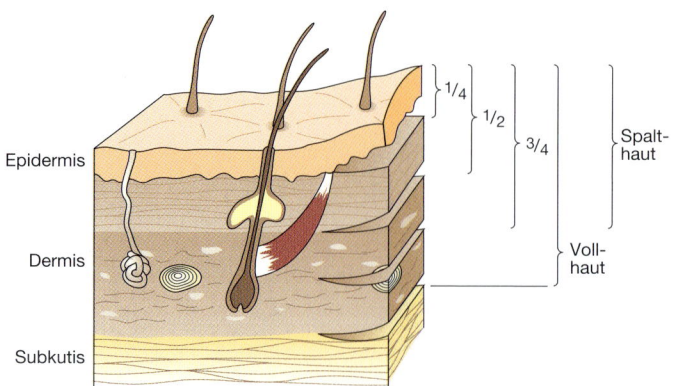

▌ Abb. 1: Hauttransplantation: Voll- und Spalthaut. [5]

▶ **Gewebszusammensetzung:** Haut-Unterhaut-Lappen, fettfreier Hautlappen, fasziokutaner Lappen, Muskellappen und myokutaner Lappen
▶ **Gefäßversorgung:**
– Lappen mit zentraler Gefäßversorgung (= Stiel): axial pattern flap
– Lappen mit zufälliger Gefäßverteilung: random pattern flap
▶ **Abstand zwischen Entnahme- und Defektlokalisation:** lokaler Lappen, Nah-, Fernlappen

Lokale Lappenplastiken (Nahlappen)
Begrenzte Defekte können oft durch lokale Lappen (meist aus Haut-Unterhaut) gedeckt werden, die zur Perfusion über eine Gewebsbrücke mit dem Ursprungsgewebe verbunden sind.

Random pattern flaps
Beim random pattern flap handelt sich um einen Lappen, der nicht über einen definierten Gefäßstiel, sondern über ein zufälliges kapilläres Gefäßmuster versorgt wird. Zur Vermeidung von Nekrosen darf daher das Verhältnis Lappenlänge zu Lappenbasis 2 : 1 nicht überschreiten.

▶ **Z-Plastik:** Folgen von Narben können funktioneller Natur sein (Kontrakturen) oder ein ästhetisches Problem darstellen. Neben der Exzision zur Entfernung einer linearen Narbe (spindelförmig, keilförmig) ist die Z-Plastik ein häufig angewendetes Verfahren zur Auflösung von Narbenkontrakturen. Zwei dreieckige Subkutanläppchen gleicher Länge und Winkel zueinander werden ausgetauscht (▌Abb. 2). So kann ein Narbenstrang verlängert werden (↑ Länge, ↓ Breite).
▶ **V-Y-Plastik:** Nach V-förmiger Inzision erfolgt der lineare

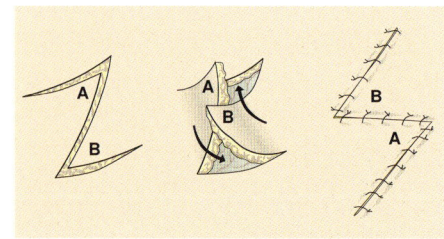

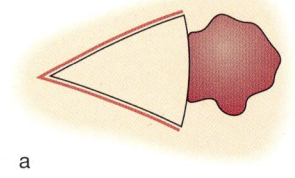 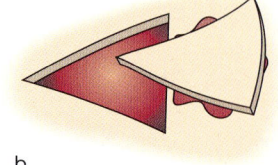 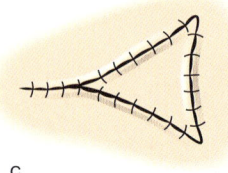

a   b   c

▌ Abb. 2: Z-Plastik. [5]   ▌ Abb. 3: V-Y-Plastik. [5]

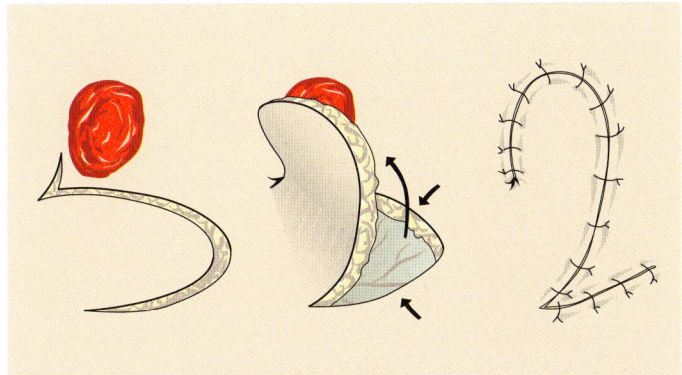

■ Abb. 4: Verschiebeschwenklappenplastik. [5]

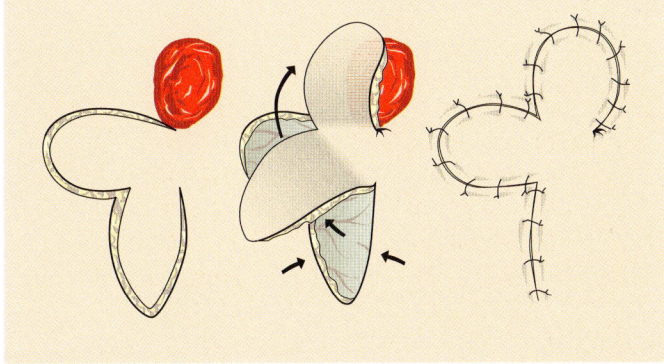

■ Abb. 5: Bilobed flap. [5]

Vorschub eines dreieckigen Läppchens (■ Abb. 3). Der Hebedefekt wird vernäht.

▶ **Verschiebeschwenklappen:** Der Defekt wird durch zusätzliches Verschieben von Nachbargewebe gedeckt (■ Abb. 4).

▶ **Bilobed flap:** Ist nicht in der unmittelbaren, aber in der weiteren Umgebung des Defekts überschüssiges Gewebe vorhanden, kommt dieser zweiblättrige Lappen zur Anwendung: Das erste Blatt schließt den Primärdefekt, das zweite den Entnahmedefekt (■ Abb. 5).

Axial pattern flaps

Der Lappen wird über einen zentralen anatomisch definierten Gefäßstiel versorgt, was ihm einen großen Rotationsbogen verleiht. Als Beispiel ist hier der **Glabellalappen** (medianer Stirnlappen) genannt: Zur Deckung im Nasen- und Lidbereich kann dieser von supratrochleären Gefäßen versorgte Lappen oberhalb der Nasenwurzel präpariert werden (■ Abb. 6).

Fernlappenplastiken

Hierbei wird weit vom Defekt entfernt Gewebe als gestielter Lappen präpariert und zur Deckung eines Defekts genutzt. Es handelt sich um **mehrzeitige Verfahren.** Beispielsweise wird beim **Leistenlappen** zur Deckung eines Defekts an der Hand ein gestielter (A. circumflexa ilium superficialis) Leistenlappen präpariert und in den Defekt eingenäht. Die Hand ist nun an der Leiste fixiert. Ist der Lappen nicht mehr auf den Gefäßstiel angewiesen, kann der Stiel durchtrennt und integriert werden. Nachteil ist v. a. die mehrwöchige Gelenkfixierung, sodass heute der freie mikrovaskuläre Gewebstransfer (s. S. 148) bevorzugt wird.

Fasziokutanlappen

Der Lappen enthält neben Kutis und Subkutis die darunter liegende Faszie.

Muskellappen und myokutaner Lappen

Oberflächliche Muskeln besitzen meist einen definierten Gefäßstiel, an dem Lappen geschwenkt oder verschoben werden können (Muskellappen). Die darüber liegende Kutis und Subkutis werden über perforierende Gefäße mitversorgt, sodass die über dem Muskel liegenden Hautinseln mitgehoben wer-

den können (myokutaner Lappen, z. B. Latissimus-dorsi-Lappen, s. S. 148).

Kombinierter Lappen

Der Lappen enthält weiteres Gewebe (z. B. Knochen → osteomyokutan, osteokutan).

Insellappen

Insellappen sind axial gestielte Lappen, die nach Präparation des Gefäßstiels als Insel an der Defektstelle ausgeleitet werden (z. B. Latissimus-dorsi- und gestielter TRAM-Lappen, s. S. 148).

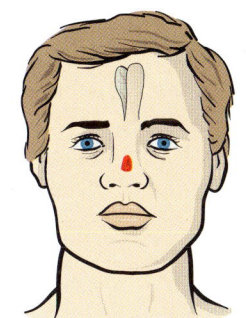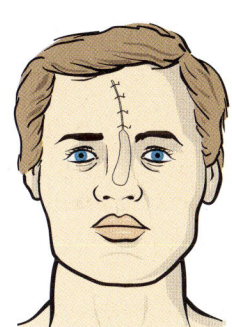

■ Abb. 6: Glabellalappen. [5]

Zusammenfassung

✖ Oberflächliche Hautdefekte ohne freiliegende Sehnen, Nerven oder Knochen können mit autologen Hauttransplantaten gedeckt werden, entweder mit Vollhaut (Epidermis und Dermis) oder mit Spalthaut (Epidermis und Anteile der Dermis, ohne Hautanhangsgebilde).

✖ Lappen sind Gewebsblöcke aus Haut und Subkutangewebe mit eigenem Gefäßsystem. Sie können nach der Gewebszusammensetzung, der Gefäßversorgung und dem Abstand zwischen Entnahme- und Defektlokalisation eingeteilt werden.

Rekonstruktive Mikro- und plastische Mammachirurgie

Rekonstruktive Mikrochirurgie

Grundlage der Mikrochirurgie ist das Operationsmikroskop. In der plastischen Chirurgie wird es für folgende Aufgaben verwendet:

▶ **Freier Gewebstransfer:** Myokutane, osteomyokutane und fasziokutane Lappen sind für den freien mikrovaskulären Gewebstransfer geeignet. Voraussetzung ist ein anatomisch definierter Gefäßbaum. Der Lappen wird mit einem Gefäß-Nerven-Bündel gehoben, abgetrennt und an entfernter Stelle frei anastomosiert. Außer der effektiven Defektdeckung ist auch die Wiederherstellung der Sensibilität möglich. Auch bei spezielleren Rekonstruktionen wie der Zehentransplantation zum Daumenersatz kommt diese Technik zur Anwendung (▮ Abb. 1).

▶ **Replantationschirurgie:** Wiederanfügen eines abgetrennten Körperteils: Extremitäten, Nase, Ohrmuschel etc. Das Amputat sollte vom Ersthelfer zur Konservierung in einen Plastikbeutel gegeben werden, der sich in einem zweiten Plastikbeutel mit Eis und Wasser (4 °C) befindet. Die Replantation erfolgt in der Reihenfolge: Osteosynthese – Sehnennähte – Gefäß- und Nervennähte.

▶ **Chirurgie peripherer Nerven:** entweder durch primäre Adaptation beider Stümpfe oder sekundär durch autologe Transplantation (z. B. des N. suralis). Auch die Naht einzelner Faszikel eines peripheren Nervs und die Rekonstruktion bei Plexusschäden sind möglich.

▶ **Chirurgie der Lymphgefäße:** Anastomosen von Lymphgefäßen sowie lymphovenöse Anastomosen sind beim chronischen Lymphödem eine Option, z. B. nach Axilladissektion im Rahmen der Therapie eines Mammakarzinoms.

Plastische Chirurgie der Mamma

Rekonstruktion der Mamma

Auch wenn die brusterhaltende Therapie (BET) in der Therapie des Mammakarzinoms (s. S. 48) an Bedeutung gewonnen hat, muss dennoch bei vielen

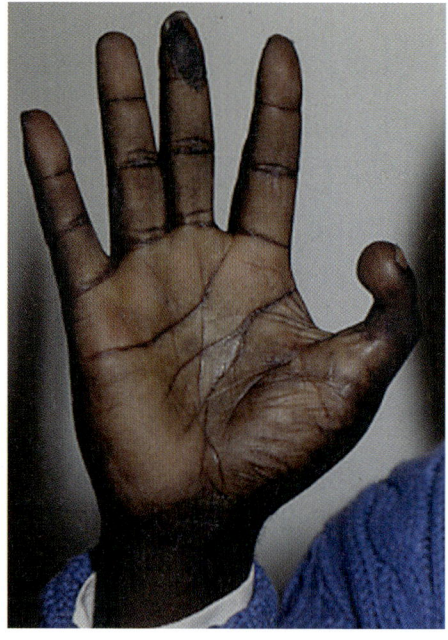

▮ Abb. 1: Zweitzehentransplantation nach traumatischem Verlust des rechten Daumens. [5]

Frauen im Rahmen der stadiengerechten Therapie des Mammakarzinoms die Brust entfernt werden. Dieser Verlust an Gewebe und Eingriff in das Körperbild zieht für die Patientin eine psychische Beeinträchtigung nach sich. Mit der Brust geht ein Teil der weiblichen Identifikation verloren. Die therapeutischen Strategien der plastischen Chirurgie zielen darauf ab, dieses Defizit an Brustvolumen und Haut zu ersetzen. Je nach Situation und Wünschen der Patientin kann beim Primäreingriff oder im Intervall mit der Rekonstruktion begonnen werden. Nicht operative Alternativen sind Büstenhalter, die Prothesen enthalten.

Autologe Rekonstruktion

Der Ersatz erfolgt mit **körpereigenem** Gewebe, und zwar mit **myokutanen Lappen.** Latissimus-dorsi- und transversaler Rectus-abdominis-Lappen (TRAM), zunehmend auch der DIEP-Lappen (deep inferior epigastric perforator flap) kommen am häufigsten zur Anwendung. Komplikationen sind Nekrosen des Lappens.

Latissimus-dorsi-Lappen

Der Muskel wird mit einer spindelförmigen Hautinsel als gestielter Insellappen durch einen Tunnel unter der Haut zur Brustwand transportiert (▮ Abb. 2). Dies setzt voraus, dass Muskel und thorakodorsale Gefäßarkade durch OP und Bestrahlung nicht beschädigt wurden. Die Entnahmestelle wird vernäht.

Transversaler Rectus-abdominis-Lappen (TRAM)

Ein myokutaner Lappen über der A. epigastrica inf. wird gestielt oder (meist) als freier mikrovaskulärer Gewebstransfer an der A. thoracodorsalis oder A. thoracica int. angeschlossen (▮ Abb. 3). Der TRAM-Lappen ermöglicht eine sehr natürlich aussehende Rekonstruktion. Voraussetzungen sind genügend Fettgewebe am Unterbauch und keine Voroperationen in diesem Bereich.

Deep inferior epigastric perforator flap (DIEP)

Dieser Haut-Unterhaut-Lappen (axial pattern flap) ist die Weiterentwicklung des TRAM-Lappens (jedoch ohne Muskelanteil) und wird über den inferioren epi-

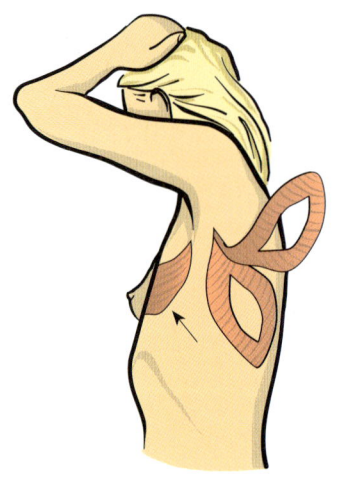
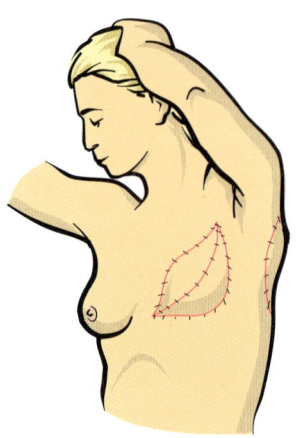

▮ Abb. 2: Latissimus-dorsi-Lappen zur Brustrekonstruktion. [5]

gastrischen Perforansgefäßen entnommen.

Superior gluteal artery perforator flap (S-GAP)

Entnahme als Haut-Unterhaut-Lappen über der A. glutealis sup. und freier mikrovaskulärer Gewebstransfer. Er stellt z. B. bei athletischen, schlanken Frauen eine Alternative dar, bei denen das Gewebe am Unterbauch nicht ausreicht.

Heterologe Rekonstruktion

Der Ersatz erfolgt mit **körperfremdem** Material. Meist ist für die Implantation einer **Silikonprothese** zunächst zu wenig Haut vorhanden, sodass der vorhandene Hautmantel durch einen **subkutanen Expander** vorgedehnt wird: Der Expander wird **subpektoral** platziert und im Verlauf von acht bis zwölf Wochen kontinuierlich mit NaCl-Lsg. über ein Ventil gefüllt. Der Expander wird dann durch ein Silikonimplantat ersetzt. Es gibt auch **permanente Expander,** die sukzessive das Brustvolumen dem der Gegenseite anpassen und nicht entfernt werden. Nachteile sind eine unnatürliche Brustform und -konsistenz. Komplikationen sind **Dislokation** und **Kapselfibrose** (Abb. 4).

Rekonstruktion von Mamille und Areola

Die Brustwarze wird meist aus Haut der rekonstruierten Brust geformt. Der Warzenhof wird entweder mittels Transplantation von der gesunden Brustwarze oder mit Tätowierung wiederhergestellt.

Augmentation

Indikationen für die Vergrößerung der Brust sind Mammahypoplasie (Mikromastie), -atrophie und -asymmetrie, Zustand nach subkutaner Mastektomie und Patientenwunsch. Der psychische Leidensdruck steht im Vordergrund. Die verwendeten Silikonimplantate stehen in verschiedenen Größen und Formen zur Auswahl. Die Implantation wird **präpektoral** (subglandulär) oder **subpektoral** vorgenommen. Ersteres ist häufiger und einfacher. Komplikationen sind Hämatome, Kapselfibrose und In-

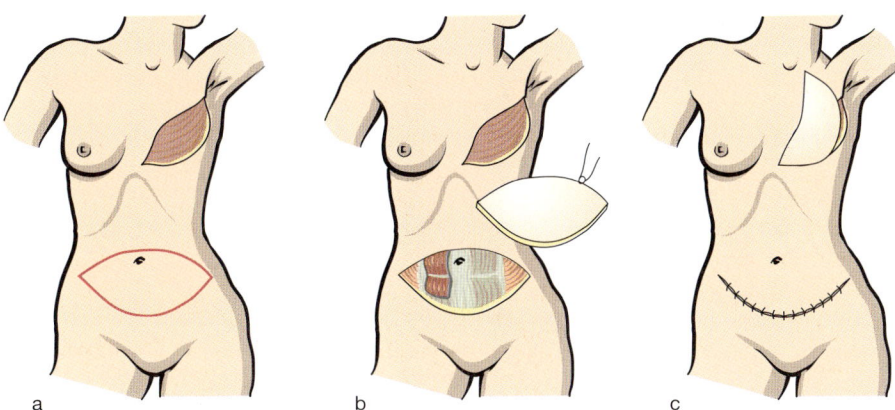

Abb. 3: TRAM-Lappen zur Brustrekonstruktion: a) Lappenumschneidung am Unterbauch, b) Lappenhebung, c) freier Lappentransfer. [5]

fektionen. In der Mammografie ist die Beurteilung der Brust meist nur eingeschränkt möglich.

Reduktion

Die Verkleinerung der Brust ist indiziert bei hypertrophen Brüsten, die zum einen zu Mazeration und Infektion an der Umschlagsfalte, zum anderen zu funktionellen Beschwerden wie Fehlhaltungen und Rückenschmerzen führen. Auch psychischer Leidensdruck kann der Grund sein. Vor dem Eingriff muss ein Mammakarzinom ausgeschlossen sein. Präoperativ wird die Mamillenposition festgelegt. In der OP erfolgt die Entfernung von Fettgewebe und Haut mit Neuformung der Brust. Komplikationen sind neben Blutung und Infektion der Verlust der Mamillensensibilität und eine Mamillen- und Fettgewebsnekrose.

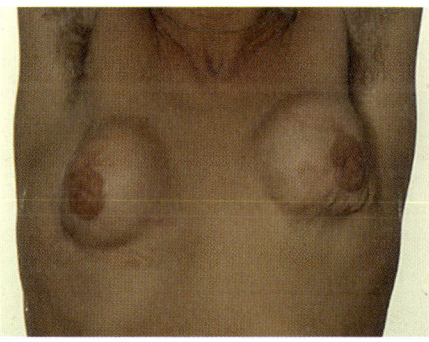

Abb. 4: Kapselfibrose nach Prothesenimplantation, links stärker als rechts. [5]

Zusammenfassung

✖ Anwendungen der Mikrochirurgie in der plastischen Chirurgie sind der freie Gewebstransfer, z. B. von Lappen, die Replantationschirurgie und die Chirurgie peripherer Nerven und Lymphgefäße.

✖ Bei Verlust von Brustvolumen im Rahmen abladierender Verfahren in der Therapie von Tumoren der Brust kann in gleicher Sitzung oder verzögert mit der Brustrekonstruktion begonnen werden, entweder durch körpereigenes Gewebe (myokutane Lappen) oder Fremdmaterial.

✖ Neben Blutung und Infektion sind bei Augmentation der Mamma die Kapselfibrose und bei Reduktion die Mamillen- und Fettgewebsnekrose zu beachten.

Verbrennungschirurgie

Eine Verbrennung ist eine thermische Schädigung des Gewebes durch Hitzeeinwirkung. Bei hohen Gewebstemperaturen ist eine **Koagulationsnekrose** die Folge. Bei Erwachsenen steht die Flammenverbrennung im Vordergrund, bei Kindern die Verbrühung.

Verbrennungstiefe und Klinik

Temperatur und Einwirkdauer bestimmen die Tiefenausdehnung einer Verbrennung (▌Tab. 1). Eine Verbrennungswunde entwickelt sich **dynamisch,** sodass sie in regelmäßigen Abständen kontrolliert werden muss.

Oberflächenbestimmung

Neben der Tiefe der Verbrennung ist hinsichtlich der Therapie und Prognose der Anteil der verbrannten Körperoberfläche (VKOF) entscheidend. Beim Erwachsenen wird sie mit der **Neunerregel** geschätzt (▌Abb. 1): Diese besagt, dass bestimmte Körperregionen jeweils 9% (oder ein Vielfaches davon) der Gesamtoberfläche ausmachen (z.B. ein Arm 9%, ein Bein 18%). Für Kinder gilt diese Faustregel nicht. Die Handflächenregel besagt, dass die Handfläche des Patienten ca. 1% seiner Gesamtoberfläche ausmacht. Zur exakteren Bestimmung stehen (auch für Kinder) Tabellen zur Verfügung. Ebenfalls prognosebestimmend ist der **Verbrennungsindex:** VKOF + Lebensalter.

Pathophysiologie

Ab einer VKOF von ca. 30% werden neben der **lokalen** Schädigung und Entzündungsreaktion **systemische** Reaktionen verursacht (▌Abb. 2). Diese Verbrennungskrankheit manifestiert sich an folgenden Organsystemen:

▶ **Herz-Kreislauf-System:** Verbrennungsschock: Kardiodepression; Capillary leak mit Ödem; Flüssigkeitsverluste über die Wundfläche

▶ **Blut:** Anämie durch Erythrozytenaggregation (Sludge) und deren hitzebedingte Zerstörung

▶ **Immunsystem:** Immuninsuffizienz, SIRS, Sepsis

▶ **Atemwege und Lungen:** toxische Bestandteile der verbrannten Umgebung werden als Rauch freigesetzt und verursachen ein **Inhalationstrauma** (Lungenödem, Alveolarkollaps), dessen Vollbild intensivmedizinisch therapiert werden muss. Außerdem besteht die Gefahr einer **Pneumonie** und eines **ARDS.**

▶ **Stoffwechsel:** Der Grundumsatz kann bis auf das Zweifache erhöht sein.

Verbrennungsgrad	Tiefe	Symptomatik	Heilung	Therapie
Grad 1	Oberflächliche Epithelschädigung ohne Zelltod	Erythem, Schmerz	Narbenlos	Konservativ (Hautpflege)
Grad 2 A	Schädigung der Epidermis und ggf. oberflächlicher Anteile der Dermis	Blasenbildung, Schmerz	Narbenlos, ggf. Pigmentveränderungen	Konservativ (Verbände)
Grad 2 B	Schädigung der Dermis unter Erhalt der Hautanhangsgebilde	Blasenbildung, Schmerz	Narbenbildung	Exzision, Hautverpflanzung
Grad 3	Verkohlung: Zerstörung von Epidermis, Dermis, Subkutis, ggf. Muskeln, Sehnen, Knochen, Gelenken	Schmerzlose Nekrosen	Abstoßung, Narbenbildung	Exzision, Hautverpflanzung

▌Tab. 1: Verbrennungsgrade, Symptome und Therapie.

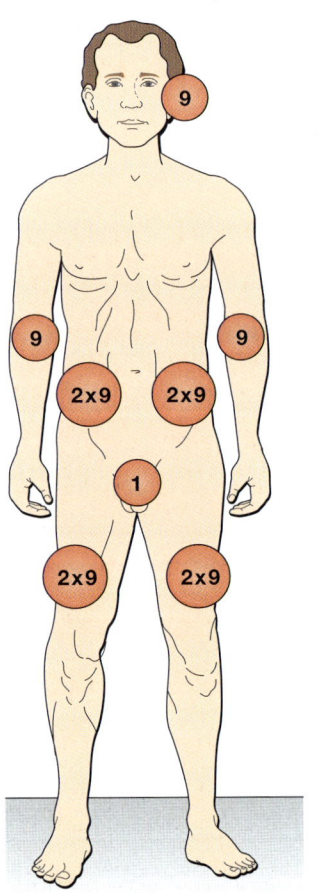

▌Abb. 1: Neunerregel beim Erwachsenen. [5]

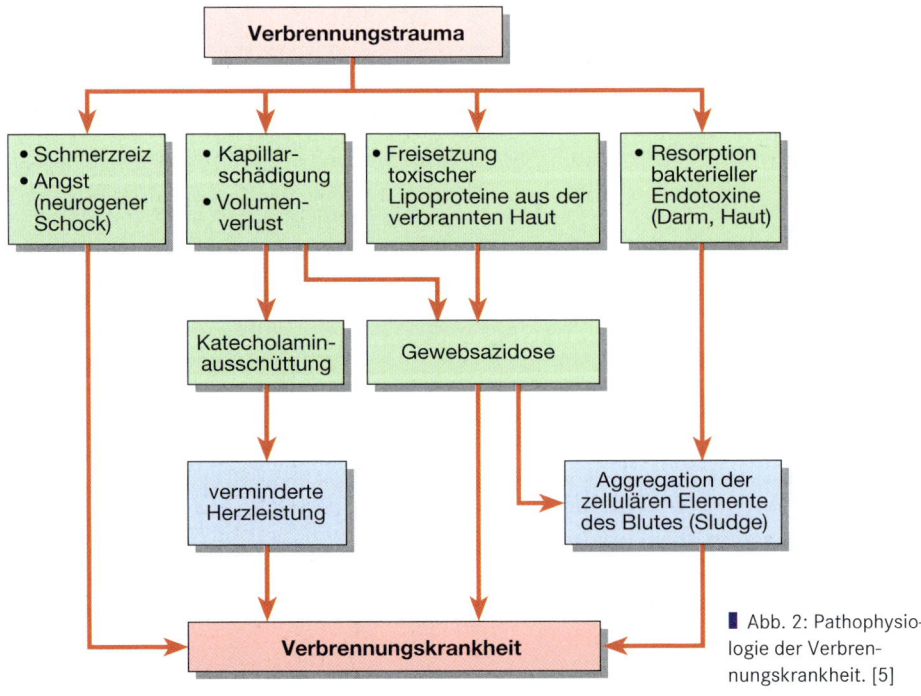

▌Abb. 2: Pathophysiologie der Verbrennungskrankheit. [5]

Bei zirkulären drittgradigen Verbrennungen an Extremitäten und Thorax mit Koagulation der Haut führt ein Ödem zum **Druckanstieg** mit der Gefahr von Kompartmentsyndrom und eingeschränkter Atemexkursion. Dies erfordert eine notfallmäßige **Escharotomie** (❚ Abb. 3).

Therapie
Präklinische Versorgung
▶ **Erste Hilfe:** Löschen und Entfernen von Kleidung, Bergung etc.
▶ **Primärversorgung:** Lokaltherapie (Gels) bei Verbrennung ersten Grades, ggf. Analgetika wie Paracetamol; Verbrennungen zweiten und dritten Grades erfordern chirurgische Therapie; Schätzung der VKOF, O_2-Gabe über Maske oder Tubus, Volumentherapie (Flüssigkeits- und Elektrolytsubstitution), ggf. lokale Kühlung bei ≤ 10% VKOF mit 15–20 °C kühlem Leitungswasser (nicht mit Eis), Schmerztherapie (Opiat i. v.)

Klinische Erstversorgung
VKOF und Verbrennungsgrad werden ermittelt. Je nach Schwere werden kleinere Verbrennungen ambulant, alle anderen stationär versorgt (chirurgische Klinik oder Verbrennungszentrum). Hier erfolgen intensivmedizinische Therapie und Wundbehandlung.

Wundbehandlung
Zunächst wird die Wunde gereinigt: Entfernung von Fremdkörpern und Rußpartikeln, Desinfektion und Abtragen von Brandblasen.
Konservativ:

▶ **Geschlossen:** bei oberflächlichen Verbrennungen zweiten Grades (2 A) und ersten Grades: Abdeckung bis zur Abheilung (Hydrokolloidverbände, Salbenverbände)
▶ **Offen:** ohne Verband, ggf. Salben

Operativ: Zweitgradig tiefe (2 B) und drittgradige Verbrennungen werden bis zur OP mit Salbenverbänden abgedeckt.

▶ **Nekrosektomie:** tangentiale (in dünnen Schichten bis auf vitalen Wundgrund, z. B. mit Dermatom, bei

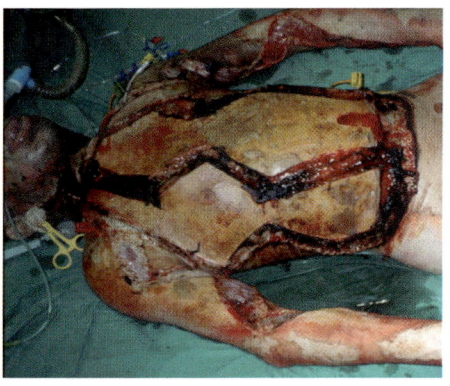

❚ Abb. 3: Escharotomie: zickzackförmige Entlastungsschnitte. [5]

Grad 2 B) oder epifasziale Exzision (Abtragung bis auf die Faszie, bei Grad 3)
▶ **Deckung:** Falls möglich, wird **autologe Spalthaut** aus unverbrannten Arealen (z. B. vom Oberschenkel) verwendet. Die Spalthaut kann dabei als **Meshgraft** (❚ Abb. 4) expandiert werden (↓ Entnahmefläche). Voraussetzung für eine Transplantatanhaftung ist ein durchbluteter Wundgrund. Alternativ stehen synthetische Materialien und homologe Spenderhaut (Leichenhaut) zur Verfügung. Die Probleme neuerer Verfahren wie aufgesprühter autologer Keratinozytensuspensionen oder Keratinozytentransplantaten (Zuchthaut) sind noch nicht befriedigend gelöst.

Rehabilitation und Rekonstruktion
▶ **Rehabilitation:** Physiotherapie, Prävention und Therapie hypertropher Narben (z. B. durch Kompressionskleidung)
▶ **Rekonstruktion:** Wiederherstellung und Verbesserung von Funktionen, z. B. von Gelenken bei Kontraktur, bei instabilen Narben oder Ulzerationen. Dafür werden meist Hautverpflanzungen, Z- und Lappenplastiken durchgeführt. Langzeitprobleme und Komplikationen von Narben sind neben den Kontrakturen die Wachstumsbehinderung bei Kindern (Extremitäten) und Teenagern (weibliche Brust) sowie ein Risiko für heterotope Ossifikationen und Narbenkarzinome.

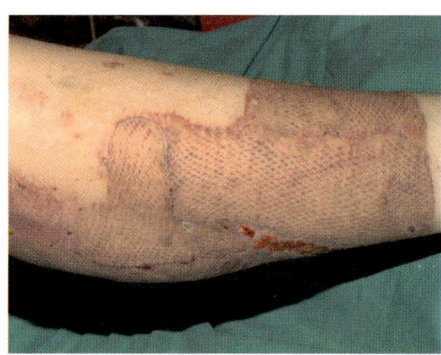

❚ Abb. 4: Deckung einer Verbrennungswunde mit einem Meshgraft-Transplantat. [5]

Zusammenfassung
✖ Die Tiefe einer Verbrennung wird in drei Schweregrade unterteilt.
✖ Der Abschätzung der VKOF dienen die Neuner- und die Handflächenregel.
✖ Pathophysiologisch sind die lokalen und ab einem gewissen Ausmaß auch die systemischen Folgen einer Verbrennung bedeutsam. Zu letzteren gehört die Verbrennungskrankheit, die verschiedene Organsysteme betrifft.
✖ Primärmaßnahmen bei mittelschweren und schweren Verbrennungen sind Volumen- und Schmerztherapie, O_2-Gabe, ggf. Kühlung.
✖ Verbrennungen ersten Grades und oberflächliche zweiten Grades werden konservativ therapiert. Höhergradige Verbrennungen werden bis zur operativen Versorgung mit Salbenverbänden behandelt. Nach tangentialer oder epifaszialer Exzision werden zur Deckung vorzugsweise Spalthauttransplantate verwendet.
✖ Bei zirkulären Verbrennungen an Extremitäten oder Thorax wird eine notfallmäßige Escharotomie durchgeführt.

Karpaltunnelsyndrom

Beim Karpaltunnelsyndrom (CTS) handelt es sich um ein Nervenkompressionssyndrom des **N. medianus** in seinem Verlauf durch den Canalis carpi (▌Abb. 1).

Epidemiologie

Das Karpaltunnelsyndrom ist das häufigste Engpasssyndrom der oberen Extremität. Frauen sind öfter betroffen als Männer, Übergewichtige öfter als Normalgewichtige. Der Häufigkeitsgipfel liegt zwischen dem 40. und 60. Lj. In ca. der Hälfte der Fälle sind beide Seiten betroffen. Während der Schwangerschaft, besonders im dritten Trimenon, tritt das CTS gehäuft auf (Ödemneigung) und verschwindet oft nach der Geburt spontan.

Ätiologie und Pathogenese

Drucksteigerung innerhalb des Karpaltunnels hat eine Kompression epineuraler Gefäße des N. medianus und damit eine Ischämie und ein intraneurales Ödem zur Folge. Behinderter bis unterbrochener axonaler Transport führt zu metabolischen Störungen. Eine Nervenläsion ist bei chronischem Verlauf die Folge.
Ursachen eines CTS:

▌ **Idiopathisch**
▌ **Genetische Disposition:** anatomische Varianten bei Knochen, Muskeln und Sehnen, die eine Enge bedingen
▌ **Mechanische Überbeanspruchung:** bestimmte Berufsgruppen (z. B. Maurer)
▌ **Entzündlich:**
– Lokal: Tendosynovitis mit Schwellung
– Systemisch: rheumatoide Arthritis, Sklerodermie, systemischer Lupus erythematodes (SLE)
▌ **Endokrin-metabolisch:** Schwangerschaft, Hypothyreose, Amyloidose, Gicht, DM, Akromegalie, C2-Abusus
▌ **Traumatisch:** Frakturen der Handwurzelknochen oder des distalen Radius, Hämatome
▌ **Tumoren**

Klinik

Leitsymptom ist die **Brachialgia paraesthetica nocturna:** vor allem nachts auftretende Kribbelparästhesien, Hypästhesien und dumpfe Schmerzen, die in Arm und Schulter ausstrahlen können und von denen die Patienten erwachen. Morgens sind die Finger oft steif. Lokalisiert sind diese Symptome im Versorgungsgebiet des N. medianus (Finger I, II und III, radialseitig Finger IV), können allerdings auch in allen Fingern auftreten. Der Patient versucht die Symptomatik nicht selten durch Massieren, Ausschütteln und Flexion des Handgelenks zu lindern.

In fortgeschrittenen Stadien (▌Tab. 1) entwickelt sich eine **Thenaratrophie** (▌Abb. 2).

> Das Phänomen der Schwurhand tritt nur bei einer proximalen Medianusläsion (Oberarm, Ellenbeuge), nicht aber beim CTS auf!

Diagnostik

▌ **Hoffmann-Tinel-Zeichen:** Beklopfen des N. medianus im Bereich des Handgelenks führt zu Parästhesien und Schmerz.
▌ **Phalen-Test:** Starke Flexion im Handgelenk für ca. eine Minute führt zu Parästhesien und Schmerz.
▌ **Brain-Test:** wie Phalen-Test, nur maximale Extension bei aufgestütztem Ellenbogen
▌ **Flaschenzeichen:** Ein Flaschenhals kann nicht umgriffen werden: Parese des M. abductor pollicis brevis.

Stadium I	Schmerzen und Parästhesien
Stadium II	Taubheitsgefühl
Stadium III	Taubheitsgefühl und partielle Thenaratrophie
Stadium VI	Plegie und Atrophie des M. abductor pollicis brevis

▌ Tab. 1: Klinische Einteilung nach Gerl und Fuchs.

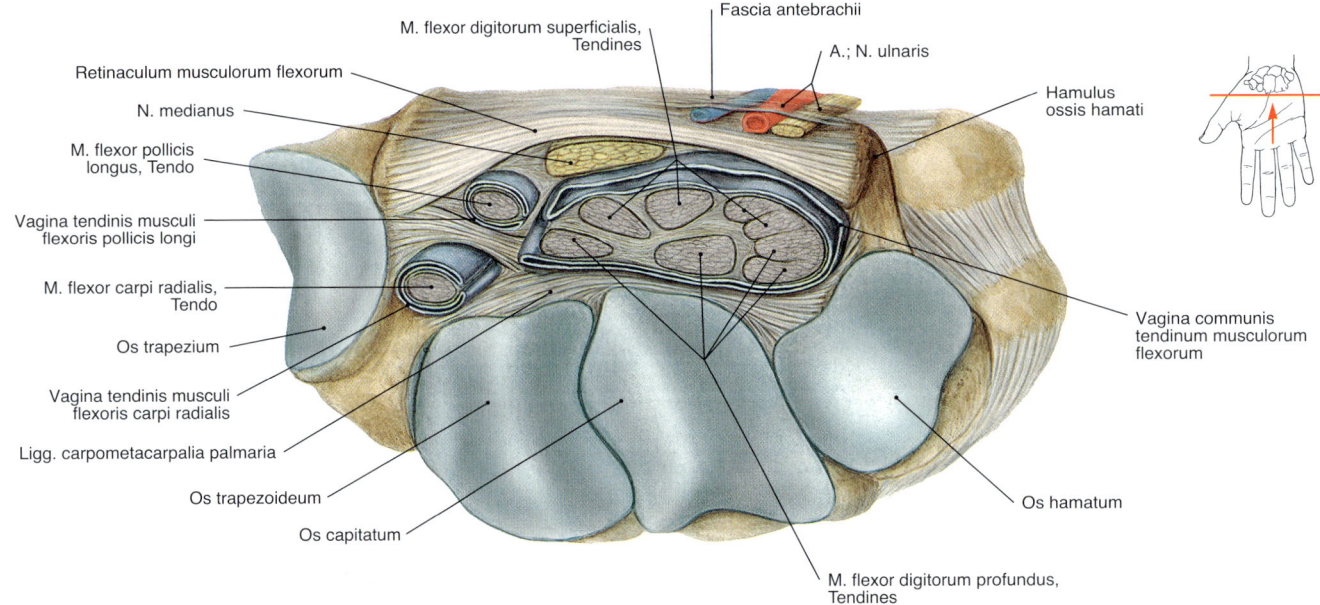

▌ Abb. 1: Transversalschnitt durch den Karpaltunnel auf Höhe der Karpometakarpalgelenke: Sicht von distal auf die rechte Hand. Begrenzungen sind die u-förmig gereihten Ossa scaphoideum, trapezium und pisiforme sowie der Hamulus ossis hamati, die durch das kräftige Halteband der Beugesehnen „überdacht" werden (Retinaculum musculorum flexorum). Der Karpaltunnel enthält die Sehnen der langen Fingerbeuger und den N. medianus. [45]

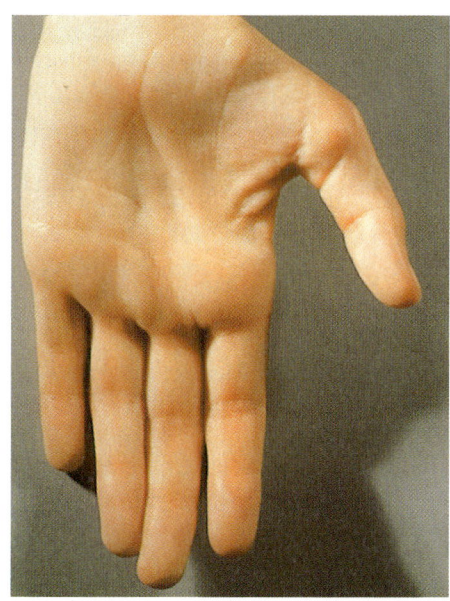

■ Abb. 2: Thenaratrophie bei CTS. [34]

Im **Labor** können internistische (z. B. SLE), im **Röntgen** knöcherne Ursachen (z. B. Frakturen) abgeklärt werden. Als quantitative Diagnostik stehen die **Messung der Nervenleitgeschwindigkeit** (↓) und ggf. die **EMG** (Elektromyografie: Denervierungszeichen der Thenarmuskulatur) zur Verfügung.

Differenzialdiagnose

Differenzialdiagnostisch abzugrenzen sind **vertebragene Schmerzen** und Kompression bzw. Läsion des N. medianus an anderer Stelle.

Zu Letzterem gehört das **Pronatorteres-Syndrom,** bei dem es zur Kompression des Nervs bei Durchtritt durch den M. pronator teres am proximalen Unterarm kommt. Ursachen hierfür können anatomische Anomalien oder eine Muskelhypertrophie sein. Die Symptomatik kann der des CTS sehr ähnlich sein, allerdings verursacht ein zusätzlicher Ausfall des M. flexor pollicis longus und der radialen Anteile des M. flexor digitorum profundus eine Beugerschwäche.

Therapie

Konservativ können die nächtliche **Ruhigstellung** des Handgelenks in einer palmaren Handgelenksschiene (Neutralstellung) und das Einspritzen von **Glukokortikoiden** in den Karpaltunnel unternommen werden (v. a. bei temporärer Ursache wie Schwangerschaft). Zusätz-

lich stehen **physikalische Maßnahmen** wie Handbäder oder Reizströme zur Verfügung.

Operativ stehen **offene** und **endoskopische** Verfahren zur Auswahl, die als gleichwertig angesehen werden (z. B. hinsichtlich postoperativem Druck im Karpalkanal). Sie stellen die definitive Versorgung des CTS dar. Ziel ist die Dekompression mittels Durchtrennung des Retinakulums (Ligamentum carpi transversum). Auch ohne elektrophysiologischen Nachweis sollte bei eindeutiger Klinik operiert werden. Gegebenenfalls wird zusätzlich eine Synovialektomie durchgeführt. Der Eingriff kann in der Regel ambulant erfolgen.

Operative Verfahren

Bei der **offenen konventionellen Methode** wird ein bogenförmiger Schnitt zwischen Thenar und Hypothenar geführt und nach Spaltung der Unterarmfaszie und Palmaraponeurose ulnar der Sehne des M. palmaris longus das Retinakulum dargestellt. Dieses wird vorsichtig unterfahren und anschließend gespalten. Dabei ist der N. medianus, insbesondere der nach radial abgehende motorische Thenarast, zu schonen.

Daneben gibt es auch **minimal offene Operationstechniken** mit verschiedenen Führungshilfen, bei denen das Retinakulum von einem proximalen, kombiniert proximalen und distalen oder einem mittelpalmaren Hautschnitt aus gespalten wird.

Die **endoskopische Durchtrennung** hat gegenüber der konventionellen Methode den Vorteil einer früheren Wiederherstellung der Motorik, günstigeren Wund- und Narbenverhältnissen, sowie höherer Patientenzufriedenheit

bei unkompliziertem Verlauf. Allerdings ist sie technisch aufwendiger und schwieriger, was möglicherweise mit erhöhter Komplikationsrate und der Gefahr der unvollständigen Retinakulumspaltung einhergeht. Weiter ist die Wirtschaftlichkeit endoskopischer Methoden kritisch zu betrachten. Zur Verfügung stehen Ein-Portal-Methoden (z. B. nach Agee, ■ Abb. 3) und die Zwei-Portal-Methode nach Chow.

Ambulante Patienten sollten sich am nächsten Tag zur Kontrolle und Ziehen der Drainage vorstellen. Hierauf sollte unmittelbar mit **funktioneller Behandlung** (Fingerübungen) ohne Belastung fortgefahren werden.

Komplikationen

Möglich sind Nervenläsionen und Wundinfektionen. Häufigste Ursache für ein persistierendes CTS ist die unvollständige Durchtrennung des Retinakulums (erhöhte Gefahr bei atypischer Schnittführung oder endoskopischen Verfahren). Weitere Komplikationen sind ein komplexes regionales Schmerzsyndrom (Sudeck-Dystrophie) sowie Beugesehnenverletzungen.

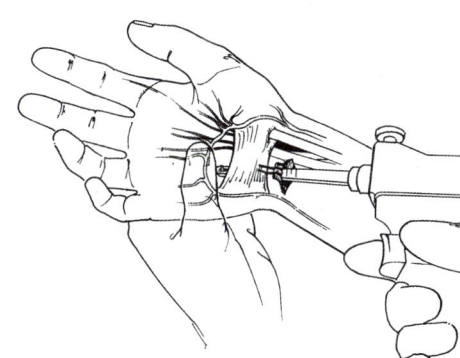

■ Abb. 3: Uniportale Methode nach Agee: Das Lig. carpi transversum wird von distal nach proximal unter endoskopischer Kontrolle durchtrennt. [14]

Zusammenfassung

✱ Das CTS ist das häufigste Nervenkompressionssyndrom der oberen Extremität.

✱ Am häufigsten sind Frauen in der Postmenopause betroffen.

✱ Leitsymptom ist die Brachialgia paraesthetica nocturna.

✱ Therapie der Wahl ist die operative Durchtrennung des Retinakulums (Ligamentum carpi transversum).

Dupuytren-Kontraktur

Bei der Dupuytren-Kontraktur (Synonym: M. Dupuytren) handelt es sich um eine **Fibromatose der Palmaraponeurose,** die zu einer **Beugekontraktur** der Finger führt (❚ Abb. 1).

> Unter der Kontraktur eines Gelenks versteht man die dauerhafte Funktions- und Bewegungseinschränkung (Dauerzwangsstellung).

Männer sind von der Dupuytren-Erkrankung häufiger betroffen als Frauen (5 : 1). Sie ist nahezu ausschließlich bei der weißen Bevölkerung zu finden und befällt in etwa zwei Dritteln der Fälle beide Hände. Bevorzugt sind Ring- und Kleinfinger. Der Altersgipfel liegt zwischen der vierten und sechsten Lebensdekade.

Ist diese Fibromatose an der **Plantaraponeurose** lokalisiert, so spricht man vom **M. Ledderhose,** am Penis handelt es sich um die **Induratio penis plastica** (M. Peyronie).

Ätiologie und Pathogenese

Die aus kollagenen und elastischen Fasern bestehenden strang- bzw. knotenförmigen Verdickungen werden durch eine (myo)fibroblastische Zellproliferation verursacht. Schrumpfungsprozesse führen im weiteren Verlauf zur Beugekontraktur.

Die genaue Ätiologie ist unbekannt. Auffallend ist eine familiäre Häufung (genetische Disposition). Mit folgenden Erkrankungen/Faktoren ist ein Zusammenhang bzw. eine Koinzidenz beschrieben:

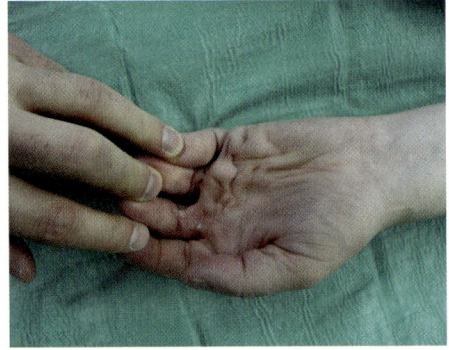

❚ Abb. 1: Dupuytren-Kontraktur: Betroffen sind insbesondere IV. und V. Strahl. [5]

- C2-Abusus
- Lebererkrankungen
- DM
- Rheumatische Erkrankungen
- Nikotinabusus
- Epilepsie
- Posttraumatisch
- Medikamente
- M. Ledderhose
- M. Peyronie

Dabei ist ungeklärt, inwieweit diese Erkrankungen und Faktoren die Dupuytren-Erkrankung verursachen, ob gemeinsame andere Ursachen existieren oder ob es sich um eine zufällige (oder evtl. altersbedingte) Koinzidenz handelt.

Klinik

Oft können die Patienten den Zeitpunkt des Krankheitsbeginns nicht angeben, da die Strang- und/oder Knotenbildung **schleichend** erfolgen. Typisch ist ein Fortschreiten der Erkrankung in **Schüben.** Interindividuelle Unterschiede in der Progredienz sind typisch.

Der Patient bemerkt zunächst **schmerzlose Indurationen und Einziehungen** der Hohlhand und Fingerbeugeseiten. Im weiteren Verlauf beherrschen zunehmende Kontraktur, Streckbehinderung, trophische Störungen und evtl. auch Schmerzen das klinische Bild. Faustschluss ist außer im Stadium IV (❚ Abb. 2) vollständig möglich.

Die klinische Einteilung (❚ Abb. 2) erfolgt nach dem Ausmaß der Beugekontraktur, die die Funktionseinschränkung der Hand bedingt.

Differenzialdiagnose

Auch bei typischer Anamnese und klinischem Befund sollten eine angeborene Beugekontraktur der Finger **(Kamptodaktylie)** und andere Ursachen einer Kontraktur (Narben, Sudeck-Dystrophie etc.) mitbedacht werden.

Therapie

Konservative Therapiestrategien (Bestrahlung, Stoßwellen, Glukokortikoidinjektionen, Kollagenaseinjektionen, Vitamin-E-Einnahme) haben bis jetzt keinen nachweisbaren Erfolg hinsichtlich einer verminderten Progredienz zeigen können.

Die Operation ist Therapie der Wahl und ab Stadium II indiziert (ab einem Streckdefizit von 20–30° oder beginnender Kontraktur des proximalen Interphalangealgelenks). Der Operationszeitpunkt ist auch nach Befinden des Patienten festzulegen, er sollte allerdings weder zu früh (evtl. kaum spontane Progredienz, Komplikationen)

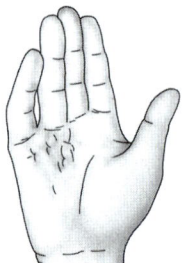

Stadium I
Knoten/Stränge in der Hohlhand ohne Streckdefizit.

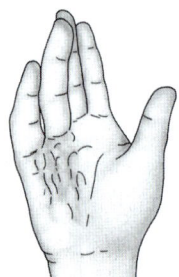

Stadium II
Beugekontraktur im Grundgelenk: Streckdefizit ≤ 45°

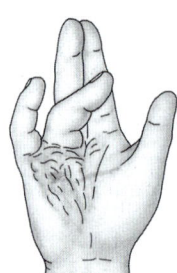

Stadium III
Beugekontraktur im Grund- und Mittelgelenk: Streckdefizit ≤ 90°

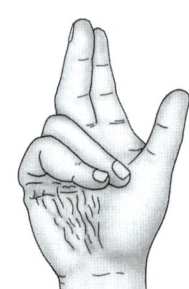

Stadium IV
Beugekontraktur im Grund- und Mittelgelenk, Hyperextension im Endgelenk: Streckdefizit ≥ 90°.

❚ Abb. 2: Klinische Stadieneinteilung der Dupuytren-Kontraktur. [5]

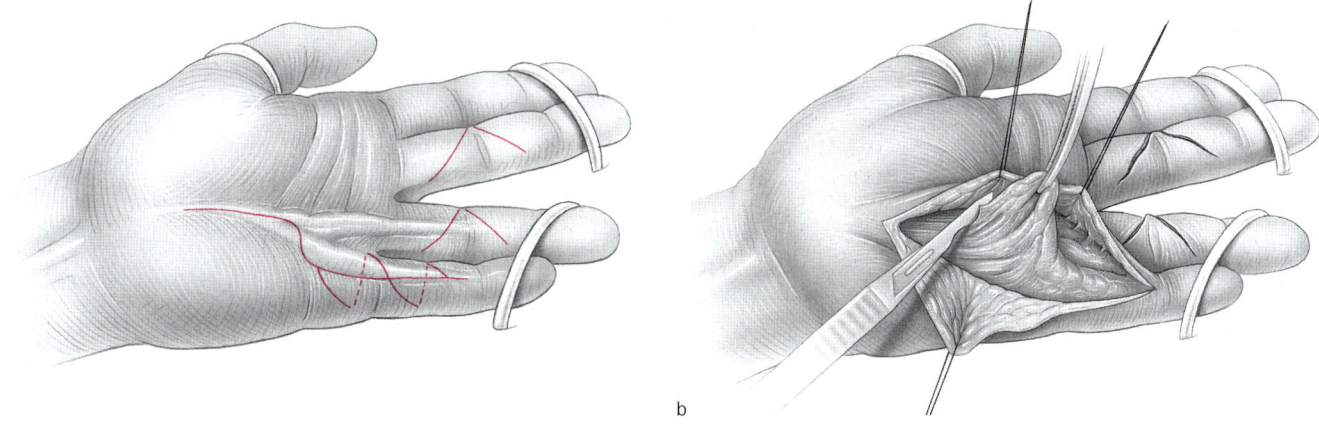

■ Abb. 3: Partielle Fasziektomie: a) bajonettartige Inzision der Hohlhand und Zickzack-Brunner-Inzision des Mittel- und Ringfingers, b) scharfe Dissektion des fibromatös veränderten Gewebes. [38]

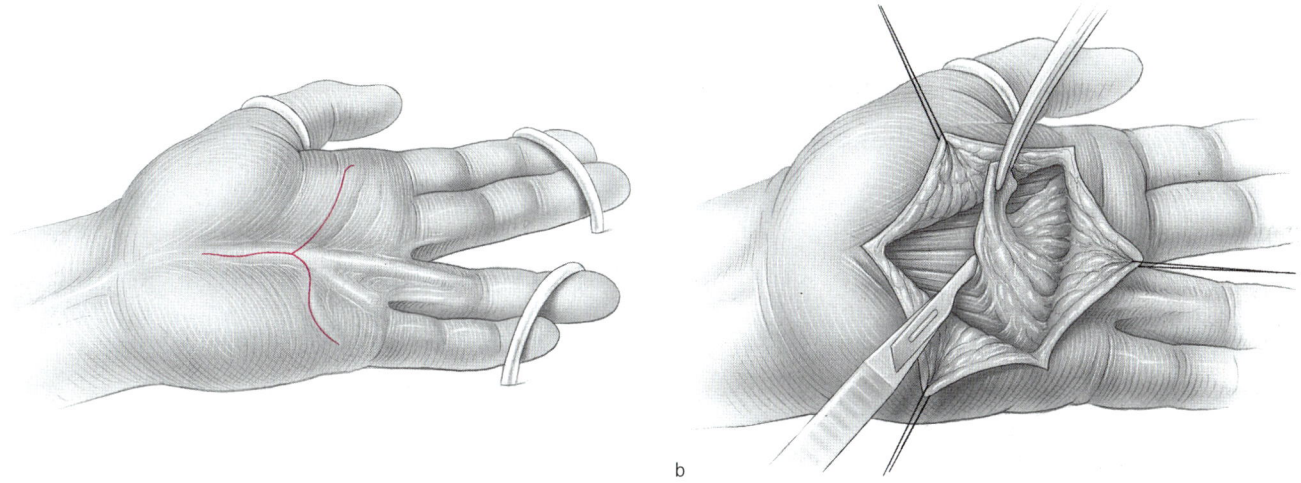

■ Abb. 4: Totale Fasziektomie: a) Y-förmige Inzision, b) antegrade Präparation unter Erhalt der Gefäß-Nerven-Bündel und Schonung der Sehnenscheiden, anschließend Absetzen der Palmarfaszie. [38]

noch zu spät (dann erhöhte Komplikationsrate, zu wenig Haut) gewählt werden.

Grundsätzlich stehen vier operative Verfahren zur Verfügung: Die **quere Strangdurchtrennung** wird lediglich in Ausnahmefällen, v. a. im hohen Alter, durchgeführt. Die **lokale Strangexzision** geht mit einer hohen Rate an Folgeoperationen (weitere Ausbreitung und/oder Rezidiv) einher. Verfahren der Wahl ist die **partielle Fasziektomie** (■ Abb. 3), bei der sowohl Rezidiv- als auch Komplikationsrate vermindert sind. Mit einer erhöhten Quote an Komplikationen ist die **totale Entfernung der Palmaraponeurose** (■ Abb. 4) samt Ausläufer behaftet. Zwar sind hierbei Rezidiv- und Ausbreitungswahrscheinlichkeit am geringsten, jedoch kommt es immer wieder zu Verletzungen von Gefäßen oder Nerven. Nicht selten ist aufgrund der stattgehabten Hautschrumpfung die Deckung mit Hauttransplantaten oder eine Z-Plastik (s. S. 146) notwendig.

Postoperativ wird die betroffene Hand für einige Tage ruhig gestellt und anschließend krankengymnastisch beübt. Dies ist für den Behandlungserfolg wesentlich.

Prognose

Durch den operativen Eingriff besteht die Gefahr der Hämatombildung, Wundrandnekrose, Sensibilitätsstörungen und Verletzung von Sehnen, Gefäßen und Nerven, die zum Verlust eines Fingers führen können. Folgen können weiterhin Narbenkontrakturen und die Sudeck-Dystrophie sein, die die Funktion der betroffenen Hand weiter einschränken.

Zusammenfassung

✖ Die Dupuytren-Erkrankung ist eine Palmarfibromatose, die zu einer Beugekontraktur der Finger führt.

✖ Häufig sind ältere Männer betroffen.

✖ Der Krankheitsbeginn ist schleichend, das Fortschreiten erfolgt meist schubweise.

✖ Therapie der Wahl ist die partielle Fasziektomie.

✖ Eine Prognose ist auch nach Operation schwer möglich.

Skaphoidfraktur

Das Os scaphoideum (Kahnbein) ist der am häufigsten frakturierte Handwurzelknochen (60–70%). Der Unfallmechanismus ist fast immer ein **Sturz** auf die extendierte, d. h. dorsal ausgestreckte Hand.

Klinik

Leitsymptom ist der **Druckschmerz über der Tabatière** (Fovea radialis): der Grube zwischen der Sehne des M. extensor pollicis longus medial und den Sehnen der Mm. extensor pollicis brevis et abductor pollicis longus lateral, deren Boden von den Ossa scaphoideum et trapecium gebildet wird. Außerdem finden sich Schmerzen bei axialer Stauchung und eine **Schwellung** am radialen Handgelenkspalt. Oft ist das klinische Bild allerdings symptomarm.

Diagnostik

Erster bildgebender Schritt ist die **Röntgenaufnahme** des Handgelenks in **vier Ebenen** (▮ Abb. 1). Bei diesem sog. Skaphoidquartett werden Aufnahmen in posterior-anteriorer und seitlicher Projektion sowie in 45°-Pronations- und 45°-Supinationsstellung angefertigt. Häufig kann dabei eine bestehende Fraktur nicht nachgewiesen werden. In diesem Fall sollte bei klinischem Verdacht ein Kahnbeingips (Unterarmgips mit Daumeneinschluss) angelegt und nach 10–14 Tagen eine radiologische Kontrolle angeschlossen werden. Resorptionsvorgänge an den potenziellen Frakturenden können die Fraktur nun sichtbar werden lassen. Alternativ kann auch ein **MRT** (↑ Sensitivität) oder CT, ggf. eine Knochenszintigrafie angefertigt werden.

Klassifikation und Prognose

Skaphoidfrakturen werden nach **Russe** (▮ Abb. 2) und **Herbert** (▮ Abb. 3) eingeteilt. Dies hilft bei der Beurteilung hinsichtlich Heilungsdauer und OP-Indikation. Frakturen im proximalen Anteil weisen eine verlängerte Heilungszeit auf und gehen mit einem erhöhten Risiko einer ischämischen Nekrose einher, da die versorgenden Gefäße im distalen Drittel eintreten. Hinzu kommt, dass der proximale Anteil fast komplett von Knorpel überzogen ist. Bereits im mittleren Drittel liegende Frakturen führen in 30% der Fälle zu einer Durchblutungsstörung des proximalen Anteils.

Begleitverletzungen

Häufig sind:

▶ Distale Radiusfraktur
▶ Verletzung des Bandapparats der Handwurzel, z. B. skapholunäre Bandläsion
▶ Traumatisches Karpaltunnelsyndrom (Kompartmentsyndrom)
▶ Weitere Karpusfrakturen
▶ Proximale Radiusfraktur

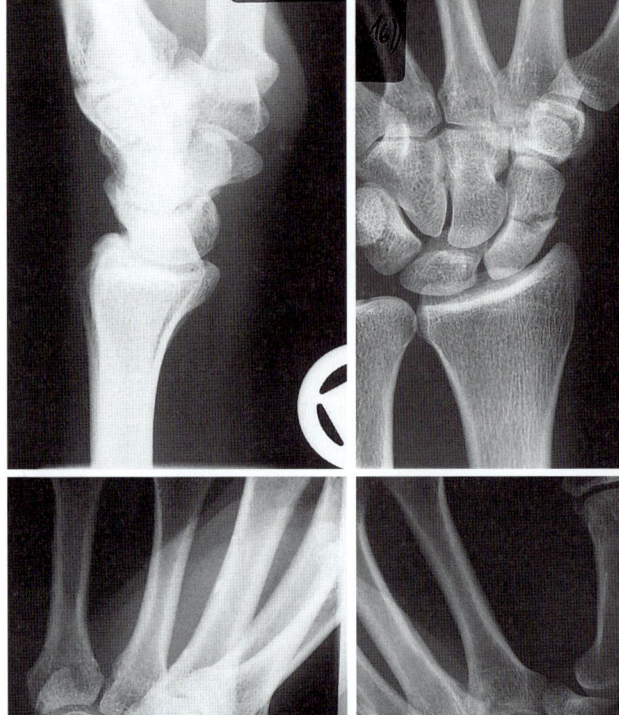

▮ Abb. 1: Skaphoidquartett: Querfraktur im mittleren Drittel mit kleinem Biegungskeil. [40]

Therapie und Prognose

90% aller Frakturen heilen nach acht bis zwölf Wochen im Kahnbeingips vollständig aus. Klinische Zeichen hierfür sind eine schmerzfreie Tabatière und ein kraftvoller Spitzgriff gegen Widerstand. Die operative Therapie ist in folgenden Fällen indiziert:

▶ Offene Fraktur
▶ Dislozierte Fraktur

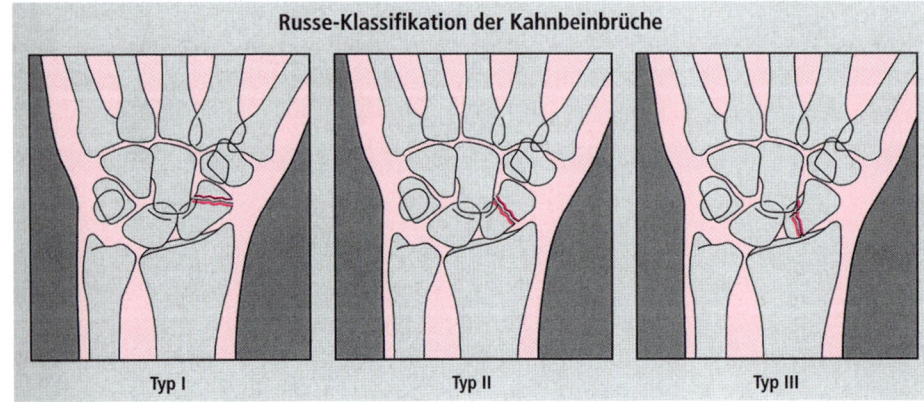

Russe-Klassifikation der Kahnbeinbrüche

Typ I   Typ II   Typ III

▮ Abb. 2: Russe-Klassifikation: Typ I: schräg-horizontal; Typ II: transversal; Typ III: schräg-vertikal. [19]

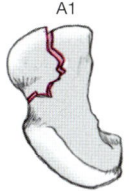

A1 — Tuberkelfraktur

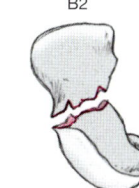

A2 — unvollständige Fraktur

Abb. 3: Herbert-Klassifikation:
Typ A: stabile Frakturen; Typ B: instabile
Frakturen; Typ C: verzögerte Heilung;
Typ D: Pseudarthrose. [40]

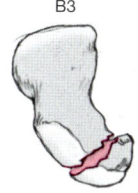
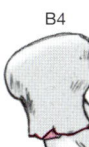

B1 — dist. schräge Fraktur

B2 — kompl. Fraktur

B3 — prox. Fraktur

B4

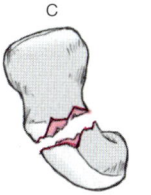

C — verzögerte Verbindung

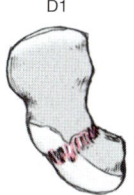
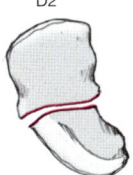

D1 — fibrös verbunden

D2 — Pseudarthrose

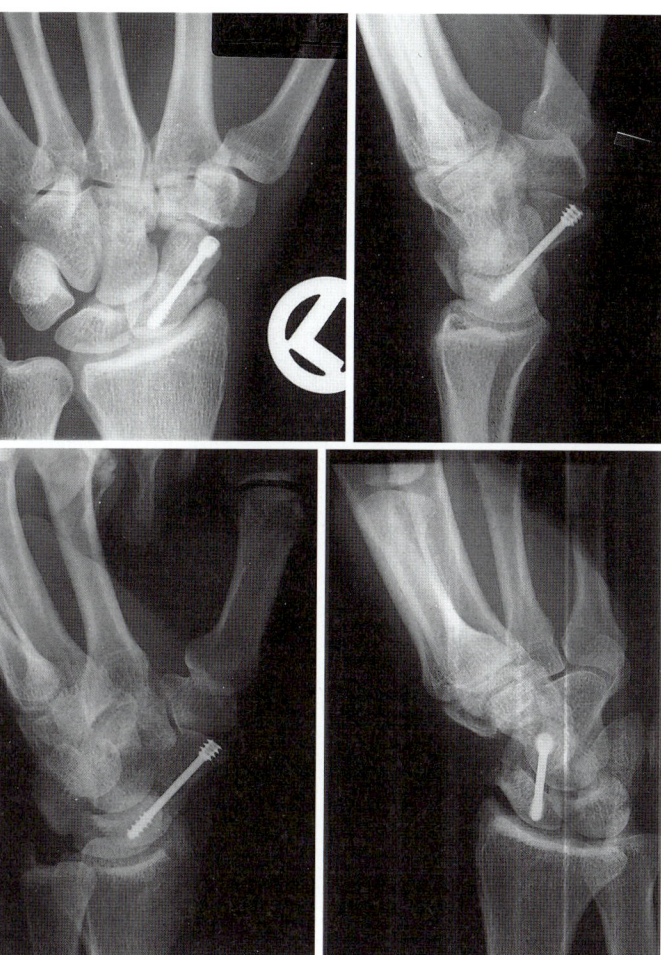

Abb. 4: Fraktur von Abb. 1 nach operativer Versorgung mit einer Herbert-
Schraube. [40]

▶ Perilunäre Luxationsfraktur (De Quervain)
▶ Instabile Fraktur mit einem Frakturspalt ≥ 1 mm
▶ Proximale Polfraktur
▶ Nicht dislozierte Fraktur im mittleren Drittel (relative Indikation)

Sie kann dem Patienten allerdings auch als Alternative zur langen Ruhigstellungsdauer angeboten werden.
Durch Einbringen einer Schraube mit Doppelgewinde (**Herbert-Schraube**) oder anderer Schraubensysteme kann auf den Frakturspalt Kompression ausgeübt werden (**Abb. 4**). Postoperativ erfolgen die Ruhigstellung in einer Unterarmgipsschiene für vier Wochen und anschließend die physiotherapeutische Nachbehandlung (frühfunktionelle Nachbehandlung). Eine Metallentfernung ist nicht zwingend notwendig, da i. d. R. Titanimplantate verwendet werden.

Komplikationen

Neben der o. g. **aseptischen Knochennekrose, Begleitverletzungen** und dem komplexen regionalen Schmerzsyndrom (**Sudeck-Dystrophie**) spielt die **ausbleibende knöcherne Heilung** eine führende Rolle. Sie führt zur **Pseudarthrose** (Bildung eines „Falschgelenks"), die eine chronische Instabilität der proximalen Handwurzelreihe und letztendlich eine **Handgelenksarthrose** bedingt. Ursachen sind die nicht erkannte Fraktur, eine zu kurze Immobilisation oder die nicht erfolgte operative Stabilisierung einer dislozierten Fraktur. Zur Wiederherstellung einer stabilen anatomiegerechten Skaphoidform sollten operativ eine Rekonstruktion und somit die

knöcherne Ausheilung angestrebt werden: Ausräumung der Pseudarthrose, Spongiosa- und Spaninterposition (z. B. aus dem Beckenkamm) und Osteosynthese (Herbert-Schraube, Kondylenplatte).

Zusammenfassung

✖ 60 – 70 % der Handwurzelfrakturen entfallen auf das Kahnbein.

✖ Häufigster Unfallmechanismus ist der Sturz auf die extendierte Hand.

✖ Leitsymptom ist ein Druckschmerz über der Tabatière.

✖ Die Skaphoidfraktur ist in den Röntgenaufnahmen oft nicht sichtbar.

✖ 90 % aller Frakturen heilen nach acht bis zwölf Wochen im Gips vollständig aus.

✖ Die operative Therapie erfolgt mit der Herbert-Schraube oder anderen Schraubensystemen, die eine Frakturspaltkompression gewährleisten.

✖ Ausbleibende knöcherne Heilung führt zur Bildung einer Pseudarthrose, die zur knöchernen Ausheilung gebracht werden sollte.

Neugeborenenchirurgie I

Ösophagusatresie

Ätiologie und Pathogenese

In der vierten bis sechsten Gestationswoche teilt sich der Vorderdarm durch die Entwicklung des ösophagotrachealen Septums in embryonalen Respirations- und Digestionstrakt (Trachea und Ösophagus). Störungen dieser Trennung führen je nach Ausmaß zu Ösophagusatresie bzw. ösophagotrachealer Fistelbildung (▌ Abb. 1). Die Inzidenz liegt bei ca. 1 : 3000.

Klinik und Diagnostik

Klinisch äußert sich das Krankheitsbild in **Hydramnion** (Fruchtwasservermehrung wegen Schluckunfähigkeit des Fetus), **schaumigem Speichel** und Fruchtwasser vor Mund und Nase des Neugeborenen, **Hustenanfällen, Dyspnoe, Zyanose** und **Aspiration.** Schiebt man eine **Sonde** in den Ösophagus vor, stößt man auf einen federnden Widerstand. Im **Röntgenbild** rollt sich die Sonde im ösophagealen Blindsack auf. Luft in Magen und Dünndarm weist auf eine ösophagotracheale Fistel hin.

Therapie

Umgehend müssen Maßnahmen zur **Aspirationsprophylaxe** (Pneumoniegefahr) eingeleitet werden (kontinuierliches Absaugen mit der Schlürfsonde).
Operativ erfolgen (falls möglich) die **End-zu-End-Anastomosierung** der Blindsäcke und **Verschluss der Trachealfistel** nach i. d. R. rechtsseitiger extrapleuraler Thorakotomie. Ist diese primäre Anastomosierung nicht möglich (langstreckige Atresie), erfolgt nach Anlage eines Gastrostomas zur Ernährung und Verschluss der Fistel entweder der Versuch einer Bougierungstherapie mit anschließender Anastomosierung oder zu einem späteren Zeitpunkt eine **Ösophagusersatzplastik** (meist erforderlich; intrathorakaler Magenhochzug oder Koloninterponat).

Prognose

Die Prognose ist abhängig von weiteren Fehlbildungen und der Reife des Neugeborenen, die Letalität liegt unter 5 %.

Duodenalatresie, Duodenalstenose, Pancreas anulare

Ätiologie und Pathogenese

Störungen der Duodenalpassage können durch **ausbleibende** bzw. **fehlerhafte Rekanalisierung** des Duodenums (sechste bis siebte Gestationswoche, Duodenalatresie/-stenose), Kompression des Lumens von außen durch ein **Pancreas anulare** oder

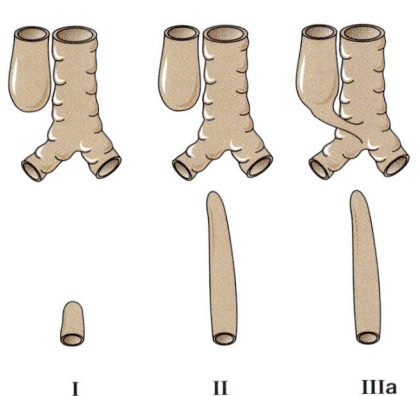
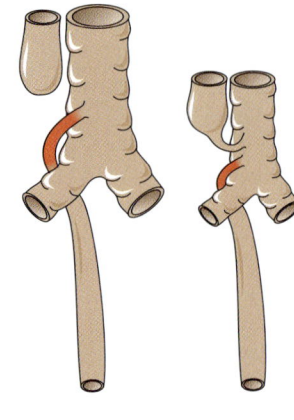

▌ Abb. 1: Einteilung der Ösophagusatresie nach Vogt. Die mit Abstand häufigste Form ist Typ IIIb: proximaler Blindsack mit distaler ösophagotrachealer Fistel. [5]

durch **Non-** bzw. **Malrotation** verursacht werden. Die Häufigkeit liegt bei 1 : 6000. Im Falle des Pancreas anulare bildet die ventrale Pankreasanlage durch ihre Fixierung einen schnürenden Ring: Die beiden ventrodorsal ausgerichteten Anlagen sollten eigentlich der Duodenaldrehung folgen und die ventrale Anlage mit Teilen der dorsalen zum Pankreaskopf verschmelzen.
Bei der Duodenalatresie/-stenose kann eine Kontinuitätsunterbrechung („echte" Atresie) von einem Verbleib einer intraluminalen (ggf. perforierten) Membran unterschieden werden. Häufig liegen weitere Fehlbildungen vor (Trisomie 21, kardiale Vitien etc.).

Klinik und Diagnostik

In den meisten Fällen liegt die Atresie/Stenose distal der Papilla Vateri, sodass **galliges Erbrechen** neben geblähtem Oberbauch und eingefallenem Unterbauch eines der Hauptsymptome ist. Je nach Ausmaß der Obstruktion setzt das Erbrechen unmittelbar postnatal oder mit Latenz ein.
Eine pränatale Diagnose mittels Sonografie ist möglich. Postnatal zeigt sich in der Thorax-Abdomen-Übersichtsaufnahme **(Babygramm)** das typische **Double-bubble-Phänomen** (beweisend für duodenale Obstruktion, ▌ Abb. 2).

Therapie

Zunächst muss eine **Magensonde** gelegt werden (Aspirationsprophylaxe). **Operative Maßnahmen** richten sich nach der Ursache: Membranexzision, Seit-zu-Seit-Duodenoduodenostomie ventral des Pankreasrings, Duodenojejunostomie (bei langstreckiger Atresie) oder Ablösung komprimierender Ladd-Bänder bei Fehldrehung.

Prognose

Die Prognose ist gut, allerdings abhängig von anderen Fehlbildungen.

Dünndarmatresie

Ätiologie und Pathogenese

Atresien des restlichen Dünndarms treten mit einer Häufigkeit von etwa 1 : 6000 auf (auch Kolon, hier aber seltener). Häufig liegen multiple Atresien vor. Eine pränatale (zweite Schwangerschaftshälfte) ischämische bzw. entzündliche Genese wird vermutet.

Klinik und Diagnostik

Die pränatale Sonografie zeigt ggf. dilatierte Darmschlingen, postpartal weisen Symptome wie **galliges Erbrechen,** ein aufgetriebener Bauch und ggf. eine Ileussymptomatik auf die Erkrankung hin. In der Abdomen-Übersichtsaufnahme finden sich multiple Spiegel, der Unterbauch ist luftleer.

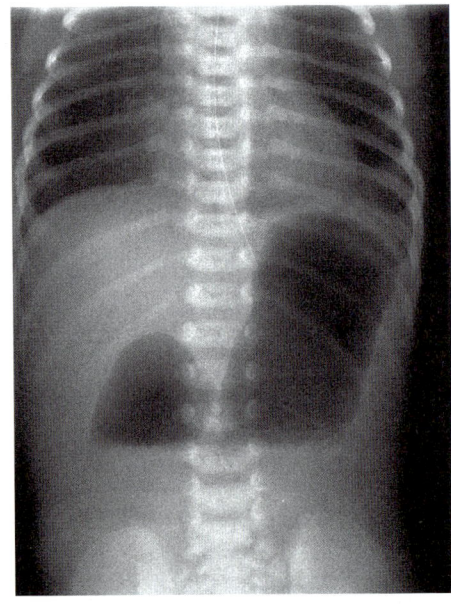

▌ Abb. 2: Thorax-Abdomen-Aufnahme bei duodenaler Obstruktion. Magen und Duodenum sind luftgefüllt: Double-bubble-Phänomen. [26]

Therapie

Neben der primären Versorgung mit einer Magensonde sollte die **operative Anastomosierung** unter Resektion des atretischen Abschnitts versucht werden. Hierbei existieren verschiedene Techniken zum Ausgleich der Kaliberunterschiede der zu verbindenden Darmabschnitte (End-to-back-Anastomosierung, ggf. Tapering). Bei multiplen Atresien müssen ausgedehnte Resektionen zur **Vermeidung eines Kurzdarmsyndroms** unterlassen werden.

Rektum- und Analatresie

Ätiologie und Pathogenese

Häufiger sind Fehlbildungen des Rektums und des Analkanals (1 : 2500). Ihre Genese wird auf eine fehlerhafte Auftrennung der inneren Kloake in ventralen Sinus urogenitalis und dorsalen Enddarm zurückgeführt (vierte bis sechste Gestationswoche, vertikale Septierungsstörung). Im Rahmen des **VACTERL-Syndroms** tritt die anorektale Atresie mit weiteren Fehlbildungen auf (**v**ertebral, **a**nal, **c**ardiovascular, **t**racheo**e**sophageal, **r**enal, **l**imb).

Klassifikation

Die Einteilung nach **Wingspread** erfolgt hinsichtlich der Lage zur Puborektalschlinge (▮ Abb. 3). Die hohe supralevatorische Form ist dabei hinsichtlich späterer Kontinenz prognostisch ungünstiger als die tiefe translevatorische Form. Alle drei Formen können mit oder ohne **Fistel** zum Urogenitalsystem vorkommen (Urethra, Blasenhals, Introitus vaginae, Perineum).

Klinik und Diagnostik

Wegweisend ist der **inspektorische Befund** nach Geburt (Fehlen/Verlagerung des Anus, ▮ Abb. 5). Bei der supralevatorischen Form können sich beim Mädchen Mekonium (erster Stuhl des Neugeborenen) aus der Vagina und beim Jungen Mekonium oder Luft aus der Urethra entleeren.
Eine **sonografische** (Blindsack) und **röntgenologische** (Miktionszysturethrogramm zum Nachweis einer Fistel) Darstellung ist möglich, auch um weitere Fehlbildungen festzustellen (ggf. MRT).

Therapie

Tiefe Formen werden einzeitig direkt nach Diagnosestellung über einen perinealen Zugang anatomisch korrigiert (**nach Peña/de Vries**, Verfahren der Wahl). Bei höheren Formen erfolgen ggf. die Anlage eines **Kolostomas**, antibiotische Therapie und **verzögerte Korrektur.**

Prognose

Neben der guten Prognose tiefer Formen ergeben sich bei den hohen Formen häufiger Komplikationen wie **Inkontinenz** oder **Obstipation.**

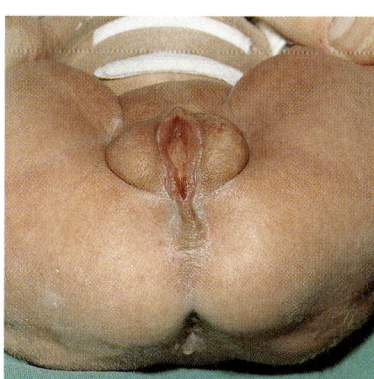

▮ Abb. 4: Fehlender Anus bei Analatresie, Fistelöffnung an der hinteren Vaginalkommissur. [5]

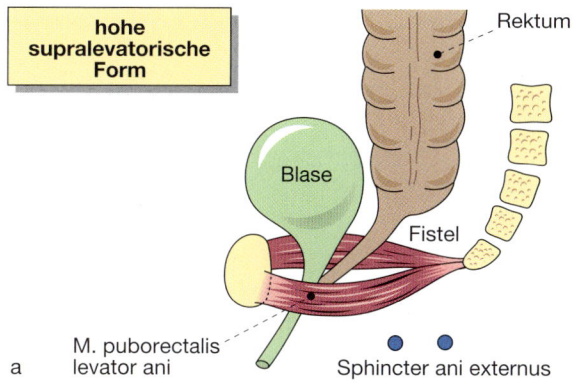

hohe supralevatorische Form

Rektum
Blase
Fistel
M. puborectalis levator ani
a
Sphincter ani externus

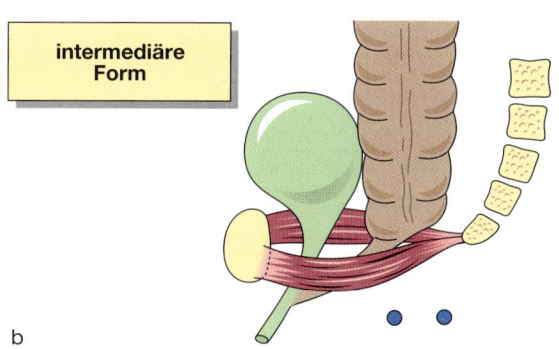

intermediäre Form

b

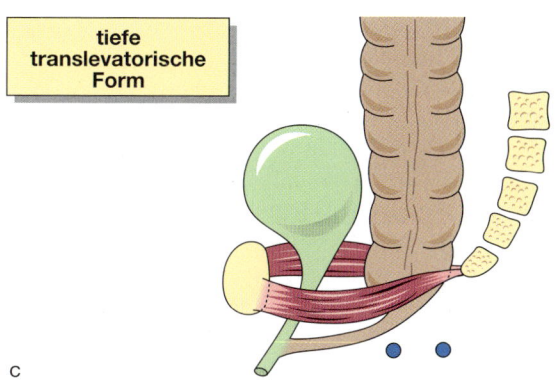

tiefe translevatorische Form

c

▮ Abb. 3: Formen der Rektum- und Analatresie. [5]

Zusammenfassung

✖ **Ösophagusatresie:** fehlerhafte Trennung des Septum oesophagotracheale, am häufigsten Typ IIIb nach Vogt (proximaler Blindsack mit distaler ösophagotrachealer Fistel)

✖ **Duodenale Atresie/Stenose, Pancreas anulare:** Passagebehinderung; Babygramm: Double-bubble-Phänomen

✖ **Atresien des übrigen Dünndarms und Kolons:** ischämische bzw. entzündliche Genese

✖ **Rektum-/Analatresie:** fehlerhafte Auftrennung der Kloake, ggf. mit Fisteln zum Urogenitalsystem; Einteilung nach Wingspread

Neugeborenenchirurgie II

Mekoniumileus

Ätiologie und Pathogenese
Beim Mekoniumileus handelt es sich um einen mechanischen, v. a. im Rahmen der **Mukoviszidose** (zystische Fibrose) vorkommenden Ileus. Liegt dem Ileus bei gleichem klinischen Bild keine Mukoviszidose zugrunde, spricht man auch von einem „Pseudomekoniumileus" (Mekoniumpfropf-Syndrom). Der Ileus tritt meist am **distalen Ileum** aufgrund eines zunehmend **eingedickten, zähen Mekoniums** auf.

Klinik und Diagnostik
Nach der Geburt kommt es zu **galligem Erbrechen** und **aufgetriebenem Abdomen.** Selten sind pränatale Perforation und Peritonitis.
Im Babygramm fallen luftgefüllte, erweiterte Darmschlingen, **nicht** aber die ileustypische Spiegelbildung auf. Schweißtest und molekulargenetische Tests (PCR, FISH) dienen der Mukoviszidosediagnostik.

Therapie
Zunächst wird zur Entlastung eine **Magensonde** gelegt. Manchmal gelingt bei einem Subileus durch eine **Darmspülung** (antegrad, Einlauf) mit hyperosmolaren (Gastrografin) und schleimlösenden (Acetylcystein) Lösungen die Freispülung der verlegten Abschnitte. Meist (Ileus, Perforation) sind jedoch die **operative Eröffnung des Darms** und die Anlage einer **Bishop-Koop-Anastomose** (■ Abb. 5) erforderlich (ggf. Darmresektion, ggf. doppelläufiges Ileostoma).

Prognose
Die Prognose ist gut, allerdings abhängig vom Verlauf der Grunderkrankung.

Omphalozele

Ätiologie und Pathogenese
Bei der Omphalozele handelt es sich um die Persistenz des physiologischen **Nabelschnurbruchs,** der Darmschlingen und häufig auch Anteile von Leber und Milz (auch Magen und Duodenum) enthält. Es liegt eine **Hemmungsfehlbildung** vor: Die physiologische Eventeration während der Darmdrehung (sechste bis zehnte Gestationswoche) bildet sich nicht zurück. Die Ursache ist unbekannt. Der Bruchsack besteht aus Peritoneum, Amnionhüllen und Wharton-Sulze. In der Mitte des Bruchsacks inseriert die Nabelschnur. Die Häufigkeit beträgt ca. 1 : 6000. Häufig treten weitere Anomalien auf. Die betroffenen Organabschnitte entwickeln sich außerhalb der Bauchhöhle, sodass bei Geburt ein Missverhältnis zwischen benötigtem und bestehendem Bauchraumvolumen besteht.

Diagnostik
Omphalozele und eventuelle Begleitfehlbildungen (meist Herz und Niere) werden pränatal sonografisch diagnostiziert, sie selbst ist bei Geburt (ggf. als Sectio) nicht zu übersehen (■ Abb. 6).

Therapie
Primär sollte der Bruchsack **feucht** und **steril** gehalten und je nach Größe eine intensivmedizinische Therapie eingeleitet werden. Bei **Ruptur** muss die **sofor-**

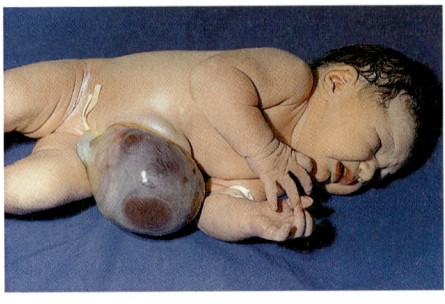

■ Abb. 6: Omphalozele mit subtotaler Verlagerung der Leber. [5]

tige Operation begonnen werden, ansonsten sind baldige Zelenabtragung, anatomische Rückverlagerung der Organe und primärer Bauchdeckenverschluss das Ziel. Ist dies aus Volumengründen nicht möglich oder der intraabdominelle Druck nach Rückverlagerung zu hoch (Gefahr von Gefäßkompressionen, ↑ Beatmungsdruck), muss eine allmähliche Redression unter vorübergehender extrakorporaler „Lagerung" der Organe in einer Art Tüte (Silastik- oder Goretexfolie) unternommen werden. Der Bauchdeckenverschluss erfolgt dann sekundär nach Rückverlagerung.

Prognose
Die Prognose hängt von der Zelengröße und v. a. kardialen Begleitfehlbildungen ab. Eine Omphalozele kann auch im Rahmen eines **Wiedemann-Beckwith-Syndroms** vorkommen.

Laparoschisis

Ätiologie und Pathogenese
Im Gegensatz zur Omphalozele handelt es sich bei der Laparoschisis (Synonym: Gastroschisis) um einen rechts des Nabels lokalisierten **Bauchwanddefekt** (1 : 3000). Begleitfehlbildungen sind selten. Als Ursache wird eine Gefäßanomalie bei der Bauchwandfaltung vermutet. Eventerierte Darmanteile sind **nicht** von einem Bruchsack bedeckt und schwimmen ungeschützt im Fruchtwasser (→ Geburt ab 36. SSW, i. d. R. Sectio).

Klinik und Diagnostik
Die Darmanteile sind ödematös wandverdickt, fibrinbelegt, verklebt und oft abgeknickt. Durchblutungsstörungen können eine **dunkelrote bis schwarze Verfärbung** verursachen (■ Abb. 7).

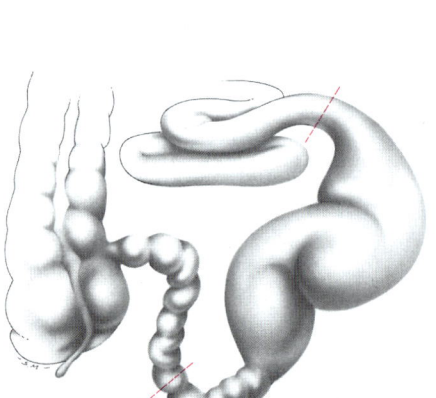
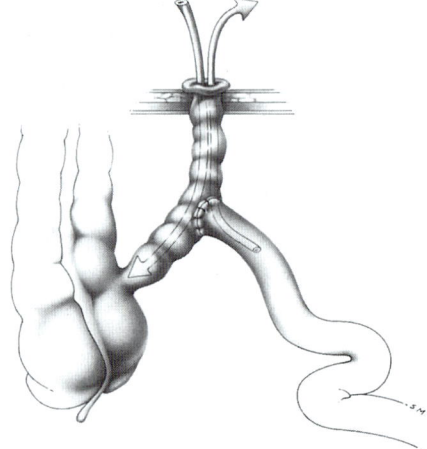

■ Abb. 5: Bishop-Koop-Anastomose: End-zu-Seit-Anastomose mit einem Schenkel als Stoma. Es dient als Ventil und kann für Spülungen genutzt werden. [3]

Nur selten handelt es sich dabei allerdings um eine Gangrän, obwohl diese durchaus eine Folge sein kann. Wie bei der Omphalozele lässt sich auch diese Fehlbildung pränatal sonografisch nachweisen, postnatal handelt es sich ebenfalls um eine Blickdiagnose.

Therapie

Bei großzügigen Resektionen scheinbar gangränöser Darmabschnitte ist Vorsicht geboten. Therapeutisch wird wie bei der Omphalozele vorgegangen, der Nahrungsaufbau gestaltet sich allerdings komplizierter.

Zwerchfelldefekt und -hernie

Ätiologie und Pathogenese

Eine Hemmungsfehlbildung führt zu unvollständiger Trennung von Thorax und Bauchhöhle (Zwerchfelldefekt, ausbleibender Verschluss im Septum transversum, dem späteren Zwerchfell). Häufigste Lokalisation ist links-lumbokostal (Bochdalek). Abdominelle Organe kommen im Thorax zu liegen. Befinden sie sich in einem pleuroperitonealen Bruchsack, handelt es sich um eine Hernie (seltener als Defekt). Auf der betroffenen Seite findet sich eine **Lungenhypoplasie**. Dabei ist ungeklärt, ob diese durch die Zwerchfellhernie verursacht ist **(sekundär)** oder eine **primäre** Lungenhypoplasie die Zwerchfellhernie bedingt.

Klinik und Diagnostik

Das klinische Bild ist geprägt von der Lungenhypoplasie: Dyspnoe, Zyanose, fehlendes Atemgeräusch, thorakale Darmgeräusche und Tachykardie. Die Organverlagerungen sind pränatal mit Ultraschall und postpartal röntgenologisch darstellbar (Babygramm).

Therapie

Die primäre Therapie besteht aus Seitenlagerung auf die betroffene Seite, endotrachealer Intubation (keine Maskenbeatmung), Beatmung (hochfrequent, Stickoxidbeatmung oder ECMO), Kreislaufstabilisierung, Magensonde. Die operative Korrektur erfolgt erst sekundär: Laparotomie, Verlagerung der Bauchorgane, ggf. Bruchsackresektion, Zwerchfellverschluss.

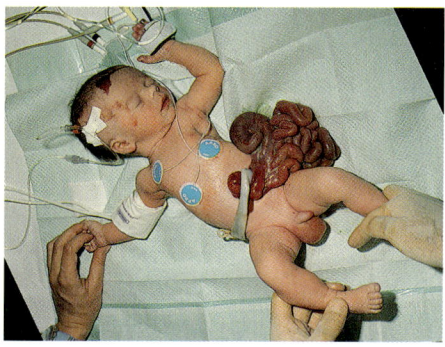

Abb. 7: Laparoschisis: subtotale Verlagerung des ungedeckten Darms. [5]

Nekrotisierende Enterokolitis (NEC)

Ätiologie und Pathogenese

Die nekrotisierende Enterokolitis ist die häufigste Ursache des akuten Abdomens beim Neugeborenen. Die Pathogenese dieser v. a. Frühgeborene betreffenden entzündlichen Erkrankung ist noch nicht vollständig geklärt. Eine **ischämische Schädigung** von Dünn- und Dickdarm mit konsekutiver bakterieller und viraler Infektion (betroffen ist v. a. die **Mukosa**) begünstigt ihre Entstehung (Assoziation mit Ernährung?).

Klinik und Diagnostik

Kennzeichnend sind ein aufgetriebenes Abdomen, galliges Erbrechen, blutigschleimige Durchfälle und Sepsis. Gasbildende Bakterien (Clostridien, Bacteroides) führen zu submuköser und subseröser Gasansammlung, die die im Röntgenbild sichtbare **Pneumatosis intestini** bedingt (■ Abb. 8). Sonografisch zeigen sich verdickte Darmwände, freie Flüssigkeit und im Spätstadium Pfortadergas. Laborchemisch zeigen sich erhöhte Entzündungsparameter und eine metabolische Azidose.

Therapie

▶ **Sofortmaßnahmen:** Nahrungskarenz und parenterale Ernährung, Magensonde, Antibiotikagabe, Therapie der Sepsis
▶ **Chirurgisch:** ggf. Ileostomaanlage, sparsame Resektion gangränöser Darmabschnitte

Komplikationen

Zu den Komplikationen zählen Gangrän, Perforation und Peritonitis.

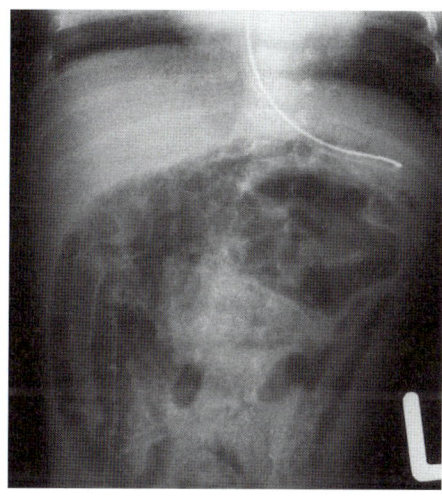

Abb. 8: Abdomen-Übersichtsaufnahme bei NEC: Pneumatosis intestini und konstant stehende Darmschlingen. [3]

Zusammenfassung

✱ **Mekoniumileus:** mechanischer Ileus, häufig bei Mukoviszidose. Ist die Spülung des Darms erfolglos, muss er operativ z. B. durch eine Bishop-Koop-Anastomose entlastet werden.
✱ **Angeborene Bauchwanddefekte:** Volumenmissverhältnis; primärer Bauchdeckenverschluss oder Einnähen alloplastischen Materials mit vorübergehender Erweiterung der Bauchhöhle.
  — **Omphalozele:** Persistenz des physiologischen Nabelschnurbruchs
  — **Laparoschisis:** unvollständiger Verschluss der Bauchdecke
✱ **Zwerchfelldefekt/-hernie:** ipsilaterale Lungenhypoplasie, die die Klinik prägt: zunächst intensivmedizinische Therapie, sekundär operative Korrektur.
✱ **NEC:** ischämische Schädigung der Dünn- und Dickdarmmukosa; Risikogruppe: unreife Frühgeborene; Pneumatosis intestini

Chirurgie im Säuglings- und Kleinkindalter

Akutes Abdomen

▶ **Leitsymptome:** Schmerzen, aufgeblähtes Abdomen, gespannte Bauchdecke, Erbrechen, reduzierte Darmgeräusche (ggf. Stenoseperistaltik), Stuhlverhalt

▶ **Diagnostik:** Labor (Entzündungsparameter, Elektrolyte, Leber- und Nierenwerte, Blutzucker, BGA, Urindiagnostik etc.), Sonografie und Röntgen-Leeraufnahme (freie Luft, freie Flüssigkeit, Raumforderungen, Spiegelbildung), ggf. CT, Kolonkontrasteinlauf etc.

Die **Wahrscheinlichkeiten** der Differenzialdiagnosen (▮ Abb. 1) ändern sich mit dem **Alter des Kindes** (z. B. NEC bei Frühgeborenen, Appendizitis bei Schulkindern).

Morbus Hirschsprung (Megacolon congenitum)

Ätiologie und Pathogenese
Die Ursache dieser **Aganglionose** liegt in einer fehlenden bzw. unvollständigen kraniokaudalen Einwanderung von Ganglienzellen in der Darmwand (Plexus myentericus, Plexus submucosus). Die Inzidenz liegt bei ca. 1 : 5000, Knaben sind viermal häufiger betroffen. Der aganglionäre Darmabschnitt beginnt stets an der Linea anorectalis und reicht unterschiedlich weit oralwärts. Er ist

wie der Sphincter ani **spastisch kontrahiert** (↑ parasympathische Fasern). Der oral dieser Stenose befindliche Abschnitt dilatiert sekundär zum **Megakolon.**

Klinik und Diagnostik
Je nach Länge des aganglionären Segments zeigen sich verzögerter Mekoniumabgang, geblähtes Abdomen, Gedeihstörung, Obstipationsneigung, Ileussymptomatik, Perforation, toxisches Megakolon, Sepsis und Schock.
Typisch sind die **explosionsartige Stuhlentleerung** (paradoxe Diarrhö) und ein **erhöhter Sphinktertonus mit leerer Ampulle** bei der digital-rektalen Untersuchung (Objektivierung mit Sphinktermanometrie: Mass contractions statt propulsiver Wellen). Als bildgebende Verfahren kommen Abdomen-Leeraufnahme und Kolonkontrastdarstellung zum Einsatz, in denen der **Kalibersprung** (▮ Abb. 2) sichtbar wird. In Stufenbiopsien lassen sich immunhistochemisch eine **erhöhte Acetylcholinesteraseaktivität** und das Fehlen von Ganglienzellen nachweisen.

Therapie
Liegt ein Ileus vor, erfolgt die operative Therapie zweizeitig (zunächst Anlage eines entlastenden Stomas). Zur Entfernung des aganglionären Abschnitts stehen verschie-

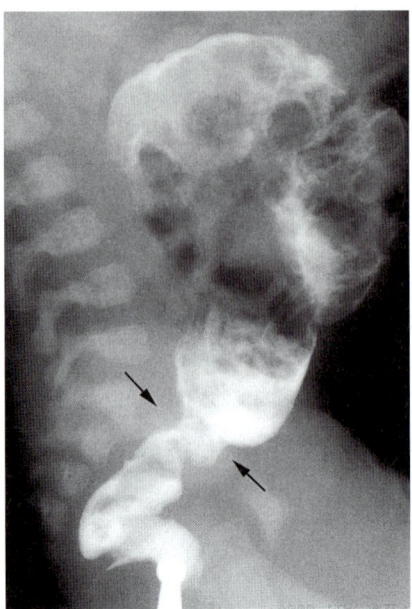

▮ Abb. 2: Kolonkontrasteinlauf bei Morbus Hirschsprung: Kalibersprung (↑) zwischen dilatiertem Megakolon und kontrahiertem aganglionärem Darmabschnitt. [5]

dene Verfahren zur Verfügung: laparoskopische/offene Resektion mit verschiedenen Durchzugsverfahren (transanal/endorektal/retrorektal). Bei kurzem bzw. ultrakurzem Segment ist oft eine partielle Sphinkterspaltung ausreichend. Ein von de la Torre für rektosigmoidale Formen entwickeltes einzeitiges Vorgehen ermöglicht die transanale Resektion ohne Eröffnung der Bauchhöhle (**TERPT:** **t**ransanal **e**ndo**r**ectal **p**ull **t**hrough). Operative Komplikationen sind Inkontinenz und Obstipation.

Hypertrophe Pylorusstenose

Ätiologie und Pathogenese
Durch Hypertrophie und Fibrosierung der (prä)pylorischen Muskulatur kommt es in der zweiten bis fünften Lebenswoche zur Einengung des Pyloruskanals mit folgender Magenentleerungsstörung. Knaben sind häufiger betroffen als Mädchen (6 : 1). Die Erkrankung tritt familiär gehäuft auf.

Klinik und Diagnostik
Typisch sind postprandiales **schwallartiges Erbrechen im Strahl** (Magensaft und Nahrung ohne Galle: „saure Milch"), Dehydratation und Gewichtsverlust.
Gegebenenfalls sind Magenperistaltik und eine Walze im Oberbauch palpabel. Laborchemisch kann eine hypochlorämische Alkalose (↓ Na, ↓ K) vorliegen. Die **sonografisch** gestellte Diagnose ist meist ausreichend: Der Pylorus ist verdickt und verlängert.

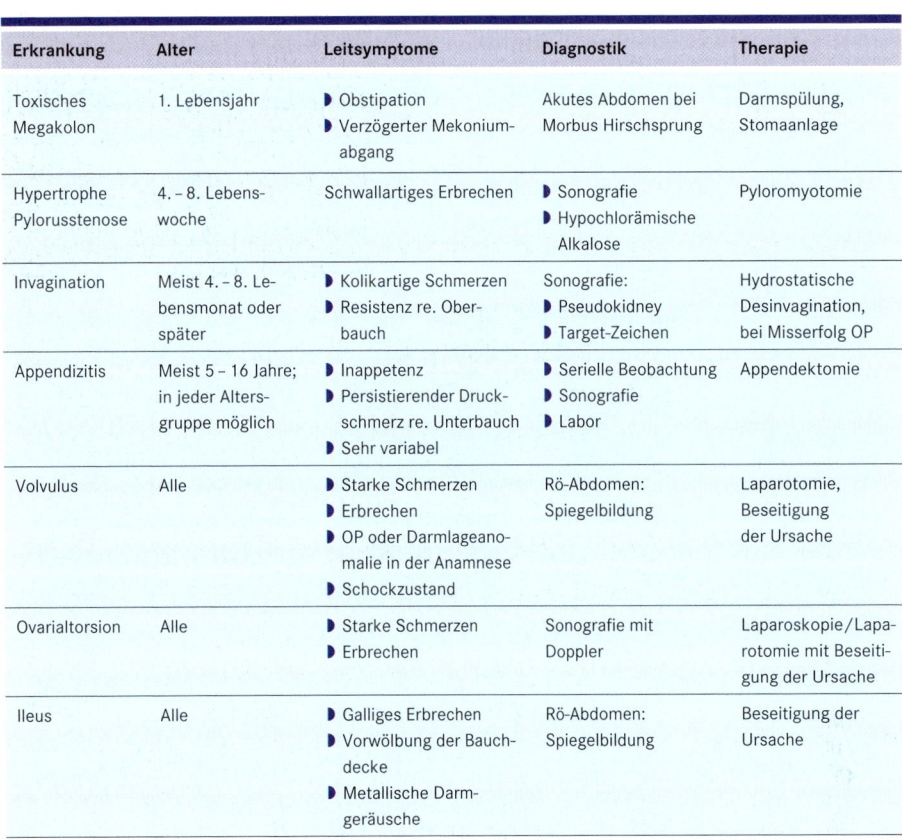

Erkrankung	Alter	Leitsymptome	Diagnostik	Therapie
Toxisches Megakolon	1. Lebensjahr	▶ Obstipation ▶ Verzögerter Mekoniumabgang	Akutes Abdomen bei Morbus Hirschsprung	Darmspülung, Stomaanlage
Hypertrophe Pylorusstenose	4. – 8. Lebenswoche	Schwallartiges Erbrechen	▶ Sonografie ▶ Hypochlorämische Alkalose	Pyloromyotomie
Invagination	Meist 4. – 8. Lebensmonat oder später	▶ Kolikartige Schmerzen ▶ Resistenz re. Oberbauch	Sonografie: ▶ Pseudokidney ▶ Target-Zeichen	Hydrostatische Desinvagination, bei Misserfolg OP
Appendizitis	Meist 5 – 16 Jahre; in jeder Altersgruppe möglich	▶ Inappetenz ▶ Persistierender Druckschmerz re. Unterbauch ▶ Sehr variabel	▶ Serielle Beobachtung ▶ Sonografie ▶ Labor	Appendektomie
Volvulus	Alle	▶ Starke Schmerzen ▶ Erbrechen ▶ OP oder Darmlageanomalie in der Anamnese ▶ Schockzustand	Rö-Abdomen: Spiegelbildung	Laparotomie, Beseitigung der Ursache
Ovarialtorsion	Alle	▶ Starke Schmerzen ▶ Erbrechen	Sonografie mit Doppler	Laparoskopie/Laparotomie mit Beseitigung der Ursache
Ileus	Alle	▶ Galliges Erbrechen ▶ Vorwölbung der Bauchdecke ▶ Metallische Darmgeräusche	Rö-Abdomen: Spiegelbildung	Beseitigung der Ursache

▮ Abb. 1: Differenzialdiagnosen des akuten Abdomens mit typischem Lebensalter. [32]

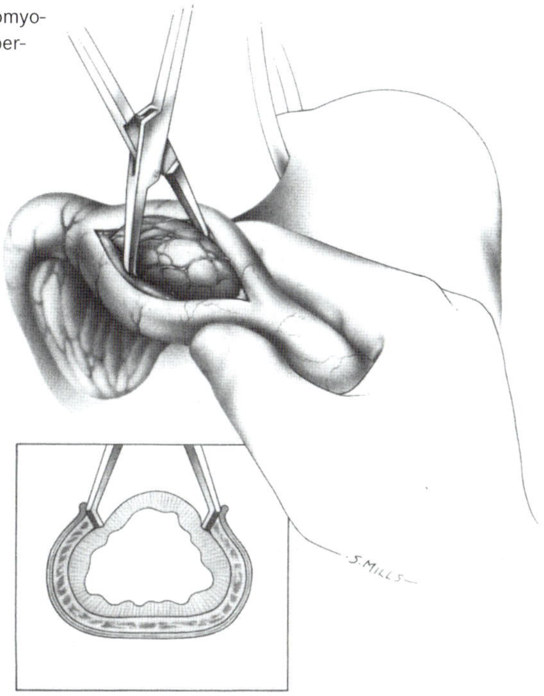

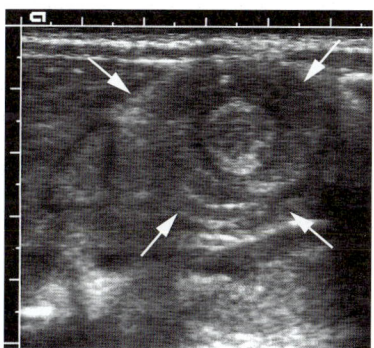

■ Abb. 3: Pyloromyo-
tomie nach Weber-
Ramstedt. [3]

Therapie

Zunächst werden Flüssigkeits-, Elektrolyt- und Säure-Basen-Haushalt ausgeglichen. Die operative Methode der Wahl ist die offene (peri-umbilikal) oder laparoskopische **Pyloromyotomie nach Weber-Ramstedt:** Die Pylorusmuskulatur wird längs bis auf die Mukosa (diese muss intakt bleiben) stumpf gespreizt und gespalten (■ Abb. 3). Ab dem ersten postoperativen Tag folgt der Nahrungsaufbau.

Invagination

Ätiologie und Pathogenese

Unter „Invagination" versteht man das Einstülpen eines Darmab-schnitts in das Lumen des aboral gelegenen Abschnitts, am häufigs-ten ileozökal/ileokolisch. Die Invagination tritt v.a. bei Kindern um das zweite Lebensjahr auf. Ursächlich sind **Leitgebilde,** entlang deren die Invagination geschieht (z.B. Meckel-Divertikel, Lymph-knotenvergrößerung bei Gastroenteritis, Tumoren etc.), meist ist die Ursache allerdings unklar. Folgen sind venöse Stauung und Wand-ödem.

Klinik und Diagnostik

Klinisch manifestiert sich die Invagination klassischerweise als **aku-tes Abdomen „aus heiterem Himmel":** plötzliche kolikartige Schmerzen mit freiem Intervall, Erbrechen, Apathie, Kollaps, später Stühle mit himbeergeleeartigem Schleim.
Sonografisch ist die typische **Kokarde** nachweisbar („Schießschei-benphänomen" im Querschnitt, ■ Abb. 4). Im Längsschnitt treten die Darmwandschichten im sog. **Pseudo-Kidney-Zeichen** in Er-scheinung.

Therapie

Konservativ kann ein retrograder **hydrostatischer Repositionsver-such** unternommen werden: Desinvagination mittels Kontrastmit-teleinlauf (Erfolgsquote ca. 80%, Rezidivrate ca. 5%). Bei Erfolglosig-keit, länger bestehender Invagination, Darmwandschädigung oder Peritonitis muss unverzüglich laparotomiert und der manuelle

Desinvaginationsversuch **(Hutchinson-Handgriff)** unternommen werden. Anschließend erfolgt die Fixierung (meist als Ileozökope-xie). Gegebenenfalls (Gangrän) sind die Resektion und End-zu-End-Anastomosierung notwendig.

Leistenhernie

Die Leistenhernie liegt im Kindesalter fast immer als **indirekte kon-genitale Leistenhernie** (s. S. 140) vor. Knaben sind häufiger be-troffen als Mädchen, die rechte Seite häufiger als die linke. Prädispo-nierend sind daneben Frühgeburtlichkeit, NEC, Malrotation, Muko-viszidose, Marfan- und Ehlers-Danlos-Syndrom.
Klinisch imponiert eine **schmerzlose Schwellung der Leiste,** bei etwa 10% der Kinder manifestiert sich die Hernie inkarzeriert (dann schmerzhafte Schwellung). Ein Repositionsversuch kann vom Erfah-renen unter Analgosedierung unternommen werden. Die **operative Versorgung** sollte baldmöglichst erfolgen (Inkarzerationsgefahr). Gelingt bei Einklemmung die Reposition nicht, muss sofort operiert werden. Die Operation beinhaltet eine hohe Bruchsackabtragung und ggf. die Rekonstruktion des Leistenkanals.

Akute Appendizitis

Die akute Appendizitis kommt gehäuft im **Schulalter** (sechstes bis zwölftes Lebensjahr), seltener im Kleinkindalter vor. Je jünger der Patient ist, desto foudroyanter ist meist der Verlauf und desto früher kommt es zur Perforation. Die Klinik ist oft unspezifischer als beim Erwachsenen (s. S. 94). Die Therapie besteht in der offenen oder laparoskopischen **Appendektomie.**

■ Abb. 4: Invagination: sonografischer Querschnitt durch den
zwiebelschalenartigen Invaginatkopf. [26]

Zusammenfassung

✖ **Morbus Hirschsprung:** aganglionärer Darmabschnitt verursacht eine spastische Kontraktion mit sekundä-rem Megakolon; Therapie: Resektion des betroffenen Abschnitts

✖ **Hypertrophe Pylorusstenose:** Hypertrophie der (prä)pylorischen Muskulatur verursacht eine Magen-entleerungs- und Passagestörung; Therapie der Wahl: Pyloromyotomie nach Weber-Ramstedt

✖ **Invagination:** Einstülpen eines Darmabschnitts in das Lumen des angrenzend abführenden Abschnitts; hydrostatische Reposition, ggf. operative Desinvagi-nation und Fixierung

Kinderurologie und -onkologie

Kinderurologie

Akutes Skrotum

Beim akuten Skrotum handelt es sich um ein akutes Krankheitsbild des Hodens, das sich in **Schmerzen, Rötung** und **Schwellung** äußert. Differenzialdiagnosen sind Hodentorsion, Hydatidentorsion, Epididymitis/Orchitis, Skrotalödem, Erysipel, Abszess, Insektenstich/Trauma, Hernie und Tumor. Ziel der Diagnostik ist das Herausfiltern der Patienten mit Hodentorsion, da hier ein rasches operatives Vorgehen angezeigt ist. In der **Doppler-Sonografie** lassen sich u. a. die Durchblutungsverhältnisse des Hodens beurteilen, sie ist daher besonders wertvoll.

Hodentorsion

Ursache ist eine Drehung um die Längsachse mit Unterbrechung/Drosselung der Blutzufuhr, hämorrhagischer Infarzierung und Nekrose (Ischämietoleranz: sechs Stunden). Ein milderer, protrahierter Verlauf ist möglich. Die Schmerzen können in den Leistenkanal und den Unterbauch ausstrahlen, sie nehmen im Gegensatz zur Orchitis bei Anheben des Hodens nicht ab (negatives **Prehn-Zeichen**). Der Kremasterreflex ist aufgehoben. In Bezug auf die Tunica vaginalis kann die Torsion **intra-** oder **extravaginal** sein. Es gibt zwei Altersgipfel: Im ersten Lebensjahr und in der Präpubertät.
In der Doppler-Sonografie ist die intraparenchymatöse Perfusion aufgehoben (Cave: Restperfusion), die Hodenhüllen können perfundiert sein. Das Parenchymmuster erscheint (bei länger dauernder Torsion) unregelmäßig.
Der Hoden muss unverzüglich operativ detorquiert und an den Hodenhüllen fixiert werden (**Orchidopexie**, auch des kontralateralen Hodens, ggf. zweizeitig).

Hypospadie

Die Urethramündung (Meatus) befindet sich hierbei nicht an der Glansspitze, sondern aufgrund **unvollständigen Verschlusses der embryonalen Urethralrinne** ventral des Penisschafts (evtl. zusätzlich Meatusstenose). Hodenhochstand und Leistenhernie treten assoziiert auf. Im Falle einer Strangbildung (Chorda = fibröser Strang durch dysplastisches Corpus spongiosum) kommt es zur **Penisverkrümmung** nach ventral. Das Präputium ist meist nicht geschlossen und formt eine dorsale Schürze. Klassifiziert wird die Hypospadie nach Lokalisation des Meatus in glandulär, penil, skrotal oder perineal.

Operativ wird der Penisschaft aufgerichtet und eine Urethra mit Meatus an der Glansspitze konstruiert. Hierfür stehen verschiedene ein- und zweizeitige Verfahren zur Verfügung.

Dilatative Uropathie

Der Dilatation des oberen Harntrakts können **obstruktive** und **refluxive** Ursachen zugrunde liegen. Ihnen gemeinsam ist eine **Harntransportstörung,** die in einer Erweiterung des Nierenbeckenkelchsystems resultieren kann (Hydronephrose, ggf. als Raumforderung tastbar). **Rezidivierende fieberhafte Harnwegsinfekte** (HWI) treten bei vesikoureterorenalem Reflux (s. u.) regelhaft auf, fakultativ bei primär obstruktivem Megaureter (s. u.). Folgen sind tubuläre Funktionsstörungen, Schädigung der Glomerula und schließlich **Parenchymvernarbung und -atrophie** mit Erweiterung des Nierenbeckens (Hydronephrose im engeren Sinn). Gefährliche Komplikationen sind Pyonephrose und Urosepsis.

Diagnostik

Prä- und postnatal lässt sich das Ausmaß der Nierenbeckenerweiterung in der **Sonografie** beurteilen, ggf. postnatal zusätzlich im i. v. Pyelogramm (ab vierter Lebenswoche). Ein **Röntgen-Miktionszysturethrogramm** (MCU) kann zur Refluxdiagnostik bereits in der ersten Lebenswoche durchgeführt werden. Die **seitengetrennte Sequenzszintigrafie** ($[^{99m}$Tc]-MAG3, ab vierter Lebenswoche) erlaubt durch die Messung der Nuklidausscheidung die Einschätzung einer funktionellen Nierenschädigung (Clearance, ggf. unter Stimulation der Diurese mit Furosemid). Fehlbildungen der Ureterostien lassen sich **zystoskopisch** darstellen und auch therapieren.

Ureterabgangsstenose (UAST)

Eine Stenose des pyeloureteralen Übergangs bedingt eine **Harnabflussstörung.** Die UAST ist die häufigste Ursache einer Hydronephrose im Säuglingsalter, Jungen sind häufiger betroffen. Eine Koinzidenz mit VUR (s. u.) ist möglich. Die UAST kann **intrinsischer** (Wandveränderungen: Fibrose) oder **extrinsischer** Natur sein (z. B. aberrierendes Gefäß, fibrotische Stränge). Die operative Therapie besteht in der Stenosenresektion und Reanastomosierung **(Pyeloplastik nach Anderson-Hynes).** Restenose und Urinom (Extravasation von Urin) sind postoperative Komplikationen.

Primär obstruktiver Megaureter (POM)

Beim POM handelt es sich um eine vor der Blaseneinmündung beginnende ureterale Erweiterung, Verlängerung und Schlängelung aufgrund eines **adynamen Abschnitts** (Wanddysplasie: Fibrose, Muskelhypoplasie). Auch hier sind Jungen öfter betroffen. Von einem sekundären Megaureter wird gesprochen, wenn die Erweiterung eine (sub)vesikale Ursache hat (neurogene Entleerungsstörung, Urethraklappen etc. mit resultierender Blasenwandhypertrophie). Beim POM ist nur in etwa 10% der Fälle ein operatives Vorgehen (Ureterreimplantation, UCN, s. u.) indiziert, abhängig von Urinabfluss und Nierenfunktion.

Vesikoureterorenaler Reflux (VUR)

Beim VUR fließt aufgrund eines **insuffizienten ureterovesikalen Verschlussmechanismus** Urin aus der Blase in den Ureter und das Nierenbeckenkelchsystem zurück. Er tritt familiär gehäuft auf. Die pathologische Veränderung liegt in einer verlagerten Insertionsstelle mit verkürztem intramuralen Verlauf des Ureters. Hinzu kommt eine ureterale Wanddysplasie. VUR kann auch sekundär verursacht sein (Ursachen wie bei sekundärem Megaureter).
Diagnostisches Mittel der Wahl ist die **Miktionszysturethrografie** (MCU): Katheterisierung der Blase und Füllen mit Kontrastmittel. Nach der MCU erfolgt die Einteilung des VUR in Grad I – V (▌Abb. 1).
Bei den Graden I und II kommt es in fast allen Fällen zur spontanen Maturation (Ausreifung), bei Grad III ist dies bei etwa der Hälfte der Patienten in den ersten fünf Lebensjahren der Fall. In diesen Fällen steht daher zunächst die Verhinderung der die Parenchymschädigung verursachenden HWI im Zentrum der Therapie: **Infektfreiheit** im ersten Lebensjahr durch Antibiotikaprophylaxe (z. B. orale Cephalosporine), dann **Kontroll-MCU.** Die direkte Parenchymschädigung durch Druck ("Wasserhammer-Effekt") spielt dabei eine untergeordnete Rolle.
Bei persistierendem VUR niedrigen Grades (bis III) wird eine **endoskopische Korrektur** durchgeführt (Unterspritzung des Ureterostiums z. B. mit einem Dextranomermikrosphären-Hyaluronsäure-Konjugat, Deflux®).
Bei den Graden IV und V (ggf. III) sollte der Verschlussmechanismus **operativ** hergestellt werden (Refluxfreiheit), da die Wahrscheinlichkeit einer spontanen Ausreifung zu gering ist. Operatives Verfahren der Wahl ist

■ Abb. 1: VUR: Einteilung in Grad I – V (v. l. n. r.). [48]

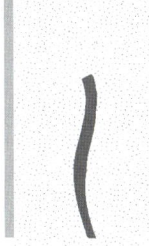 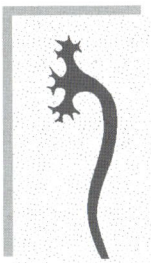 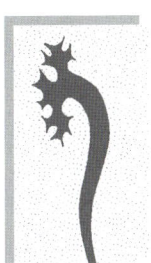 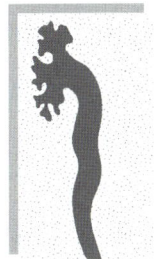 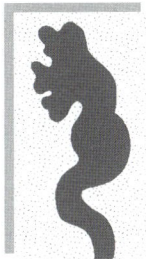

Reflux nur bis in den Ureter.

Reflux bis in Nierenbecken und Nierenkelche. Keine Dilatation. Fornices normal.

Mäßige oder leichte Dilatation und/oder Schlängelung des Ureters. Leichte oder mäßige Dilatation des Nierenbeckens, aber keine oder nur geringe Auftreibung der Fornices.

Mäßige Dilatation und/oder Schlängelung des Ureters. Mäßige Dilatation des Nierenbeckens und der Kelche. Kompletter Verlust der scharfen Fornixwinkel, aber Bestehenbleiben der Papillenimpressionen in der Mehrzahl der Kelche.

Starke Dilatation und Schlängelung des Ureters. Starke Dilatation von Nierenbecken und Kelchen. Papillenimpressionen in der Mehrzahl der Kelche nicht mehr sichtbar.

die **Antirefluxplastik,** entweder mit **Ure-terozystoneostomie** (UCN = Neueinpflanzung des Ureters in die Harnblasenwand; nach Politano-Leadbetter) oder ohne UCN (nach Lich-Grégoire).

Chirurgische Onkologie

Maligne Tumoren sind nach Unfällen die zweithäufigste Todesursache im Kindesalter. Häufiger als die hier dargestellten Tumoren sind Leukämien, Malignome des ZNS und maligne Lymphome. Karzinome sind bei Kindern äußerst selten.

Neuroblastom

Das Neuroblastom ist ein von den sympathischen Neuroblasten ausgehender maligner Tumor embryonalen Ursprungs. Je nach Differenzierungsgrad produziert er **Kate-cholamine.** Er kann entsprechend der Lage sympathischer Neurone (Grenzstrang, Nebennierenmark) zervikal, thorakal, **abdomino-paravertebral** (am häufigsten) und im Becken lokalisiert sein. Es besteht insbesondere im frühen Säuglingsalter die Möglichkeit der spontanen Tumorregression („Ausreifung"). Die Klinik ist uncharakteristisch: Gewichtsverlust, Erbrechen, Diarrhö. Seltener sind Erstsymptome neurologischer Art (Horner-Trias, Querschnittsyndrom). Oft entdecken die Eltern eine **tastbare Raumforderung.** Fieber, Anämie und Knochenschmerzen sind Zeichen der **Metastasierung,** die früh in Leber und Skelett geschieht. Der Tumor kann sonografisch, mittels MRT, CT und MIBG-Szintigrafie dargestellt werden. Im 24-Stunden-Sammelurin sind ggf. **Katecholaminmetaboliten** nachweisbar.
Die Therapie erfolgt differenziert nach Alter, Lokalisation, Staging und Grading. In

früheren Stadien ist die alleinige Operation ausreichend, in fortgeschritteneren wird zusätzlich chemotherapeutisch behandelt (Strahlentherapie nur palliativ).

Nephroblastom (Wilms-Tumor)

Das Nephroblastom ist ein vom Nierengewebe (metanephrogenem Blastem) ausgehender maligner Tumor embryonalen Ursprungs. Er kann mit unterschiedlicher Malignität und Histologie vorkommen. Meist tritt er zufällig als **schmerzlose abdominelle Raumforderung** in Erscheinung, seltener weisen uncharakteristische Symptome auf ihn hin. Bildgebung (MRT) erhärtet den Verdacht, der szintigrafisch vom Neuroblastom abgegrenzt werden kann. Bildgebung der **Lunge** ist ebenfalls wichtig, da sie der häufigste Metastasierungsort ist. Die Therapie besteht aus präoperativer Chemotherapie, Tumornephrektomie und je nach Staging/Grading aus postoperativer Chemotherapie und Bestrahlung. Die Prognose ist prinzipiell gut, allerdings

abhängig von Stadium und histologischem Typ. Selbst bei Metastasierung und Doppelseitigkeit kann aufgrund der Chemo- und Radiosensibilität Heilung erreicht werden.

Hepatoblastom

Das Hepatoblastom ist ein vom embryonalen Lebergewebe ausgehender maligner Tumor. Bei den meisten Tumoren ist als Tumormarker α-**Fetoprotein** (AFP) erhöht. Therapie der Wahl ist die Tumorresektion (ggf. mit neoadjuvanter Chemotherapie).

Keimzelltumoren

Keimzelltumoren sind von pluripotenten Stammzellen der drei Keimblätter ausgehende Tumoren, deren klinische Symptome von der Lokalisation abhängen (Ovar, Steißbein, Hoden, ZNS etc.). Gegebenenfalls sind die Tumormarker AFP und β-HCG erhöht. Therapie der Wahl ist die Tumorresektion (ggf. mit neoadjuvanter Chemotherapie).

Zusammenfassung

✖ Dringlichste Differenzialdiagnose des akuten Skrotums ist die Hodentorsion mit einer Ischämietoleranz von sechs Stunden. Wegweisend sind Klinik und Doppler-Sonografie.

✖ Der Dilatation des oberen Harntrakts können obstruktive und refluxive Ursachen zugrunde liegen (UAST, POM, VUR). VUR ist mit rezidivierenden Harnwegsinfekten assoziiert, die zu Vernarbung und Funktionsverlust der Nieren führen können.

✖ Nach Leukämien, malignen Lymphomen und ZNS-Tumoren gehören die embryonalen Tumoren zu den häufigen Malignomen im Kindesalter.

Allgemeine Transplantationschirurgie

Terminologie

▶ **Autogen = autolog:** Transplantation im gleichen Organismus, Spender = Empfänger (z. B. autologe Stammzelltransplantation nach aplasierender Zytostatikatherapie)

▶ **Syngen = isolog:** Transplantation zwischen genetisch identischen Organismen (eineiige Zwillinge)

▶ **Allogen = homolog:** Transplantation zwischen genetisch differenten Organismen derselben Spezies (häufigste Transplantationsart, z. B. Herztransplantation)

▶ **Xenogen = heterolog:** Transplantation zwischen Organismen verschiedener Spezies (z. B. Schwein → Mensch)

▶ **Orthotop:** Transplantation des Spenderorgans an denselben Ort (gr. orthos topos) des entfernten Organs (z. B. Herz, Leber)

▶ **Heterotop:** Transplantation des Spenderorgans an einen anderen Ort (gr. heteros topos) als das entfernte Organ (z. B. Niere in die Fossa iliaca)

▶ **Auxiliär:** transiente Transplantation bei potenziell regenerationsfähigem Eigenorgan (z. B. künstliches Herz)

▶ **Präemptiv:** Transplantation noch vor Ende des Eigenorganversagens (z. B. Lebendspende der Niere bei präterminaler Niereninsuffizienz noch vor Dialysepflicht eines Kindes)

Organspende

Organspende und Transplantation sind im **Transplantationsgesetz** (TPG) von 1997 geregelt. Ein nach wie vor ungelöstes Problem stellt der Mangel an verfügbaren Organen dar. In Deutschland warten derzeit ca. 12 000 Patienten auf ein Spenderorgan, davon ca. 9000 auf eine Niere. Zwar ist bei Letzterer eine Lebendspende möglich, allerdings stammt die Mehrzahl der transplantierten Organe von Verstorbenen (postmortale Organspende). Die Wartelisten werden immer länger. Es ist daher eine wesentliche Aufgabe, dieses Problem in den gesellschaftlichen Diskurs einzubringen und die Akzeptanz in der Bevölkerung zu verbessern.

> Don't take your organs to heaven – heaven knows we need them here.

Lebendspende

Die Lebendspende wird als Nieren- oder als Teil- bzw. Segmenttransplantation (Leber-, Dünndarm-, Lungensegment, Pankreasschwanz) durchgeführt. Als Spender kommen nur Verwandte ersten oder zweiten Grades, Ehegatten, Verlobte oder solche, die dem Empfänger offenkundig nahestehen, infrage. Im Vorfeld muss der Spender hinsichtlich Freiwilligkeit der Spende, psychologischer Aspekte und physischer Eignung (Histokompatibilität, Operabilität, Kontraindikationen) untersucht werden. Die zuständige Landesärztekammer nimmt anschließend gutachterlich Stellung, ob der Spender für geeignet erachtet wird. Hiermit soll insbesondere Organhandel unterbunden werden.

Postmortale Organspende

Eine postmortale Organentnahme ist nur dann möglich, wenn der Verstorbene zu Lebzeiten in diese eingewilligt hat (Zustimmungsregelung: Organspendeausweis) bzw. ein nächster Angehöriger im Sinne des TPG zustimmt und der **Hirntod** von zwei unabhängigen und erfahrenen Ärzten übereinstimmend festgestellt und dokumentiert ist (bei gleichzeitiger Aufrechterhaltung von Atmung und Kreislauf).

Alle (Versorgungs-)Krankenhäuser sind gesetzlich dazu verpflichtet, potenzielle Organspender bei der DSO (Deutsche Stiftung Organtransplantation) zu melden. Die Vermittlung der Organe erfolgt zentral über Eurotransplant (Leiden, Niederlande). Absolute Kontraindikationen sind Sepsis, HIV, Hepatitis B/C und Malignität, zu den relativen gehören Alter und Organfunktion, andere Infektionen und intravenöser Drogenabusus.

Entnahme und Konservierung

Der Würde des Organspenders muss bei allen Maßnahmen entsprochen werden. Die Entnahme erfolgt i. d. R. im Krankenhaus des Spenders als Mehrorganentnahme. Die Transplantation solider Organe darf in Deutschland nur in Transplantationszentren durchgeführt werden. Da meist von der Organentnahme bis zur Transplantation einige Stunden vergehen (Transport), muss das Organ konserviert werden. Zu diesem Zweck wird es mit einer speziellen, 4 °C kalten Konservierungslösung perfundiert. Zu den gängigen Lösungen zählen die HTK- (Bretschneider), die UW- (University of Wisconsin) und die Eurocollins-Lösung. Die Ischämietoleranz ist dabei von Organ zu Organ unterschiedlich.

Transplantationsimmunologie

Im Falle einer allogenen Organtransplantation besteht zwischen Spender und Empfänger eine mehr oder weniger stark ausgeprägte Differenz hinsichtlich der **Histokompatibilitätsantigene** (Glykoproteine auf der Zelloberfläche, MHC-Moleküle), die durch den HLA-Komplex (**h**uman **l**eukocyte **a**ntigen) kodiert werden. Die Gewebsverträglichkeit ist neben diesen MHC-Molekülen (major histocompatibility complex) außerdem von den **AB0-Blutgruppen-Antigenen** abhängig. Das Erkennen inkompatibler MHC-Moleküle ruft beim Empfänger eine T-Zell-Antwort hervor, die zur zellulär und humoral vermittelten Abstoßung des Transplantats führt **(host versus graft)**. Nach klinischem Verlauf, Pathogenese und Morphologie werden drei Abstoßungsformen unterschieden (▮ Tab. 1).

Bei Knochenmarktransplantation kann es zur Aktivierung immunkompetenter Spenderzellen gegen Empfängergewebe kommen **(graft versus host)**.

Zur Feststellung der Kompatibilität zwischen Empfänger und Spender werden folgende Untersuchungen durchgeführt:

▶ **HLA-Typisierung**
▶ **AB0-Kompatibilität**
▶ **Cross-Match:** Kreuzprobe zwischen Empfängerserum und Spenderlymphozyten zum Ausschluss einer stattgehabten Sensibilisierung

Abstoßungsform	Zeitraum	Pathogenese	Therapie
Hyperakute Abstoßung	Minuten bis Stunden, meist noch während der Operation	Bereits zirkulierende alloreaktive zytotoxische Antikörper; Komplement- und Gerinnungsaktivierung → (Mikro-)Thrombosierung	Kaum therapierbar; Organ muss wieder entfernt werden
Akute Abstoßung	Innerhalb der ersten drei Monate, auch später	Bei immunsuppressiver Lücke oder Aktivierung des Immunsystems; aktivierte T-Zellen, tubulär oder vaskulär, meist steroidsensibel	Basisimmunsuppression wird fortgeführt; zusätzlich für drei bis fünf Tage hohe Glukokortikoiddosen (bis 1000 mg/Tag), ATG/ALG, Muromonab
Chronische Abstoßung	Monate bis Jahre	Immunologische und nicht-immunologische Genese; Gefäßobliteration und Fibrose	Kaum therapierbar

▮ Tab. 1: Formen der Abstoßungsreaktionen.

Immunsuppression

Die Unterdrückung der Immunantwort nach einer Organtransplantation erfolgt medikamentös und **lebenslang**. Dabei wird auf folgende Wirkmechanismen zurückgegriffen:

Inhibition der Interleukin-2-Synthese

▶ **Glukokortikoide** (z. B. Methylprednisolon): Ihre entzündungshemmende und immunsuppressive Wirkung wird im Wesentlichen durch Hemmung des Transkriptionsfaktors NF-κB (nuclear factor κB) ausgeübt. Sie inhibieren bevorzugt die T-Lymphozyten-Aktivierung, wirken also v. a. auf die zelluläre Immunabwehr.

▶ **Calcineurininhibitoren:** Ciclosporin A (Sandimmun Optoral®) und Tacrolimus (früher FK506, Prograf®). Die Einstellung der Immunsuppression wird anhand der Bestimmung der **Vollbluttalspiegel** durchgeführt (Nebenwirkungen, unsichere Bioverfügbarkeit).

Inhibition der Interleukin-2-induzierten Zellproliferation

▶ **Azathioprin** (Imurek®): Als Prodrug appliziert wirkt es als 6-Mercaptopurin hemmend auf die Purinnukleotidsynthese. Es hemmt bevorzugt T-Lymphozyten und damit die zelluläre Immunabwehr.

▶ **Methotrexat** (Lantarel®): hemmt als Antimetabolit die Dihydrofolat-Reduktase. Die Wirkung auf die humorale Immunabwehr ist dabei größer.

▶ **Mykophenolatmofetil** (MMF, Cell-Cept®): Prodrug der Mycophenolsäure. Es hemmt die Inosinmonophosphat-Dehydrogenase.

▶ **mTOR-Inhibitoren:** mTOR = mammalian target of rapamycine; Sirolimus = Rapamycin (Rapamune®) und Everolimus (Certican®)

Immunologische Immunsuppressiva

▶ **Muromonab** (Orthoclone OKT-3®): muriner monoklonaler Antikörper gegen CD3-Rezeptor auf T-Lymphozyten; inhibiert Antigenbindung

▶ **Basiliximab** (Simulect®), **Daclizumab** (Zenapax®): chimärisierter (human/murin) Antikörper gegen IL-2-Rezeptor auf T-Lymphozyten

▶ **Antilymphozytenglobulin** (ALG), **Antithymozytenglobulin** (ATG): polyklonale Antikörper gegen lymphozytäre Oberflächenproteine

Die **Basisimmunsuppression** setzt sich aus der **Induktionstherapie** (peri- bzw. bis sechs Wochen postoperativ, höher dosiert, meist als Drei- oder Vierfachtherapie) und der **Erhaltungstherapie** zusammen. Bei Letzterer wird die Induktionstherapie individuell angepasst, wobei meist eine **Dreifachtherapie** (Tripeltherapie) zur Anwendung kommt: Meist besteht diese in einem Glukokortikoid, einem Calcineurininhibitor und einem Antimetaboliten (z. B. MMF). Prinzipiell ist bei der Lebertransplantation eine geringere Immunsuppression erforderlich als bei Herz, Lunge oder Pankreas.

Komplikationen

Zu ihnen gehören neben dem **perioperativen Risiko Abstoßung** und **Funktionsverlust**. Aufgrund der lebenslang notwendigen Immunsuppression besteht außerdem die Gefahr von (opportunistischen) **Infektionen** und **Malignomen** (▶ Abb. 1).

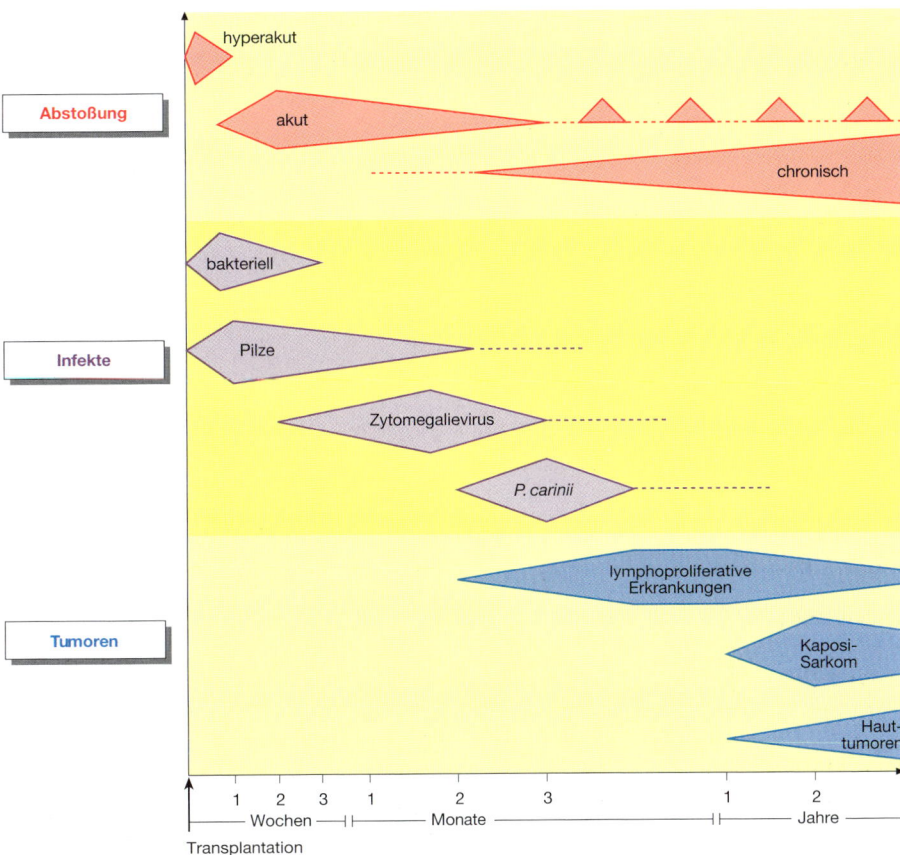

▌ Abb. 1: Erkrankungen nach Transplantation. [8]

Zusammenfassung

✖ Die Organspende bei einer Transplantation erfolgt als Lebendspende oder als postmortale Spende. Organspende und -transplantation sind im Transplantationsgesetz geregelt.

✖ Nach allogener Organtransplantation resultiert v. a. aufgrund der Differenz der Histokompatibilitätsantigene zwischen Spender und Empfänger eine T-Zell-Antwort, die zur Abstoßung des Transplantats führt. Daher müssen dem Empfänger lebenslang immunsupprimierende Medikamente verabreicht werden.

✖ Komplikationen der Immunsuppression sind Infektionen und Malignome.

Herz- und Lungentransplantation

Herztransplantation (HTX)

Indikationen und Kontraindikationen

Die terminale therapierefraktäre **Herzinsuffizienz** (meist NYHA IV, s. S. 66) ohne fixierte pulmonale Hypertonie stellt die Indikation dar. Hauptursachen sind die **dilatative** und die **ischämische Kardiomyopathie.** Hypertroph-obstruktive Kardiomyopathie, Tumoren des Herzens und angeborene Herzfehler sind dagegen wesentlich seltenere Ursachen. Prognoserelevante Parameter der schweren chronischen Herzinsuffizienz sind u. a. die linksventrikuläre Ejektionsfraktion, der Herzindex, das Serum-Na und der pulmonalkapilläre Verschlussdruck.

Kontraindikationen sind ein fixiert erhöhter pulmonaler Gefäßwiderstand, eine fortgeschrittene Zweiterkrankung (z. B. Malignom, Systemerkrankung wie Amyloidose etc.) sowie bestimmte akute und chronische Infektionen.

Allokation

Zu den Kriterien zählen die medizinische Dringlichkeit (High-urgency-Listung bei akuter Lebensbedrohung), die Wartezeit und die Konservierungszeit. Die **AB0-Kompatibilität** samt Rhesusfaktor und eine weitgehende Übereinstimmung der **HLA-Merkmale** müssen gewährleistet sein. Ein Cross-Matching kann aus Zeitgründen meist nicht durchgeführt werden. Spender und Empfänger sollten etwa gleich groß und schwer sein (Gewichtsunterschied ≤ 20 %).

Operative Technik

Die Transplantation erfolgt **orthotop** unter Anwendung der HLM (s. S. 58). Dabei werden nach medianer Sternotomie Aorta ascendens und die Hohlvenen kanüliert und das kranke Herz nach Durchtrennen der Vorhöfe, der Aorta ascendens und der A. pulmonalis entnommen. Dann werden zunächst die Vorhöfe des Spenderherzens mit den verbliebenen Hinterwänden der Empfängervorhöfe mit fortlaufender Naht End-zu-End anastomosiert (**biatriale** Anastomosen, ▌ Abb. 1), anschließend A. pulmonalis und Aorta ascendens (▌ Abb. 2). Der rechte Vorhof des Empfängers kann auch komplett entfernt werden, anschließend Anastomosierung der Hohlvenen (**bikavale** Anastomosen).

Komplikationen und Prognose

Die OP-Letalität beträgt 5 – 10 %. Größtes Abstoßungsrisiko besteht innerhalb der ersten vier Wochen (meist zellulär gegen das Myokard). Die Diagnose wird invasiv mittels **Myokardbiopsie** (perkutan über V. jugularis int.) gestellt, nicht-invasive Methoden wie Echokardiografie, intramyokardiales EKG oder zytoimmunologisches Monitoring können Hinweise geben und der Überwachung dienen. Komplikationen in den ersten beiden Jahren sind **Abstoßung** und **Infektion**, v. a. bakterielle Pneumonien, P. carinii, Aspergillus und Candida sowie CMV. In der Regel wird über einen gewissen Zeitraum postoperativ eine Antibiotikaprophylaxe durchgeführt. Wichtig ist ein engmaschiges **Infektionsmonitoring**. Im

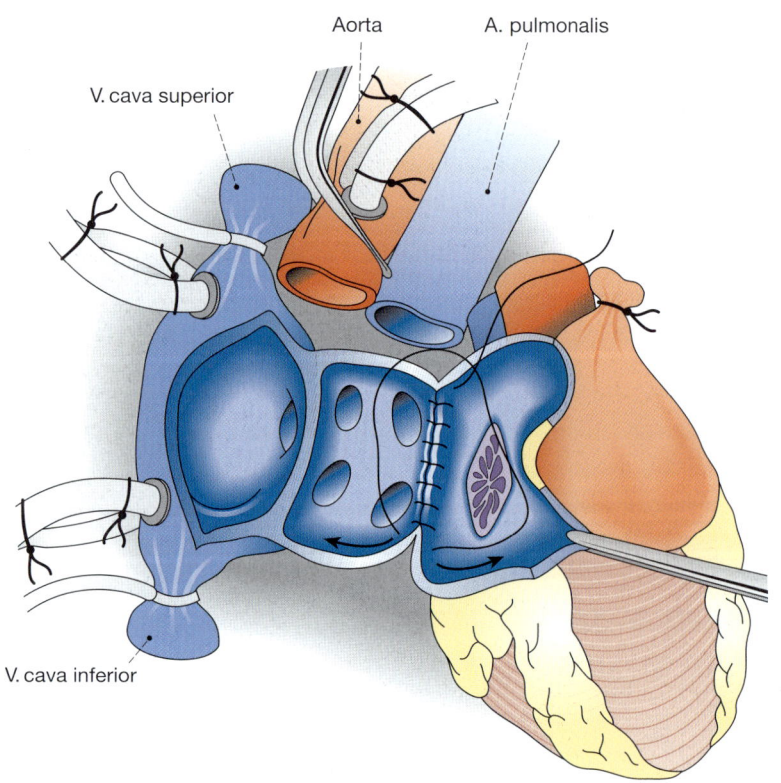

▌ Abb. 1: Implantation des Spenderherzens mit (biatrialer) Anastomosierung: Beginn mit der linksatrialen Anastomose. [5]

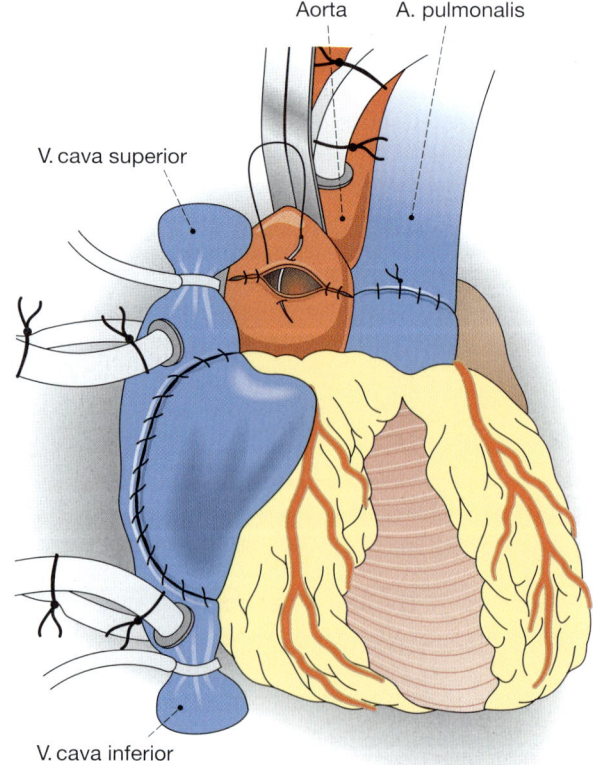

▌ Abb. 2: Nach Anastomose der Vorhöfe und der A. pulmonalis erfolgt nun die Anastomosierung beider Aortenstümpfe. [5]

Langzeitverlauf stehen das Auftreten von **Malignomen** und die **Transplantatvaskulopathie** als Form der chronischen Abstoßung (diffuse Intimaproliferation der Koronargefäße) im Vordergrund.
Die 1-JÜR beträgt 80–85 %, die 10-JÜR 45–50%.

Herz-/Lungentransplantation

Indikationen und Kontraindikationen

Je nach Erkrankung wird eine Einzellungen- (SLTX), Doppellungen- (DLTX) oder Herz-Lungen-Transplantation (HLTX) durchgeführt. Indikationen der **SLTX** sind fibrosierende Lungenerkrankungen (z. B. idiopathische Lungenfibrose) oder Systemerkrankungen mit Lungenbeteiligung (z. B. Sarkoidose). Bei Mukoviszidose, generalisierten Bronchiektasen, α_1-Antitrypsin-Mangel, COPD oder pulmonaler Hypertonie kommt die **DLTX** stadiengerecht zur Anwendung. Indikationen für die **HLTX** sind komplexe Herzvitien mit Eisenmenger-Reaktion (s. S. 60) und eine Rechtsherzinsuffizienz als Folge einer pulmonalen Hypertonie. Kontraindikationen sind u. a. Malignome, chronische Leber- und Niereninsuffizienz, Infektionen sowie Thorax- und Wirbelsäulendeformitäten.

Allokation

Patienten mit geplanter HLTX haben Vorrang vor solchen mit isolierter HTX oder LTX. Es gibt bestimmte Spenderkriterien (Beatmungsdauer ≤ sieben Tagen, radiologisch unauffällige Lungen etc.).

Operative Technik

Die SLTX wird über eine posterolaterale Thorakotomie durchgeführt. Die A. pulmonalis wird probehalber abgeklemmt, um festzustellen, ob dies hämodynamisch toleriert wird. Bei Verschlechterung der Blutgase oder Anstieg des pulmonalarteriellen Drucks wird die HLM (s. S. 58) angeschlossen. Zunächst erfolgt nach Pneumektomie der Empfängerlunge die Anastomosierung eines Vorhofrests des Spenderorgans am linken Vorhof des Empfängers, danach die des Hauptbronchusstumpfs und der A. pulmonalis. Bei der DLTX werden sequenziell zwei SLTX über eine bilaterale Thorakosternotomie mit querer Durchtrennung des Sternums durchgeführt (**bibronchiale** Anastomosierung).
Die HLTX erfolgt mittels HLM en bloc unter Belassen der Trachealbifurkation und Erhaltung der Nn. phrenici nach medianer Sternotomie. Die tracheale Anastomose erfolgt knapp oberhalb der Carina.

Komplikationen und Prognose

Eine Frühkomplikation ist ein **Reperfusionsödem**. Bei ca. drei Vierteln der Transplantierten tritt aufgrund der immunologischen Aktivität der Lunge und ihrer Antigenexposition zur Außenwelt mindestens eine **akute Abstoßung** auf. Dies wird durch transbronchiale Biopsie diagnostiziert. Das Abstoßungsmonitoring beinhaltet außerdem Röntgen-Thorax-Kontrollen, BGA und Lungenfunktionstests. Die Klinik der akuten Abstoßung ist der einer Pneumonie ähnlich: Fieber, Husten, Dyspnoe und Verschlechterung der Lungenfunktion. Pneumonien stellen eine weitere ernst zu nehmende Komplikation dar (Erreger, s. o.). Die Komplikationsrate der **Bronchusanastomose** (Nekrosen, später Stenosen) liegt bei 10–20%, die diagnostische Nachsorge erfolgt hier bronchoskopisch. Bezüglich der Langzeitprognose spielt die **Bronchiolitis obliterans** im Sinne einer chronischen Abstoßung eine wichtige Rolle, an der knapp 30% der Patienten versterben. Die 1-JÜR nach SLTX und DLTX beträgt ca. 70%, die 5-JÜR ca. 50%. Die Ergebnisse der HLTX sind schlechter.

Zusammenfassung

✖ Indikation zur HTX besteht bei terminaler therapierefraktärer Herzinsuffizienz, wenn die voraussichtliche Lebenserwartung des Patienten nur wenige Monate beträgt. Meist handelt es sich um Endstadien der dilatativen Kardiomyopathie oder der KHK.

✖ Kontraindikationen sind Malignome, Infektionen, Systemerkrankungen und ein fixiert erhöhter pulmonaler Gefäßwiderstand.

✖ Die Implantation erfolgt orthotop mit biatrialer oder bikavaler Anastomosierung.

✖ Komplikationen sind Infektionen und Abstoßung, im Langzeitverlauf das Auftreten von Malignomen und die Transplantatvaskulopathie.

✖ Erkrankungen der Lungen oder systemische Erkrankungen mit pulmonaler Beteiligung können eine SLTX oder DLTX erforderlich werden lassen. Indikationen für die HLTX sind Herzvitien mit Eisenmenger-Reaktion und eine Rechtsherzinsuffizienz bei pulmonaler Hypertonie.

✖ Die SLTX wird über eine posterolaterale Thorakotomie, die DLTX als zwei sequenzielle SLTX durchgeführt. Bei der HLTX müssen die Nn. phrenici erhalten bleiben, um eine ausreichende Spontanatmung zu gewährleisten.

✖ Komplikationen sind frühpostoperativ das Reperfusionsödem, Infektionen, akute Abstoßung, Nekrosen und Stenosen der Bronchusanastomose sowie als Spätkomplikation die Bronchiolitis obliterans.

Nieren- und Pankreastransplantation

Nierentransplantation

Indikationen und Kontraindikationen
Die Indikation zur Nierentransplantation (NTX) ist bei **terminaler Niereninsuffizienz mit Dialysepflicht** gegeben. Die häufigsten Ursachen sind Glomerulonephritis, diabetische Nephropathie, immunologische Systemerkrankungen und interstitielle Nephritis.

Beim Erwachsenen bedeutet die NTX einen Überlebensvorteil gegenüber den Nierenersatzverfahren (Dialyse) und eine Verbesserung der Lebensqualität. Sie ist die erfolgreichste Therapie bei terminaler Niereninsuffizienz auch bezüglich Rehabilitation, Resozialisation und volkswirtschaftlicher Kriterien. Bei der Indikationsstellung müssen Erfolgsaussichten und Risiken (v. a. kardiovaskuläre Komorbidität) abgewogen werden. Selten ist im Falle von Komplikationen der Ersatzverfahren wie Shunt-Komplikationen oder therapieresistenter renaler Anämie eine High-urgency-Listung (HU-Listung) erforderlich.

Bei Kindern ergeben sich besondere Prioritäten bei der Indikationsstellung: Nach NTX bereits in der prädialytischen Situation ergeben sich Vorteile in der Entwicklung des Kindes (**präemptive** NTX). Hier steht die Lebendspende (Eltern) im Vordergrund. Kontraindikationen sind Multimorbidität mit hohem Operationsrisiko (v. a. kardiovaskuläre und respiratorische Begleiterkrankungen), Infektionen und Malignome ohne kurative Therapie. Ein positives Cross-Matching stellt eine absolute Kontraindikation dar.

Allokation
Etwa 80 % der Spenderorgane stammen von Verstorbenen, 20 % sind Lebendspenden. Kriterien bei der postmortalen Organspende sind HLA-Übereinstimmung und die Wartezeit. Die mittlere Wartezeit in Deutschland beträgt fünf bis acht Jahre.

Organentnahme
Während bei der Lebendspende die Niere nach Absetzen der Gefäße und des Ureters entnommen wird, erfolgt dies bei der postmortalen Spende als En-bloc-Entnahme mit V. cava, Aorta und Ureteren. Die Ergebnisse der Lebendspende sind aufgrund der kurzen Ischämiezeit und der geringeren Vorschädigung des Organs besser.

Operative Technik
Die Nieren des Empfängers werden nicht entfernt, wenn es keine Gründe dafür gibt (z. B. eine renale Hypertonie). Die Spenderniere wird **heterotop** extraperitoneal nach bogenförmigem Hautschnitt und anschließender Präparation in die **Fossa iliaca** implantiert. Die Gefäße der Spenderniere werden an die A. bzw. V. iliaca externa End-zu-Seit anastomosiert. Anschließend wird der Ureter zur Vermeidung aszendierender Infektionen mit einer Antirefluxplastik in das Blasendach implantiert (█ Abb. 1).

Komplikationen und Prognose
Die perioperative Letalität liegt bei 1–3 %. Zeichen der Funktionsaufnahme der Niere sind einsetzende Diurese, Sinken des Serumkreatinins und -harnstoffs. Die Überwachung der Funktion erfolgt durch **Laborkontrollen** (Urin und Blut: Retentionswerte, Blutbild, Infektionskontrollen, Kreatinin-Clearance etc.) und **bildgebende Verfahren** (v. a. Sonografie). Intra- bzw. frühpostoperativ besteht die Gefahr eines **Ischämieschadens** (Reperfusionsschaden; reversible **akute Tubulusnekrose** mit verzögertem Einsetzen der Transplantatfunktion) und der **Thrombosierung** der Nierengefäße, die mit Farb-Doppler-Sonografie (█ Abb. 2) ausgeschlossen wird. Weitere operative Komplikationen sind Blutung, Stenose von Gefäßen und Ureter, Urinlecks und Lymphozelen.

Die Diagnose einer **akuten Abstoßung** wird per sonografisch gesteuerte Biopsie gestellt. Hinweise können ein Kreatininanstieg, verminderte Diurese, Fieber, Transplantatschwellung und Schmerzen sein.

Zu den Langzeitkomplikationen gehören neben dem erhöhten **Malignomrisiko** (v. a. Hauttumoren und Lymphome) die **chronische Abstoßung** und die Manifestation der **Grunderkrankung** am Transplantat. Ursachen für die chronische Verschlechterung der Transplantatfunktion sind neben der chronischen Abstoßung rezidivierende akute Abstoßungen, kardiovaskuläre Risikofaktoren wie Rauchen und Fettstoffwechselstörungen sowie die Nephrotoxizität der Calcineurininhibitoren.

Die 1-JÜR des Transplantats liegt bei ca. 85–90 %, die 5-JÜR bei ca. 70 %.

Pankreastransplantation

Indikation und Allokation
Die Indikation ist bei Patienten mit Diabetes mellitus (DM) Typ 1 unter 55 Jahren mit diabetischen Sekundärkomplikationen bzw. bei instabilem, schwer einstellbarem DM bei poten-

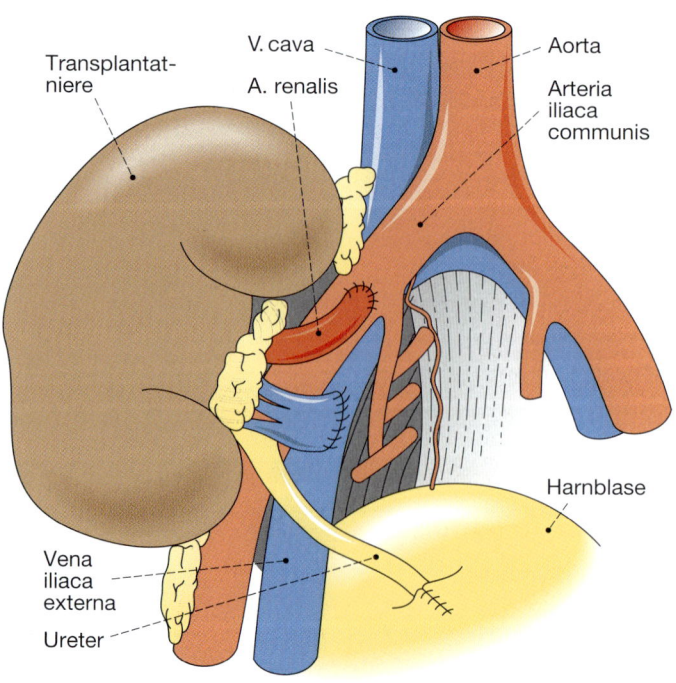

█ Abb. 1: Heterotope Implantation in die Fossa iliaca. [5]

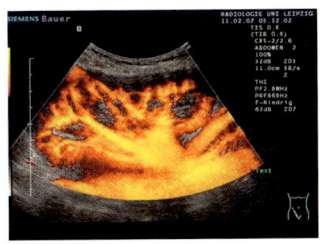

Abb. 2: Farb-Doppler-Sonografie einer transplantierten Niere: Durchblutung der Niere mit Aufzweigung der Gefäße bis in die Peripherie. [5]

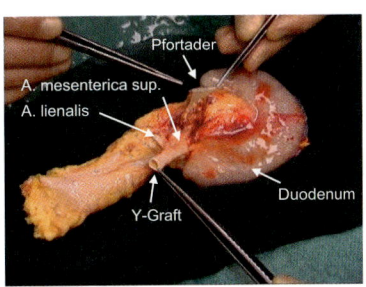

Abb. 3: Präpariertes Pankreastransplantat. [5]

ziell lebensbedrohlichen metabolischen Entgleisungen gegeben. Eindeutige Indikation besteht bei jungen Typ-1-Diabetikern mit (prä)terminaler Niereninsuffizienz: protektiver Effekt auf das Voranschreiten der diabetischen Sekundärschäden. Die Pankreastransplantation kann folgendermaßen erfolgen:

▶ **Simultan:** als Pankreas-Nieren-Transplantation von einem Spender (am häufigsten)
▶ **Sequenziell:** Pankreas- nach Nierentransplantation: schlechtere Ergebnisse als simultane Transplantation
▶ **Solitär:** ohne Nierentransplantation: bei DM Typ 1 mit weitgehend normaler Nierenfunktion und instabilem DM mit schweren, vital bedrohlichen metabolischen Entgleisungen

Der Patient muss präoperativ **kardial abgeklärt** sein. Die Allokation erfolgt nach Wartezeit, HLA-Typisierung und Cross-Matching. Der Nachweis von Inselzell-Antikörpern oder ein positiver Clamp-Test (= keine C-Peptid-Sekretion nach Stimulation) sind obligat.

Operative Technik

Bei der simultanen Transplantation werden Niere und Pankreas über eine gemeinsame mediane Laparotomie heterotop implantiert. Das Spenderorgan (Pankreas mit Duodenalsegment) wird vor der Implantation dahin gehend präpariert, dass die beiden versorgenden Arterien (lienalis und mesenterica sup.) mittels eines **Y-Grafts** (Iliakalgabel des Spenders) zu einem Gefäß vereinigt werden (▪ Abb. 3). Der **arterielle Anschluss** erfolgt an die A. iliaca communis und die **venöse Anastomose** entweder **systemisch** an die V. cava inf. (End-zu-Seit, ▪ Abb. 4) oder **portalvenös** an die V. mesenterica sup. (erhaltener First pass-Effekt mit Vermeidung einer Hyperinsulinämie). Zur exokrinen Pankreasdrainage wird das Duodenalsegment an eine Dünndarmschlinge anastomosiert.

Komplikationen und Prognose

Die (Funktions-)Überwachung nach Transplantation erfolgt mittels:

▶ **Laborkontrollen:** Blutglukose, Insulinbedarf, Amylase, Lipase, C-Peptid
▶ **Bildgebung:** Farb-Doppler-Sonografie (Organdurchblutung?), MRT, MR-Angiografie

Komplikationen sind **Gefäßthrombosen** (→ Revision), **Infektionen** (kontaminiertes Duodenalsegment) und die ödematöse oder nekrotisierende **Transplantatpankreatitis.**

Die Ein-Jahres-Transplantatfunktionsrate liegt bei über 80% für die simultane Pankreas-Nieren-Transplantation, die der sequenziellen und solitären Transplatation ist geringer.

Inselzelltransplantation

Hierbei werden in vitro aufbereitete Pankreasinseln per Katheter über das Portalvenensystem in die Leber infundiert, wo sie Insulin sezernieren.

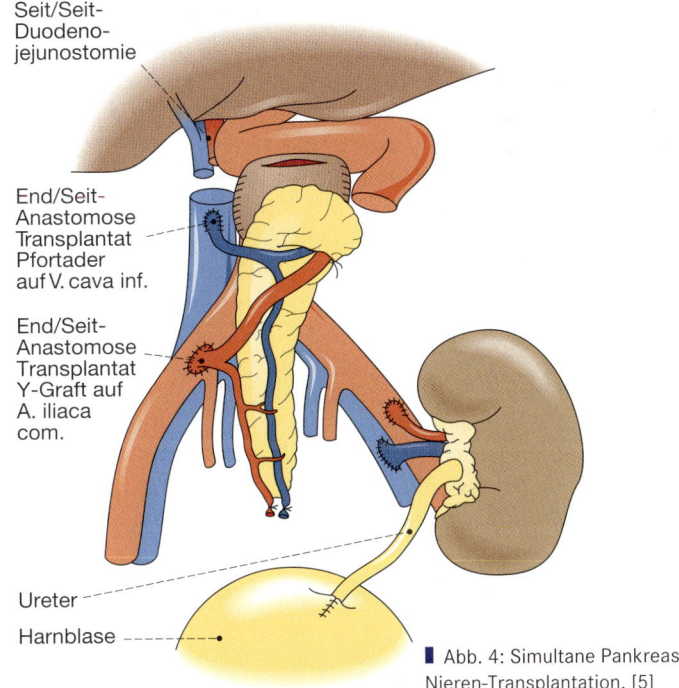

Abb. 4: Simultane Pankreas-Nieren-Transplantation. [5]

Zusammenfassung

✖ Die Indikation für eine NTX ist bei terminaler Niereninsuffizienz mit Dialysepflicht gegeben.
✖ Die Spenderniere wird heterotop in die Fossa iliaca implantiert.
✖ Bei Typ-1-Diabetikern mit (prä)terminaler Niereninsuffizienz ist eine Pankreas-Nieren-Transplantation indiziert.
✖ Das Spenderpankreas wird arteriell und venös (systemisch oder portalvenös) anastomosiert und das Duodenalsegment zur exokrinen Drainage an eine Dünndarmschlinge angeschlossen.

Lebertransplantation

Indikationen und Allokation

Akutes Leberversagen

Im Mittelpunkt steht die Frage nach der **Erholungsfähigkeit** der Leber (abhängig von der Grunderkrankung). So ist das akute Leberversagen bei M. Wilson, in der Schwangerschaft, bei fulminanten Virushepatitiden, Budd-Chiari-Syndrom und Intoxikationen (Medikamente, Knollenblätterpilz etc.) eine Indikation. Eine **High-urgency-Listung** (HU-Listung) ist dann möglich.

Chronisches Leberversagen

Die **Leberzirrhose** ist die häufigste Indikation bei Erwachsenen. Patienten, deren Überlebenswahrscheinlichkeit mit Transplantation größer ist als ohne, werden auf die Warteliste gesetzt. Bei der prognostischen Einschätzung spielen die **Child-Pugh-Klassifikation** (s. S. 122) und der **MELD-Score** (model of end stage liver disease) eine entscheidende Rolle. Letzterer gibt als Maß für die Transplantationsdringlichkeit das Risiko des Versterbens innerhalb der nächsten drei Monate an und ist die Basis für die Allokation.
Die prognostische Einschätzung des chronischen Leberversagens ist außerdem abhängig von der Grunderkrankung: chronische Hepatitis (B, C, B + D), Autoimmunhepatitis, toxische Leberschädigung (Alkohol, Medikamente etc.), primär biliäre Zirrhose (PBC), primär sklerosierende Cholangitis (PSC), sekundär biliäre Zirrhose (Gallenwegssteine, Strikturen etc.), Budd-Chiari-Syndrom.
Neben dem MELD-Score als Basis für die **Allokation** sind Größe und Gewicht von Spender und Empfänger sowie die AB0-Kompatibilität weitere Kriterien für die Zuteilung. Nicht berücksichtigt wird das HLA-System.

Metabolisch-hereditäre Lebererkrankungen

Zu den metabolisch-hereditären Lebererkrankungen zählen α_1-Antitrypsin-Mangel, M. Wilson, Hämochromatose, Glykogenose Typ I und IV, Sphingomyelinlipidose (Niemann-Pick), Galaktosämie, Tyrosinämie, β-Thalassämie, Zystenleber, familiäre Amyloidose, Oxalose, Crigler-Najjar-Syndrom Typ I.
Sind dies bei **Jugendlichen und jungen Erwachsenen** die häufigsten Indikationen, sind es bei **Kindern** angeborene Gallenwegsfehlbildungen (Atresie). Gerade für Kinder kommt die Lebendspende v. a. durch Eltern in Betracht.

Hepatozelluläres Karzinom (HCC)

Die Indikation ist bei primären, nicht resektablen Karzinomen bei Zirrhose gegeben: entweder bei einem singulären Herd ≤ 5 cm oder bei drei Herden ≤ 3 cm (Milan-Kriterien). Außerdem sind eine extrahepatische Manifestation und eine Gefäßinfiltration der Pfortaderäste auszuschließen.
Selten wird bei anderen Malignomen wie dem Hepatoblastom, bei Lebermetastasen neuroendokriner Tumoren oder dem epitheloiden Hämangioendotheliom transplantiert.

Kontraindikationen

Nicht kurativ therapierbare Malignome, manifeste Infektionserkrankungen, kardiovaskuläre und pulmonale Begleiterkrankungen sowie aktiver Alkohol- und Drogenabusus sind absolute Kontraindikationen.

Operative Technik

Die Transplantation erfolgt **orthotop.**

Organentnahme

▶ **Postmortale Organspende:** Entnahme der Leber samt retrohepatischer V. cava inf., A. hepatica, V. portae und Ductus choledochus. Akzessorische Leberarterien werden rekonstruiert und eine Cholezystektomie durchgeführt.
▶ **Lebendspende:** operative Entnahme des linkslateralen (Segmente II/III, s. S. 118, ▌ Abb. 4) oder des rechten Leberlappens (Segmente V–VIII). Das Residualvolumen sollte ≥ 30% betragen. Das Leberparenchym kann nachwachsen.

Hepatektomie beim Empfänger

Nach querer Oberbauchlaparotomie rechts und medianer Erweiterung des Schnitts bis zum Xiphoid (ggf. Erweiterung nach links = „Mercedes-Stern-Schnitt") werden nach Durchtrennen der Ligamente der Ductus choledochus die rechte und linke Leberarterie sowie der Pfortaderhauptstamm abgesetzt und die Leber einschließlich des intrahepatischen Verlaufs der V. cava. inf. entfernt (▌ Abb. 1). Während der anhepatischen Phase kann das venöse Blut der unteren Extremität und des Pfortadersystems mit einem **femoro-porto-axillären Bypass** über die V. axillaris dem Herzen zugeführt werden (▌ Abb. 2).

Implantation

Zunächst wird die V. cava inf. der Spenderleber End-zu-End an die supra- und infrahepatische V. cava inf. des Empfängers anastomosiert, anschließend die Pfortader, ebenfalls End-zu-End. Bei der **Piggy-back-Technik** wird die retrohepatische V. cava inf. des Empfängers belassen und mit dem Spenderorgan anastomosiert. So ist kein venovenöser Bypass erforderlich. Dies ist auch bei der **Kavokavostomie nach Belghiti** der Fall (Seit-zu-Seit-Anastomose von Spender- und Empfänger-Kava nach longitudinaler Kavotomie).
Für den **arteriellen Anschluss** (▌ Abb. 3) gibt es eine Reihe von Techniken je nach anatomischer Situation. Häufig wird ein spenderseitiges Patch an der Aufzweigung von A. gastroduodenalis und A. hepatica propria gebildet und mit einem empfängerseitig ähnlichen Patch vernäht bzw. an die A. hepatica propria angeschlossen. Nun beginnt die Reperfusion von Pfortader und A. hepatica.
Die **Gallengangsanastomose** erfolgt **End-zu-End** (▌ Abb. 4) oder **Seit-zu-Seit**. Gegebenenfalls wird zur Schienung und für einen bes-

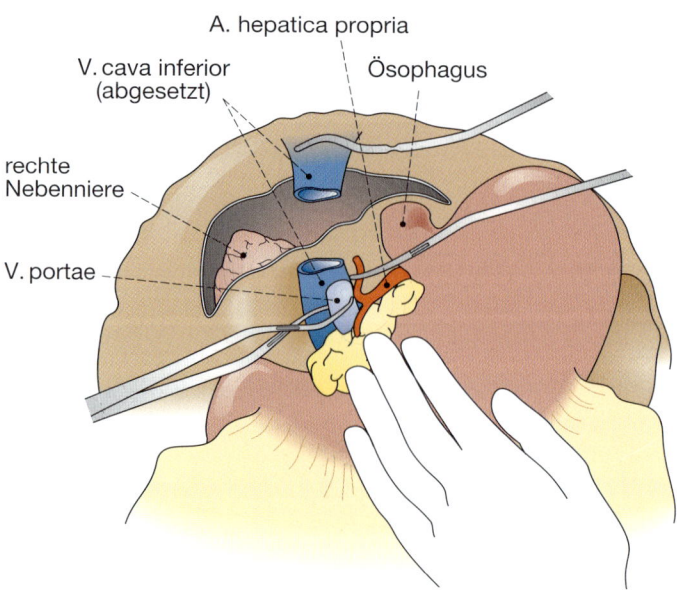

▌ Abb. 1: Situs nach Hepatektomie. [5]

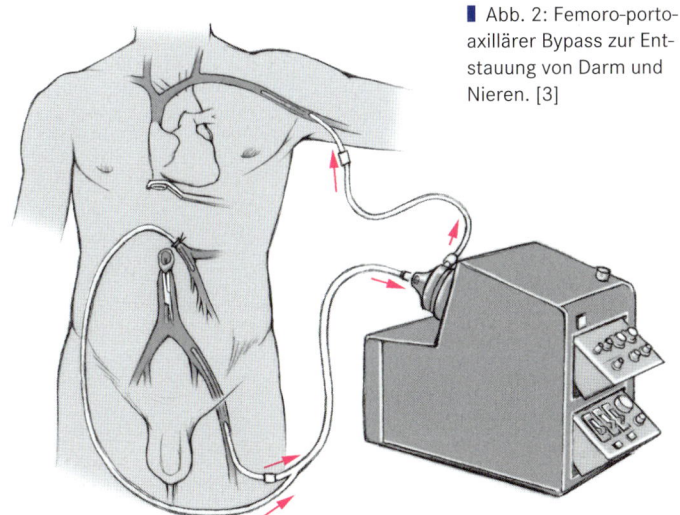

Abb. 2: Femoro-porto-axillärer Bypass zur Entstauung von Darm und Nieren. [3]

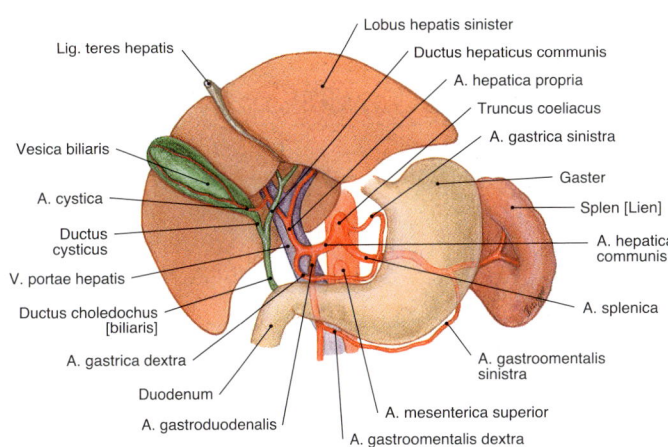

Abb. 3: Blutversorgung der Leber. [46]

seren Gallenabfluss ein **T-Drain** für sechs bis zwölf Wochen in den Gallengang eingelegt (▌ Abb. 4). Bei Gallengangsatresie oder nach Resektion des Ductus hepatocholedochus (wegen Entartungsgefahr bei PSC, s. o.) erfolgt die Anlage einer **biliodigestiven Anastomose** (Hepatojejunostomie) mit einer nach Roux Y-förmig ausgeschalteten Jejunumschlinge.

Bei der **Split-liver-Technik** wird eine Spenderleber zwei Empfängern zugeteilt, z. B. der linkslaterale Leberlappen für ein Kind, der rechte für einen Erwachsenen.

Selten wird die auxiliäre partielle orthotope Lebertransplantation **(APOLT)** im Sinne einer Leberteiltransplantation durchgeführt: Bei potenziell reversiblem akutem Leberversagen werden zu dessen Überbrückung nach Resektion der linkslateralen Segmente an diese Stelle vorübergehend Segmente einer Spenderleber implantiert.

Komplikationen

Komplikationen sind **Blutung,** arterielle/portalvenöse **Thrombosen, Gallengangsstenosen** und **-nekrosen** sowie **Gallelecks.**

Außerdem besteht stets die Gefahr der akuten und chronischen **Abstoßung** sowie von **Infektionen** und **Malignomen** (Immunsuppressiva).

Die Durchblutung des Spenderorgans wird mit der **Farb-Doppler-Sonografie** verifiziert. Die Organfunktion wird **laborchemisch** überwacht: Transaminasen, GLDH, Cholinesterase, Bilirubin und Gerinnungsfaktoren. Ist ein T-Drain vorhanden, kann die Galle quantitativ und qualitativ (v. a. Farbe) beurteilt werden.

Bei **primärer Nichtfunktion** (Galle entfärbt, ↓ Gallefluss, ↑↑ GOT, Substitutionsbedarf) ist die **Retransplantation** erforderlich, ebenso bei chronischer Abstoßung bzw. Dysfunktion und Rezidiv der Grunderkrankung.

Prognose

Die Prognose hängt von der Grunderkrankung und vom Zustand des Patienten zum Transplantationszeitpunkt ab. Die 1-JÜR beträgt über 80%, die 5-JÜR ca. 70%. Posthepatische Zirrhosen sind nach Transplantation mit hohen Rezidivraten behaftet.

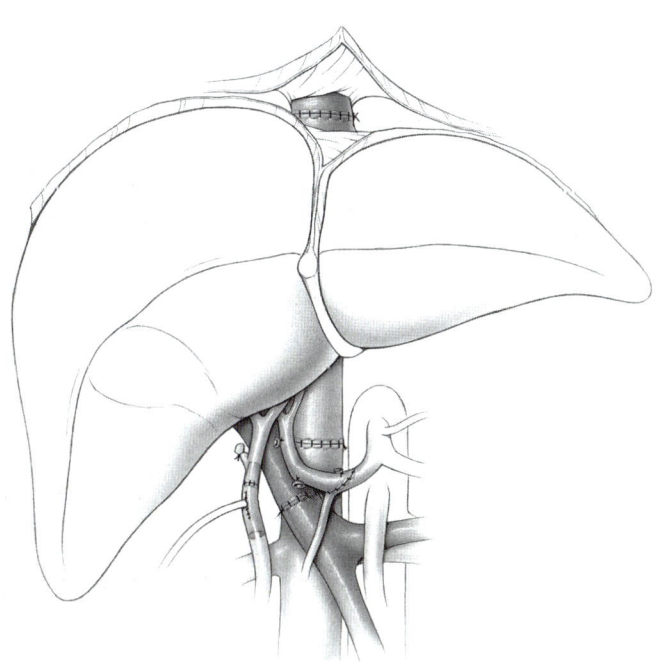

Abb. 4: Situs nach Implantation. [3]

Zusammenfassung

✖ Die Lebertransplantation ist ein etabliertes Therapieverfahren bei akutem und chronischem Leberversagen sowie bei ausgewählten Patienten mit Malignomen der Leber.

✖ Die Organspende erfolgt entweder postmortal (ggf. als Split liver) oder als Lebendspende.

✖ Die Implantation erfolgt orthotop: Anastomose(n) von V. cava inf. (ggf. Piggy-back-Technik), V. portae, A. hepatica und Gallengang; optional eine T-Drainage, biliodigestive Anastomose.

✖ Komplikationen sind Blutung, primäre Nicht- oder Dysfunktion, arterielle und portalvenöse Thrombosen, akute Abstoßung sowie im Langzeitverlauf chronische Abstoßung und Dysfunktion.

Fallbeispiele

C Fallbeispiele

Fall 1: Thoraxschmerz und Dyspnoe

Herr Salz stellt sich bei Ihnen mit Schmerzen im Brustkorb und Luftnot vor.

Szenario 1

Der 53-jährige Bankangestellte erzählt Ihnen, die Schmerzen seien hinter dem Brustbein lokalisiert und strahlten gelegentlich in die Schulter aus. Atemnot habe er bei körperlicher Belastung, da er Raucher sei (40 Pack years), doch sei es v. a. beim Treppensteigen in letzter Zeit schlimmer geworden. Er klagt zusätzlich über seit vier Wochen bestehenden Hustenreiz mit weißlich-bräunlichem Auswurf. Er sei jetzt gekommen, weil er Blutspuren im Auswurf entdeckt habe. Außerdem seien die Schmerzen v. a. im Liegen und beim Husten schlimmer geworden.

Frage 1: Was ist Ihre Verdachtsdiagnose?

Frage 2: Was sind Ihre Differenzialdiagnosen?

Körperliche Untersuchung: außer einem Übergewicht (BMI 27 kg/m²) altersentsprechender Normalbefund; RR 145/80 mmHg, Puls 72/min, Körpertemperatur 36,9 °C.

Frage 3: Welche Diagnostik veranlassen Sie nun?

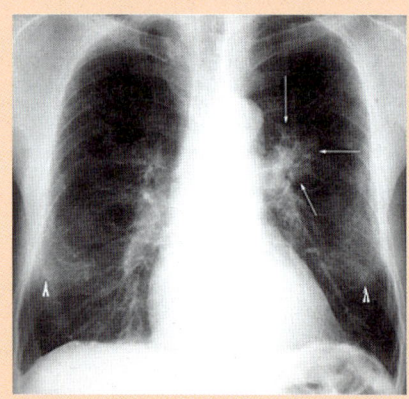

■ Abb. 1: Röntgen-Thorax. [26]

Labor und EKG: unauffällig.

Frage 4: Was erkennen Sie im Röntgen-Thorax (■ Abb. 1)?

Frage 5: Welche weiterführende Diagnostik veranlassen Sie?

CT und Bronchoskopie mit Biopsieentnahme sowie Oberbauchsonografie und Knochenszintigrafie ergeben ein NSCLC im Stadium T2N0M0.

Frage 6: Welche Therapie schlagen Sie vor?

Verlauf: Herr Salz wird operiert. Die histologische Aufarbeitung der entfernten Lymphknoten zeigte keinen pathologischen Befund (N0). Die Therapie ist daher mit der Operation abgeschlossen.

Szenario 2

Der 23-jährige, schlanke Maschinenbau-Student erzählt Ihnen, heute Nachmittag habe er im rechten Brustkorb einen Stich gespürt, als hätte ihm jemand ein Messer hineingestochen. Kurz nach Beginn des Brustschmerzes habe er Atemnot bekommen, die immer schlimmer geworden sei. Inzwischen tue er sich mit dem Atmen selbst in Ruhe sehr schwer.

Anamnestisch ist weder ein Trauma noch größere körperliche Belastung vor und während des Schmerzereignisses zu erheben.

Frage 7: Was ist Ihre Verdachtsdiagnose?

Frage 8: Welche Differenzialdiagnosen fallen Ihnen zum Leitsymptom „Thoraxschmerz" ein?

Körperliche Untersuchung: schlanker, hoch gewachsener Patient, Herz unauffällig, hypersonorer Klopfschall und aufgehobenes Atemgeräusch über dem rechten Thorax, linker Thorax ohne pathologischen Befund. Ansonsten altersentsprechender Normalbefund; RR 115/70 mmHg, Puls 88/min, Körpertemperatur 36,9 °C.

Frage 9: Welche Diagnostik veranlassen Sie nun?

Die Aufnahme zeigt einen rechtsseitigen, fast völligen Pneumothorax mit nichtvorhandener peripherer Lungengefäßzeichnung und zentraler Verschattung durch die fast vollständig kollabierte Lunge.

Frage 10: Welche Therapie schlagen Sie vor?

Frage 11: Was wissen Sie über die Pathogenese des idiopathischen Spontanpneumothorax?

Frage 12: Wie hoch schätzen Sie das Rezidivrisiko ein?

Herrn Salz geht es nach Anlage der Thoraxdrainage bald wieder besser, die Luftnot ist fast weg. Auf dem Kontrollbild des Röntgen-Thorax ist allerdings am sechsten Tag immer noch eine Luftfistelung anzunehmen und Sie sind mit der Lungenexpansion nicht zufrieden.

Frage 13: Wie gehen Sie weiter vor?

Verlauf: Nach vier Tagen kann die Thoraxdrainage gezogen werden. Kontrollen zeigen eine vollständig entfaltete rechte Lunge, sodass Herr Salz am nächsten Tag entlassen werden kann.

Szenario 3

Der 64-jährige Patient liegt aufgrund eines erneuten Myokardinfarkts auf der kardiologischen Intensivstation. Sie werden als diensthabender Herzchirurg gerufen, um mögliche Optionen für Herrn Salz mit dem zuständigen Kardiologen zu besprechen.

Sie wissen, dass bei dem Patienten seit Jahren eine ischämische Kardiomyopathie bekannt ist. Aufgrund der Dreigefäßerkrankung hatte Herr Salz vor vier Jahren Bypässe für alle drei Hauptkoronarien (RIVA, RCX, RCA) erhalten. Diese seien teilweise allerdings erneut stenosiert.

Vier der fünf Hauptrisikofaktoren für eine koronare Herzerkrankung liegen vor.

Frage 14: Was sind die fünf Hauptrisikofaktoren der KHK?

Sie sehen sich die bisherigen Untersuchungen an:

▶ **EKG:** Vorderwandinfarkt mit ST-Hebungen in V_2–V_6, Q-Zacken in I, II, aVL, V_2–V_5

▶ **Röntgen-Thorax:** Kardiomegalie, linksseitig betont; Lungen beidseits gestaut

▶ **Echokardiografie:** Hypokinesie der anterolateralen Herzwand, Mitralklappeninsuffizienz

▶ **Herzkatheter:** Hauptstammstenose der linken Koronararterie (80%), vollständiger Verschluss des RIVA, Stenose des RCX (80%), die Bypässe sind teilweise bis zu 80% stenosiert; langstreckige Stenose der RCA.

Sie untersuchen Herrn Salz auf der Intensivstation: intubierter und beatmeter Patient, Puls 92/min, RR 105/85 mmHg unter Dopamin und Noradrenalin. Die Halsvenen sind gestaut. Sie auskultieren ein Systolikum über Erb und basale Rasselgeräusche über beiden Lungen.

Frage 15: Was könnte die Ursache für das Systolikum sein?

Frage 16: Nach dem erneuten Myokardinfarkt am gestrigen Tag liegt nun eine terminale Herzinsuffizienz NYHA IV vor. Welche herzchirurgischen Optionen haben Sie?

Verlauf: Herr Salz wird für eine Herztransplantation HU-gelistet und erhält einen Assist device (■ Abb. 3). Nach zwölf Tagen wird das Herz eines etwa gleich großen und schweren Spenders angeboten. Das Spenderorgan wird orthotop implantiert. Der postoperative Verlauf ist unkompliziert. Die immunsuppressive Induktionstherapie wird begonnen.

Szenario 1

Antwort 1: Bei Thoraxschmerz, Dyspnoe und Hämoptyse bei langjähriger Raucheranamnese ist Ihre Differenzialdiagnose Nr. 1 das Bronchialkarzinom.

Antwort 2: Differenzialdiagnostisch ist auch eine koronare Herzerkrankung mit akutem Koronarsyndrom möglich (retrosternaler Schmerz mit Ausstrahlung), also eine kardiale Ursache der Schmerzen. Intraalveoläre Blutungen infolge pulmonaler Stauung können außerdem bei Herzvitien und Linksherzinsuffizienz auftreten („Herzfehlerzellen"). Allerdings ist aufgrund des blutigen Auswurfs eher an pulmonale Erkrankungen zu denken, z.B. Lungenembolie, Tuberkulose und Bronchiektasen. Eine ausführliche Auflistung der Differenzialdiagnosen bei Thoraxschmerz ist Antwort 8 zu entnehmen.

Antwort 3: Röntgen-Thorax-Aufnahme (▌ Abb. 1), EKG, Labor.

Antwort 4: Verschattung (↑) im Bereich des linken Hilus mit radiären Ausläufern, dringender Verdacht auf Bronchialkarzinom im linken Oberlappen.

Antwort 5: Ziele der weiterführenden Diagnostik sind die histologische Diagnosesicherung und das Staging: CT-Thorax, Bronchoskopie, CT-gesteuerte Biopsieentnahme, ggf. Thorakoskopie. Zur Verlaufsbeobachtung wird der Tumormarker CYFRA 21-1 bestimmt. Suche nach Fernmetastasen: Oberbauchsonografie und Knochenszintigrafie. Auf ein Schädel-CT wird wegen fehlender Symptome verzichtet.

Antwort 6: T2N0M0 entspricht dem UICC-Stadium I, d.h. die Therapie der Wahl ist die alleinige operative Entfernung des Karzinoms: Lobektomie des linken Oberlappens und mediastinale Lymphknotendissektion. Präoperativ muss die funktionelle Operabilität des Patienten geprüft werden (Spirometrie, arterielle Blutgasanalyse, ggf. Perfusionsszintigrafie).

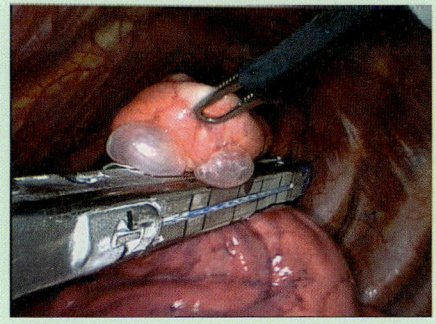

Szenario 2

Antwort 7: Spontanpneumothorax.

Antwort 8: Die Liste der Differenzialdiagnosen bei Thoraxschmerz ist lang. Prinzipiell lassen sich **kardiale** und **nicht kardiale** Ursachen unterscheiden. Bei den kardialen Ursachen sind die koronare Herzerkrankung (Angina pectoris, akutes Koronarsyndrom), Klappenvitien, Kardiomyopathie (Herzinsuffizienz), Myokarditis, tachykarde Rhythmusstörungen und Erkrankungen des Perikards (Perikarditis, Perimyokarditis) zu bedenken. Zu den nicht kardialen Ursachen zählen Pneumothorax, Pleuritis, Lungenembolie, Pneumonie, Malignome der Lunge, Aneurysma dissecans, gastroösophagealer Reflux (Ösophagitis), Ösophagusspasmus, Ösophagusruptur, Interkostalneuralgie, Rippenfraktur, Rippen- und Brustwandtumoren, Tietze-Syndrom (druckschmerzhafte Schwellung am sternalen Ansatz der 2./3. Rippe), vertebragene Thoraxschmerzen, funktionelle Thoraxschmerzen und abdominale Ursachen (Pankreatitis, Gallenkolik).

Antwort 9: Röntgen-Thorax-Aufnahme in Exspiration (zwei Ebenen).

Antwort 10: Angesichts des beschriebenen, ausgedehnten Spontanpneumothorax ist eine spontane Resorption wie etwa bei einem geringen Mantelpneumothorax nicht zu erwarten. Auch aufgrund der Klinik (Dyspnoe) muss daher eine Thoraxdrainage zur Reexpansion der kollabierten Lunge angelegt werden.

Antwort 11: Spontaner Defekt an der Lungenoberfläche. Ursache ist typischerweise die Ruptur an der Lungenspitze gelegener (= apikaler) kleiner Bullae (Blasen). Luft entweicht so aus dem Bronchoalveolarraum in den Pleuraspalt. Meist sind junge, schlanke, hoch gewachsene, ansonsten lungengesunde Männer betroffen.

Antwort 12: Das Rezidivrisiko nach dem ersten idiopathischen Spontanpneumothorax liegt nach alleiniger Drainagebehandlung bei 30–50 %.

Antwort 13: Bei persistierender Luftfistelung (≥ sechs Tage), inkompletter Lungenexpansion, Rezidiv und Spannungspneumothorax ist eine videoassistierte Thorakoskopie (VATS) mit Abtragung der Lungenbullae, ggf. mit Pleurektomie oder Pleuraabrasio der Thoraxkuppe, indiziert (▌ Abb. 2).

▌ Abb. 2: Die blasig veränderte Lungenspitze wird mit einem linearen Stapler abgetrennt und das Lungengewebe durch dreifache Klammerreihe luft- und blutungsdicht verschlossen. [5]

Szenario 3

Antwort 14: Rauchen, Diabetes mellitus, Lipidstoffwechselstörung (v.a. Hypercholesterinämie), arterielle Hypertonie und familiäre Disposition. Als sechster Hauptrisikofaktor wird zunehmend die Depression akzeptiert.

Antwort 15: Kommt es als Komplikation bei einem Myokardinfarkt zu einer Dysfunktion oder dem Abriss eines Papillarmuskels (Papillarmuskelnekrose), so ist eine akute Mitralklappeninsuffizienz die Folge, die sich als Systolikum bemerkbar macht.

Antwort 16:
▶ Erneute Bypass-Operation: nicht sehr vielversprechend: ischämische Kardiomyopathie mit erneutem Reinfarkt und Klappeninsuffizienz
▶ Assistierte Zirkulation als zeitliche Überbrückung bis zur Herztransplantation (z.B. intraaortale Ballongegenpulsation, IABP: s.a. S. 58)
▶ Assist device (▌ Abb. 3) als langfristigere Überbrückung bis zur Transplantation (bis zu ca. einem Jahr). Das Blut wird dabei dem linken Ventrikel entnommen und mithilfe einer Membranpumpe in die Aorta ascendens gepumpt. Zwei Klappen, die sich nahe der Pumpe in den zu- und abführenden Schläuchen befinden, dienen der Blutstromrichtung. Die Pumpe wird in die Bauchwand implantiert.

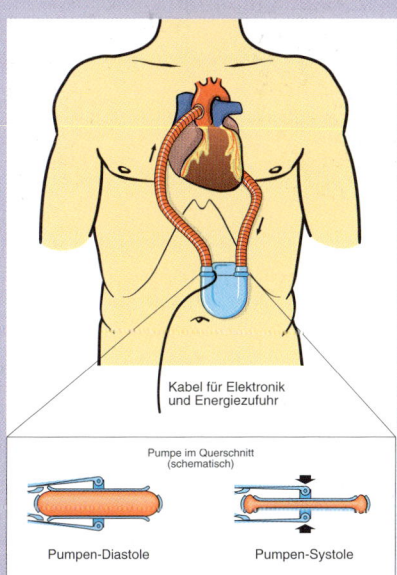

Kabel für Elektronik und Energiezufuhr

Pumpe im Querschnitt (schematisch)

Pumpen-Diastole   Pumpen-Systole

▌ Abb. 3: Prinzip eines Assist device (Modell Novacor®). [5]

▶ Kunstherz (künstlicher Totalersatz)
▶ Herztransplantation: Es besteht Indikation aufgrund der therapierefraktären Herzinsuffizienz NYHA IV ohne Möglichkeit der längerfristigen Stabilisierung.

Fall 2: Akuter Bauchschmerz

Alois Sandlmoser stellt sich abends mit heftigen Bauchschmerzen bei Ihnen in der Notaufnahme vor.

Szenario 1

Der 48-jährige Patient wird vom Rettungsdienst gebracht. Er kann schmerzbedingt nicht mehr gehen und vermeidet jede Bewegung und Erschütterung: seit vier Stunden heftige, zunehmende Bauchschmerzen, GCS 15, RR 155/90 mmHg, Puls 100/min, Temperatur 37,9 °C. Herr Sandlmoser erzählt mit gequältem Gesicht, er leide seit einem Jahr an Magengeschwüren, Medikamente nehme er aber keine. So schlimm wie jetzt sei es noch nie gewesen, der ganze Bauch tue weh. Das sei alles der Stress im Büro. Er treibe keinen Sport mehr, habe wieder an Gewicht zugenommen und leide schon länger an chronischer Verstopfung. Er sei Raucher (30 Pack years) und trinke täglich drei Tassen Kaffee. Auf weitere Nachfrage gibt er an, vor zwei Jahren einen Herzinfarkt gehabt zu haben, bei dem ein Stent in ein Herzkranzgefäß gesetzt wurde.

Frage 1: Was sind Ihre Verdachtsdiagnosen?

Frage 2: Welche Differenzialdiagnosen sind zu berücksichtigen?

Körperliche Untersuchung: Patient in reduziertem AZ, blass-graues Hautkolorit, Darmgeräusche nur sehr spärlich auskultierbar, Abdomen diffus druckschmerzhaft, Abwehrspannung mit Loslassschmerz in allen vier Quadranten. Die digital-rektale Untersuchung ist unauffällig (stuhlgefüllte Rektumampulle).

Frage 3: Welche Erstmaßnahmen und weitere Diagnostik veranlassen Sie?

Frage 4: Was erkennen Sie auf dem Röntgen-Bild (∎ Abb. 1)?

Labor: Auffällig sind Leukozytose (18/nl) und ein CRP von 29 mg/l.

Frage 5: Wie gehen Sie weiter vor?

Verlauf: Der postoperative Verlauf gestaltet sich problemlos, die Peritonitis bildet sich sukzessive zurück. Herr Sandlmoser kann am nächsten Tag wieder essen und erhält einen Protonenpumpenhemmer zur Ulkusprophylaxe. Nach einer Woche kann er die Klinik verlassen.

Szenario 2

Der 52-jährige, nach Alkohol riechende Bauarbeiter erzählt Ihnen, er habe derartige Bauchschmerzen in abgeschwächter Form schon einmal gehabt. Jetzt seien die Schmerzen stärker und er habe mehrfach erbrochen. Die Schmerzen säßen irgendwo unter dem Brustkorb und strahlten wie ein Band in den Rücken aus.

Frage 6: Was ist Ihre Verdachtsdiagnose und welchen Laborbefund würden Sie dann erwarten?

Frage 7: Was sind weitere Differenzialdiagnosen?

Körperliche Untersuchung: Patient in reduziertem AZ und EZ, blass-graues Hautkolorit, Sklerenikterus; Darmgeräusche spärlich auskultierbar, vereinzelt hochgestellt; Abdomen prall-elastisch (gummiartig), keine Abwehrspannung, kein Loslassschmerz; gürtelförmige Druckdolenz im Oberbauch; RR 120/85 mmHg, Puls 92/min, Temperatur 37,4 °C.

Frage 8: Welche Sofortmaßnahmen und Diagnostik veranlassen Sie?

Labor: Auffällig sind Leukozytose (13,5/nl), Hb 10,8 g/dl, CRP 21 mg/l, Lipase 397 U/l, Amylase 553 U/l, GOT 100 U/l, GPT 119 U/l, γ-GT 213 U/l, Bilirubin 8,0 mg/dl.

Sonografie: kein Anhalt auf Cholelithiasis, Gallengänge nicht erweitert. Das Pankreas ist ödematös geschwollen, kein Hinweis auf Nekrosen oder Abszess.

Frage 9: Wie fahren Sie fort?

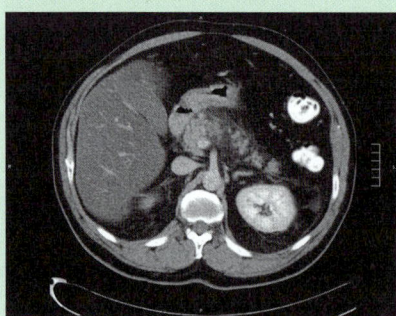

∎ Abb. 2: Abdomen-CT. [17]

Frage 10: Was erkennen Sie auf dem CT-Bild (∎ Abb. 2)?

Frage 11: Wie fahren Sie nun fort?

Verlauf: Herrn Sandlmoser geht es nach zwei Tagen schon viel besser, die Pankreasenzyme sind rückläufig und er kann nach vier Tagen entlassen werden.

Szenario 3

Der kleine Alois ist ein 17 Monate alter Junge und wurde von seinem Papa gebracht. Der Vater berichtet, Alois habe seit gestern Morgen Durchfall und attackenweise heftige Bauchkrämpfe. Der Junge krabble und laufe seitdem nicht mehr, sondern ziehe nur noch die Beine an. Der Stuhl sei seit heute Abend blutig-schleimig und daher seien sie hierher gekommen.

Frage 12: Was ist Ihre Verdachtsdiagnose?

Frage 13: Welche Differenzialdiagnosen sind zu berücksichtigen?

Körperliche Untersuchung: Patient in vermindertem AZ und mit reduziertem Hautturgor, kein Meningismus; Rachen gerötet, Trommelfelle beiderseits unauffällig, Lymphknoten nicht vergrößert tastbar; Abdomen weich, keine Abwehrspannung. Im mittleren Unterbauch ist eine Walze zu tasten.

Frage 14: Welche Erstmaßnahmen und weitere Diagnostik veranlassen Sie?

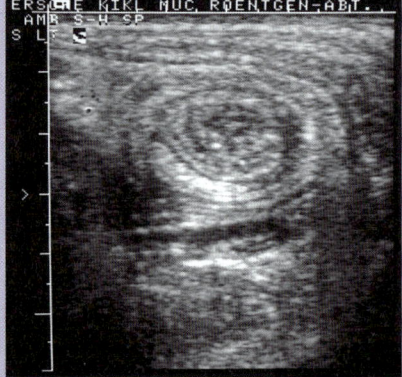

∎ Abb. 3: Sonografie. [35]

Frage 15: Was erkennen Sie in der Sonografie (∎ Abb. 3)?

Frage 16: Wie gehen Sie weiter vor?

Leider bleibt der konservative Therapieversuch erfolglos.

Frage 17: Was nun?

Verlauf: Der postoperative Verlauf ist problemlos, der Kostaufbau erfolgt verzögert nach zwei bis drei Tagen. Nach zehn Tagen kann Alois entlassen werden.

Szenario 1

Antwort 1: Akutes Abdomen mit diffuser Peritonitis bei perforiertem Magenulkus, Divertikulitis mit Perforation. An einen Myokardinfarkt muss bei akutem Abdomen auch gedacht werden, er ist allerdings bei einer Peritonitis unwahrscheinlich.

Antwort 2: Meist ist eine Peritonitis sekundär-bakteriell verursacht. Häufige Ursachen sind Perforation (Ulkus, Appendizitis, Cholezystitis, Sigmadivertikulitis, Tumorperforation) und Durchwanderung von Bakterien und Toxinen bei Ileus, Hernieninkarzeration, Volvulus, Invagination und Mesenterialischämie.

Antwort 3: Sicherung und Überwachung der Vitalfunktionen, intravenöse Kanüle mit Blutabnahme, Infusion, Analgetika; Labor: Blutbild, Entzündungsparameter, Elektrolyte, Nierenparameter, Pankreas- und Leberenzyme, Gerinnungsparameter (für eventuelle OP), TSH (für eventuelle Kontrastmitteluntersuchungen), Blutgruppe; Sonografie, Abdomen-Leeraufnahme in Linksseitenlage, Röntgen-Thorax (■ Abb. 1), EKG (Myokardinfarkt?).

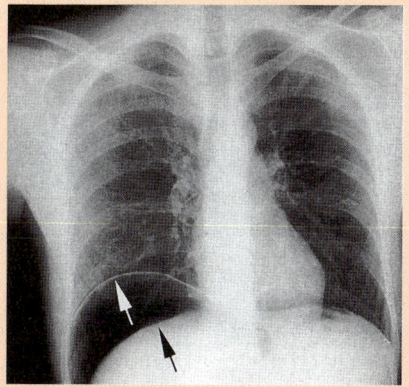

■ Abb. 1: Röntgen-Thorax im Stehen. [5]

Antwort 4: Subphrenische Luftsichel rechts: freie Luft, subdiaphragmal als Hinweis auf eine Hohlorganperforation.

Antwort 5: Notfallmäßige Laparotomie (ggf. Laparoskopie) bei Verdacht auf Hohlorganperforation. Intraoperativ finden sich eine präpylorische Magenperforation und eine frische Oberbauchperitonitis. Das Ulkus wird exzidiert und übernäht. Aufgrund der Peritonitis wird das Abdomen gespült, eine Drainage eingelegt und verschlossen.

Szenario 2

Antwort 6: Akute Pankreatitis äthyltoxischer Genese; Amylase und Lipase im Serum erhöht; prognostisch und zur Einschätzung des Schweregrads wichtig: CRP.

Antwort 7: Neben der akuten und chronischen Pankreatitis sollten Sie bei Vorliegen einer Alkoholkrankheit und bei Oberbauchschmerzen mit Ikterus immer an eine Erkrankung der Leber denken (akutes Leberversagen, Virushepatitis). Prinzipiell kann die Ursache eines Ikterus prähepatisch (z. B. Hämolyse), intrahepatisch (z. B. Virushepatitis) und posthepatisch lokalisiert sein (z. B. Choledochusstein, Tumoren der Gallenwege und des Pankreaskopfs).

Antwort 8: Nahrungskarenz, intravenöse Volumentherapie, Schmerztherapie (Metamizol), Stressulkusprophylaxe; Labor: wie in Szenario 1, zusätzlich alkalische Phosphatase, γ-GT, GOT, GPT, Lipase, Amylase, Bilirubin; Oberbauchsonografie (Cholelithiasis?).

Antwort 9: Aufgrund der Klinik, der erhöhten Enzyme Lipase und Amylase und des nur leicht erhöhten CRP vermuten Sie eine ödematöse Pankreatitis. Sie veranlassen ein Abdomen-CT mit Kontrastmittel (■ Abb. 2).

Antwort 10: Ödematöse Pankreatitis im Halsbereich, keine Nekrosen oder Verkalkungen; Zeichen der Leberverfettung, Gallenwege nicht erweitert.

Antwort 11: Fortführen der Erstmaßnahmen mit Nahrungskarenz, parenteraler Ernährung und engmaschiger Überwachung v. a. bzgl. Fortschreitens der Erkrankung (nekrotisierende Form). Die enterale Ernährung unter Substitution der Pankreasenzyme ist nach Klinik und Schmerzen anzustreben. Die Notwendigkeit einer Antibiotikatherapie bei ödematöser Pankreatitis ist umstritten.

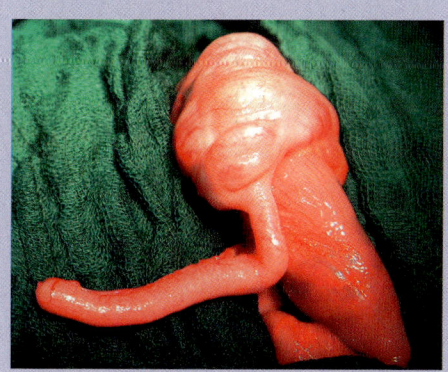

Szenario 3

Antwort 12: Ileus bei Invagination.

Antwort 13: Ab der vierten Lebenswoche eines Säuglings dominieren bei einer Ileussymptomatik erworbene Ursachen. Im Kleinkindalter sind je nach Alter v. a. Invagination, Volvulus, Leistenhernieninkarzeration und später die Appendizitis zu berücksichtigen.

Antwort 14: Parenterale Flüssigkeits- und Elektrolytsubstitution, ggf. Analgosedierung; Labor, Sonografie.

Antwort 15: Schießscheibenphänomen (Kokarde): Querschnitt durch eine Invagination im Ileozökalbereich.

Antwort 16: Da keine Zeichen einer Peritonitis vorliegen, ist der konservative Versuch einer hydrostatischen Reposition unter Operationsbereitschaft und in Analgosedierung gerechtfertigt: Kolonkontrasteinlauf mit maximal 100 cm Wassersäule (■ Abb. 4).

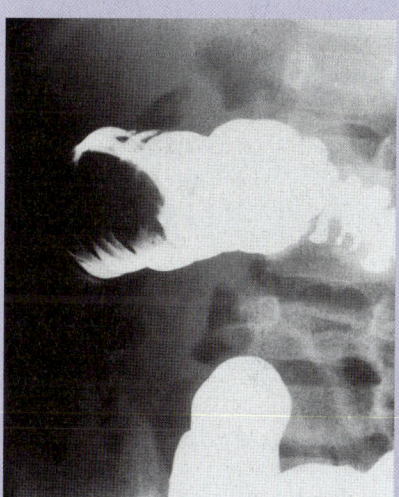

■ Abb. 4: Hydrostatische Reposition: Das Kontrastmittel umspült krebsscherenartig den Invaginatkopf. [5]

Antwort 17: Nun muss laparotomiert werden. Intraoperativ erfolgt der Hutchinson-Handgriff: manuelle Desinvagination (Herausdrücken des Invaginats von aboral nach oral, nicht Herausziehen des Invaginats!). Leider bleibt auch dieser Versuch erfolglos, sodass eine Ileozökalresektion mit End-zu-End-Anastomose durchgeführt werden muss (■ Abb. 5).

■ Abb. 5: Operationssitus bei ileozökaler Invagination: Einstülpung des Ileums in das Zökum. [35]

Fall 3: Blickdiagnose

Folgende Patienten stellen sich bei Ihnen in der Ambulanz vor.

Szenario 1

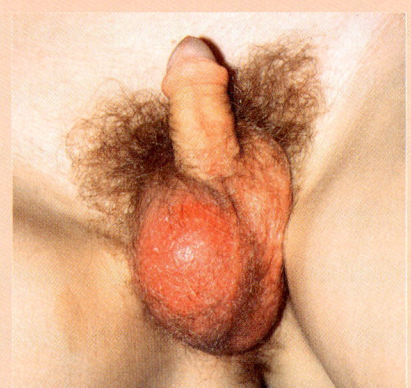

Abb. 1: [55]

Frage 1: Was ist Ihre Verdachtsdiagnose (■ Abb. 1)?
Der Notarzt hat den 13-jährigen Thomas zu Ihnen in die Klinik gebracht. Der Junge erzählt, während einer Fahrradtour an den See habe er auf einmal heftige Schmerzen im rechten Hoden bekommen. Jede Bewegung und Berührung verursache wahnsinnige Schmerzen. Körperliche Untersuchung: Junge in reduziertem AZ, gutem EZ, Abdomen weich, äußeres Genitale unauffällig, geschwollenes, gerötetes, extrem druck- und berührungsempfindliches Skrotum. Der rechte Hoden erscheint größer, allerdings lässt sich der linke aufgrund der starken Schmerzen nicht sicher beurteilen.
Frage 2: Wie wird der vorliegende Symptomenkomplex bezeichnet?
Frage 3: Was sind Ihre Differenzialdiagnosen?
Frage 4: Was wissen Sie über die Hodentorsion und die Zeitspanne der Ischämietoleranz?
Frage 5: Welche entscheidende diagnostische Untersuchung führen Sie als Nächstes durch?
Es zeigt sich, dass die intraparenchymatöse Perfusion im rechten Hoden weitgehend aufgehoben ist.
Frage 6: Wie fahren Sie fort?
Verlauf: Aufgrund der kurzen Ischämiezeit von etwas mehr als zwei Stunden erholt sich das Hodenparenchym nach Detorquierung wieder und der postoperative Verlauf gestaltet sich für Thomas problemlos. Am zweiten postoperativen Tag kann er entlassen werden.

Szenario 2

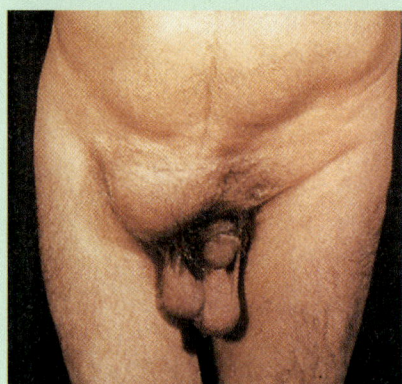

Abb. 2: [34]

Frage 7: Was ist Ihre Verdachtsdiagnose (■ Abb. 2)?
Der 63-jährige Herr Maier ist zu Ihnen gekommen, weil er seit über einem Jahr in der rechten Leiste eine Schwellung habe, die in den letzten drei Monaten zugenommen habe. Insbesondere beim Husten und Pressen trete sie hervor. Damals habe er nach dem Heben eines Bierfasses eine leichte Schwellung und Schmerzen verspürt. Erst jetzt, da die Schwellung so zugenommen und er immer wieder Schmerzen habe, habe er sich von seiner Frau hierher fahren lassen.
Körperliche Untersuchung: Schwellung im Bereich der rechten Leiste, Skrotum unauffällig. Das Abdomen ist weich, keine Resistenzen, Darmgeräusche in allen vier Quadranten lebhaft.
Bei der Palpation (Invaginieren der Skrotalhaut und Vorschieben des Fingers in den äußeren Leistenring, s. S. 141) stößt etwas auf Ihre Fingerkuppe.
Frage 8: Welche Differenzialdiagnosen beachten Sie?
Frage 9: Ist eine weiterführende Diagnostik erforderlich?
Frage 10: Welche therapeutischen Optionen kennen Sie?
Frage 11: Was schlagen Sie für Herrn Maier vor?
Verlauf: Herr Maier kann am folgenden Tag operiert und am zweiten postoperativen Tag entlassen werden.

Szenario 3

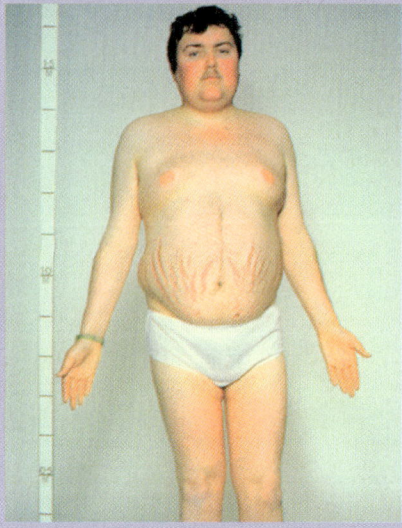

Abb. 3: [34]

Frage 12: Was ist Ihre Verdachtsdiagnose (■ Abb. 3)?
Frage 13: Beschreiben Sie den inspektorischen Befund!
Frage 14: Welche Ursachen für einen Hyperkortisolismus kennen Sie?
Herr Mühlheimer ist ein 38-jähriger Großbauer und klagt außer über seine äußeren Veränderungen über Schlaflosigkeit, Libidoverminderung und Impotenz. Der körperliche Untersuchungsbefund ist ansonsten bis auf einen leicht erhöhten Blutdruck unauffällig.
Frage 15: Wie gehen Sie bei einem Cushing-Syndrom diagnostisch vor?
Bei Herrn Mühlheimer wird nach stationärer Aufnahme ein Kortisol-Tagesprofil bestimmt. Alle Werte (8:00, 12:00 und 18:00 Uhr) sind erhöht und etwa gleich. Die Bestimmung des Plasma-ACTH-Spiegels ergibt einen supprimierten ACTH-Wert. Die Ursache ist also in der Nebenniere zu suchen (adrenales Cushing-Syndrom).
Frage 16: Welche weitere Diagnostik schlagen Sie vor?
Im angefertigten Abdomen-CT zeigt sich eine rund-ovale Raumforderung im Bereich der linken Nebenniere. Die rechte Nebenniere weist bereits eine Inaktivitätshypoplasie auf.
Frage 17: Welches therapeutische Vorgehen schlagen Sie vor?
Frage 18: Was müssen Sie peri-/postoperativ beachten?

Szenario 1

Antwort 1: Hodentorsion.
Antwort 2: Analog zum Begriff „akutes Abdomen" wird ein derartiges Krankheitsbild mit akuten Hodenschmerzen, Rötung und Schwellung als „akutes Skrotum" bezeichnet. Bei der Hodentorsion handelt es sich um einen Notfall! Die Verschleppung von Diagnostik und Therapie kann zum ischämischen Verlust des Hodens führen. Eine rasche und zielgerichtete Diagnostik ist daher bei akutem Skrotum erforderlich.
Antwort 3: Folgende Erkrankungen können ein akutes Skrotum verursachen:
▶ Hodentorsion
▶ Hydatidentorsion: Stieldrehung der Appendix testis (Morgagni-Zyste)
▶ Entzündungen: Epididymitis, (Mumps-) Orchitis, Deferentitis, Funikulitis
▶ Skrotalödem
▶ Hydrozele/Varikozele
▶ Erysipel
▶ Abszess
▶ Trauma/Insektenstich
▶ Inkarzerierte Inguinalhernie
▶ Tumor
Antwort 4: Verdrehung des Hodens um die Längsachse aufgrund fehlender Anheftung an den Hodenhüllen mit Unterbrechung/Drosselung der Blutzufuhr und der Gefahr der hämorrhagischen Infarzierung. Die Ischämietoleranz beträgt sechs Stunden. In Bezug auf die Tunica vaginalis kann die Torsion intra- oder extravaginal sein. Es gibt zwei Altersgipfel: im ersten Lebensjahr und in der Präpubertät.
Antwort 5: Doppler-Sonografie (farbkodierte Duplexsonografie).
Antwort 6: Der Hoden muss unverzüglich operativ freigelegt, detorquiert und an den Hodenhüllen fixiert werden (Orchidopexie). Auch der kontralaterale Hoden muss (ggf. zweizeitig) fixiert werden. Bei Thomas geschieht dies im selben Eingriff.

> Schon bei Verdacht auf eine Hodentorsion (also auch im Zweifelsfall) ist die umgehende operative Freilegung des Hodens indiziert!

Szenario 2

Antwort 7: Leistenhernie (Hernia inguinalis): typische Anamnese, Vorwölbung beim Pressen und Husten (↑ intraabdomineller Druck).
Antwort 8: Sie bedenken alle Ursachen für eine Weichteilschwellung und Schmerzen im Bereich der Leiste. Dabei können vergrößerte inguinale Lymphknoten als Folge von Leukämien, Lymphomen, Infektionen und Entzündungen der unteren Extremität und der Genitalregion auftreten. Weitere Ursachen einer Schwellung sind Schenkelhernie, Varikozele, Hydrocele funiculi spermatici et testis, Sarkom, Lipom, Aneurysma, Leistenhoden sowie Tumoren des Hodens und Nebenhodens.
Antwort 9: Bei typischer Anamnese, Klinik und Untersuchungsbefund sind keine weiteren diagnostischen Maßnahmen erforderlich.
Antwort 10: Jede Leistenhernie sollte aufgrund der stets gegebenen Gefahr der Inkarzeration einer elektiven Operation zugeführt werden. Ziel ist die Stabilisierung der Hinterwand des Leistenkanals. Bei den offenen Verfahren stehen solche ohne Einlage eines Netzes (z. B. nach Shouldice: Dopplung der Transversalisfaszie) oder mit präperitonealer Netzeinlage (nach Lichtenstein) zur Verfügung. Bei beidseitigen Hernien und Rezidivhernien haben die endoskopischen Verfahren (TAPP, TEP) Vorteile.
Antwort 11: Da bei Herrn Maier keine Inkarzeration vorliegt, was eine Indikation zur Notfalloperation wäre, ist eine elektive Operation indiziert. Bei Patienten ab 35 Jahren wird bei einseitigen, primären Leistenhernien das offene Verfahren mit spannungsfreier Verstärkung der Hinterwand durch präperitoneale Netzeinlage nach Lichtenstein bevorzugt (▌ Abb. 4).

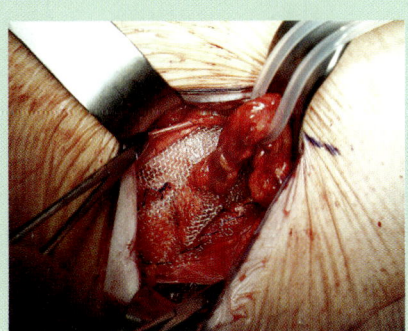

▌ Abb. 4: Einbringen eines zum Durchtritt für den Samenstrang gespaltenen Netzes (Verfahren nach Lichtenstein). [5]

Szenario 3

Antwort 12: Hyperkortisolismus, Cushing-Syndrom.
Antwort 13: Stammbetonte Adipositas (dünne Extremitäten), Vollmondgesicht mit Plethora, Striae rubrae.
Antwort 14:
▶ **ACTH-abhängig:**
– Hypophysäre Übersekretion von ACTH (meist durch Adenom): Morbus Cushing
– Ektopes ACTH-Syndrom: nicht hypophysäre Sekretion von ACTH, meist paraneoplastisch durch Tumorzellen (v. a. kleinzelliges Bronchialkarzinom)
– Ektope Sekretion von CRH
▶ **ACTH-unabhängig:**
– Iatrogen (am häufigsten): therapeutische Langzeitgabe von Glukokortikoiden
– Adenom oder Karzinom der Nebennierenrinde, noduläre adrenale Hyperplasie
Antwort 15: Siehe ▌ Abbildung 5.
Antwort 16: Lokalisationsdiagnostik: CT oder MRT des Abdomens.
Antwort 17: Minimalinvasive Entfernung der betroffenen Nebenniere.
Antwort 18: Der Patient ist an die hohen Kortisolspiegel „gewöhnt", d. h. die ACTH-sezernierenden Zellen der Hypophyse und damit die kortisolsezernierenden Zellen der kontralateralen Nebennierenrinde sind supprimiert. Das bedeutet bei Entfernung des Adenoms eine akute Nebenniereninsuffizienz. Daher muss vor Narkoseeinleitung mit einer Glukokortikoidsubstitution begonnen werden, die langsam auf eine Erhaltungsdosis ausgeschlichen wird, die unter Umständen bis zu einem Jahr verabreicht werden muss.

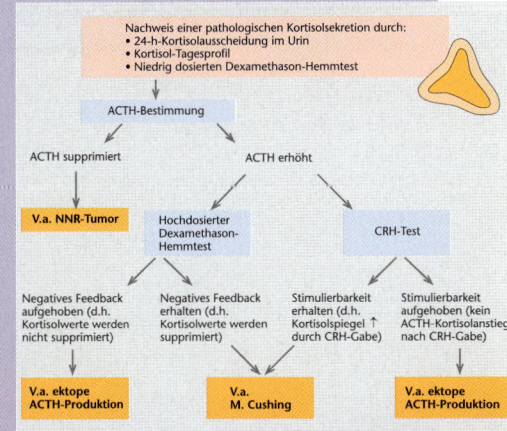

▌ Abb. 5: Diagnostisches Vorgehen beim Cushing-Syndrom. [1]

Anhang

D Anhang

Anhang

Normalwerte

aus **Innere Medizin**, 5. Aufl.:
Classen, Diehl, Kochsiek, Berdel, Böhm, Schmiegel

ACE (S)	18–55 U/l
ACTH (P)	< 18 pmol/l (80 ng/l)
ADH (P)	< 6,7 pg/ml
Adrenalin (24U)	< 0,15 µmol/d (< 27 mg/d)
AFP (S)	< 10 ng/ml
Albumin (S)	3,5–5,5 g/dl (35–55 g/l)
Albumin (24U)	< 20 mg/l
Albumin-Quot. L/S	< 8
Aldosteron (S)	28–150 ng/l (80–400 pmol/l)
Ammoniak (P)	♂: 25–94; ♀: 19–82 (µg/dl)
	♂: 15–55; ♀: 11–48 (µmol/l)
Ammoniak (24U)	0,3–1,0 g
Amylase (S)	70–300 U/l
Amylase (U)	100–2000 U/l
ANA (S)	1:160
Anionenlücke (S)	8–16 mmol/l
α_1-Antitrypsin (S)	90–180 mg/dl
α_1-Antitrypsin	< 0,4 mg/g Fz
APC-Ratio	> 2,3
ASL (S)	< 1:80
ATIII (CB)	80–120 %; 0,19–0,3 g/l
β_2-Mikroglobulin (S)	< 2,5 mg/l
β_2-Mikroglobulin	< 0,4 mg/dl
Bilirubin, ges. (S)	0,2–1,1 mg/dl (3,4–18,8 µmol/l)
Bilirubin, dir. (S)	0,05–0,3 mg/dl (0,9–5,1 µmol/l)
Bilirubin, ind. (S)	< 0,8 mg/dl (< 13,7 µmol/l)
Blutungszeit (CB)	
• n. Ivy	2–6 min
• n. Simplate	3–9 min
BSG n. West. (VB)	1h: ♂: 3–8 mm; ♀: 6–11 mm
	2h: ♂: 5–18 mm; ♀: 6–20 mm
Calcitonin (P)	♂: 2–48; ♀: 2–10 (pg/ml)
CA 15-3 (S)	< 28 U/ml
CA 19-9 (S)	< 37,5 U/ml
CA 125 (S)	< 35 U/ml
CEA (S)	2,5–10 µg/l
Chlorid (S)	98–112 mval/l
Chlorid (24U)	6–6,3 g/d
Chlorid	720–750 mg/dl
Cholest., ges. (S)	120–200 mg/dl (3,1–5,2 mmol/l)
• LDL-Cholest.	< 150 mg/dl (< 3,87 mmol/l)
• HDL-Cholest.	> 50 mg/dl (> 1,3 mmol/l)
• Lp (a)	< 25 mg/dl
Cholinesterase (S)	3000–8000 U/l
Chymotrypsin	> 3 IE/g
CK (S)	♂: < 80 U/l; ♀: < 70 U/l
CK-MB (Herz) (S)	< 10 U/l (6 % der Ges.-CK)
Coeruloplasm. (S)	15–60 mg/dl (0,94–3,75 µmol/l)
Complem. C3 (S)	0,55–1,2 g/l (55–120 mg/dl)
Complem. C4 (S)	0,2–0,5 g/l (20–50 mg/dl)
Cortisol, 8h (S)	8–25 µg/dl (1,26–3,94 nmol/l)
Cortisol, 16h (S)	5–12 µg/dl (0,79–1,89 nmol/l)
Cortisol, 24h (S)	< 5 µg/dl (< 0,79 nmol/l)
CRP (S)	< 0,5 mg/dl
δ-Aminolävulin-säure (24U)	250–6400 µg/d (2–49 µmol/d)
Dopamin (24U)	< 450 µg/d (< 3 mmol/d)
Eisen (S)	♂: 80–150 µg/dl (14,3–26,9 µmol/l)
Eisen (S)	♀: 60–140 µg/dl (10,7–25,1 µmol/l)
Eisenbind.kap. (S)	310–528 µg/dl
Eiweiß, ges. (S)	6–8,4 g/dl
• Albumin	3,6–5,0 g/dl (45–56 %)

• α_1-Globuline	0,1–0,4 g/dl (2–5 %)
• α_2-Globuline	0,5–0,9 g/dl (7–10 %)
• β-Globuline	0,6–1,1 g/dl (9–12 %)
• γ-Globuline	0,8–1,5 g/dl (12–20 %)
Eiweiß (24U)	< 70 mg/d
Eiweiß	15–45 mg/dl
Erythrozyten (VB)	♂: 4,2–5,9 (×10⁶/ml);
	♀: 4,0–5,2 (×10⁶/ml)
• MCH	27–34 pg (1,67–2,1 mmol/l)
• MCHC	30–36 g Hb/l Ery (19–22 mmol/l)
• MCV	80–100 µm³ (80–100 fl)
• Retikulozyt	4–15 ‰
Ferritin, M (S)	30–200 µg/l (30–200 nmol/l)
Fett	< 7 g/d
Fibrinogen (CB)	200–400 mg/dl (5,88–11,76 µmol/l)
Fibrin.spalt.pr. (S)	< 0,5 mg/l
Folsäure (S)	3–15 ng/ml
γ-GT (S)	♂: 6–28 U/l; ♀: 4–18 U/l
Gastrin (S)	< 40–210 pg/ml
GLDH (S)	♂: < 7,0 U/l; ♀: < 5,0 U/l
Glukose (S)	70–100 mg/dl (3,89–5,55 mmol/l)
Glukose (24U)	< 90 mg/d
Glukose	45–75 mg/dl (70 % BZ)
GOT (S)	♂: < 18; ♀: < 15 (U/l)
GPT (S)	♂: < 22; ♀: < 17 (U/l)
Hämoglobin (VB)	♂: 14–18; ♀: 12–16 (g/dl) (8,69–11,16 mmol/l; 7,45–9,93 mmol/l)
HbA$_{1c}$ (VB)	4–6 %
Methäm.gl. (VB)	< 1 % Hb
Hämatokrit (VB)	♂: 41–50; ♀: 37–46 (%) (0,41–0,50 l/l; 0,37–0,46 l/l)
Haptoglobin (S)	20–204 mg/dl
Harnsäure, M (S)	♂: < 7 mg/dl (< 420 µmol/l); ♀: < 5,7 mg/dl (< 342 µmol/l)
Harnsäure (24U)	0,4–1,3 g/d
Harnstoff (S)	10–50 mg/dl (1,64–8,18 mmol/l)
Harnstoff (24U)	20–35 g/d
Harnstoff-N (S)	4,7–24 mg/dl (1,7–8,6 mmol/l)
HBDH (S)	55–140 U/l
β-HCG (S)	< 5 U/l
5-HIES (24U)	2–10 mg/d (10–50 µmol/d)
Immunglobuline (S)	
• IgA	0,75–4,07 g/l
• IgD	3–140 mg/l
• IgE	< 120 U/ml
• IgG	6,8–14,45 g/l
• IgM	0,34–2,48 g/l
Immunglobuline	
• IgA	< 6 mg/l
• IgG	9–26 mg/l
• IgM	< 0,9–2,5 mg/l
Kalium (S)	3,5–5,0 mmol/l
Kalium (24U)	61–79 mmol/d
Kalzium, ges. (S)	9,2–10,5 mg/dl (2,3–2,63 mmol/l)
Kalzium, ion. (S)	4,5–5,3 mg/dl (1,12–1,32 mmol/l)
Kalzium (24U)	4,02–4,99 mg/dl
Ketonkörper gesamt (S)	0,5–1,5 mg/dl
Ketonkörper (24U)	10–100 mg/d
Kreatinin (S)	0,5–1,2 mg/dl (44–106 µmol/l)
Kreatinin (24U)	0,5–1,5 g/d

▌ Abb. 2: Classen Normalwerte

Kupfer (S)	♂: 70–140 µg/dl (11–22 µmol/l) ♀: 85–155 µg/dl (13,4–24,4 µmol/l)
Laktat (P)	< 2,4 mmol/l
Laktat (L)	< 2,1 mmol/l
LAP (S)	11–35 U/l
LDH (S)	140–290 U/l
Leukozyten	4–9 (× 10^3/µl); 4–9 G/l
• Neutrophile	2,12–6,75 (× 10^3/µl; 53–75 %)
– Stabkernige	0,12–0,45 (× 10^3/µl; 3–5 %)
– Segmentkern.	2–6,3 (× 10^3/µl; 50–70 %)
• Eosinophile	0–0,36 (× 10^3/µl; 2–4 %)
• Basophile	0–0,1 (× 10^3/µl; 0–1 %)
• Lymphozyten	1–3,6 (× 10^3/µl; 25–40 %)
– B-Lymphozyten	160–270
– T-Lymphozyten	1000–1500
– T-Helfer (CD4)	600–980
– T-Suppr. (CD8)	420–660
– CD4/CD8-Qu.	1,2–1,9
• Monozyten	0–0,54 (2–6 %)
Lipase (S)	30–180 U/l
Liquordruck	5–20 cm H_2O
Magnesium (S)	0,65–1,03 mmol/l
Magnesium (24U)	> 3 mmol/d
Myoglobin (S)	♂: < 92 ng/ml; ♀: < 76 ng/ml
Natrium (S)	135–150 mmol/l (mval/l)
Natrium (24U)	120–220 mmol/d
Neur. Enolase (NSE) (S)	< 16,5 µg/l
Noradrenalin (S)	185–275 ng/l (1094–1625 pmol/l)
Noradrenalin (U)	23–105 µg/d (136–620 nmol/l)
Osmolalität (S)	280–300 mosmol/kg H_2O
Osmolarität (U)	50–1400 mosmol/kg
Parathormon (S)	15–65 ng/l (1,5–6,5 pmol/l)
Phenylalanin (P)	0,6–2,7 mg/dl
Phosphatase, alk. (S)	65–220 U/l
Phosphatase, sauer (S)	♂: < 4,7; ♀: < 3,7 (U/l)
Phosphat (S)	2,6–4,5 mg/dl (0,84–1,45 mmol/l)
Phosphat (24U)	300–1000 mg/d (95–320 mmol/d)
Porphyrine (24U)	< 100 µg/d (< 120 nmol/d)
• Koproporph.(24U)	14–78 µg/d (21–119 nmol/d)
• Porphobilinogen (24U)	100–700 µg/d (0,5–7,5 mmol/d)
• Uroporph. (24U)	3–24 µg/d (4–29 nmol/d)
Prolaktin (S)	♂: 3,0–14,7 mg/l (72–353 mU/l); ♀: 3,8–23,2 mg/l (91–557 mU/l)
Protein C (P)	70–140 %
Protein S (P)	60–145 %
PSA (S)	0–4 ng/ml
PTT (CB)	23–35 s

Renin (P)	Liegen: 0,2–2 ng/ml/h Stehen: 1,0–4,2 ng/ml/h
Rheumafaktor (IgM) (S)	< 100 U/ml
Serotonin (S)	♂: 80–290 µg/l; ♀: 110–320 µg/l
Serotonin (U)	< 1 µmol/d
Serum-Thymidin-kinase (S)	< 7 U/l
Schildd.-AK (S)	
• mikros. AK (MAK)	♂: < 60 U/ml; ♀: < 100 U/ml
• Thyr.glob.-AK (TAK)	♂: < 60 U/ml; ♀: < 100 U/ml
• TSH-Rez.-AK (TRAK)	< 10 U/ml
T_4, gesamt (S)	5–12 µg/dl (65–155 nmol/l)
• freies T_4 (S)	1,0–2,3 ng/dl (13–30 pmol/l)
T_3, gesamt (S)	0,9–2,0 µg/dl 1,38–3,10 nmol/l)
• freies T_3 (S)	0,7–1,8 µg/l (1,1–2,8 nmol/l)
• T_4/TBG-Qu. (S)	3,1–5,5
TBG (S)	16–27 mg/dl
Thromb.zeit (TZ) (CB)	14–21 s
Thromboplastinz. (Quick)	70–120 %
Thrombozyten (VB)	150–350 (× 10^3/µl)
Thyreoglob. (S)	13–30 mg/l (220–510 nmol/l)
TSH basal (S)	0,3–3,5 mU/l
Transferrin (S)	200–400 mg/dl (2–4 g/l)
Triglyzeride (S)	74–160 mg/dl (0,84–1,82 mmol/l)
Troponin T (S)	< 0,1 ng/ml
Uringewicht, spez. (U)	1,003–1,030
Urinosmolalität (U)	50–1400 mosmol/kg
Urobilinogen (24U)	3–25 mg/d
Viskosität (P)	2,2
Vit. B_{12} (S)	310–1100 pg/ml (229–812 pmol/l)
VMS (24U)	< 3,24 µmol/d (< 97 µg/d)
Zellen	< 4/µl
• Lymphozyten	30–60 %
• Monozyten	30–50 %
• Neutrophile	0–3 %
Zink (S)	74–139 µg/l (0,94–1,77 µmol/l)

Pleuraflüssigkeit

	Transsudat	Exsudat
Amylase		> 500 U/ml
Erythrozyten	< 10000/µl	> 10000/µl
Gesamteiweiß (Pleura/Ser.-Qu.	< 3 g/dl (< 0,5)	> 3 g/dl (> 0,5)
Glukose	wie Serum	< 60 mg/dl
Laktat	5–45 mg/dl	45–210 mg/dl
LDH (Pl./Ser.-Qu.)	< 200 U/l (< 0,6)	> 200 U/l (> 0,6)
Leukozyten	< 1000/µl	> 1000/µl
pH	> 7,2	< 7,2
Spez.Gewicht	< 1016	> 1016

Blutgase

	arteriell (AB)	venös (VB)	met. Az.	resp. Az.	met. Alk.	resp. Alk.
pH	7,37–7,44	7,34–7,42	↓	↓	↑	↑
pO_2	65–105 mmHg	30–60 mmHg				
pCO_2	31–44 mmHg	38–48mmHg	↓	↑*	↑	↓*
Stand. HCO_3^-	22–26 mval/l	19–24 mval/l	↓*	↑	↑*	↓
BE	-3,4–2,3 mval/l	-2–5 mval/l	< 0 mval/l	> 0mval/l	< 0mval/l	< 0 mval/l
O_2-Sättigung	< 95–98%	40–70%				*= primär

S = Serum; P = Plasma; CB = Citratblut; 24U = 24-h-Urin; U = Urin

Blutwerte aus Serum und Plasma **Urin** **Liquor** **Stuhl** **Hämatologische Werte**

Kardiopulmonale Reanimation des Erwachsenen

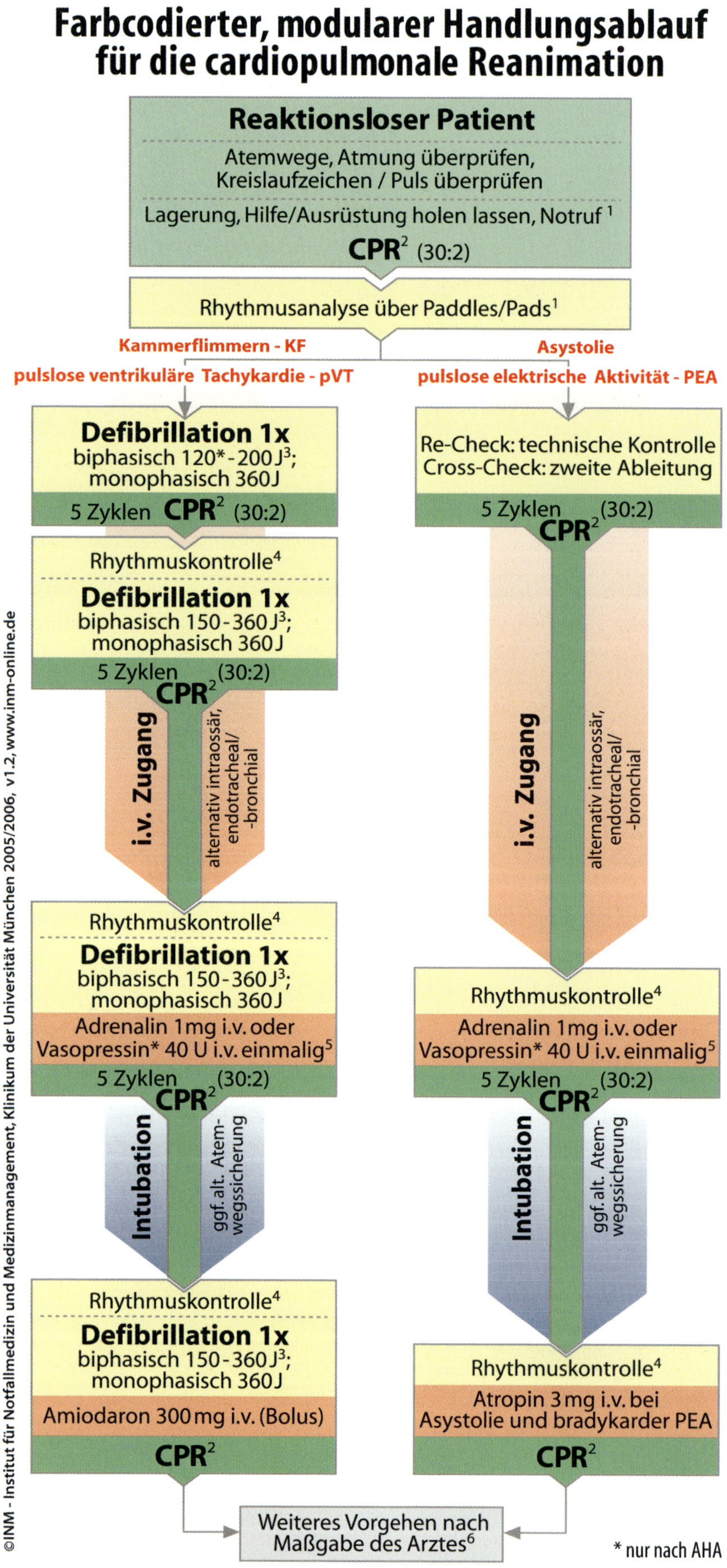

Farbcodierter, modularer Handlungsablauf für die cardiopulmonale Reanimation

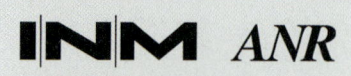

Reaktionsloser Patient

Atemwege, Atmung überprüfen,
Kreislaufzeichen / Puls überprüfen

Lagerung, Hilfe/Ausrüstung holen lassen, Notruf [1]

CPR [2] (30:2)

Rhythmusanalyse über Paddles/Pads [1]

Kammerflimmern - KF
pulslose ventrikuläre Tachykardie - pVT

Asystolie
pulslose elektrische Aktivität - PEA

Defibrillation 1x
biphasisch 120*-200 J [3];
monophasisch 360J

5 Zyklen **CPR** [2] (30:2)

Re-Check: technische Kontrolle
Cross-Check: zweite Ableitung

5 Zyklen **CPR** [2] (30:2)

Rhythmuskontrolle [4]

Defibrillation 1x
biphasisch 150-360 J [3];
monophasisch 360J

5 Zyklen **CPR** [2] (30:2)

i.v. Zugang — alternativ intraossär, endotracheal/-bronchial

i.v. Zugang — alternativ intraossär, endotracheal/-bronchial

Rhythmuskontrolle [4]

Defibrillation 1x
biphasisch 150-360 J [3];
monophasisch 360J

Adrenalin 1mg i.v. oder
Vasopressin* 40 U i.v. einmalig [5]

5 Zyklen **CPR** [2] (30:2)

Rhythmuskontrolle [4]

Adrenalin 1mg i.v. oder
Vasopressin* 40 U i.v. einmalig [5]

5 Zyklen **CPR** [2] (30:2)

Intubation — ggf. alt. Atemwegssicherung

Intubation — ggf. alt. Atemwegssicherung

Rhythmuskontrolle [4]

Defibrillation 1x
biphasisch 150-360 J [3];
monophasisch 360J

Amiodaron 300mg i.v. (Bolus)

CPR [2]

Rhythmuskontrolle [4]

Atropin 3mg i.v. bei
Asystolie und bradykarder PEA

CPR [2]

Weiteres Vorgehen nach Maßgabe des Arztes [6]

* nur nach AHA

INM *ANR*

**Handlungsablauf
der Erwachsenen-Reanimation
für medizinisches Fachpersonal**

Modularer Aufbau:
Variable Abfolge der Handlungssequenzen
gemäß der individuellen Notfallsituation

Grundlagen:
Consensus on Science + Leitlinien 2005
- European Resuscitation Council (ERC)
  [Resuscitation 67 2-3: 157-342 + 67 S1: S1-S189]
- American Heart Association (AHA)
  [Circulation 112: III1–III136 + 112: IV1-IV211]

[1] Zeitpunkt des AED-/Defibrillatoreinsatzes
- sobald Gerät verfügbar
- bei >4–5 min. seit Kollaps mind. 5 Zyklen CPR

[2] Hinweise zur CPR
- 100/min. (30:2), an Helferwechsel denken
- nach Defibrillation sofortige Wiederaufnahme
  der Thoraxkompression ohne
  Rhythmus- und Pulskontrolle
- möglichst keine Unterbrechungen
  durch die erweiterten Maßnahmen
- Beatmung mit höchstmöglicher
  Sauerstoffkonzentration
- nach Intubation kontinuierliche
  Herzdruckmassage (Sequenzen à 2 min.)

[3] biphasische Defibrillationsenergie
- Energiewahl geräteabhängig
- bei Unsicherheit 200J

[4] Maßnahmen bei Rhythmuskontrolle
- nur bei geordneter elektrischer Aktivität
  Pulskontrolle
- bei zweifelsfrei tastbarem Puls weitere
  Stabilisierung ⇨ **Postreanimationsphase**
- bei fraglicher Asystolie (DD feines KF)
  keine Defibrillation

[5] Vasopressin-Gabe *
- alternativ zu 1. oder 2. Adrenalin-Gabe

[6] Weiteres Vorgehen
- Weiterführen der CPR-Sequenzen mit
  Rhythmuskontrolle alle 2 min.
- Suche möglicher Ursachen und
  ggf. Kausaltherapie ⇨ „HITS"
- weitere Adrenalingabe 1mg alle 3–5 min.
- weitere Antiarrhythmika bei KF/pVT:
  Amiodaron 150 mg i.v., Magnesium 8 mmol i.v.
- ggf. transkutanes Pacing

Differentialdiagnostische „HITS"
Überlegungen über mögliche Ursachen
bzw. Co-Faktoren und Therapie:

H
- Hypoxie – Atemwegsmanagement, Beatmung
- Hypovolämie – Volumensubstitution
- Hyper-/Hypokaliämie – Elektrolytausgleich
- Hypoglykämie - Glukose
- Hypothermie – Wiedererwärmung
- Herzbeuteltamponade – Punktion

I
- Infarkt (ACS) – PCI, Thrombolyse
- Intoxikation – u. U. Antidot, Eliminationsverfahren

T
- Thrombembolie (Lunge) – v.a. Thrombolyse
- Trauma – u.U. schnelle Schockraumversorgung

S
- Spannungspneumothorax – Thoraxdrainage
- Säure-Basen-Störung – Pufferung

Postreanimationsphase:
- Stabilisierung
- Zuweisung zu Diagnostik/Kausaltherapie
- ggf. Hypothermie

©INM - Institut für Notfallmedizin und Medizinmanagement, Klinikum der Universität München 2005/2006, v1.2, www.inm-online.de

Abb. 1: Modularer Handlungsablauf der kardiopulmonalen Reanimation (ALS, Advanced Life Support). [25]

Quellenverzeichnis

[1] Adler, S., Lübeck.

[2] Bazlen, U., Kommerell, T., Menche, N., Schäffler, A., Schmidt, S. und die Reihe Pflege konkret, Elsevier Urban & Fischer.

[3] Becker, H./Encke, A./Röher, H.-D.: Viszeralchirurgie. Elsevier Urban & Fischer, 2. Aufl. 2006.

[4] Benninghoff, A./Drenckhahn, D. (Hrsg.): Anatomie Bd. 1. Elsevier Urban & Fischer, 17. Aufl. 2008.

[5] Berchtold, R./Bruch, H.-P./Trentz, O. (Hrsg.): Chirurgie. Elsevier Urban & Fischer, 6. Aufl. 2008.

[6] Blanck, N.: Visite Live, Hörbuch Chirurgie. Elsevier Urban & Fischer, 1. Aufl. 2003

[7] Blohm, L.: Klinische Radiologie. Elsevier Urban & Fischer Verlag, 2. Aufl. 2000.

[8] Böcker, W./Denk, H./Heitz, P.U./Moch, H.: Pathologie. Elsevier Urban & Fischer, 4. Aufl. 2008.

[9] Tobias Schiergens, München.

[10] aus [5], mod. nach Büchler, M.W./Uhl, W./Malfertheiner, P.: Pankreaserkrankungen. Karger, 1. Aufl. 1996.

[11] Castaing, D./Azoulay, D./Adam, R.: Chirurgie de foie et de l'hypertension portale. Collection Techniques chirurgicales. Elsevier Masson SAS, 1st edition 2006.

[12] aus [5], mod. nach Chernousov, A.F./Izbicki, J.R./Bogopolski, P.M./Bröring, D.C./Gallinger, Y./ Schreiber, H.W.: Chirurgie des Ösophagus – Operationsatlas. Steinkopff, 2003.

[13] Classen, M./Diehl, V./Kochsiek, K.: Innere Medizin. Elsevier Urban & Fischer, 5. Aufl. 2004.

[14] Foucher, G.: Nerve entrapment at the wrist level. Editions scientifique et médicales. Elsevier SAS (Paris), Surgical Techniques in Orthopaedics and Traumatology. 55-300-B-10, 2000, 7 p.

[15] Elsberger, S., München.

[16] E. Tosse & Co. mbH, Hamburg.

[17] Gerstorfer, M./Koeppen, P.: 80 Fälle Chirurgie. Elsevier Urban & Fischer, 1. Aufl. 2006.

[18] Goebell, H., Essen.

[19] Greenspan, A.: Orthopaedic Imaging. A Practical Approach (Fig. 7-38). Lippincott, Williams & Wilkins, 4th edition 2004.

[20] Hach-Wunderle, V., Bad Nauheim.

[21] Hasse, F.-M./Nürnberger, H./Pommel, A.: Klinikleitfaden Chirurgie. Elsevier Urban & Fischer, 4. Aufl. 2006.

[22] Henne-Bruns, D./Dürig, M./Kremer, B.: Duale Reihe Chirurgie. Thieme, 3. Aufl. 2007.

[23] Hepp, W./Kogel, H.: Gefäßchirurgie. Elsevier Urban & Fischer, 1. Aufl. 2000.

[24] Michael Budowick (aus „Breitner Chirurgische Operationslehre", Elsevier Urban & Fischer 2008).

[25] INM – Institut für Notfallmedizin und Medizinmanagement, Klinikum der Universität München.

[26] Kauffmann, G.W./Moser, E./Sauer, R. (Hrsg.): Radiologie. Elsevier Urban & Fischer, 3. Aufl. 2006.

[27] Kiechle, M. (Hrsg.): Gynäkologie und Geburtshilfe. Elsevier Urban & Fischer, 1. Aufl. 2006.

[28] Klose, K.J., Universität Marburg.

[29] Koeppen, P./Sterk, P.: Chirurgisches 1 × 1. Elsevier Urban & Fischer, 1. Aufl. 2005.

[30] Larsen, R. (Hrsg.): Anästhesie. Elsevier Urban & Fischer, 8. Aufl. 2006.

[31] Leitlinien „Stationäre und ambulante Thromboembolie-Prophylaxe in der Chirurgie und der perioperativen Medizin", AWMF-Register Nr. 003/001, Fassung vom 24.04.2003, URL: http://leitlinien.net/003-001.htm, abgerufen am: 02.11.2008.

[32] Mayatepek, E.: Pädiatrie. Elsevier Urban & Fischer, 1. Aufl. 2007.

[33] Mims, C./Dockrell, H.M./Goering, R. V./Roitt, I./Wakelin, D./Zuckerman, M.: Medizinische Mikrobiologie – Infektiologie. Elsevier Urban & Fischer, 1. Aufl. 2006.

[34] Mir, A.M.: Blickdiagnosen. Elsevier Urban & Fischer, 1. Aufl. 2007.

[35] Muntau, A.: Intensivkurs Pädiatrie. Elsevier Urban & Fischer, 5. Aufl. 2009, zur Verfügung gestellt von Prof. Reinhardt, Direktor des v.-Haunerschen Kinderhospitals der LMU, Lindwurmstraße 4, 80337 München.

[36] Raichle, G., Ulm, in Verbindung mit der Reihe Pflege konkret, Elsevier Urban & Fischer Verlag.

[37] Renz-Polster, H./Krautzig, S.: Basislehrbuch Innere Medizin. Elsevier Urban & Fischer, 4. Aufl. 2008.

[38] Reymond, M.A./Kirchner, R./Lippert, H.: Kompaktatlas Chirurgie. Elsevier Urban & Fischer, 1. Aufl. 2003.

[39] Rintelen, H., Velbert, in Verbindung mit der Reihe Klinik- und Praxisleitfaden, Elsevier, Urban & Fischer Verlag.

[40] Rüter, A./Trentz, O./Wagner, M.: Unfallchirurgie. Elsevier Urban & Fischer, 2. Aufl. 2003.

[41] Sanchez, M.: Signs of drug abuse. In: Bologna, J.L./Jorizzo, J.L./Rapini, R.P. (Hrsg.), Dermatology, Vol 2., Mosby, 2003. Aus: Becker, I./Stucchi, A.: Essentials of Surgery. Saunders Elsevier, 1st edition 2006.

[42] mit freundlicher Genehmigung von Katz, D.S./Math, K.R./Groskin, S.A.: Radiology Secrets. Hanley & Belfus Verlag, 1. Aufl. 1998.

[43] Schäffler, A./Schmidt, S.: Mensch, Körper, Krankheit. Gustav Fischer, 1995.

[44] Siewert, J.-R.: Chirurgie. Springer, 8. Aufl. 2006. Mit freundlicher Genehmigung des Verlags.

[45] Sobotta, J.; Putz, R./Pabst, R. (Hrsg.): Atlas der Anatomie des Menschen Bd. 1. Elsevier Urban & Fischer, 22. Aufl. 2005.

[46] Sobotta, J.; Putz, R./Pabst, R. (Hrsg.): Atlas der Anatomie des Menschen Bd. 2. Elsevier Urban & Fischer, 22. Aufl. 2005.

[47] Souza-Offtermatt, G./Staubach, K.-H./Sterk, P./Udolph A. (Hrsg.): Intensivkurs Chirurgie. Elsevier Urban & Fischer, 1. Aufl. 2004.

[48] Stange, M./Borrosch, F.: Pädiatrie in Frage und Antwort. Elsevier Urban & Fischer, 5. Aufl. 2006.

[49] Sulkowski, U., Münster.

[50] Weinert-Spieß, S., Neu-Ulm, in Verbindung mit Bazlen, U., Kommerell, T., Menche, N., Schäffler, A., Schmidt, S. und der Reihe Pflege konkret, Urban & Fischer.

[51] aus [5], mod. nach Fuchs, Blackwell Wissenschaft 1992.

[52] aus [5], mod. nach S. Schwartz.

[53] mit freundlicher Genehmigung von Dr. Gerstorfer, Kreisklinik Altötting.

[54] mit freundlicher Genehmigung von Prof. Schmoeckel, LMU München.

[55] mit freundlicher Genehmigung von Prof. Stehr, LMU München.

[56] mit freundlicher Genehmigung der Fa. Medtronic, Düsseldorf.

[57] Fa. ETHICON Products, Norderstedt.

E Register

Register

Register